全国高等医药院校医学检验技术专业第四轮规划教材

临床血液学检验

第3版

（供医学检验技术专业使用）

主　编　王学锋　管洪在

副主编　林东红　王明山　江　虹　李绵洋

编　者　（以姓氏笔画为序）

王　侠（新乡医学院）　　　　　　王也飞（上海交通大学医学院）

王明山（温州医科大学）　　　　　王学锋（上海交通大学医学院）

王剑超（浙江省立同德医院）　　　邓小燕（广州医科大学）

叶辉铭（厦门大学附属妇女儿童医院）　冯厚梅（南方医科大学）

江　虹（四川大学华西临床医学院）　李绵洋（中国人民解放军总医院）

杨　峥（广西医科大学第一附属医院）　杨再兴（温州医科大学附属黄岩医院）

吴春梅（青岛大学医学部）　　　　邹国英（湖南中医药大学）

张艳超（河北北方学院）　　　　　林东红（福建医科大学）

郑　磊（南方医科大学）　　　　　屈晨雪（北京大学医学部）

赵　臣（吉林医药学院）　　　　　黄峥兰（重庆医科大学）

葛晓军（遵义医科大学第二附属医院）　童向民（浙江省人民医院）

管洪在（青岛大学医学部）

中国健康传媒集团

中国医药科技出版社

内容提要

本教材是"全国高等医药院校医学检验技术专业第四轮规划教材"之一，全书分三篇，共十章内容，分别介绍了造血组织和造血调控、血细形态结构与功能、止血与血栓、血细胞检验、骨髓检查、细胞免疫分型及遗传学和分子生物学检验、止血与血栓检验、红细胞疾病检验、白细胞疾病检验、出血与血栓性疾病检验。本教材在第2版教材的基础上增加了大量真实的形态学图片，如镜下直观，同时增加了部分新兴的实验方法与技术以及国内外最新的诊断标准，删减了所有陈旧内容，注重体现新知识、新技术、新方法的更新，以培养学生的应用能力和创新能力，满足医学检验技术专业的人才培养和教学需求，并做到了与国际接轨。本教材为书网融合教材，即纸质教材有机融合电子教材、教学配套资源（PPT、微课视频等）、题库系统、数字化教学服务（在线教学、在线作业、在线考试），使教学内容更加多样化、立体化、生动化，便教易学。

本教材适用于四年制医学检验技术专业、临床医学专业本科生及相关专业的研究生及血液科医生参考使用。

图书在版编目（CIP）数据

临床血液学检验/王学锋，管洪在主编. —3 版. —北京：中国医药科技出版社，2019.12

全国高等医药院校医学检验技术专业第四轮规划教材

ISBN 978 – 7 – 5214 – 1227 –7

Ⅰ. ①临…　Ⅱ. ①王… ②管…　Ⅲ. ①血液检查 – 医学院校 – 教材　Ⅳ. ①R446.11

中国版本图书馆 CIP 数据核字（2019）第 288698 号

美术编辑　陈君杞

版式设计　友全图文

出版　**中国健康传媒集团**｜中国医药科技出版社

地址　北京市海淀区文慧园北路甲 22 号

邮编　100082

电话　发行：010 – 62227427　邮购：010 – 62236938

网址　www. cmstp. com

规格　889×1194 mm $\frac{1}{16}$

印张　23 $\frac{1}{2}$

字数　525 千字

初版　2004 年 8 月第 1 版

版次　2019 年 12 月第 3 版

印次　2019 年 12 月第 1 次印刷

印刷　三河市万龙印装有限公司

经销　全国各地新华书店

书号　ISBN 978 – 7 – 5214 – 1227 –7

定价　**86.00** 元

版权所有　盗版必究

举报电话：010 – 62228771

本社图书如存在印装质量问题请与本社联系调换

获取新书信息、投稿、为图书纠错，请扫码联系我们。

数字化教材编委会

主　编　王学锋　管洪在

副主编　林东红　王明山　江　虹　李绵洋

编　者（以姓氏笔画为序）

王　侠（新乡医学院）　　　　　　　　王也飞（上海交通大学医学院）

王明山（温州医科大学）　　　　　　　王学锋（上海交通大学医学院）

王剑超（浙江省立同德医院）　　　　　邓小燕（广州医科大学）

叶辉铭（厦门大学附属妇女儿童医院）　冯厚梅（南方医科大学）

江　虹（四川大学华西临床医学院）　　李绵洋（中国人民解放军总医院）

杨　峰（广西医科大学第一附属医院）　杨再兴（温州医科大学附属黄岩医院）

吴春梅（青岛大学医学部）　　　　　　邹国英（湖南中医药大学）

张艳超（河北北方学院）　　　　　　　林东红（福建医科大学）

郑　磊（南方医科大学）　　　　　　　屈晨雪（北京大学医学部）

赵　臣（吉林医药学院）　　　　　　　黄峰兰（重庆医科大学）

葛晓军（遵义医科大学第二附属医院）　童向民（浙江省人民医院）

管洪在（青岛大学医学部）

全国高等医药院校医学检验技术专业规划教材是在教育部、国家药品监督管理局的领导和指导下，在广泛调研和充分论证基础上，由中国医药科技出版社组织江苏大学医学院、温州医科大学、中山大学中山医学院、华中科技大学同济医学院、中南大学湘雅医学院、广东医科大学、上海交通大学医学院、青岛大学医学部、广西医科大学、南方医科大学、中国人民解放军总医院等全国20多所医药院校和部分医疗单位的领导和专家成立教材建设委员会，在出版社与委员会专家共同规划下，由全国相关院校的专家编写出版的一套供全国医学检验技术专业教学使用的本科规划教材。

本套教材坚持"紧扣医学检验专业本科教育培养目标，以临床实际需求为指导，强调培养目标与用人需求相结合"的原则，近20年来历经三轮编写修订，逐渐形成了一套行业特色鲜明、课程门类齐全、学科系统优化、内容衔接合理的高质量精品教材，深受广大师生的欢迎，为医学检验技术专业本科教育做出了积极贡献。

本套教材的第四轮修订，是在我国高等教育教学改革的新形势和医学检验专业更名为医学检验技术专业、学制由5年缩短至4年、学位授予由医学学士变为理学学士的新背景下，为更好地适应新要求，服务于各院校教学改革和新时期培养医学检验专门人才需求，在2015年出版的第三轮规划教材的基础上，由中国医药科技出版社于2019年组织全国40余所本科院校300余名教学经验丰富的专家教师不辞辛劳、精心编撰而成。

本轮修订教材含理论课程教材10门、实验课教材6门，供全国高等医药院校医学检验技术专业教学使用。具有以下特点：

1.适应学制的转变 第四轮教材修订符合四年制医学检验技术专业教学的学制要求，为目前的教学提供更好的支撑。

2.坚持"培养目标"与"用人需求"相结合 紧扣医学检验技术专业本科教育培养目标，以医学检验技术专业教育纲要为基础，以国家医学检验技术专业资格准入为指导，将先进的理论与行业实践结合起来，实现教育培养和临床实际需求相结合，做到教师好"教"、学生好"学"、学了好"用"，使学生能够成为临床工作需要的人才。

3.充实完善内容，打造教材精品 专家们在上一轮教材基础上进一步优化、精炼和充实内容。坚持"三基、五性、三特定"，注重整套教材的系统科学性、学科的衔接性。进一步精炼教材内容，突出重点，强调理论与实际需求相结合，进一步提高教材质量。

4. 书网融合，使教与学更便捷更轻松 全套教材为书网融合教材，即纸质教材与数字教材、配套教学资源、题库系统、数字化教学服务有机融合。通过"一书一码"的强关联，为读者提供全免费增值服务。按教材封底的提示激活教材后，读者可通过PC、手机阅读电子教材和配套课程资源（PPT、微课、视频等），并可在线进行同步练习，实时反馈答案和解析。同时，读者也可以直接扫描书中二维码，阅读与教材内容关联的课程资源，从而丰富学习体验，使学习更便捷。教师可通过PC在线创建课程，与学生互动，开展在线课程内容定制、布置和批改作业、在线组织考试、讨论与答疑等教学活动，学生通过PC、手机均可实现在线作业、在线考试，提升学习效率，使教与学更轻松。此外，平台尚有数据分析、教学诊断等功能，可为教学研究与管理提供技术和数据支撑。

编写出版本套高质量的全国高等医药院校医学检验技术专业规划教材，得到了相关专家的精心指导，以及全国各有关院校领导和编者的大力支持，在此一并表示衷心感谢。希望本套教材的出版，能受到全国高等医药院校医学检验技术专业广大师生的欢迎，对促进我国医学检验技术专业教育教学改革和人才培养做出积极贡献。希望广大师生在教学中积极使用本套教材，并提出宝贵意见，以便修订完善，共同打造精品教材。

中国医药科技出版社

2019年10月

全国高等医药院校医学检验技术专业第四轮规划教材

建设委员会

主 任 委 员　丛玉隆（中国人民解放军总医院）

副主任委员　（以姓氏笔画为序）

　　　　　　王　前（南方医科大学珠江医院）

　　　　　　尹一兵（重庆医科大学）

　　　　　　吕建新（杭州医学院）

　　　　　　刘新光（广东医科大学）

　　　　　　吴忠道（中山大学中山医学院）

　　　　　　胡丽华（华中科技大学同济医学院附属协和医院）

　　　　　　姚　智（天津医科大学）

　　　　　　樊绮诗（上海交通大学医学院）

委　　　员　（以姓氏笔画为序）

　　　　　　王　辉（新乡医学院）

　　　　　　吕世静（广东医科大学）

　　　　　　刘　辉（大连医科大学）

　　　　　　刘成玉（青岛大学医学部）

　　　　　　李　莉（上海交通大学附属第一人民医院）

　　　　　　李咏梅（北华大学医学院）

　　　　　　吴俊英（蚌埠医学院）

　　　　　　张进顺（河北北方学院）

　　　　　　陈育民（河北工程大学医学院）

　　　　　　郑铁生（厦门大学医学院）

　　　　　　胡建达（福建医科大学）

　　　　　　胡翊群（上海交通大学医学院）

　　　　　　洪秀华（上海交通大学医学院）

　　　　　　姚群峰（湖北中医药大学）

　　　　　　徐克前（中南大学湘雅医学院）

五年制医学检验专业已改为四年制医学检验技术专业，要求学生的培养更注重技术属性，以培养学生的实践能力和创新思维为重点。为适应这种转变，满足医学检验技术专业的人才培养和教学需求，我们在第2版《临床血液学检验》的基础上重新修订编写了第3版《临床血液学检验》，力求体现最新的教育教学理念和教学思想，以体现医学检验技术专业的特点。

本教材的编委会由19所高等医学院校的22位专家组成，续聘了有着丰富编写经验的第1版、第2版的部分编委，新增了在教学一线从事临床血液学检验教学的教授以及在临床血液科从事血液病诊治的主任医师及检验形态学专家，旨在整合更多有专长的编者，把丰富的教学、临床经验和对血液学检验多方面的理解教授给学生，同时也让更多其他读者有所收获。

第3版《临床血液学检验》在编写风格上继承了第2版教材生动、文字简练、图文并茂的特点，保留了第2版教材将基础理论、实验检查和疾病诊断整合的编写框架，将全书合编为三篇共十章，涵盖了血液学检验的基础理论、临床血液学检验技术以及临床血液学疾病的检验，利于融会贯通，方便学习。同时将本教材建设为书网融合教材，即纸质教材有机融合电子教材、教学配套资源（PPT、微课视频等）、题库系统、数字化教学服务（在线教学、在线作业、在线考试），使教学内容更加多样化、立体化、生动化，便教易学。

近年来，血液病的诊断与治疗发生了很大的变化，检查方法与手段也不断更新换代。本教材更新了大量真实的形态学图片和表格，增加了部分新兴的方法与技术，删减了陈旧内容，注重体现新知识、新技术、新方法，注重培养学生应用能力和创新能力。希望让读者体会到教材以形态学为主、图文融合的双重功能及其先进之处。由于造血与淋巴组织肿瘤诊断分型进展较快，我们依据最新的WHO（2016版）造血与淋巴组织肿瘤分类标准，对书中涉及的恶性血液病部分做了相应修改。另外，作为本教材的一大特色，保留特色部分标准PBL教案，供读者教学参考，也可作为一种问题为引导的学习方式，读者尽可从不同的角度去讨论、分析和总结。

在此，感谢读者对前两版教材的使用和对第3版教材的选择，感谢各参编人员所在院校、单位的大力支持，特别感谢上海交通大学医学院王鸿利教授、洪秀华教授对本教材给予悉心指导与帮助。虽经全体编委的共同努力，但因时间和水平有限，教材的不足在所难免，恳请读者批评指正，帮助我们不断进步，使教材不断修改完善。

编 者
2019 年 10 月

第一篇　临床血液学检验基础理论

第二篇 临床血液学疾病检验

绪 论

扫码"学一学"

血液学（hematology）是医学科学的一个独立分支。它的主要研究对象是血液和造血组织，包括研究血液中有形成分形态的血细胞形态学；研究细胞来源、增殖、分化和功能的血细胞生理学；研究血细胞组成、结构、代谢和血浆成分的血液生化学；研究血液细胞免疫和体液免疫的血液免疫学；研究血液病遗传方式和信息传递的遗传血液学；研究血液流动性和血细胞变形性的血液流变学；研究实验技术和建立实验方法的实验血液学等。近年来，随着基础医学学科的飞速发展，实验技术的日新月异，促使血液学的研究内容和范畴不断地深入和扩大，开拓了许多新的领域，如血细胞生物学和血液分子生物学等。血液学已成为生理和病理多种专业工作者共同耕耘的园地，血液学范围不断扩大，血液学在医学整体中已成为分子细胞生物学的前驱。

一、血液学的组成

总体上，血液学可分为临床血液学、基础血液学、实验血液学和血液学检验。

临床血液学（clinical hematology）是血液学基础，也是血液学得以发展的内在动力。我国的临床血液学以《邓家栋临床血液学》为标志，经过几十年的发展，已为中国血液学树立了标杆。临床血液学是以疾病为研究对象、基础理论与临床实践紧密结合的综合性临床学科，主要包括来源于血液和造血组织的原发性血液病以及非血液病所致的继发性血液病。临床血液学重点研究各种血液病（白血病、再生障碍性贫血、血友病、深静脉血栓形成等）的致病原因、发病机制、临床表现和诊治措施等。此外，也研究临床其他各科疾病（如肝脏疾病、肾脏疾病、冠心病、糖尿病、脑血管病、呼吸系统疾病、传染病、免疫病、产科病、恶性肿瘤、遗传病等以及外科手术、严重创伤、药物治疗等）所引起的血液学异常。近年来，利用分子标志物对白血病进行免疫学分型和对血栓前状态进行精确诊断也取得了极大的进展。生理学家、生物化学家、免疫学家、遗传学家、肿瘤学家等与临床血液学家密切合作，使临床血液学的预防、诊断和治疗水平不断提高，同时，临床血液学又为多基础学科解决了不少问题，并开阔了新的领域。

基础血液学（principle and mechanism of hematology）是研究血液的各种组分，是对血液学基本理论、基本概念的研究，是血液病诊断治疗预防的基础，是指导血液学发展纲领性成果的探索过程。在我国，基础血液学奠基者非朱益栋教授莫属，尤其在血栓止血领域，他为此付出毕生精力。到目前为止，能于国际上基础血液学研究相提并论的成果只有血液学领域中的一个方向，即以王振义教授主编的《血栓与止血——基础与临床》为标志。在中国血液学教学、科研和临床工作方面都有极高的价值。

实验血液学（experiments in hematology）是根据各种血液学理论和学说进行的体内和体外实验，或者是分子、蛋白水平的模式研究，以证实理论和学说的正确性，并为临床血液学研究提供必要的基础。这不仅是血液学研究的重要环节，也是血液学与其他学科关联、与生命科学协同的重要途径，也被认为可独立展开研究的重要组成部分。遗憾的是，直至今日，我国还没有任何真正意义上的实验血液学，却有太多的学者、教授将实验室开展的

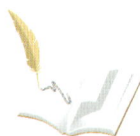

血液检验与其混为一谈。实验血液学的突破将是我国血液学真正跨入国际先进水平的标志。

血液学检验（practical laboratory hematology）是以血液学理论为基础，以检验学实验方法为手段，以临床血液病为工作对象，创建的一个理论－检验－疾病相互结合、紧密联系的体系，且在实践过程中不断发展、完善和提高。医学分子生物学的进展全面推动了血液分子细胞生物学的发展，血细胞的分子和细胞学结构的研究及其在发病中的作用原理对血液疾病的理论和实践有了更深入的认识。在方法学上，聚合酶链反应、核酸分子杂交、基因芯片及蛋白组学技术等分子生物学研究方法在血液学检验和临床诊断中已广泛应用，使认识和诊断疾病从原来的细胞水平上升到亚细胞、分子及组学水平。近年来，不断发现的新的子标志物如血细胞 CD 分子、融合基因和小分子非编码 RNA 等对某些恶性血液病的精准诊断及分型水平有了明显提高。血液分子细胞生物学的发展也推动了血细胞染色体技术的发展，染色体原位杂交技术（fluorescence in situ hybridization，FISH）在白血病的细胞遗传学诊断及微小残留白血病的检测中具有重要的价值。

二、血液学的发展史

血细胞的发现虽已有 150～300 年的历史，但这些细胞的形态学至今还是血液学家研究的重要部分。随着观察血细胞的技术不断改进，光学显微镜精密度的不断提高，染色技术使细胞形态更清晰，易于鉴别，得以区分出各类白细胞且观察到各种血细胞的异常形态；特殊显微镜的发明使血细胞形态学概念更加充实。目前应用的特殊显微镜有暗视野显微镜、位相显微镜、偏光显微镜、干涉显微镜以及电子显微镜等。19 世纪 60 年代后开始了解到血细胞产生于骨髓，骨髓中有幼稚血细胞，这些幼稚细胞成熟后才进入血液。1929 年发明了骨髓穿刺针，骨髓可像血液一样被吸取和推成薄膜片，在油镜下观察。从此骨髓细胞观察成为血细胞形态学研究的一个重要内容。类似技术也应用于淋巴组织内的血细胞形态观察。

血液学发展很大程度上是研究能力和实验技术的发展，如血细胞吸管（1852～1867年）、血细胞计数板（1855 年）、血红蛋白定量（1878～1895 年）和细胞分类技术（1877～1912 年）的发明。1953 年，美国 Coulter 发明世界上第一台血细胞自动计数仪，迄今已有各种半自动化和全自动化血细胞计数分析仪不断问世，并在世界范围内广泛应用，大大推动了血细胞计数和分类计数的发展。

1. 对红细胞的认识　对红细胞功能的认识，最先开始于 1871～1876 年，已知红细胞有携氧功能且能在组织中参与呼吸作用，1900～1930 年对此有更全面的了解。1935 年才知红细胞内有碳酸酐酶，能将大量二氧化碳转变成碳酸根离子，使之溶解于血液中；同时也能将碳酸根离子转化成二氧化碳，在肺泡中释放。这一发现不仅明确了红细胞的呼吸作用，而且了解到红细胞和血液酸碱平衡有密切关系。1967 年以后明确红细胞内 2,3－二磷酸甘油醛可作用于脱氧的血红蛋白分子，有利于组织获得更多的氧。1946 年，肯定红细胞寿命在 120 天左右。人体输血能较安全地开展，是在 1900 年发现红细胞 ABO 血型之后。在 20 世纪 20 年代已知红细胞在体外保存需要葡萄糖，20 世纪 30 年代已应用体外保存的血液作输血之用，20 世纪 40 年代血库才开始逐渐建立。对红细胞糖代谢的全面了解是在 1959 年后。近 30 年来，红细胞结构与脂肪、蛋白的关系已较明确。

2. 对白细胞的认识

（1）对粒细胞的认识　1892～1930 年已知中性粒细胞有趋化、吞噬和杀灭细菌的作用，到 1986 年才知道杀灭细菌的作用依赖于细胞内存在过氧化物酶，使自身体内的 H_2O_2

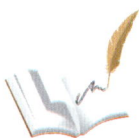

起氧化作用之故。嗜酸性粒细胞的功能虽然至今还不十分清楚，但早在 1949 年就知道嗜酸颗粒会转变成夏科－莱登结晶（Charcot－Leyden crystal）。近年来得知嗜酸粒细胞内有阳离子蛋白，具有杀死微小生物的作用。对嗜碱性粒细胞功能也有一定了解，其胞内嗜碱颗粒中有多种化学成分，如组胺（血清素）等都是一些参与过敏反应的物质。

（2）对单核细胞的认识　单核细胞的吞噬功能在 1910 年才有报道，此类细胞不但能吞噬一般细菌，而且能吞噬较难杀灭的特殊细菌（如结核杆菌、麻风杆菌），也能吞噬较大的真菌和单细胞寄生虫。故当时有人称之为"打扫战场的清道夫"。20 世纪 60 年代发现，单核细胞杀死和消化吞噬的物质，主要依靠单核细胞内大量存在的溶酶体。近年来了解到单核细胞在免疫作用中也起了很大作用，能将外来物质消化后提取抗原供给淋巴细胞，同时又可调节淋巴细胞以及其他血细胞生长、增殖或受抑功能。1924 年 Aschoff 曾提出所谓"网状内皮系统（reticulo－endothelial system，RES）"这一名称，于 1976 年被否定而代以与单核细胞有关的"单核－吞噬细胞系统"（mononuclear phagocyte system，MPS）。现已知单核细胞只是该系统中一个在血液内短暂停留的细胞，以后进入各种组织转变成组织细胞。组织细胞内如已有吞噬物质，则称为吞噬细胞。

（3）对淋巴细胞和浆细胞的认识　对淋巴细胞功能的认识主要在最近 30 年。过去认为淋巴细胞是淋巴系统中最末的一代，已经成熟到不能再分化，而且对它的作用也很不了解。1959 年以来发现，淋巴细胞受到丝裂原和抗原刺激后又转化为抗原（免疫母细胞），并能再进行有丝分裂和增殖。近年来更明确，淋巴细胞虽然形态都相似，但在功能上却显著不同。B 细胞产生抗体；T 细胞中有的起杀伤作用，有的起辅助作用，有的起抑制作用，有的起诱导作用等。其实，各类淋巴细胞还有更细的分工：一个淋巴细胞只对 1～2 种抗原起反应，抗原有千千万万，可想象淋巴细胞分工的复杂性。至于浆细胞是 B 淋巴细胞受到抗原刺激后转化出来的一种能分泌免疫球蛋白的细胞，这已在 20 世纪 60 年代得以肯定。T 细胞还能产生多种细胞激活素（cytokine）。

3. 对血栓与止血的认识　1842 年发现血小板，直至 1882 年才知它有止血功能和修补血管壁的功能，1923 年知道血小板有聚集功能和黏附功能。它的作用机制和超微结构在近 20 年被更深入地了解，现已知聚集和黏附功能受到体内许多物质的影响，例如肾上腺素、凝血酶、胶原、前列腺素等。而其中有些物质却又能在血小板内生成并通过微管分泌至血小板外，然后再作用于血小板。血小板超微结构的研究进展明确了血小板内各种亚结构，并且也明确了这些亚结构与上述一些物质的产生和分泌有关。使用激光共聚焦显微镜进行单个血小板断层扫描分析单个血小板激活过程中钙离子浓度、应用流式细胞仪观察群体血小板钙离子流变化，证实血小板激活过程中，血小板外钙内流起重要作用，为临床工作中血栓性疾病的诊断及抗血小板药物的研究建立了重要的方法学基础。

对止血与血栓的认识开始于出血问题。例如，血友病早在二千年以前犹太人法典中已有记载。20 世纪 50 年代以后，对凝血机制有了深入的认识，到了 20 世纪 60 年代，"瀑布学说"已成为公认的凝血机制。20 世纪 60 年代以后逐渐认识到血栓形成比止血缺陷对人类健康威胁更大，对血液凝固的研究不仅涉及止血问题，而且也涉及血管内血栓问题。近年来，随着研究工作的深入，不仅在凝血因子方面有了新的发现，同时对体内抗凝蛋白，如蛋白 C、蛋白 S、抗凝血酶和组织因子途径抑制物等也加深了研究。近些年，传统的凝血瀑布学说也被不断地补充和完善，内源性凝血途径在生理性凝血过程中并不起主要作用，接触相激活的因子缺乏，尽管部分活化凝血酶原时间（APTT）明显延长，但临床可无出血表

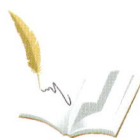

现，说明这些蛋白并非体内维持止血所必须。1977 年，Osterud 和 Rapaport 发现 FⅦa – TF 除能激活 FX 外，还能激活 FIX，说明内、外凝血途径并不各自独立，而是相互密切联系的。活化蛋白 C 抵抗（activated protein C resistance，APCR）的研究与临床应用，使血栓与止血实验诊断工作进入了新阶段。纤维蛋白溶解问题也取得新的认识和进展。分子标志物检测，将是研究和诊断血栓前状态和易栓症的重要方法和依据。

对于凝血、纤溶和血小板等在血栓形成中的作用也从分子水平上有了深入的认识。随着分子生物学、分子免疫学等学科的发展，在血栓和止血方面已发展和建立了一系列的方法用于实验诊断出血性疾病和对血栓性疾病危险因素的检测以及抗凝溶栓治疗的监测。

4. 对造血干细胞及间充质干细胞的认识

（1）造血干细胞　造血干细胞（hematopoietic stem cell，HSC）由胚胎干细胞发育而来，在造血微环境及造血因子等诱导下，增殖、分化、发育成熟为各系血细胞，释放至外周血液执行其生物学功能。

造血与造血的调控是生命活动的重要部分，造血系统持续不断生成新的血细胞以替换那些衰老退变的细胞，维持体内恒定的血细胞数量，从而保证生命活动中机体对各类血细胞的需要。多年来，关于血细胞起源问题单元论及多元论争论不休。20 世纪初提出了造血干细胞的概念，当时对这种细胞认识不甚清楚。1961 年 Till 等用致死量放射线照射实验小鼠，然后进行骨髓移植，成功地在脾脏形成结节，发现了造血干细胞，即这类形成脾结节的原始细胞。后采用染色体及性别决定基因作为细胞遗传的标志，结合造血干细胞研究中的单个脾集落转移技术揭示脾集落生成细胞是一类多能造血干细胞。此后进一步深入研究，在实验血液学研究史上写了光辉的一页。1979 年，体外培养人造血祖细胞的成功对造血干细胞、祖细胞有了崭新的认识。造血干细胞分化为各系祖细胞，进一步分化、成熟为各系成熟细胞。造血干细胞具有高度自我更新（自我复制）和多向分化这两个最基本特征，是机体赖以维持正常造血主要原因。

20 世纪末，由于造血干细胞、造血祖细胞检测技术的进展，使血液学研究深入到对造血和血液病发病机制的探索。为了进一步研究造血干细胞的分化性能，研究人员采用了天然的细胞标志纯化造血干细胞和发展体外造血干细胞培养技术，同时为应用造血干细胞移植治疗白血病、再生障碍性贫血等打开了新局面。2011 年，Notta 等采用先进的流式细胞分选技术成功地分离获得单个造血干细胞并证明其能长期造血，极大地推动了造血干细胞的基础研究和临床应用，给恶性血液病患者的治疗带来新的希望。关于造血干细胞的可塑性（plasticity）也有不少的相关报道，造血干细胞在特定环境中经诱导可转化为其他组织细胞如肝细胞样细胞，这一发现极大地激发了人们对干细胞横向分化或转分化问题的研究兴趣。

（2）间充质干细胞　1966 年由 Friedenstein 提出，在骨髓中除了 HSC 外，至少还存在另外一种干细胞即间质干细胞（mesenchymal stem cell，MSC），也称为间充质干细胞，MSC 是一群中胚层来源的具有自我更新和多向分化潜能的多能干细胞，主要存在于骨髓基质中，属于非造血组织的间质干细胞。研究证明，骨髓 MSC 是一种具有多向分化增殖潜能的原始细胞，可分化成为多种组织，包括骨、软骨、脂肪、肌肉等。此外，骨髓 MSC 在骨髓造血中起着重要的支持作用，所以有人也称之为骨髓基质细胞。MSC 在骨髓中含量极少，仅占骨髓有核细胞的 0.001% ~0.01%，但具有易分离纯化、体外扩增迅速、可长期传代及体外操作简单等特性，而且在不同的诱导环境下能分化成多种组织细胞。因此，MSC 在再生医学和组织工程中具有极为重要的价值。

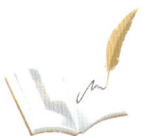

5. 对造血调控的认识 血细胞生成是造血干细胞经历连续增殖与分化的结果。机体根据需要，有条不紊地调控造血干细胞的增殖与分化，保持各类细胞数量的相对恒定。在这个复杂的细胞活动中，造血细胞与间质细胞之间通过受体与配体的相互接触以及细胞因子与造血细胞受体之间相互作用，并借助不同的信号转导通路启动或关闭一系列的基因而实现对造血细胞增殖、分化与凋亡的调控。近年来，在生理性及病理性造血调控研究方面取得明显进展，对血细胞的发生从分子水平上有了进一步的了解。造血调控研究是造血的基础研究，它对于阐明造血机制以及造血系统疾病的诊断、治疗和病因分析等都有重要作用。细胞因子及其受体的互相作用与信号传导是造血调控研究的另一个热点领域。对各系血细胞的调节因子如 SCF、G－CSF、GM－CSF、EPO、TPO、IL 等的理化性质、氨基酸序列、作用特点均已有较为详细的了解，细胞因子与受体的纯化、克隆、功能研究等不断地有新的进展。造血微环境中同时存在着造血细胞和间质细胞。它们之间的相互作用构成了造血调控的重要内容。造血微环境主要包括基质细胞、细胞外基质分子（ECM）、细胞黏附分子（CAM）及各种正负调控因子等，造血微环境对于造血干细胞的增殖与自我更新，造血细胞的迁移与定位，各系祖细胞的发育、分化与成熟等均具有十分重要的调控作用。各种整合素（integrins）、Ig 超家族分子、选择素（selectin）等细胞黏附分子间的互相识别，各种蛋白多糖如 SHPG、CS、HC 等对细胞因子的富集作用，各型胶原、糖蛋白（如 Fn、Lm、Hn、TSP 等）与造血细胞的定位、分化、成熟、释放等方面的研究也都取得了明显的进展。1973 年 Dexter 等建立了造血细胞体外长期培养体系，为体外模拟造血迈出了一大步。由骨髓细胞构造的贴壁细胞层对造血干细胞增殖与分化的调控是通过造血微环境细胞分泌的细胞因子实现的。骨髓间质干细胞能通过旁分泌和直接接触进行造血的调控。近来研究发现，非编码小 RNA（microRNA，miRNA）在转录后和翻译水平上调控 mRNA，在正常及病态造血中发挥重要作用。miRNA 表达谱将为恶性血液病的诊断及预后判断提供新的分子标志和靶向靶标。

造血调控的研究，一方面为认识生命科学的许多基本问题提供了重要的研究模型和理论；另一方面在血液系统疾病、恶性肿瘤、遗传性疾病等的发病机制、诊断、治疗和预后判断中均具有十分重要的意义。

6. 对造血与淋巴组织肿瘤的认识 1976 年，法（F）、美（A）、英（B）三国协作组提出了急性白血病和 MDS 的 FAB 形态学分型方案及诊断标准，将急性白血病分为急性淋巴细胞白血病和急性非淋巴细胞白血病两大类及其亚型，并于 1985 年进行修改。此分型方案在国际上得到了广泛的应用，对急性白血病的诊断、治疗和预后判断方面发挥了重要的作用，但也发现该分型方案存在一定的主观性、局限性。1995～1997 年，世纪卫生组织（WHO）召集了世界各地著名的临床血液学家和病理学家，按照淋巴瘤 REAL 的分型标准，共同制定了包括急性白血病在内的造血和淋巴组织肿瘤的诊断分型标准，并于 2001 年正式发表，其后 2008 年、2016 年两次对 WHO 标准进行了修改，该标准将急性白血病在细胞形态学的基础上，结合免疫学、细胞遗传学和分子生物学特点进行分型，即 MICM（Morphology，Immunology，Cytogenetics，Molecular biology）分型。WHO 分型与传统 FAB 分型的主要区别在于对急性白血病和淋巴组织肿瘤的分类是以生物学同源性与疾病发生本质特性的界定，如在骨髓中原始粒细胞百分率≥20% 时结合分子遗传特点就可以诊断为急性髓系白血病（AML），对淋巴细胞肿瘤的分类主要是根据细胞的来源（B 淋巴细胞或者 T 淋巴细胞）和细胞发育的阶段（前驱细胞或者成熟细胞）来进行分类。由此，将淋巴细胞白血病

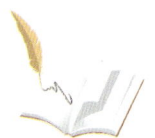

和淋巴瘤归在了一起。WHO 的分类使造血与淋巴组织肿瘤诊断从细胞水平上升到亚细胞水平及分子水平，对进一步认识白血病的本质、研究白血病发病机制和生物学特性具有重要意义。近几年，随着二代测序的广泛开展，更多的基因突变被逐步发现，未来 WHO 标准仍将不断更新，更好地指导临床的诊断与治疗。

三、血液系统的基本结构与功能

血液是动物进化中产生的，随着生物进化出现循环系统而分成血液与组织液。血液系统是机体生命活动中不可缺少的组成部分，血液的有形成分是血细胞，包括红细胞、白细胞和血小板。白细胞分为粒细胞（中性粒细胞、嗜酸性粒细胞、嗜碱性粒细胞）、单核细胞和淋巴细胞。血细胞执行着多种生理功能，并不断地消亡和更新，但其在外周血中的数量仍然保持在一定的范围内，这有赖于血细胞生成和需求的动态平衡。血液的无形成分中溶入了大量的蛋白质，与血细胞一起在机体中不停地运行，对维持机体的内环境稳定具有重要作用。

1. 细胞成分 血液的细胞成分包括红细胞、白细胞、血小板等，统称为血细胞。如果将血液采集后立即与一定的抗凝剂混合，放入血细胞比容管中离心 30 分钟（3000r/min），可见血液分为三层：上层为淡黄色透明液体，即血浆，占总体积 50% ~ 6%；下层为红色的红细胞层，占总体积的 40% ~ 50%，即通常测定的血细胞比容；两层之间还有一层菲薄的白细胞和血小板层，通常称白膜层。从这种分层可知红细胞的相对密度最大，白细胞和血小板次之，血浆相对密度最小。

2. 非细胞成分 血液的非细胞成分指血浆或血清。如果在血液中加抗凝剂，离心分离出的上清液为血浆；如果不加抗凝剂，几分钟后血液就会凝固成胶冻状的血块。在 37℃ 水浴中放置 30 分钟或更长时间后，血块回缩，体积变小，而挤出淡黄色液体，即为血清。血浆与血清的成分基本相同，血清只是缺少部分凝血因子如因子 I（纤维蛋白原）、因子 II（凝血酶原），凝血因子 V、VIII 等。

血液中水占 780 ~ 820g/L，而血浆含水（910 ~ 920g/L）较红细胞含水（650 ~ 680g/L）多。水作为溶剂参与各种化学反应，参与维持渗透压和酸碱平衡，由于其比热大，有利于维持体温。血液中的无机物绝大部分是以离子的形式存在。在血浆中主要是钠、氯及碳酸氢根离子。在血细胞中主要是钾、碳酸氢根及氯离子。

血浆中维持一定的电解质浓度的重要意义在于：①参与调节组织中电解质成分，例如血浆钙离子水平可以影响骨髓的钙盐沉积或脱钙。②参与维护血浆渗透压和酸碱平衡。③保持神经 - 肌肉的兴奋性，特别是钠、钾、钙、镁离子更为重要。血液中一些成分因进食后发生变动，故一般血液分析的采血应在空腹安静条件下进行。血液成分的正常值常因测定方法不同而有差异，应予注意。

3. 其他 无机物和有机物血液中含有氧、二氧化碳、糖类、脂酸、磷酸、中性脂肪、胆固醇、氨基酸、尿素、尿酸、肌酸、肌酐、乳酸、酮体、激素、维生素、各种生物活性物质等。其中，有些是分解代谢的产物，有些是合成代谢成分，有些供能量消耗之用，有些为调节机体正常生命活动所需。血浆蛋白质是血浆中除水分外含量最多的一类化合物，正常含量为 60 ~ 80g/L。临床检验中常用硫酸铵或硫酸钠或亚硫酸钠盐析法，将血浆蛋白质分为清蛋白、球蛋白、纤维蛋白原等几部分，再进行定量测定。正常值为：清蛋白 38 ~ 50g/L，球蛋白 20 ~ 30g/ L，两者比值即清球比（A/G）为 1.5 ~ 2.5。用滤纸电泳或醋酸纤

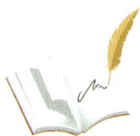

维素薄膜电泳可将血浆蛋白质分为清蛋白，α_1、α_2、β 和 γ - 球蛋白及纤维蛋白原等六种成分。用聚丙烯酰胺凝胶电泳和免疫电泳等能分出更多种，目前已知的血浆蛋白质有 200 多种。血浆蛋白质中有些成分含量甚微，其结构与功能还不清楚，所以对血浆蛋白质尚难做出十分恰当的分类。一种分类为清蛋白、免疫球蛋白、糖蛋白、金属结合蛋白、脂蛋白、酶类等。另外，还有按生理功能进行分类的（多功能蛋白质按其主要功能分类），参见表绪论 - 1。

表绪论 - 1　人血浆蛋白质的分类

种类	举例
载体蛋白	清蛋白、运铁蛋白、结合珠蛋白等
脂蛋白	HDL，LDL，VLDL 等
免疫球蛋白	IgG，IgM，IgA 等
补体系统蛋白质	C1 ~ C9 等
凝血和纤溶蛋白质	因子Ⅶ、Ⅷ、Ⅹ、Ⅻ，凝血酶原，纤溶酶原等
酶	磷脂酰胆碱 - 胆固醇酰基转移酶等
蛋白酶抑制物	α_1 - 抗胰蛋白酶、α_2 - 巨球蛋白等
功能不明蛋白质	β_2 - 糖蛋白Ⅲ、C 反应蛋白等
过路蛋白	胰岛素、CK、乙型肝炎表面抗原等

四、血液系统疾病的分类及基本特点

1. 血液病的分类　对原发于造血组织的血液病，按血液组成的发病类型分类，通常分为红细胞疾病、白细胞疾病和出血与血栓性疾病三大类。

（1）红细胞疾病　传统上按外周血红细胞数量的改变分为红细胞增多症和贫血，包括溶血性贫血、再生障碍性贫血、缺铁性贫血、巨幼细胞贫血、铁粒幼细胞贫血、失血性贫血等。

（2）白细胞疾病　一般按疾病性质分为恶性白细胞疾病和反应性白细胞疾病，前者如白血病、淋巴瘤；后者如传染性单核细胞增多症、类白血病反应等。也有按外周血白细胞数量和分类比例的改变分为中性粒细胞增多、中性粒细胞减少、中性粒细胞形态异常、嗜酸性粒细胞增多、淋巴细胞增多、淋巴细胞减少、异形淋巴细胞增多、单核细胞增多、浆细胞增多等引起的疾病。

（3）出血与血栓性疾病　按血浆蛋白改变分为凝血因子缺乏，如血友病等；凝血和血液凝固调节的缺陷，如易栓症等。也可为血小板数量和功能改变单列，如免疫性血小板减少症、血小板无力症等。

在特殊情况下，还有将有关血液系统疾病综合征单列分类，常见的有再障 - PNH 综合征、骨髓增生异常综合征（myelodysplastic syndrome，MDS）、嗜血细胞综合征（hemophago-cytic syndrome）、巨大血小板综合征（Bernard‑Soulier syndrome）、溶血尿毒症综合征（he-molytic uremia syndrome）、高黏滞血综合征（hyperviscousemia syndrome）等。

2. 血液病的特点　血液与机体其他组织有许多不同之处：它以液体状态存在，细胞之间无固定连接关系，不构成定形的实质器官；它不停地循环流动，广泛灌注；它是功能各异的血细胞和血浆成分的综合体，同时执行着多方面的重要生理功能；它与造血组织共同组成完整的系统，使细胞不断更新，保持动态平衡。血液的这些特性决定了血液病的下列一些特点。

（1）血液病的代表性症状和体征往往缺乏特异性　血液病的临床症状主要是受累血液

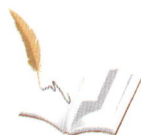

成分功能障碍的表现，包括组织缺氧，皮肤黏膜苍白，出血倾向，脾、肝、淋巴结肿大、发热和容易感染等。这些征象的联合出现，常提示血液病。但由于许多血液病并非所有血液成分同时受累，临床上可仅出现某种受累血成分功能障碍的相应症状。通常情况下，多部位严重出血、贫血症状突出或严重时常提示血液病，但这些症状也可出现于其他许多疾病；脾、肝、淋巴结肿大，发热或容易感染等，则更多见于血液病以外的疾病。

（2）血液学检验在血液病的诊断中具有重要地位　血液病的症状和体征缺少特异性，多数的情况下确定诊断要依赖实验室方面的特殊检验。首先，外周血细胞的精确计数和细致的形态学观察是血液病患者必不可少的一项检查。骨髓象检查对很多血液病能够提供重要的诊断依据。其次，某些溶血性贫血和出血性疾病患常需通过特殊血液学试验才能互相鉴别而确定诊断。更为突出的是，某些血液病的基本病变在于亚细胞水平或分子水平，更需要特殊实验检查才能做出鉴定。因此，"血液学是一门实验室定向的学科（laboratory - oriented speciality）"的说法是有道理的。

（3）继发性血液学异常相当多见　几乎全身所有器官和组织的病变都能引起血象的改变，有些甚至还可以引起严重或持久的继发性血液学异常。因此，就患者数量来说继发性血液疾患可能多于原发性血液病，对这些患者最重要的是能够肯定其继发性质，排除原发性血液病的可能性，然后分别不同情况，予以适当处理。

五、血液病的诊断步骤

面对患者，医生应辨别重要的症状，并通过适当问诊了解患者现病史和既往史，以尽可能获取大量有关疾病发生和发展以及患者一般健康状况的相关信息。复习以前的病历可以增加对疾病发生或发展的了解。应仔细寻访、评价遗传和环境因素。内科医生应一边体检一边询问治疗史以获得患者一般健康状况的数据，并仔细检查病史所提供的疾病体征，在体格检查中获得额外的病史，提出额外诊断或更改诊断。因此，应结合病史和体检，提供基本的信息以助进一步的诊断。

原发性血液病不多见，而继发于其他疾病的血液病却时常发生。例如，贫血的症状和体征及淋巴结肿大是与血液病有关的常见表现，但它们甚至更常当作某些继发的、最初不考虑为血液病的血液系统紊乱的临床表现。许多疾病可产生血液病的症状和体征，如转移性的肿瘤患者有贫血的所有症状和体征，有明显的淋巴结肿大，但是通常还有除血液和淋巴结以外一些最初受累系统的临床表现，深入细致的病史询问和体格检查以系统地掌握其疾病的本质开始。而血液病的诊断必须结合临床化学和临床病理的检查，提供充分的依据，并在疾病的演变过程中实行全面监测。

六、血液病与其他疾病的关系

血液通过血管循环全身，各种组织都与血液密切接触。全身各系统的疾病可以反映在血液变化中，血液系统疾病也可影响其他器官和组织的功能。

1. 非血液系统疾病合并血液病　许多非血液系统疾病可以出现血液系统的并发症。红细胞异常增高可见于氧交换困难的呼吸系统疾病，也可见于某些肿瘤，如小脑肿瘤、肾肿瘤等。贫血可见于消化系统疾病、肾衰竭、肝炎后、自身免疫性疾病、恶性肿瘤和全身衰竭等。白细胞增高见于大多数的感染情况，白细胞计数显著增高称为"类白血病反应（leukemoid reaction）"。白细胞减少有时可以提示发生了伤寒杆菌和一些病毒性的感染，白细胞

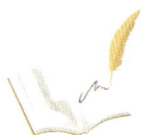

显著减少可见于应用某些药物治疗之后，如抗癌药物或药物过敏等。出血现象可见于肝脏疾病、肾衰竭等。肺外科手术、心血管外科手术、肝胆系统外科手术和妇产科的妊娠分娩前后、死胎、胎盘早剥等，内科严重感染都可以出现弥散性血管内凝血（disseminated intravascular coagulation，DIC）。此类情况出血时不仅有血小板减少，而且有多种凝血因子被消耗，有时却为高凝状态，常需血液学专科医师协助处理和研究。

另有许多非血液系统疾病可以同时存在血液系统疾病。外科医师在脾切除术后发现患者血小板显著增高，实际是潜在骨髓增生性肿瘤（myeloproliferative neoplasms，MPN）。妊娠伴有自身免疫性血小板减少性紫癜时，常需血液科医师帮助处理。至于许多遗传性血液病常可于其他疾病就诊或住院时发现，其中尤以遗传性出血性疾病会给外科医师和妇产科医师带来困惑。血液系统肿瘤，有时也会因同时有其他疾病而收入其他非血液科的病室。

2. 血液病合并非血液系统疾病　血液系统疾病有时也需其他专科医师帮助治疗。有些患者因症状特异，就诊于其他科室才发现血液病，也有些血液疾病在其他脏器出现特异表现，需求助于其他专科医师的检查。例如巨幼细胞贫血，可因神经系统症状而就诊于神经科，因消化系统症状就诊于消化科。轻型血友病因关节症状可能首次就诊于骨科。骨髓瘤可因肾衰竭就诊于肾脏科，因骨痛或神经症状就诊于骨科或神经科。皮肤性淋巴瘤如Sezary综合征和蕈样肉芽肿多被皮肤科医师所诊断。白血病可有多种皮肤表现，包括红皮病，常由皮肤科医师发现。粒细胞缺乏症和白血病有时可有严重喉头感染和水肿而急诊住入五官科。有经验的眼科医师可以从眼底检查中发现血液疾病，包括巨球蛋白血症的典型眼底。

3. 血液制品的临床应用　血液含有形成分（红细胞、白细胞、血小板）和无形成分（白蛋白、球蛋白、凝血蛋白）。根据临床的不同需要，可以选择有针对性的血液成分进行输注，以达到挽救患者生命和特效治疗的目的。例如，对于急性大失血的患者，可输全血、红细胞悬液或血浆；对于粒细胞缺乏症患者，当其他治疗无效时，可考虑粒细胞输注；对于血小板重度减少的患者，可以行血小板输注；对于免疫缺陷患者，可以静脉输注丙种球蛋白；对于血友病A的患者可以输注Ⅷ因子制剂；对于肝脏疾病出血和手术出血的患者可以输注凝血酶原复合物等。这种补充（替代）治疗可获得显著疗效，已广泛应用于临床。

七、血液学检验的任务与责任

现代临床检验已成为一个独立学科，在医院中早已成为一个独立的科室，在医学教育中也已单独立系。血液学检验是临床检验的一个重要分支，它的任务是利用血细胞检验、超微结构、病理学、生物化学、免疫学、遗传学、细胞生物学、分子生物学等技术对血液系统疾病和非血液系统疾病所致的血液学异常进行基础理论的研究和临床诊治的观察，从而推动和促进血液学和临床血液学的发展和提高。血液学检验是一门不可缺少的重要学科。作为一名从事血液学检验的工作者，应能正确掌握各项有关血液疾病诊断和反映病情的试验；能适应血液学的发展，并能建立相关的新试验；能从事有关科学研究的实验工作；具有一定程度血液病的临床知识，对疾病能做出诊断。新型的查房制度不仅需要临床医师参加，还需有从事检验医学、放射学、药物学、营养学和护理学的专家一起参与，讨论诊断或治疗问题。现代医学的发展日新月异，不可能由一门学科的专家全面掌握，各学科之间相互交叉渗透可使医学水平进一步提高。血液学检验者在此也应起到作用，即使在日常检验工作中考虑问题也常需与临床知识结合，否则容易得出错误结论。

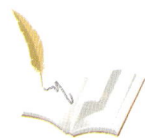

八、血液学检验与循证医学、转化医学及精准医学的关系

1. 与循证医学的关系 循证医学（evidence - based medicine，EBM）是临床医学领域迅速发展并逐渐被广泛应用的学科。EBM 是寻求、应用证据的医学，也有称之为实证医学、求证医学。寻找据包括证据查询和新证据探索。应用证据是将找到的最新、最佳的证据指导临床实践，并验证这些证据的可靠性，是新证据探索的基础，故 EMB 的基本要素是证据，其核心是追踪当前最好的外在证据以回答临床待解决的问题。在疾病的诊断过程中，将个人的临床专业知识与现有的最好的证据结合起来进行综合考虑，为每个患者做出最佳的医疗（诊断、预防和治疗）决策，是对传统医学模式——经验医学（opinion - based practice）的挑战。与经验医学模式不同，EBM 强调以国际公认的大样本随机对照实验（randomized - controlled trial，RCT）和 RCT 的系统评价（systematic reviewes，SR）及荟萃分析（meta - analyses）或称为趋势分析（或汇总分析）的结果作为评价诊断和某种治疗的正确性、有效性和安全性的最可靠依据。临床医师可在医学的信息海洋中迅速、有效地查寻所需要的临床证据使医疗实践从经验医学向循证医学转化，为患者的诊治做出最佳、最科学的决策。

以血液诊断与循证医学的关系为例，随着血液学学科的进展及高新技术的发展，血液学诊断亦在不断被赋予新的内涵，实验项目的逐渐增多；现代检验的开展；检测手段的日新月异；信息数量的成倍增长，血液检验在血液病的诊断和治疗中发挥越来越重要的作用。那么如何从众多的资料中有效地搜索出需要的且符合实际的证据？如何明确各实验项目对诊断的特异性和敏感性，以筛选有效而经济的检测指标，避免误用和滥用？如何选择高质量的诊断方法？这就需要按照循证医学的原则进行。对血液学检验的循证可称为循证血液检验医学（evidence - based hemotologic laboratory medicine，EBHLM）。在 EBHLM 中最佳证据来自对诊断检验项目作系统性回顾研究，具体步骤如下：①循证问题，提出要解决的问题；②进行系统的文献查阅，全面收集和进行所有相关、可靠的 RCT，即设立对照、随机分组、盲法试验；③应用荟萃分析（meta - analysis）方法对文献、资料、数据进行严格的评价，评价其可靠性、真实性而得出全面、真实的评价结果；④进行调整，确定最佳方案进行临床实践；⑤在实践中发现新问题，对进行的临床实践做出后效评价，发布新的结论与实践结果，指导临床实践。在这种循证基础上得出的结论才能真正指导临床诊断和治疗、提高医学水平，这标志着血液学检验发展的新阶段。

2. 与转化医学的关系 转化医学（translational medicine）又称转化研究（translational research），是指快速有效地将生物医学基础研究的最新成果转化为临床医学技术，以及把临床医疗的实际情况反馈给实验室并以此来完善相关课题的基础研究并进一步开展新的研究的双向过程，即从实验室到病房（bench to bedside），再从病房到实验室（bedside to bench）。血液学检验实际上也是血液学的实验医学，从其内涵和主要任务来分析，血液学检验就是要为临床提供快速、准确、简单、敏感的分析技术及依据。从事血液学检验的人员担当着基础研究和临床服务的双重职责，即如何将研究的成果迅速转化为临床应用和如何将临床的问题凝练为科学研究的主要方向，这是摆在血液学检验人员面前的重要任务，在实际工作中，能够正确地处理好这些问题，就能够实现转化医学的内涵和目标，即分子标志物的鉴定和应用，基于分子分型的个体化治疗，疾病治疗反应和预后的评估与预测，从而实现 3P 医学（predictive，prognostic and personalized medicine）。

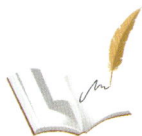

3. 与精准医学的关系　精准医学（precision medicine）是以个体化医疗为基础、随着基因组测序技术快速进步以及生物信息与大数据科学的交叉应用而发展起来的新型医学概念与医疗模式，本质上是通过基因组、蛋白质组等组学技术和医学前沿技术，对大样本人群与特定疾病类型进行生物标记物的分析与鉴定、验证与应用，从而精确寻找到疾病的原因和治疗的靶点，并对同一种疾病的不同状态和过程进行精确亚分类，最终实现对疾病和特定患者的个性化精准治疗，进一步提高疾病诊疗和预防。以急性髓系白血病（acute myeloid leukemia，AML）为例，过去一直认为其发生是由于关键基因发生突变，随着新一代测序技术的应用，人们对 AML 基因组改变的认识更加深刻。目前对全基因组和全外显子测序的大数据分析，确定了几十种 AML 重现性突变基因，并证实了它们在 AML 发生、发展中的不同作用，在以细胞遗传学定义的 AML 各亚型之间表现出巨大的多样性，科学家还发现了一些对白血病临床疗效及预后非常重要的基因突变，使精准医学和个体化治疗成为现实。比如针对 *BCR - ABL* 基因的伊马替尼（imatinib），已被临床广泛用于慢性粒细胞白血病患者的治疗。总之，精准医学将改变血液病现有的诊断分层和治疗模式，为医学发展带来一场新的变革。

（管洪在）

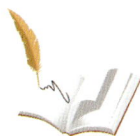

第一篇

临床血液学检验基础理论

扫码"学一学"

扫码"看一看"

第一章　造血组织和造血调控

本章要点

　　通过本章内容的学习，能够正确阐述血细胞发育成熟及其形态演变的一般规律，造血器官、造血微环境、造血干/祖细胞概念；概述人体胚胎期和出生后造血器官及其造血特点、造血微环境对造血的支持和调控；比较造血干细胞、造血祖细胞的生物学特征；评价血细胞凋亡和自噬的生物学特性和意义。

　　造血是生命活动的重要组成部分。骨髓是人体最大的造血器官。所有血细胞均起源于造血干细胞。由骨髓基质细胞、细胞外基质、微血管、神经和基质细胞分泌的细胞因子等组成的造血微环境是造血干细胞赖以生存的场所，对造血干细胞的自我更新、多向分化、增殖及造血细胞增殖、分化、成熟等起重要调控作用。造血的调控是一个涉及多因素、多水平的复杂调控，包括基因调控、细胞因子调控等。在造血微环境众多细胞因子的调控下造血干细胞分化为各系祖细胞，再经原始、幼稚和成熟阶段，增殖、分化、发育成各类成熟血细胞，以维持机体的生命活动。血细胞的凋亡和自噬是维持造血干细胞的自我更新、分化和血细胞消亡的平衡，保持血细胞数量和功能恒定的重要因素。

　　正常血细胞包括粒细胞、红细胞、巨核细胞、单核细胞、淋巴细胞及浆细胞系统。血细胞都有其各自的形态、结构特点以及重要的生理功能。

　　造血检验在血液病的诊断、治疗方案的制订、疗效评估、预后判断以及病因和发病机制的研究中有着广泛的应用。其中，骨髓细胞形态学检查是骨髓检查最基本的方法，正确识别各系各阶段正常及异常形态的血细胞是造血检验的基础和疾病诊疗的依据。而以免疫学、细胞遗传学和分子生物学等技术为基础发展起来的现代血液学技术则进一步拓宽了造血检验的研究范围，为从分子水平研究造血和造血系统疾病提供可靠的技术和手段。

第一节　造血器官

　　造血器官（hematopoietic organ）是指能够生成并支持造血细胞增殖、分化、发育为各种血细胞的组织器官。造血器官生成各种血细胞的过程称为造血（hematopoiesis）。造血器官不断生成新的血细胞，替换衰亡的血细胞，保持体内血细胞数量的相对恒定。人体的造血器官起源于中胚层的原始间叶细胞，造血器官包括骨髓、胸腺、淋巴结、肝和脾等。造血过程可分为胚胎期造血及出生后造血。不同造血时期，主要的造血器官和造血功能各不相同。

一、胚胎期造血器官

　　胚胎发育过程中造血中心不断迁移，根据造血中心的位置不同，胚胎期造血可分为中胚层造血、肝造血和骨髓造血。

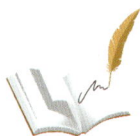

1. 中胚层造血 又称卵黄囊造血。人胚胎发育第 2 周末，卵黄囊已经形成。此时胚外中胚层的间质细胞在内胚层细胞的诱导下开始分化，而分化后这些细胞具有自我更新能力，并在卵黄囊壁上聚集成团，称为血岛（blood island）（图 1-1）。血岛是人类最初的造血和血管的生发中心。血岛最初是实心的细胞团，随着细胞不断分裂，血岛外层的间质细胞分化成扁平的内皮细胞，形成血管干细胞，血岛中央部分的细胞逐渐变圆并游离下来，形成最早的造血干细胞（HSC）。最初的原始血细胞分化能力有限，仅能够产生类似于巨幼样的原始红细胞，且不能脱核分化为成熟的红细胞，细胞内含有特殊的血红蛋白 Gower 1（Hb-Gower 1），称为第一代巨幼红细胞。约在人胚胎第 7 周，红细胞形态才趋于正常，还可相继产生 Hb-Gower 2 和 Hb-Portland，血岛内的造血干细胞不产生粒细胞和巨核细胞。这一阶段造血也是人体唯一的血管内造血。

随着胚胎发育，卵黄囊的微环境已不能满足造血的需求，原始血细胞开始随血流迁移到适宜的微环境即肝、脾和淋巴组织等部位中增殖、分化。至胚胎第 6 周，卵黄囊的造血功能逐渐退化，巨幼样红细胞逐渐减少，至胚胎 12~15 周消失。由肝和脾等造血器官取代其继续造血。

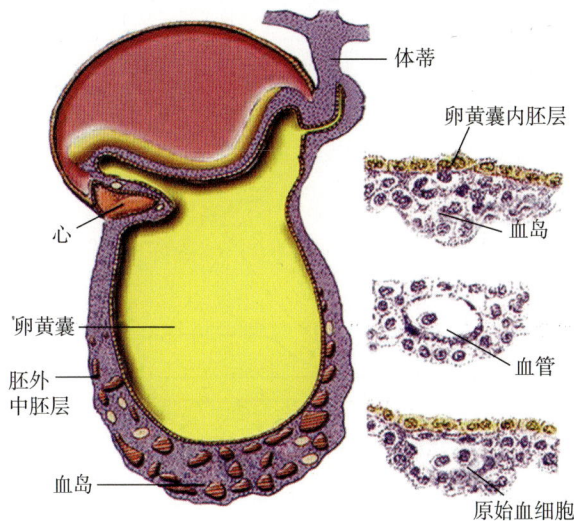

图 1-1 卵黄囊血岛形成

2. 肝造血 在人胚胎发育第 6 周初，由卵黄囊血岛产生的 HSC 随血流迁移至肝后在肝内增殖形成造血组织灶。胚胎 3~6 个月，肝是主要的造血场所，肝造血的特点是以生成红细胞为主，约 90% 的血细胞为有核红细胞，仍然为巨幼样红细胞，但形态很快趋于正常，分化形成无核的红细胞。至胚胎 17 周，不再合成 Hb-Gower 1、Hb-Gower 2，主要合成胎儿血红蛋白 F（HbF），此为第二代幼红细胞，肝造血成为第二代造血。胚胎第 4 个月以后的肝才生成粒细胞，并可产生少量的巨核细胞，但不生成淋巴细胞。

在肝造血同时，胸腺、脾、淋巴结等处也相继参与造血。

胸腺造血约始于人胚胎第 6 周，在其皮质产生淋巴细胞，髓质产生少量的红细胞和粒细胞。在胚胎后期，胸腺成为诱导和分化 T 淋巴细胞的器官。

淋巴结造血始于人胚胎第 7~8 周，淋巴结产生红细胞的时间很短，自人胚胎第 4 个月，在肝、胸腺和骨髓发育成熟的 T、B 淋巴细胞迁入其中，使其终身只产生淋巴细胞和浆细胞。

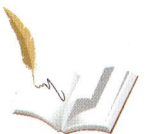

脾造血约始于人胚胎第 9 周,肝的 HSC 经血流入脾,在此增殖、分化和发育。此时主要产生红细胞和粒细胞,第 5 个月后产生淋巴细胞和单核细胞,同时出现破坏血细胞的功能,此后其制造红细胞和粒细胞的活动减少,并逐渐消失,而生成淋巴细胞的功能可维持终生。

在胎肝造血最旺盛的第 4 个月,骨髓已具有初步的造血功能,以后逐渐取代肝造血,胚胎第 5 个月肝造血逐渐减弱,到出生时停止。

3. 骨髓造血　自人胚胎 2 个月末,随着骨髓腔的形成,肝的 HSC 随血流进入骨髓,在长骨骨髓中开始造血。骨髓的造血细胞大部分来源于肝,部分来源于脾。人胚胎 5 个月后骨髓造血已高度发育,髓腔中呈现密集的造血灶且各系造血细胞均可见,从此肝、脾造血功能减退,骨髓造血迅速增强,并成为造血中心。骨髓造血为第三代造血,此时,红细胞中的血红蛋白除 HbF 外,已产生少量的 HbA 和 HbA_2。骨髓是产生红细胞、粒细胞和巨核细胞的主要场所,同时也产生淋巴细胞和单核细胞,因此骨髓不仅是造血器官,也是一个中枢淋巴器官。

胚胎期的三个造血阶段不是截然分开,而是互相交替此消彼长、各有造血特征的(图 1 - 2)。各类血细胞形成的顺序是:红细胞、粒细胞、巨核细胞、淋巴细胞和单核细胞。

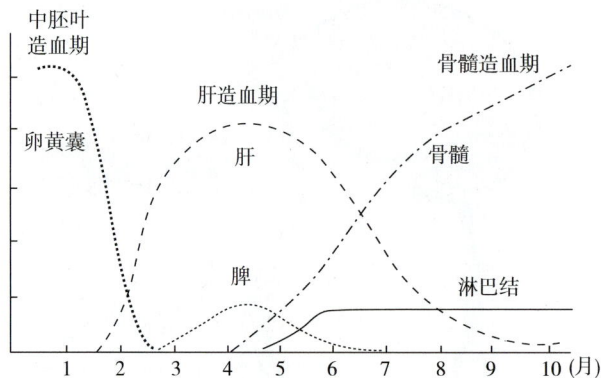

图 1 - 2　胚胎期造血部位示意图

二、出生后造血器官

出生后,主要的造血器官是骨髓。生理情况下,出生 2 ~ 5 周后,骨髓是唯一产生红系、粒系和巨核系细胞的场所,同时也能生成淋巴细胞和单核细胞。而胸腺、脾、淋巴结等造血器官成为终生制造淋巴细胞的场所。根据造血器官不同,将出生后造血分为骨髓造血和淋巴器官造血。

(一) 骨髓造血

骨髓被封闭于坚硬的骨髓腔中,肉眼观是一种海绵样、胶状的组织。健康成人骨髓约占全身体重的 4.5% (3.5% ~ 5.9%),平均重量为 2800g (1600 ~ 3700g)。骨髓按其组成和功能分为红骨髓和黄骨髓,各自约占骨髓总量的 50%。

1. 红骨髓　是参与造血的骨髓,具有活跃的造血功能,因含大量血细胞而呈红色(图 1 - 3)。不同年龄人群的红骨髓分布不同。5 岁以下的儿童全身的骨髓腔内均为红骨髓,5 ~ 7 岁后,长骨的骨髓中开始出现脂肪细胞,随着年龄的增长,由远心端向近心端逐渐扩展。至 18 岁时,红骨髓仅存在于扁平骨、短骨及长管状骨的近心端,如颅骨、胸骨、椎骨、肋骨、髂骨以及肱骨和股骨的近心端。因此做骨髓穿刺或活检时，髂骨、胸骨和脊椎棘突等部位适用于成人，胫骨粗隆则适用于 2 岁以下的婴幼儿。

红骨髓主要由结缔组织、血管、神经及造血细胞组成，由网状纤维和网状细胞构成立体网架，各发育阶段的血细胞位于网孔中。红骨髓内有丰富的血管系统，血窦是最突出的结构。血窦内是成熟血细胞，血窦间是处于各发育阶段的造血细胞。骨髓中造血细胞的分布具有一定的区域性。红细胞和粒细胞常呈岛状分布，形成红细胞造血岛和粒细胞造血岛。红细胞造血岛常位于血窦附近，中心有 1～2 个巨噬细胞，对周围的红细胞起看护作用，又称"nurse 细胞"，各阶段有核红细胞围绕其排列，随着细胞成熟逐渐远离巨噬细胞，贴近血窦壁，脱核，成为网织红细胞，并通过内皮细胞进入血窦；粒细胞造血岛远离血窦，位于造血索中央，因粒细胞有活跃的变形运动功能，成熟后移向血窦，穿过血窦壁进入血流；巨核细胞常紧贴在血窦壁上，将其伪足伸入血窦内，当血小板成熟后从巨核细胞的胞质分离出来直接释放进入血；淋巴细胞、组织细胞和浆细胞等组成的淋巴小结，往往散在分布于造血索中，单核细胞散在于造血细胞之间。

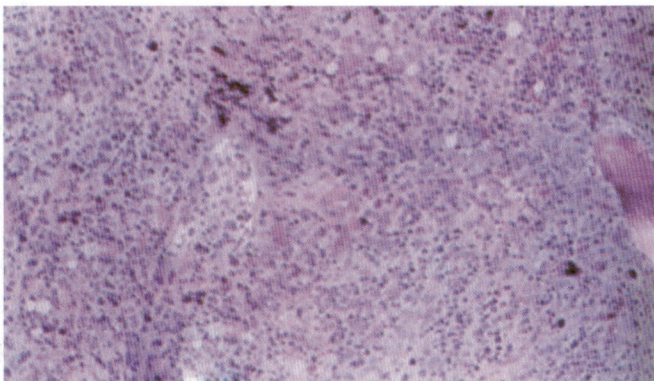

图 1-3　红骨髓（×100）

2. 黄骨髓　骨髓中的造血细胞被脂肪细胞替代成为黄骨髓（图 1-4）。在正常情况下，黄骨髓不再参与造血，但仍保留造血潜能，是潜在的造血组织。当机体需要时（如急性失血或溶血时）可重新恢复其造血功能，因此，黄骨髓具有较强的造血代偿能力。

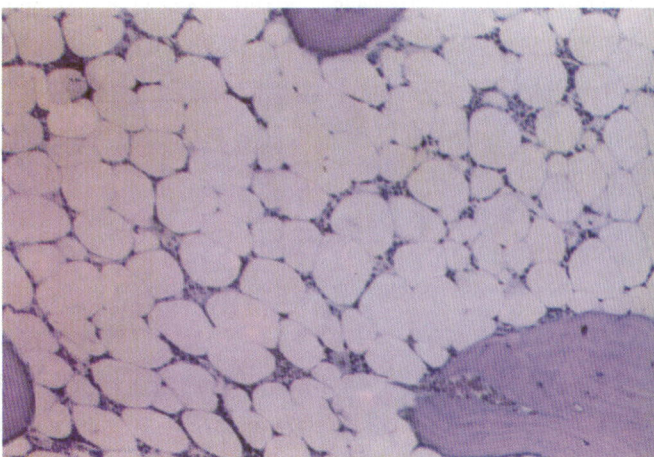

图 1-4　黄骨髓（×100）

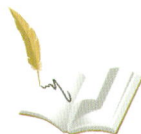

（二）淋巴器官造血

淋巴器官分为中枢淋巴器官和周围淋巴器官，中枢淋巴器官包括骨髓和胸腺，是淋巴细胞产生、增殖、分化和成熟的场所；周围淋巴器官包括脾、淋巴结和弥散的黏膜淋巴组织（如扁桃体），是淋巴细胞聚集和免疫应答发生的场所。在骨髓内，HSC 分化出淋巴干细胞，后者再分化成 T、B 淋巴祖细胞。B 淋巴祖细胞在骨髓内发育成熟；T 淋巴祖细胞随血流迁移至胸腺、脾和淋巴结内发育成熟。

1. 胸腺　是中枢淋巴器官，主要功能是产生淋巴细胞和分泌可促进 T 细胞分化、发育和成熟的胸腺素。来自骨髓的 HSC 经血流进入胸腺后，在胸腺皮质内增殖并在胸腺素的作用下，诱导分化为淋巴细胞后进入髓质，通过髓质小静脉释放入血并迁移到周围淋巴器官的胸腺依赖区，成为胸腺依赖淋巴细胞即 T 淋巴细胞，在周围淋巴器官中定居、增殖，并参与细胞免疫应答。

2. 脾　是周围淋巴器官，分为白髓、边缘区和红髓。白髓是淋巴细胞聚集处，由脾动脉周围淋巴鞘和脾小结构成。小梁动脉的分支进入白髓，称为中央动脉。动脉周围淋巴鞘包绕中央动脉，是脾的胸腺依赖区，富含 T 淋巴细胞，相当于淋巴结的副质区。脾小结位于脾动脉周围淋巴鞘内一侧，是 B 淋巴细胞居留之处。边缘区位于白髓周围，是白髓和红髓之间副皮质的一部分，内有 T、B 淋巴细胞及较多巨噬细胞。红髓位于白髓周围，可分为脾索和脾窦。脾索为网状结缔组织形成的条索状分支结构，充满各种细胞，包括巨噬细胞、树突状细胞、淋巴细胞、粒细胞、红细胞和少量浆细胞。脾索是脾滤过血液的主要场所。脾窦即脾血窦，窦壁由一层内皮细胞平行排列而成。内皮细胞间常有不完整的基膜及环形网状纤维围绕，如同多孔隙的栅栏状结构，形成许多 2 ～ 5μm 宽的间隙，脾索内的血细胞可经此穿越进入血窦。由于窦壁间隙狭小，血细胞必须变形后才能通过血窦壁。而衰老或异常血细胞，由于变形能力差，不易穿越窦壁流回血窦，滞留在脾索，被巨噬细胞吞噬。脾切除后，血液中的异形红细胞会大量增多。

生理情况下，出生后脾不再参与制造其他血细胞。脾是 T、B 淋巴细胞分化成熟的主要场所之一，同时具有造血、储血、滤血和免疫反应等多种功能。

3. 淋巴结　是周围淋巴器官。淋巴结的生发中心有大量 B 淋巴细胞聚集，受抗原刺激增殖、发育；皮质深层和滤泡间隙为副皮质区，为弥散淋巴组织，主要是由胸腺迁移而来的 T 淋巴细胞聚集的场所，又称胸腺依赖区。淋巴结中央为髓质，由髓索和髓窦组成；髓索呈条索状，主要含 B 淋巴细胞和浆细胞及巨噬细胞、肥大细胞、嗜酸性粒细胞等。出生后淋巴结只产生淋巴细胞和浆细胞，淋巴细胞可经血流向组织、淋巴器官，再返回血流，不断地进行淋巴细胞再循环。

（三）髓外造血

生理情况下，出生 2 个月后骨髓以外的造血组织（如肝、脾、淋巴结等）不再制造红细胞、粒细胞和血小板，但在某些病理情况下，这些组织可重新恢复造血功能，称为髓外造血（extramedullary hematopoiesis，EH）。髓外造血是机体对血细胞需求明显增高或对骨髓造血障碍的一种代偿，常见于儿童，成人常见于骨髓纤维化及某些恶性贫血，这种代偿作用不完善。由于幼稚髓系细胞离开特殊的骨髓造血微环境，在髓外制造的血细胞大多发育成熟障碍，通常为无效造血。由于肝、脾、淋巴结等组织无骨髓－血屏障（marrow － blood barrier，MBB），幼稚细胞不经筛选直接进入外周血循环，导致血中出现较多幼稚细胞及细

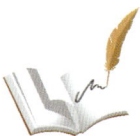

胞碎片。髓外造血部位除肝、脾、淋巴结外，也可累及胸腺、肾上腺、胃肠道等，常可导致相应器官肿大。

第二节 造血微环境

造血依赖特定的造血微环境（hematopoietic microenvironment，HIM）。这是一个复杂的网络系统，由骨髓基质细胞（stromal cell）、神经、微血管、细胞外基质和基质细胞分泌的细胞因子等构成，是造血干细胞赖以生存的场所，支持和调控造血细胞的生长和发育。造血微环境直接和造血细胞接触，对造血干细胞的自我更新、多向分化及造血细胞增殖、分化、发育、成熟等的调控起重要作用（图1-5）。

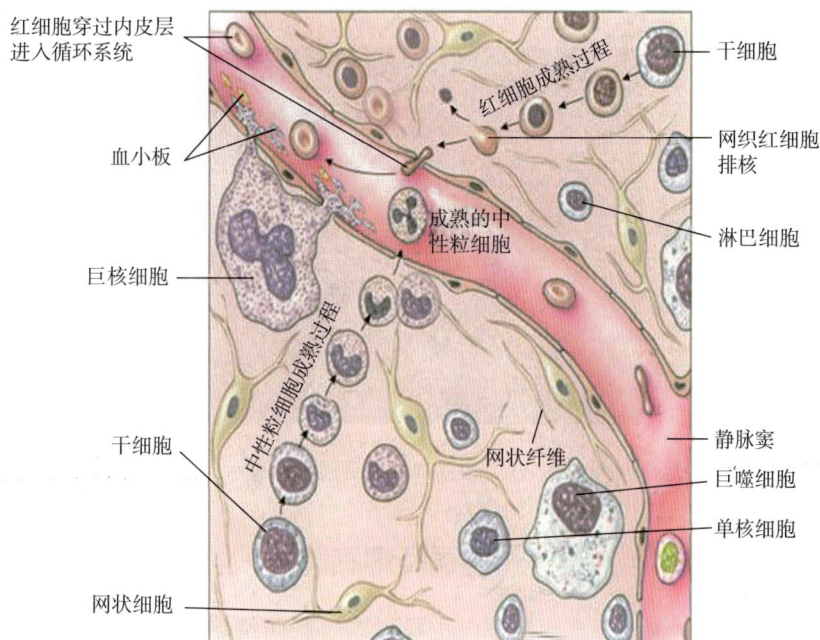

图1-5 造血模式图

一、骨髓神经

骨髓神经来自脊神经，伴骨髓动脉行走；其神经束分支沿着动脉壁呈网状分布。此外，有无数的无鞘神经纤维分布在骨髓表面或骨内膜。骨髓神经调节骨髓血管的扩展或收缩，从而影响血流速度和压力，对血细胞的释放起调节作用。另外，骨髓血管内皮细胞中有P物质的神经激肽受体，可受无鞘神经纤维末端含有的神经介质P物质作用，刺激造血祖细胞的生长。

二、骨髓血管系统

骨髓有丰富的血管系统以供给营养物质，由营养血管、动脉、小动脉和毛细血管等构成，是造血微环境的主要组成部分。骨髓的营养动脉不断分支形成微血管、毛细血管，毛细血管再注入管腔膨大的静脉窦，汇集成集合窦注入中心静脉。静脉窦和集合窦统称骨髓血窦。血窦密布于整个骨髓腔，血窦内是成熟血细胞，血窦间是骨髓实质，即造血索。骨

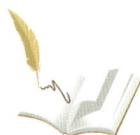

髓内成熟血细胞进入外周血必须穿越血窦壁，因此，血窦壁组成了骨髓－血屏障。

血窦壁极薄，绝大部分仅由一层内皮细胞构成，当血细胞通过时，可形成一个临时通道。造血活跃时，窦壁孔隙增多，以利于成熟的血细胞释放入血。内皮细胞转运细胞的孔道常达 $2\sim3\mu m$，最大直径为 $6\mu m$。因此，穿越的细胞必须具有变形性（图 1 –6）。正常情况下，红系只有网织红细胞和成熟红细胞才能进入血循环，而幼稚红细胞的核坚固不能变形被阻滞在血窦壁外。成熟白细胞穿过时细胞核必须重排成线状才能进入血窦内；巨核细胞只有胞质穿过，向血窦内释放血小板。血细胞通过后窦壁可立即修复。窦壁细胞起到造血细胞的支架作用，并能调节造血组织的容量。

造血活跃的红骨髓血窦丰富，造血功能减低的骨髓血窦减少。在黄骨髓中，微血管呈毛细血管状。病理情况下，如白血病细胞增殖造成髓腔压力增大、缺氧、细菌毒素的作用，骨髓－血屏障受损，幼稚血细胞也能进入外周血循环。

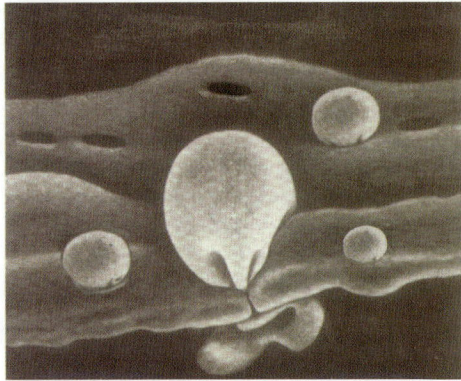

图 1 –6　成熟血细胞穿越血窦壁

三、骨髓基质细胞、细胞外基质及细胞因子

1. 骨髓基质细胞　由成纤维细胞、内皮样细胞、脂肪细胞、巨噬细胞、基质干细胞等多种细胞成分构成。骨髓基质细胞通过与造血细胞的密切接触而营养造血细胞并支持其增殖和分化。骨髓基质细胞能分泌许多造血调控因子，如多种集落刺激因子（colony stimulating factors，CSFs）、白细胞介素（interleukin，IL）等，基质细胞表面也有细胞因子受体，能接受外源信号影响其细胞因子的分泌程度及种类。

2. 细胞外基质　由骨髓基质细胞分泌，包括糖蛋白、蛋白多糖和胶原。糖蛋白主要有纤维连接蛋白、层粘连蛋白和血细胞粘连蛋白等。蛋白多糖为黏蛋白，有硫酸软骨素、硫酸肝素和透明质酸等。胶原主要有Ⅰ、Ⅲ、Ⅳ、Ⅵ型。细胞外基质构成微环境中有活力的结构支架填充在骨髓腔中，支撑、保护和营养造血细胞，使其聚集于特定区域进行生理活动。特别值得关注的是细胞外基质的黏附作用。各种黏附分子分布在细胞膜上或释放到细胞外基质液中，介导了造血细胞与基质细胞及细胞外基质的相互识别和作用，也介导造血细胞和多种细胞因子间的黏附和信号传导。如层粘连蛋白由内皮细胞分泌，它与中性粒细胞膜表面受体结合，促进粒细胞的趋化和氧化作用；纤维连接蛋白由成纤维细胞产生，能够连接各种细胞因子及细胞外基质成分。造血微环境中无定形基质内含有一些造血必须物质，如蛋白质、脂类、糖类及与细胞代谢有关的酶。

3. 细胞因子（cytokine，CK）　主要由骨髓基质细胞分泌，如粒－单系集落刺激因子

（granulocyte - macrophage colony stimulating factor，GM - CSF）、干细胞因子（stem cell factor，SCF）、红细胞生成素（erythropoietin，EPO）、白细胞介素、白血病抑制因子（leukemia inhibitory factor，LIF）、转化生长因子 - β（transforming growth factor β，TGF - β）等对造血干细胞增殖、分化和发育成熟起正、负调控作用。骨髓基质细胞也能产生大量黏附因子，调节造血细胞的增殖和分化，选择性地将一些造血生长因子与带有相应受体的干、祖细胞黏附于基质细胞表面，是调节造血干/祖细胞回髓定位和信号传递的分子基础。造血干细胞必须通过骨髓 - 血屏障返回骨髓微环境中，才能完成其功能，这是造血干细胞的归巢（homing）。上述因素互相影响，共同调节 HSC 增殖、分化和归巢。

第三节　造血干/祖细胞及骨髓间质干细胞

在人胚胎和成熟组织中存在一些具有高度的自我更新和多向分化潜能但尚未分化的干细胞。根据发育先后次序，干细胞可分为胚胎干细胞和成体（组织）干细胞。按分化潜能的大小，可分三类：一类是全能干细胞如胚胎干细胞（图 1 - 7），它是从早期胚胎的内细胞团中分离出来的具有高度分化、形成完整个体潜能的细胞系，可以无限增殖并分化成为多种细胞类型，进而形成机体的任何组织或器官；第二类是多能干细胞，具有分化出多种组织细胞的潜能，但却丧失发育成完整个体的能力，如造血干细胞、骨髓间质干细胞、神经干细胞等；第三类为专能干细胞，只能向一种类型或密切相关的两种类型的细胞分化，如肝干细胞、肠上皮干细胞等。在骨髓中存在两类干细胞，即造血干细胞和骨髓间质干细胞。

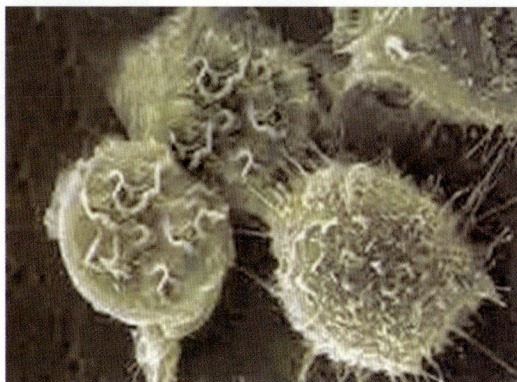

图 1 - 7　胚胎干细胞

一、造血干/祖细胞

1. 造血干细胞　20 世纪 60 年代初，加拿大学者 Till 及 McCulloch 应用脾集落实验技术，发现集落中有红细胞、中性粒细胞、嗜酸性粒细胞、巨核细胞或混合 1～2 种的细胞，它们都由单个细胞分化而来。如取任一集落制成的细胞悬液输入另外受致死量照射的小鼠，小鼠脾上同样也生成 4 种细胞组成的造血细胞集落（脾结节），即脾集落，称为脾集落形成单位（colony forming unit - spleen，CFU - S）。这说明脾集落细胞有自我更新和多向分化能力，因此也被称为多能造血干细胞，从而第一次发现并证实了造血干细胞的存在。

1979 年，应用体外半固体血细胞培养技术从人骨髓和血液中培养造血祖细胞获得成功，

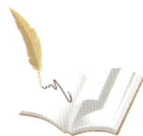

证实了人类造血干细胞的存在。造血干细胞（图1-8）是由胚胎干细胞发育而来，具有高度自我更新和多向分化能力，在造血组织中含量极少，形态难以辨认的类似小淋巴细胞样的一群异质性的细胞群体，可分化为各系祖细胞，是所有血细胞的起源细胞。

造血干细胞具有以下一般特征：①高度的自我更新能力，也称自我维持。造血干细胞进行不对称有丝分裂产生的两个子细胞，一个保持干细胞的全部特性不变，另一个分化为早期造血祖细胞，这种分裂方式使造血干细胞的数量和特征始终维持不变，这是机体赖以维持高度正常造血、保持血细胞数量和功能恒定的重要原因。②多向分化能力，也称多能性。在造血微环境中造血干细胞分化为各系祖细胞，再定向分化发育为各系的原始、幼稚及成熟细胞。研究表明，造血干细胞在一定条件下可被诱导跨系分化为多种组织细胞，如肌细胞、神经细胞等，这也体现了造血干细胞的多能性。③不均一性，即多态性。造血干细胞仅少数向下分化，分化中的造血干细胞还可能处于不同的分化时刻，其形态和生物物理特征及表面标志都不同，具有异质性和"等级性"，也称之为"代龄"，代龄大表示有丝分裂次数多而将走向衰老，代龄差异反映出这一群体的代龄结构，形成造血干细胞的多态性。

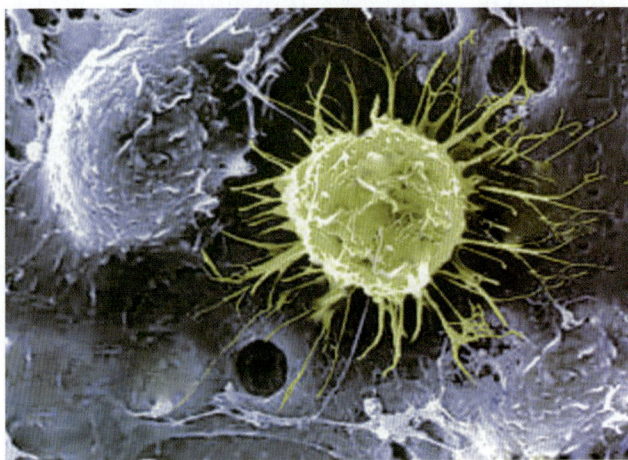

图1-8　造血干细胞

正常情况下，体内95%以上造血干细胞处于G_0期，即静止期，其增殖分化为髓系干细胞和淋巴干细胞需要多种造血调控因子的参与。造血干细胞属单个核细胞，类似于小淋巴细胞，缺乏形态和表型特征，难以辨认。通常采用的方法是在造血干细胞上选择一个或几个具有遗传学特征的标志，来识别和推断造血干细胞的特征和分化。目前认为，造血干细胞表面标志有CD34、CD133、CD38、CD117（c-kit）、Thy-1（CD90）、CD71等，其中最重要的是CD34。

CD34是与造血干/祖细胞密切相关的一个阶段特异性抗原，是造血干/祖细胞分离纯化的主要标志。目前，CD34$^+$造血细胞被公认为理想的造血干/祖细胞移植物。造血干细胞是未分化的前体细胞，主要存在于CD34$^+$的细胞群中，不表达髓系和淋巴系特异性抗原，故又称系列阴性细胞（Lineage negative，Lin$^-$），并证实CD34$^+$Lin$^-$细胞具有重建长期造血的能力。近年研究发现CD34$^+$Lin$^-$细胞群中同样含有自我更新和多向分化能力的造血干细胞，具有重建长期造血的能力。从发育生物学观点来看，CD34$^+$Lin$^-$细胞起源于CD34$^-$Lin$^-$细胞，由于造血干细胞的多态性，CD34抗原在造血干细胞中的表达也呈现不均一性，体现有不同的 CD34 细胞亚群。当造血干细胞分化为各系祖细胞，并出现髓系或淋巴各系的专一性标志时，如淋巴系的 CD19/CD7、粒系的 CD33/CD13、红系的 CD71 和巨核系的 CD41/CD61 等，统称为 Lin^+。当各系祖细胞分化为形态可辨认的各系原始和幼稚细胞时，CD34 抗原标志消失，成为 $CD34^- Lin^+$ 的细胞。在 $CD34^+$ 细胞群中，同时有 99% 的 $CD38^-$ 细胞。CD38 是造血干细胞向多系定向分化抗原，随分化过程其表达水平增高。在造血干/祖细胞产生、发育、分化和成熟过程中，CD34 表面标志从无到有，又从有到无，为研究 $CD34^+$ 及其亚群细胞，为造血干/祖细胞的建库、扩增，造血干细胞移植、基因治疗等提供新的理论和技术保证。

Thy-1（CD90），即胸腺抗原-1，是比 CD34 出现更早的造血干细胞抗原标记，$CD34^+ Thy-1^+$ 细胞占 $CD34^+$ 细胞群的 0.1% ~0.5%。

CD133 是另一种比 CD34 更早的造血干细胞标记，$CD133^+$ 细胞是最原始的造血细胞，具有长期培养起始细胞（long-term culture-initiating cells，LTC-IC）和长期重建造血细胞（long term repopulation cells，LTRC）的能力。与 CD34 不同，CD133 不表达于前 B 细胞、红系及粒系集落形成单位等晚期祖细胞上。此外，神经干细胞、胚胎干细胞系和具有多向分化潜能的成熟干细胞，均不表达 CD34，但可表达 CD133，因此 CD133 可作为此类非造血干细胞的表面标记。

c-kit 受体（CD117），又称干细胞因子受体，系原癌基因，属于Ⅲ型酪氨酸激酶受体（PTK）家族。其广泛分布于造血细胞群中，通过配体干细胞因子（SCF）激活 C-KIT 的信号传导，在调节造血干细胞生存、迁徙和扩散增殖中起重要作用。有 1% ~4% 的骨髓细胞表达 c-kit 分子，且大部分 $CD117^+$ 细胞表达 CD113（90%）和 CD34（50% ~70%）。骨髓 $CD117^+$ 细胞也具有分化为造血细胞和成骨细胞的潜能，对正常造血细胞、黑色素细胞和生殖细胞的分化等方面具有重要作用。

2. 造血祖细胞（hematopoietic progenitor cell，HPC）　是指一类由造血干细胞分化而来，但部分或全部失去了自我更新能力的过渡性、增殖性细胞群。

1965 年 Pluznik 和 Sachs 建立的小鼠骨髓细胞体外琼脂培养技术，在 CSF 作用下，造血细胞可在体外琼脂培养基上形成集落，每个集落称为一个集落形成单位（colony-forming unit，CFU）。通过不同的体外培养系统，证实了三种早期的祖细胞，它们是集落形成原始细胞（colony-forming unit-blast）、高增殖潜能集落形成细胞（high proliferative potential colony-forming cell，HPP-CFC）和长期培养起始细胞（LTC-IC）。

早期造血祖细胞保留了部分造血干细胞的自我更新能力，具有较强的增殖和分化能力，但与造血干细胞相比分化方向较局限，仅向有限的几个或一个方向分化和增殖。根据其分化能力，分为多向祖细胞及单向祖细胞，多向祖细胞可以进一步分化为单向祖细胞。造血祖细胞的分化方向一般可分为淋巴系祖细胞（colony-forming unit-lymphocyte，CFU-L），包括 T 细胞祖细胞（CFU-TL）和 B 细胞祖细胞（CFU-BL）；红细胞早期（或爆式）集落形成单位（burst-forming unit-erythrocyte，BFU-E）和红系祖细胞（colony-forming unit-erythrocyte，CFU-E）；粒-单系祖细胞（colony-forming unit-granulocyte macrophage，CFU-GM），包括粒系和单核系祖细胞；巨核系祖细胞（colony-forming unit-megakaryocyte，CFU-Meg）；嗜酸性粒细胞祖细胞（colony-forming unit-eosinophilic granulocyte，CFU-Eo）；嗜碱性粒细胞祖细胞（colony-forming unit-basophilic granulocyte，CFU-Bas）。这些较成熟的造血祖细胞丧失自我更新能力，但具有增殖和单向分化能力。

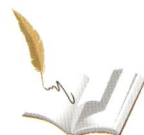

造血干细胞分化时伴特异性表面标志的变化，从 CD34$^+$、CD33$^-$、CD38$^-$、Lin$^-$、HLA-DR$^-$ 等，过渡到早期的造血祖细胞表达 CD34 抗原较弱，逐渐到晚期 CD34$^-$、CD38$^+$、CD71$^-$、Lin$^+$ 等。根据这一特性，可采用流式细胞术或其他免疫学技术区分造血干、祖细胞。造血祖细胞以对称性有丝分裂方式增殖，细胞边增殖边分化，且增殖能力较强，对血细胞的数量起主要的放大作用。由于祖细胞部分（早期）甚至全部（晚期）丧失自我更新和自我维持能力，所以早期祖细胞只能短期重建造血，晚期则丧失重建造血的能力。目前对于造血干/祖细胞的认识主要依据它们的体内、外生物学特性以及细胞表面标志，更严格意义上的区分迄今还十分困难。

3. 造血干/祖细胞临床应用 任何原因引起造血干/祖细胞异常都可能导致血液系统疾病。研究造血干/祖细胞的增殖、分化和调控等对基础血液学，临床血液系统疾病的发病机制、诊断、治疗、疗效观察、预后判断和药物筛选等方面的研究都有重要的意义。

（1）造血干/祖细胞移植 造血干细胞移植（hematopoietic stem cell transplantation，HSCT）是指对患者进行放疗、化疗和免疫抑制预处理后，将正常供体或自体的造血细胞经血管输注给患者，让正常造血干细胞替代异常造血干细胞，重建正常的造血和免疫功能。根据造血干细胞来源不同分为骨髓移植（bone marrow transplantation，BMT）、外周血干细胞移植（peripheral blood stem cell transplantation，PBSCT）、脐血干细胞移植（cord stem cell transplantation，CBSCT）、胎肝干细胞移植（fetal liver stem cell transplantation，FLSCT）。根据造血干细胞供体来源的不同分为异基因骨髓移植（allogeneic BMT）和自体造血干细胞移植（autologous stem cell transplantation，ASCT）。

骨髓移植在临床上应用的最早，但骨髓取材来源困难，而外周血干细胞取材简单，在体外采集 CD34$^+$ 细胞，供者易于接受，近年来几乎取代骨髓移植。脐血干细胞移植刚起步，脐血干细胞免疫原性较弱，增殖能力强，移植排斥反应较少，但脐血干细胞数量较少，只适宜儿童移植。脐血库的建立以及如何使脐血干细胞在体外扩增以满足移植的需要成为临床新的课题。胎肝干细胞移植少用。

（2）基因治疗 是运用重组 DNA 技术，将具有正常基因及其表达所需的序列导入患者有缺陷基因的细胞中，并能在患者体内长期表达，达到根治疾病的目的。因造血干细胞具有自我更新和多向分化的多能性，是公认的理想靶细胞。目前，造血干细胞的体外扩增和诱导分化获得重大进展，在临床应用具有极大的前景。如将多药耐药基因、二氢叶酸还原酶基因等转导入造血干细胞，其增殖分化的细胞可以免受放、化疗的损伤，可增加化疗药物的剂量，提高放、化疗效果，延长患者生命。另外，某些遗传性疾病、自身免疫性疾病等也可能通过含靶基因的造血干细胞导入而达到治疗目的。

二、骨髓间质干细胞

骨髓间质干细胞（mesenchymal stem cell，MSC）是成体干细胞，具有干细胞的共性，即多向分化和自我更新能力，可在不同环境中被诱导分化成不同种类的细胞，如成骨细胞、脂肪细胞和血管内皮细胞等。目前临床治疗应用的骨髓单个核细胞，是包含 MSC 在内的混合细胞群。MSC 也可在一定条件下向心肌细胞转化，且移植于梗死心肌后与宿主细胞之间形成缝隙连接，成为有功能的心肌细胞修复心肌组织。

MSC 占骨髓有核细胞的 0.001% ~0.01%，大约有 20% 的 MSC 为 G$_0$ 期细胞，表明其强大的增殖能力。MSC 在体外经 20 ~25 次传代后，其表型和分化潜能不会发生明显改变。

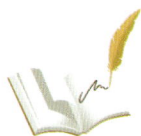

MSC 可分泌 IL-6、IL-7、IL-8、IL-11、IL-12、IL-14、IL-15、白血病抑制因子（LIF）、M-CSF、Flt-3 配体、SCF 等多种造血因子，对造血调控有重要作用。体外与 CD34$^+$ 造血细胞长期培养证实 MSC 具有支持长期培养起始细胞（LTC-IC）的功能，能支持造血，扩增造血干细胞。共移植造血干细胞和 MSC 可促进造血干细胞的植入，在移植后造血重建中起重要作用。

在 IL-3、IL-6、SCF 存在时，MSC 能够促进外周血 CD34$^+$ 细胞增殖和逆转录病毒介导的基因转染，在 CD34$^+$ 细胞被转染时 MSC 也被转染并表达。一般认为，MSC 只存在于骨髓中，但最近从人骨骼肌中也分离出了 MSC，可以分化为骨骼肌管、平滑肌、骨、软骨及脂肪。此外，从人骨外膜或骨小梁也分离出 MSC。同造血干细胞相似，MSC 尚无特异性标志，对 MSC 的特征描述及分离方法都是以一个细胞群体的形式。MSC 既容易从骨髓中获得，也易于在体外扩增，同时易于外源基因的导入和表达，因此在干细胞移植和基因治疗中作为载体，MSC 比 HSC 显示出更大的优势。

第四节　血细胞的增殖和成熟

血细胞的发育成熟是一个连续的过程，经历了增殖、分化、成熟和释放等动力学过程。血细胞的发育成熟过程是：造血干细胞经由多能干细胞（包括髓系和淋巴系干细胞）增殖分化为各系祖细胞，再定向发育为特征可辨认的各系原始细胞，经过幼稚阶段，最终发育为具有特定功能的成熟阶段的终末细胞，释放入外周血发挥作用。

一、血细胞的增殖、分化、成熟和释放

1. 血细胞增殖　是指血细胞通过分裂进行复制，使数量增加的现象。血细胞主要通过有丝分裂方式增殖，在增殖过程中，母细胞有丝分裂后形成子细胞的同时趋向分化成熟。子细胞还可以进一步增殖，每增殖一次都趋向于进一步分化。一般情况下，一个原始细胞到成熟细胞可经过 4~5 次有丝分裂增殖，一个原始红细胞经 4~5 次增殖后可产生 32 个或 64 个成熟红细胞。血细胞的这种增殖称为对称性增殖。与其他系统增殖不同，巨核细胞是以连续双倍增殖 DNA 的方式即细胞核成倍增殖，每增殖一次，核即增大一倍，而胞质并不分裂，因此巨核细胞体积巨大，属多倍体细胞。

2. 血细胞分化　是指细胞在发育过程中内部结构发生变化而失去某些潜能同时又获得新的功能，即通过特定基因的表达合成了特定的蛋白质，产生了新的生物学性状，形成在形态、功能、代谢等方面具有不同特征的细胞。这种分化过程是不可逆的。

3. 血细胞成熟　是指细胞定向分化后通过增殖和演变，由原始细胞经幼稚细胞到成熟细胞的全过程。细胞的每一次有丝分裂和分化都伴有细胞的成熟，血细胞越成熟，其形态特征越明显，功能越完善。晚期阶段的细胞不再合成 DNA，失去增殖能力，属于非增殖细胞，只能进一步分化，趋于成熟。

4. 血细胞的释放　是成熟的终末细胞进入血循环的过程。骨髓造血是血管外造血，成熟的血细胞需要通过骨髓-血屏障进入外周血循环，未成熟的幼稚细胞不能随意进入血循环。

二、血细胞的命名

骨髓造血细胞按所属系列分为六大系统，各系列依其发育水平分为原始、幼稚及成熟

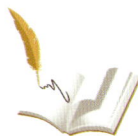

三个阶段。红系和粒系的幼稚阶段又分为早幼、中幼和晚幼三个时期（图1-9）。各系列的发育顺序和名称如下。

1. 红细胞系统　原始红细胞、早幼红细胞、中幼红细胞、晚幼红细胞、网织红细胞、成熟红细胞。

2. 粒细胞系统　原始粒细胞、早幼粒细胞、中幼粒细胞、晚幼粒细胞、杆核粒细胞、分叶核粒细胞。

3. 淋巴细胞系统　原始淋巴细胞、幼稚淋巴细胞、淋巴细胞。

4. 单核细胞系统　原始单核细胞、幼稚单核细胞、单核细胞。

5. 巨核细胞系统　原始巨核细胞、幼稚巨核细胞、颗粒型巨核细胞、产血小板型巨核细胞、裸核、血小板。

6. 浆细胞系　原始浆细胞、幼稚浆细胞、浆细胞。

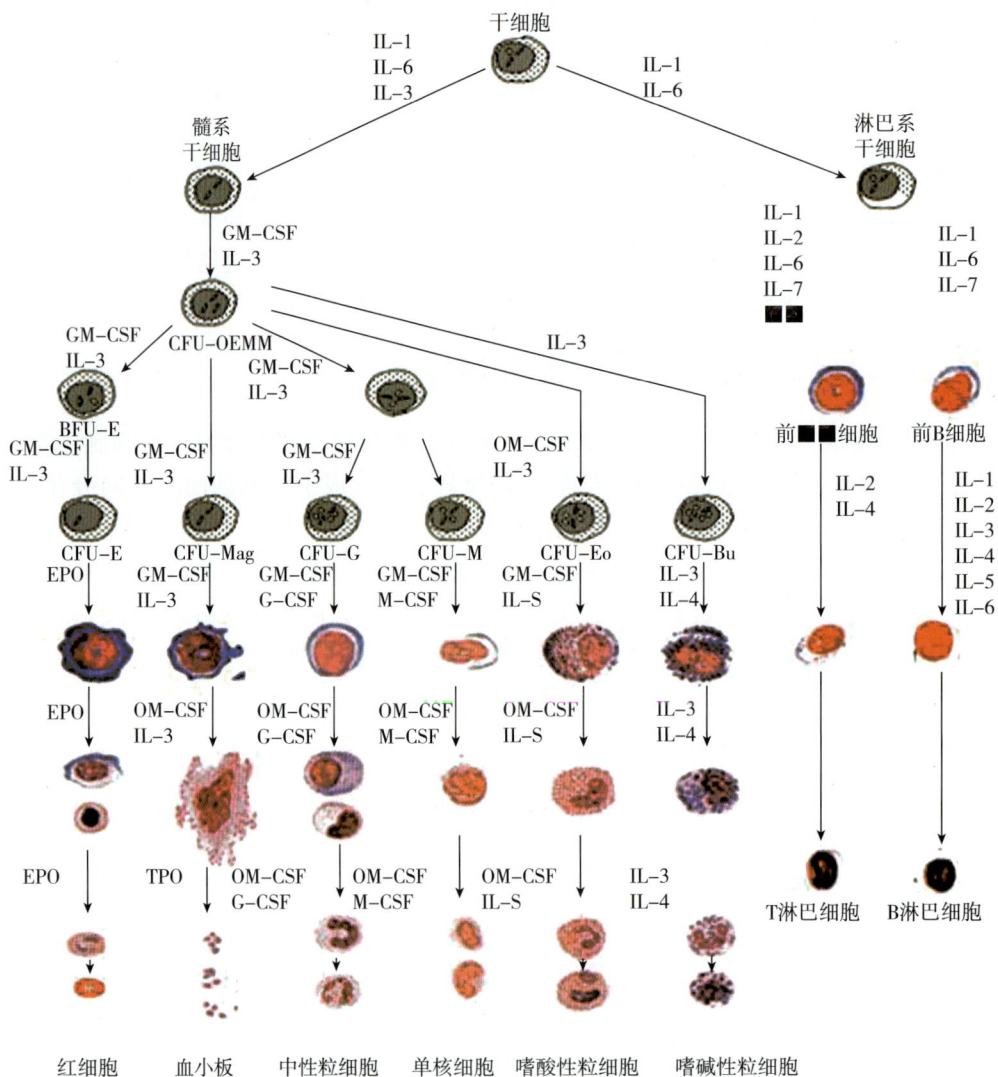

图1-9　血细胞的发育和造血生长因子的作用

三、血细胞发育成熟的一般规律

血细胞发育成熟实际上是一个连续的过程，为了方便研究，人为地将其划分为各个阶

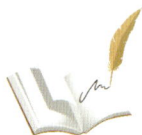

段。血细胞发育过程中形态演变的一般规律见表1－1。

表1－1　血细胞发育过程中形态演变一般规律

项目	幼稚 原始——成熟	备注
细胞大小	大——小	原粒细胞比早幼粒细胞小，巨核细胞由小变大
核大小	大——小	成熟红细胞核消失
核质比例	大——小	
核形态	圆——凹陷——分叶 （规则——不规则）	有的细胞不分叶
核染色质	细致——粗糙 疏松——致密	
核膜	不明显（薄）——明显（厚）	淋巴细胞核膜较明显
核仁	有——无	
胞质量	少——多	小淋巴细胞胞质较少
胞质颜色	蓝（嗜碱）——红（嗜酸） 或天蓝——浅蓝	淋巴细胞胞质始终为蓝色
胞质颗粒	无——少——多	红细胞系统无颗粒；粒细胞特异性颗粒分为三种

第五节　造血调控

造血调控是涉及多因素、多水平的复杂调控，包括基因水平调控、微环境中的细胞因子、细胞因子受体、细胞黏附分子、细胞外基质及细胞信号转导、miRNA等的调控，以不同的方式共同调控造血细胞的增殖、分化、成熟、释放、归巢和凋亡等过程，达到维持造血平衡的目的。

一、造血基因调控

尽管目前对造血基因调控的复杂机制了解不多，但可以肯定造血干/祖细胞增殖分化的各环节都受到多基因调控。该调控的完成主要通过细胞内、外的信号传递，启动或关闭一系列相关基因，正或负调节基因表达产物以参与对造血的正向或负向调控。研究表明从胚胎期到成人的造血过程一直都存在着造血调控基因按限定顺序的开、关的表达，特别是原癌基因和抑癌基因的表达产物及信号转导途径参与调控作用是公认的。原癌基因为正信号、显性；抑癌基因为负信号、隐性。

1. 原癌基因　目前研究较多的原癌基因如 $C-myc$、Ras 相关基因、$C-abl$、$Bcl-2$、$C-kit$ 等基因是细胞基因组的正常成员。原癌基因编码的产物可为细胞因子、细胞因子受体、细胞内蛋白激酶、细胞内信号传递分子及转录因子等。如：P^{-onc} 基因编码的生长因子及其受体调节细胞的生长和增殖；$int-2$ 基因编码的 $P30^{int-2}$ 与FGF受体结合后能够促进细胞增殖。各种产物以不同方式参与DNA复制和特定基因的表达，促进造血细胞的增殖和调控造血细胞的发育。正常时原癌基因不表达或低表达但不引起细胞恶变。原癌基因在某些因素作用下引起结构改变转化为癌基因，导致细胞增殖失控和分化阻滞。

2. 抑癌基因　其产物对细胞生长、增殖起负调控作用，并能抑制潜在的细胞恶变。如 $p53$、WT_1、NF_1、PRB、DCC、RB 等基因。抑癌基因编码的产物可以是正常细胞增殖的负调节因子，抑制细胞增殖、诱导分化、维持基因稳定、调节生长及负性生长因子的信号传

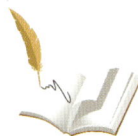

导、诱导细胞凋亡等。如 *p53* 基因具有转录因子的作用，可与抑制细胞增殖基因的 DNA 结合加强其转录和表达；还能抑制与细胞增殖有关基因如 *C – myc* 的表达。

3. 信号转导的调控　基因转录是细胞生命活动的一种重要调控方式，由一类被称为基因编码的蛋白质进行调节，这些蛋白质称为转录因子。转录因子将各种细胞外信号向细胞内传递并引起细胞发生相应反应的过程就是信号转导。原癌基因编码一些转录因子如 erbA、ets、fos、jun、myb、myc 等参与细胞内信号转导。这些核蛋白因子能够识别并与特定 DNA 序列相互作用来调节特定基因的转录或表达。细胞信号转导也受正、负因素的调节，不同强度的信号作用会发生不同的转录活动。如果信号转导过程出现紊乱，就会对血细胞的增殖、分化、发育及其相应的生物化学功能产生影响。体内有很多细胞信号转导通路，如 G 蛋白偶联受体、cAMP – PKA、$PLC_\beta/IP_3/DG$、酶偶联受体等信号转导通路，它们形成复杂的信号网络，并与转录因子相互作用、相互协调，使细胞在特定信号作用下基因转导做出专一性表达来诱导或抑制细胞增殖与分化。

4. miRNA 的调控　miRNA 是一类广泛存在真核生物中、内源性的单链小分子 RNA，不编码蛋白质，可在转录后和翻译水平上影响基因表达，并对其进行微调。

造血干细胞及其发育过程中存在特征性 miRNA 表达谱。miRNA 可能是通过关闭编码：细胞因子、转录因子、细胞周期调节因子、信号转导途径等中的一个或一系列靶基因，实现对造血干/祖细胞自我更新、分化、增殖和凋亡的调控。目前研究发现，与造血活动密切相关的 miRNA 包括 miR – 142、miR – 181、miR – 222、miR – 290 和 miR – 342 等。

二、造血体液调控

在造血的诸多调控因素中，细胞因子对造血的体液调控尤为重要。造血体液调控因子分为两大类，即正向和负向调控因子，分别对造血起正向调控和负向调控作用，二者共同维持造血活动的动态平衡。目前明确的造血调控因子至少有 30 余种，它们之间的协同作用引发细胞内部的一系列生化反应，最终决定了造血细胞的增殖、分化、成熟、释放以及衰老、凋亡等生理活动。

1. 造血正向调控因子　造血的正向调控主要通过造血生长因子（HGF）来调控。造血生长因子是一组低分子量糖蛋白，在体内外均可促进造血细胞的生长和分化。研究认为，体内造血生长因子的生成障碍是影响造血干细胞实现向终末血细胞分化的一个重要原因。在人体造血功能极度低下的情况下，应用一定量的造血生长因子可以有效地促进或加速造血的恢复或成熟血细胞的生成。迄今为止，大多数造血生长因子的基因已被克隆，获得许多造血生长因子的重组产物，不仅用于体外实验，部分已作为治疗药物应用于临床。参与造血正向调控的因子分为两类：①作用于早期造血干细胞的早期造血因子，包括干细胞因子（SCF）和 Flt – 3 配体（FL）等。②作用于后阶段的晚期造血因子，包括 M – CSF、GM – CSF、EPO、血小板生成素（thrombopoietin，TPO）等。

（1）干细胞因子（SCF）　是原癌基因 C – kit 产物的配体，即 kit – Ligand（KL），又称为钢因子（steel factor）。SCF 作用于较早期的干/祖细胞，其参与造血调控的作用有：①与 IL – 3 或 IL – 2 协同刺激 CD34$^+$Lin$^-$ 干细胞生长；②与 IL – 7 协同刺激前 B 细胞生长；③与 EPO 协同刺激 BFU – E 形成；④与 G – CSF 协同刺激 CFU – G 生成；⑤与 IL – 3 协同刺激 HPC 生长；⑥与 GM – CSF、IL – 3 或 IL – 6 协同刺激原始细胞及巨核细胞集落的形成；⑦与 IL – 3、GM – CSF/IL – 3 融合蛋白协同提高脐血中 CD34$^+$ 细胞的量；⑧与 G – CSF 或

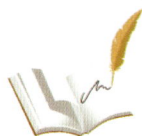

GM-CSF协同促进粒细胞生长，使外周血粒细胞增加，促进巨核细胞生长及血小板生成。

（2）FLT-3配体（FL） 体外造血调控作用主要是：①与IL-3、G-CSF、GM-CSF、SCF协同作用促进骨髓及脐血CD34$^+$细胞形成粒-单细胞集落、粒细胞或单核细胞集落；②在无血清培养液中与EPO协同促进红系造血祖细胞增殖和分化；③单独或与SCF协同作用促进B淋巴系祖细胞增殖和分化；④与IL-3或IL-6协同可明显促进CD34$^+$CD38$^-$细胞的体外扩增；⑤促进G$_0$期的HPC进入细胞周期，同时能维持其在体外的长期增殖；⑥与TPO协同促进长期培养的人CD34$^+$脐血细胞形成巨核系祖细胞。体内实验表明，FL可动员造血干/祖细胞由骨髓进入外周血，有效提高外周血CD34$^+$细胞和树突状细胞数量，提示FL可在临床上作为造血干细胞动员剂。一般认为FL主要调节早期造血干/祖细胞的增殖和分化，对定向或成熟的造血细胞几乎没有作用。

（3）多系集落刺激因子 又称IL-3，对造血调控的主要作用是：①刺激多系细胞集落生长，形成的集落中可含有不同分化程度的红细胞、粒细胞、单核细胞和巨核细胞等；②促进肥大细胞生长；③诱导巨噬细胞表达M-CSF；④与EPO协同促进BFU-E及CFU-E的增殖；⑤与CSF-1、GM-CSF、G-CSF或IL-1协同作用促进HPP-CFC的生长；⑥与IL-2协同作用促进T细胞的生长；⑦体外能促进BFU-E和髓系白血病细胞的增殖。IL-3在细胞发育的早期作用于造血细胞，刺激其生长和分化，在人体内能提高中性粒细胞、单核细胞、淋巴细胞、嗜酸性粒细胞和网织红细胞水平。

（4）粒-单系集落刺激因子（GM-CSF） 是一种能刺激红系、粒系、单核系、巨核系及嗜酸系祖细胞增殖、分化并形成集落的多集落造血生长因子。其造血调控作用主要是：①刺激骨髓细胞生成由粒系和单核-巨噬细胞组成的集落，促进粒系和单核系祖细胞增殖、分化、成熟；②应用GM-CSF可使AIDS患者体内剂量依赖的中性粒细胞、嗜酸性粒细胞和单核细胞产生增加，并能抑制化疗患者中性粒细胞下降。

（5）粒系集落刺激因子（G-CSF） 是一种能刺激粒细胞集落形成的造血生长因子，其造血调控作用主要包括：①促进粒系祖细胞的增殖和分化；②诱导早期造血干/祖细胞从G$_0$期进入G$_1$～S期；③与IL-3、GM-CSF或其他因子协同促进血细胞的增殖与分化；④诱导某些白血病细胞株分化成熟。G-CSF的体内作用主要表现在剂量依赖的中性粒细胞增加，伴有单核细胞、淋巴细胞及血小板增加。

（6）单核系集落刺激因子（M-CSF） 又称CSF-1，其造血调控作用主要有：①促进单核-巨噬细胞生长和分化；②体外培养可诱导生成巨噬细胞集落；③体内有增加中性粒细胞水平的作用。

（7）巨核系集落刺激因子（Meg-CSF）和血小板生成素（TPO） Meg-CSF是一种能促进巨核细胞集落形成的因子，并刺激巨核细胞生成血小板，这一过程需要TPO的参与。TPO是作用于巨核细胞的特异性因子，能促进巨核细胞的增殖与分化，促进血小板产生。体内使用重组TPO可提高外周血血小板数量。

（8）促红细胞生成素（EPO） 对造血调控作用主要包括：①刺激HSC形成红系祖细胞及以后各阶段细胞，在培养基中加入EPO后可获得BFU-E和CFU-E两种集落，BFU-E集落较大，可爆散成许多小的集落，即CFU-E的集落，因此认为BFU-E较幼稚且更接近于造血干细胞；而CFU-E是介于BFU-E和原始红细胞间的细胞，CFU-E有更多的EPO受体，是EPO作用的靶细胞。②促进幼红细胞分化、成熟，缩短红细胞生成时间，促进幼红细胞脱核进入血液。③促进幼红细胞血红蛋白合成。④降低红系祖细胞凋亡比例。

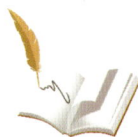

重组人 EPO 在临床主要用于治疗各种贫血。

（9）白细胞介素（ILs） 又称淋巴因子，是一类由活化白细胞产生的信号分子，已正式命名 IL-1～IL-20。他们不仅在免疫细胞间传递信息，也参与造血调控，主要作用有：①对 T、B 细胞的成熟、活化及其生物学功能起调节作用；②与其他造血因子构成复杂网络，在造血及免疫调节中起协同或促进作用。

（10）白血病抑制因子（LIF） 主要作用是：①单独或与 IL-6、GM-CSF、G-CSF 联合应用可抑制人白血病细胞 HL-60 和 U937 集落形成；②刺激巨核系祖细胞的增殖与分化；③促进胚胎干细胞增殖。

（11）其他细胞因子 除上述因子外，还有一些细胞因子也参与造血调控，如胰岛素类生长因子 I 和 II，可刺激红系和粒系祖细胞的生长；肝细胞生长因子与其他因子协同作用促进祖细胞生长；血小板衍生生长因子可直接作用于红系和粒系祖细胞，间接作用于早期多系造血干细胞。

2. 造血的负向调控因子 造血的负向调控主要是通过造血抑制因子的作用来完成。这类因子如 TGF-β、TNF-α 等，通过减弱造血正向调控细胞因子的生成或调控其功能来实现造血负向调控。

（1）转化生长因子 β（TGF-β） 是一种重要的造血抑制因子，对血细胞生长的抑制作用有：①阻止细胞进入 S 期，对造血祖细胞的增殖具有高度的选择性抑制作用；②通过对造血细胞增殖的负调节作用影响造血生成，而对祖细胞的分化无抑制作用；③抑制多种 IL 和其他细胞因子产生的正向调控信号的作用。

（2）肿瘤坏死因子（TNF） 包括 TNF-α 和 TNF-β，对造血调控作用包括：①与其他因子协同抑制造血，能抑制 CFU-GEMM、CFU-GM、BFU-E 和 CFU-E 的生长，引起红细胞生成减少，破坏增加，且这种作用不可逆；②对祖细胞具有抑制和激活两种效应，可刺激人早期造血，又可抑制 HPP-CFC 的生长。

（3）干扰素（IFN） 包括 IFN-α、IFN-β 和 IFN-γ，是一组具有抗病毒，影响细胞生长、分化和调节免疫功能等活性的蛋白质，在造血调控中的作用同 TNF。这两类因子可能是造血的主要负调控因子，TNF-α 和 IFN-γ 可通过诱导 Fas 抗原而对造血起负调控作用。

（4）趋化因子 是造血负调控因子的主要成员。抑制 HSC 进入细胞周期的趋化因子主要有 MIP-1α、PF$_4$、NAP-2、IL-8、MCP-1、IP-10 及 CCF18 等。MIP-1α 又称造血干细胞抑制因子，可抑制 HSC 形成的 CFU-S、CFU-CEMM、BFU-E、CFU-GM 增殖，使 HSC 处于 G$_0$ 期，但不影响肿瘤细胞的细胞周期，因此具有 HSC 保护作用。PF$_4$ 和 IL-8 也具有类似于 MIP-1α 的造血干细胞保护作用。

（5）其他抑制因子 包括：PGI$_2$，抑制 CFU-M、CFU-GM 和 CFU-G；②乳酸铁蛋白，抑制单核细胞释放 CSF 和 IL-1，从而抑制 CFU-GM；③H-subunit-铁蛋白，抑制 BFU-E、CFU-GM、CFU-GEMM 等。

第六节 血细胞凋亡

细胞坏死（necrosis）一直被认为是细胞死亡的主要方式，即指细胞在生理过程中遇到某些因素对细胞的侵袭，使细胞损伤意外死亡，是一种被动死亡过程。20 世纪 70 年代初，

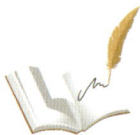

澳大利亚病理学家 Kerr 等发现了一种新的细胞死亡类型，并命名为细胞凋亡（apoptosis），随后对细胞凋亡的研究受到广泛关注。研究表明，细胞凋亡是细胞死亡的一种主要方式，是细胞本身在一定的生理或病理条件下，由相关基因调控按照自身程序，自主性、生理性的死亡过程，又称为 I 型程序性细胞死亡（programmed cell death，PCD）。它是细胞死亡的一种生理形式，是一个涉及多步骤、多基因的激活、表达以及调控作用的复杂过程，与机体的多种生理、病理机制有关。

但细胞凋亡和程序性细胞死亡在概念上有所区别，前者着重形态学改变，后者着重功能学的改变。目前研究凋亡的实验动物模型不断更新，检测方法已从单纯的形态学检查发展为生物化学、免疫化学及分子生物学检测。细胞凋亡有复杂的分子调控机制，与临床许多疾病的病理生理机制密切相关，人们对凋亡的发生机制及其与疾病的关系已经有了较全面清晰的认识，这对重新认识疾病的发生发展机制具有划时代的意义。

一、细胞凋亡的特征

1. 细胞凋亡的形态特征 细胞凋亡的形态变化是多阶段的，且涉及单个细胞，主要形态学改变为：细胞脱水、胞质浓缩，致胞体变小、变圆，与邻近细胞连接消失；染色质逐渐凝集、最后碎裂成多个小块；部分胞膜形成小泡状，逐渐内陷，但胞膜结构仍然完整，包裹核碎片、胞质、细胞器形成大小不一的泡状小体，即凋亡小体（apoptotic bodies），很快被巨噬细胞吞噬清除（图 1-10、图 1-11）。上述改变与细胞坏死引起的细胞内容物溢出、成群细胞丢失，引起组织损伤是不同的（图 1-12）。

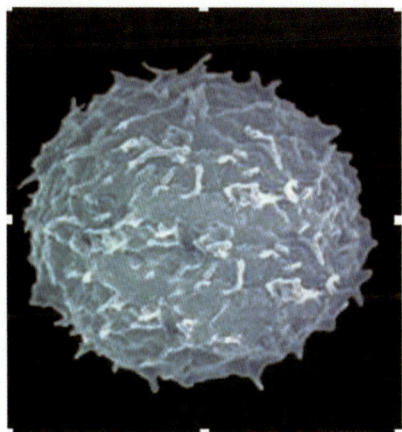

图 1-10 正常白细胞（电镜）

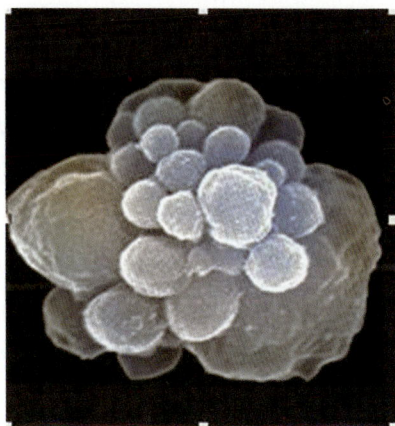

图 1-11 凋亡白细胞（电镜）

2. 细胞凋亡的生化特征

（1）染色质 DNA 的降解 凋亡时细胞内源性核酸内切酶被激活，核小体间的连接 DNA 被降解，形成 $180 \sim 200bp$ 的整倍寡聚核苷酸（DNA）片段，在琼脂糖凝胶电泳上呈特征性的梯状条带（ladder），被认为是细胞凋亡的标志之一。而细胞核内组蛋白和其他核内蛋白质不降解，核基质也不改变。

（2）胞质内 Ca^{2+} 浓度增高 细胞内质网储存 Ca^{2+} 释放，以及胞外 Ca^{2+} 内流，导致胞内 Ca^{2+} 浓度增高、pH 降低，引起众多靶酶的活化而直接影响细胞的多种功能，如激活内源性核酸内切酶，使核染色体 DNA 降解；上调谷氨酰胺转移酶、酸性磷脂酶的活性等。此外，Ca^{2+} 的增多使胞内许多结构发生改变如破坏细胞骨架等，也促进了细胞凋亡。

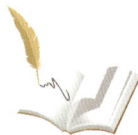

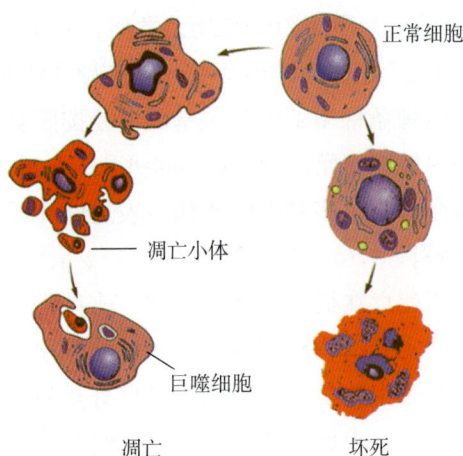

正常细胞

凋亡小体

巨噬细胞

凋亡　　　　　　　坏死

图1-12　细胞凋亡与坏死比较

（3）RNA与蛋白质大分子的合成　凋亡过程中细胞核裂解或DNA断裂，同时又有基因激活及表达，导致一系列RNA和蛋白质等生物大分子的合成，这也说明凋亡是一个耗能的主动过程。

（4）内源性核酸内切酶与蛋白质酶的参与　参与凋亡的内源性核酸内切酶有核酸内切酶Ⅰ（DNase Ⅰ）、核酸内切酶Ⅱ（DNase Ⅱ）及Nuc-18等；参与凋亡的蛋白酶有ICE家族、端粒酶和Calpain等。

二、细胞凋亡的基因调控

细胞凋亡是基因调控下的细胞自我消亡过程，且与细胞增殖和癌变相关的原癌基因和抑癌基因有关。这些基因分为两类：一类是促进细胞凋亡的基因，如 *p53*、*c-myc*、*ICE*、*Fos*、*c-rel*、*C-jun*、*Tcl-30*、*Fas*、*PRB* 等；另一类是抑制细胞凋亡的基因，如 *Bcl-2*、*Werners*、*Adenovirus* 等。调控细胞凋亡的基因亦受多种凋亡信号转导途径的调节。

1. 细胞凋亡基因

（1）*p53* 基因　是一种重要的抑癌基因。野生型 *p53* 基因具有阻滞细胞周期、诱导细胞凋亡、促进细胞分化和广谱抑制肿瘤的作用。突变型 *p53* 基因能够抑制野生型 *p53* 基因的功能使细胞转化，抑制细胞凋亡，导致肿瘤发生。所以，*p53* 基因是细胞生长的负调节因子，也可与多种癌基因和生长因子协同调节细胞凋亡。

（2）*c-myc* 基因　该基因可促进细胞增殖也可诱导细胞凋亡。增殖或凋亡的发生与细胞接受的调控信号有关。细胞若接受了增殖信号，则向增殖发展；反之细胞则发生凋亡。

（3）*ICE*　即白细胞介素-1β转换酶，是一种蛋白裂解酶。已证实 *ICE* 是体内控制程序性细胞死亡的自杀基因之一，引起的细胞凋亡可被Bcl-2等阻断。

（4）*c-rel* 基因　是一种原癌基因，将其导入骨髓细胞，使该基因过度表达，则骨髓细胞发生凋亡。

（5）*PRB* 基因　是视网膜母细胞瘤（*RB*）基因，为一种抑癌基因，可促进细胞凋亡。

（6）*WT-1* 基因　是儿童肾母细胞瘤（Wilms tumor）的抑癌基因，该基因缺失是儿童肾母细胞瘤发生的分子机制，研究认为该基因也与细胞凋亡相关。

（7）Bax　是从表达Bcl-2的人B细胞系RLT中鉴定分离出的蛋白质分子，与Bcl-2有高度同源性，Bax可拮抗Bcl-2促细胞增殖和抑制细胞凋亡的作用。

2. 抑制细胞凋亡基因

（1）*Bcl-2* 基因家族　有较多成员，在功能上有促进细胞凋亡和抗细胞凋亡两类作用。抗凋亡的基因有：*Bcl-2*、*Bcl-xL*、*Mcl-1*、*Bcl-W*；促凋亡的基因有：*Bax*、*Bak*、*Bad*、*Bik*、*Hrk*、*Bid*、*Bcl-xS*。B 细胞淋巴瘤/白血病-2（*Bcl-2*）基因是一种原癌基因，是调节细胞凋亡的主要基因，抗凋亡机制包括：①能抑制氧化物诱导的细胞凋亡，延长细胞寿命。②抑制细胞周期动力学。③促进对损伤 DNA 的修复。④抑制其他促凋亡蛋白（如 caspase 蛋白酶家族）的活性，阻断细胞凋亡；Bcl-2 还能与 Bax 结合，抑制 Bax、Bak 等的促凋亡活性。⑤阻断多种信号（如 *Fas*、*c-myc* 等）诱导的细胞凋亡；⑥抑制细胞色素 C 从线粒体中释放，促进凋亡。

（2）*c-abl* 基因　是与慢性髓细胞白血病（CML）有关的原癌基因，定位于 9 号染色体上，再转位到 22 号染色体断裂区（breakpoint cluster region，bcr）的基因位置上，形成 *bcr-abl* 融合基因。该基因编码一种相对分子质量为 210000D 的融合蛋白，该蛋白具有较高的酪氨酸激酶活性，能够促进 CML 骨髓细胞的增殖，同时抑制这类细胞的凋亡。

（3）*ras* 相关基因　是一类促进细胞增殖的原癌基因，与多种肿瘤的发生和发展密切相关。人的 *ras* 基因（*H-ras*）编码一种相对分子质量为 21000D 的多肽，称 P21。*H-ras* 可抑制细胞凋亡，促进细胞增殖。

三、细胞凋亡常用的检验方法

随着对细胞凋亡认识的不断深入，细胞凋亡的检测方法也不断地得到发展，细胞凋亡的检测水平已从形态学到细胞染色质水平又发展到分子水平。

1. 形态学观察　①普通光学显微镜检查：细胞涂片经瑞特或 Giemsa 染色，组织切片经苏木素-伊红染色（H-E 染色）或甲基绿-派琅宁染色后在普通光学显微镜下观察细胞形态；②荧光显微镜检查：用荧光染料 PI、DAPI 或 AO 单染法，或者用 Annexin-V-FLU-OS 和 PI 双染法进行染色，荧光显微镜下计算凋亡细胞（图 1-13）的百分率；③透射电镜检查：该方法被认为是最经典、可靠的判定细胞凋亡的方法，是形态学鉴定细胞凋亡的金标准。

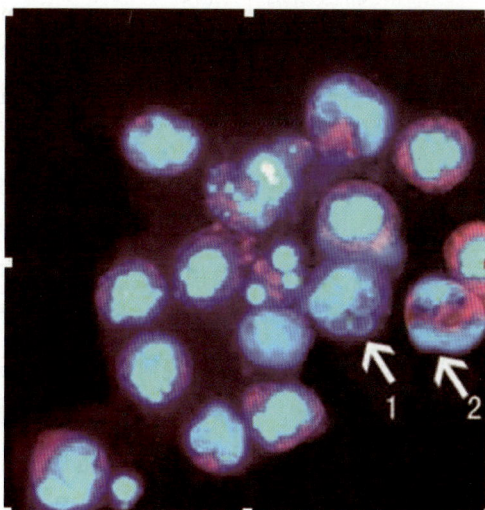

图 1-13　凋亡细胞与正常细胞荧光显微镜下比较

1 示凋亡细胞（内含凋亡小体），2 示正常细胞

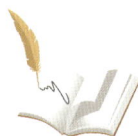

2. DNA 分子水平检测　细胞发生凋亡时，DNA 降解的发生早于细胞形态学的变化，所以建立 DNA 分子水平的检测对早期疾病的诊断有很重要的作用。检测方法包括凝胶电泳（DNA - Ladder）检测、TdT 酶介导的缺口末端标记技术（即 Tunel 法）、LM - PCR Ladder。上述后两种方法都针对凋亡晚期 DNA 断裂这一特征，但细胞受到其他损伤（如机械损伤，紫外线等）也会产生这一现象，应注意此类干扰。LM - PCR Ladder 检测为半定量法。

3. 流式细胞仪检测　方法有：①用 PI 染色进行 DNA 含量分析；②PI 和 HO 双染色检测凋亡细胞形态学及细胞膜的完整性；③Annexin - V 联合 PI 法检测细胞膜磷脂酰丝氨酸（PS）变化；④流式细胞术 Tunel 检测；⑤末端脱氧核糖核苷酸转移酶（TdT）标记技术；⑥凋亡细胞线粒体膜电位变化的检测。用 FCM 检测细胞凋亡既可定性又可定量，具有操作简单、快速和敏感等许多优点。

4. ELISA 法检测　凋亡细胞的 DNA 断裂使细胞质内出现核小体。核小体由组蛋白及其伴随的 DNA 片段组成，利用单克隆抗体可定量测定凋亡过程中裂解的单核小体或寡核苷酸小体。该方法更具有特异性、高敏感性，较少的细胞就可获得结果。

5. 细胞内氧化还原状态改变的检测　细胞中有可被凋亡信号启动的 ATP 依赖的 GSH 转移系统，当细胞内 GSH 的排出非常活跃时，细胞液就由还原环境转为氧化环境，通过荧光染料（MCB）检测凋亡细胞胞质中谷胱苷肽的量来检测凋亡早期细胞内氧化还原状态的变化。

目前对细胞凋亡检测的方法越来越多，特异性更强，敏感性也越来越高。对凋亡检测方法的选择，不仅要考虑凋亡细胞的类型、所处的不同时期以及凋亡发生的原因，也要考虑检测目的和预期结果等。如对早期细胞凋亡的检测可采用细胞外膜上 PS 的检测（Annexin-inV 检测）、细胞内氧化还原状态改变的检测、细胞色素 C 的定位检测、线粒体膜电位变化的检测等；晚期细胞凋亡可选用 Tunel、LM - PCR Ladder 和凝胶电泳的检测等。此外，采用单一方法检测凋亡有时会出现假阳性结果，需要选择多种方法，综合各种方法的优点，才能获得更准确的结果。

四、细胞凋亡的生物学意义

目前，凋亡的研究已成为细胞生物学、免疫学、肿瘤学及生命科学研究的热点，细胞凋亡与临床许多疾病如免疫性疾病、病毒性疾病、恶性血液病和恶性肿瘤等的病理生理机制密切相关。

1. 细胞凋亡普遍的生物学意义　细胞凋亡现象普遍存在于生物界，既可发生于生理状态下，也可发生于病理状态下。由于细胞凋亡在胚胎发育、组织内正常细胞群的稳定、机体的正常防御和免疫反应、病理情况下的细胞损伤、老化以及肿瘤的发生发展中起重要作用，并具有潜在的治疗意义，至今仍是生物医学研究的热点。

细胞凋亡失控可导致多种疾病发生，凋亡过度可引起 Alzheimer 病、Parkinson 病、再生障碍性贫血、巨幼细胞贫血、地中海贫血、骨髓增生异常综合征等；凋亡不足在肿瘤发生中具有重要意义，可引起恶性肿瘤、白血病等。针对自身抗原的淋巴细胞凋亡障碍可导致自身免疫性疾病，某些病毒能抑制其感染细胞的凋亡而使病毒存活。

2. 血液系统细胞凋亡的意义　血液系统中各种细胞的凋亡现象十分活跃，对于维持造血干细胞的自我更新、分化和保持血细胞数量和功能的恒定有重要意义。对细胞凋亡机制

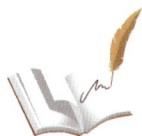

的深入研究有助于了解造血和造血调控机制；有助于揭示白血病、淋巴瘤、多发性骨髓瘤等恶性血液肿瘤的发病机制；有助于建立上述疾病治疗的新方法。除传统的放、化疗外，药物诱导细胞分化或凋亡是白血病等治疗的新思路。研究表明，许多抗白血病药物是通过诱导细胞凋亡而发挥作用的，而某些恶性血液病耐药的原因之一是不易诱导细胞凋亡。由于凋亡的发生受凋亡相关基因调节，因此抑制抗凋亡基因或增加促凋亡基因的表达，有望增加促细胞凋亡的效果，达到有效治疗恶性血液病的目的。

第七节　血细胞自噬

细胞自噬（autophagy）是指由自噬相关基因介导的、待降解底物被一种双层膜结构包裹形成自噬体（autophagosome）并运输到溶酶体发生膜融合，由溶酶体中的一系列水解酶消化细胞自身蛋白质或细胞器以支持细胞本身代谢和某些细胞器更新的过程，在调节细胞生命活动中具有重要作用。自噬是细胞的一种自我保护机制，同时自噬相关基因过度上调又会导致自噬的异常激活，最终引起"自噬性细胞死亡"（也称Ⅱ型程序性细胞死亡）。

细胞自噬是一种广泛存在于真核生物中的古老生命现象，最早由 Ashford 和 Porten 于 1962 年通过电子显微镜在人的肝细胞中观察到。根据底物进入溶酶体途径的不同，可将自噬分为巨自噬（macroautophagy）、微自噬（microautophagy）和分子伴侣介导的自噬（chaperone-mediated autophagy，CMA）3 类。巨自噬多由较大的物体如变性线粒体诱导发生，自噬结构体积较大，在透射电镜和激光扫描共焦显微镜下都可观察到。微自噬多吞饮少量细胞质，自噬体较小，只有在透射电镜下才能清晰可见。与巨自噬和微自噬比较，分子伴侣介导的自噬的主要特点是细胞质内的蛋白质直接经溶酶体膜转运入溶酶体腔，不需形成自噬体。其中，对巨自噬的研究最为深入，通常所说的"细胞自噬"主要指巨自噬。

一、细胞自噬的特征

1. 细胞自噬的形态特征　电镜检查是检测细胞自噬的金标准。胞质中出现大量的双膜自噬体和溶酶体是细胞自噬的主要形态特征。自噬起始时细胞质内出现许多游离双层膜结构逐渐形成杯状凹陷，这些结构称为前自噬结构或自噬前体（autophagosome precursor），多为新月形或半环形游离双层膜结构，两层膜之间的内腔无明显的有形成分，透射电镜下电子密度很低。自噬体为双层膜包被的圆形或椭圆形结构，多位于细胞核周围，线粒体和粗面内质网附近。自噬溶酶体（autophagolysosome）多呈圆形或椭圆形。在早期的自噬溶酶体内含单层膜包被的自噬体。晚期自噬溶酶体的电子密度较低，内含物较细小而排列不规则。

2. 细胞自噬的生化特征　细胞自噬是一个受严格调节的细胞内容物的降解和再循环过程。当细胞受到 ULK 复合物的激活而启动自噬后，胞质中的蛋白质和脂质在 Beclin-1-P13K Ⅲ复合物的作用下被不断募集形成前自噬体膜，其启动的重要标志物是 Phospho-mTOR 和 Beclin-1。之后，在泛素激活酶 E1、泛素结合酶 E2 以及泛素连接酶 E3 的类似物共同参与下，前自噬体的双层膜开始扩大伸展，包裹胞质中老化、受损的细胞器等，形成球状自噬体。自噬泡的成熟受 SNARE 蛋白 VAMP7 及其伴侣 SNAREs 的调节。囊膜成核后，p62 的自身寡聚化促进 ULK1 共定位于自噬泡膜上。最终，自噬泡与溶酶体膜在 LC3 和 GATE-16 N 末端的参与下发生融合，使自噬泡的内容物降解。降解产物氨基酸、核酸等可

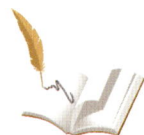

以重新运回细胞质中参与物质代谢。

二、细胞自噬的调控

自噬的调控十分复杂，受多种基因的调控，如自噬相关基因（autophagy related gene, *Atg*）、蛋白激酶基因、磷酸酶基因等。2003 年 Klionsky 以酵母的自噬基因为标准进行了统一命名，以"autophagy"中的 Atg 命名来代表自噬相关基因及其对应蛋白。

1. mTOR 信号途径　TOR 激酶是氨基酸、ATP 和激素的感受器，对细胞生长具有重要调节作用，是自噬的负调控分子，并发挥"门卫"作用。TOR 蛋白调节自噬的机制在酵母中已被广泛研究。在饥饿条件下，TOR 活性被抑制，Atg13 去磷酸化并与 Atg1 激酶紧密结合导致 Atg1 激酶激活，启动自噬。相反，在营养丰富条件下，细胞自噬被抑制。

2. P13K/Akt 信号途径　P13K/Akt 途径也是自噬调控的通路之一，该通路具有促进细胞生长的作用。P13K Class Ⅰ与 Class Ⅲ参与细胞自噬的调控。P13K Class Ⅰ是自噬的负调控分子。PTEN 磷酸酶是自噬的正调控分子，能解除 Class Ⅰ P13K/Akt 途径对自噬的抑制。而经典的自噬抑制剂 3－甲基腺嘌呤通过抑制 Class Ⅲ P13K 抑制自噬。

3. *Beclin*－1 途径　*Beclin*－1 基因是 *Atg*6 的哺乳动物同源基因，其通过调控细胞自噬以维持机体内环境稳定。*Beclin*－1 与 UVRAG、Vps 15 形成的多蛋白复合体对激活 VpsM 十分重要，是参与调控自噬体双层膜形成过程的关键因子。

4. p53 途径　p53 在细胞自噬过程中也发挥着重要作用，p53 在细胞中的不同定位对细胞自噬产生完全不同的影响。p53 在胞核中能促进自噬的发生，而在胞质中抑制细胞自噬。

5. 其他途径　另外，应用 RNAi 抑制 Atg5、Atg10、Atg12 可阻止自噬体形成，而应用自噬抑制剂氯喹（Chloroquine）可阻止自噬体与溶酶体结合以干预细胞自噬过程。激素在自噬的调控中也起重要作用，胰岛素可抑制自噬，而胰高血糖素则促进自噬。酪氨酸激酶受体、MAP 激酶、钙也存在于自噬过程错综复杂的调控网络中，但其机制还不甚清楚。

三、细胞自噬常用的检测方法

1. 自噬泡和自噬体形成的稳态监测　方法包括电镜、Western blot 测 LC3、TOR 和 Atg1 激酶活性、MDC 染色法、AO 染色法（图 1－14）等。通过电镜可观察到自噬体典型的双层膜结构、量化自噬体的大小，从而判断自噬的激活或抑制，是细胞自噬检测的金标准；LC3－Ⅱ量的变化，是唯一能可靠关联自噬的蛋白标记物；TOR 和 Atg1 激酶的活性可验证自噬是否诱导成功；MDC 染色法是一种检测自噬体的特异方法；AO 染色是一种间接检测自噬体的方法。

2. 细胞自噬的过程监测　方法包括自噬性蛋白降解速率、LC3－Ⅱ蛋白的动态变化、GFP－Atg8/LC3 复合物游离 GFP 的释放、p62 蛋白水平检测等。自噬性蛋白降解速率是一种高度量化检测自噬过程的方法；监测胞质内 LC3－Ⅱ/LC3－Ⅰ的比率比监测总 LC3－Ⅱ的水平更准确全面；检测 GFP－Atg8/LC3 复合物游离 GFP 的释放既可动态又可量化监测自噬体内膜的分解过程；通过荧光显微镜可动态观察及定位 GFP－LC3 向溶酶体的移动过程；p62 蛋白也是细胞自噬检测的指标之一。

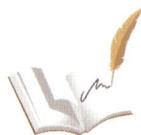

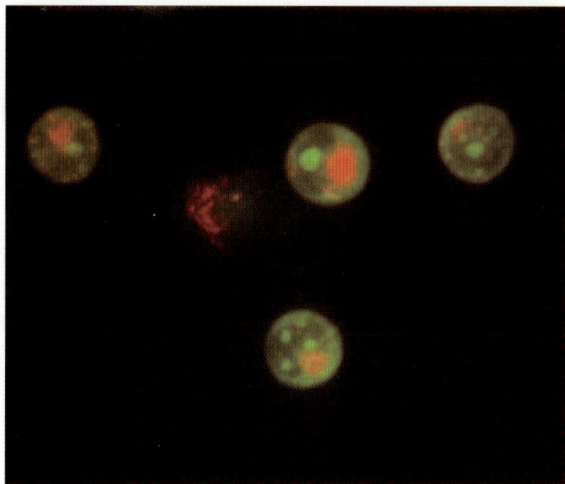

图 1 - 14　自噬细胞（AO 染色）在荧光显微镜下的形态

四、细胞自噬的生物学意义

细胞自噬不仅可发生在正常生理条件下也可发生于不同疾病进程中。在正常生理条件下，细胞自噬对维持能量代谢及应激状态改变、维持细胞稳态及清除体内无用的或病理改变有着重要作用。细胞自噬与以下疾病相关。①肿瘤：在人多种癌细胞中都能发现细胞自噬相关基因的缺失，但其在肿瘤的发生、发展中发挥双重作用。在肿瘤发生的早期，抑制细胞自噬可促进肿瘤的增长，在肿瘤的进程中可以抑制肿瘤细胞的凋亡，促进肿瘤细胞的转移和持续增殖。另外，在肿瘤治疗过程中，细胞自噬也发挥双重作用：一方面，可以保护肿瘤细胞免受化、放疗的损伤；另一方面，可以诱导肿瘤细胞的程序性凋亡。②病原体、炎症性疾病：研究表明，细胞自噬能够清除进入人体内的细菌、病毒，从而抵抗病原体感染。细胞自噬与 Crohn 病等炎症性疾病也具有相关性。③其他：自噬与神经退行性疾病、肌病、糖尿病肾病、肝脏及心脏疾病、细胞衰老等关系密切。

（林东红）

扫码"练一练"

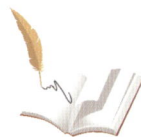

扫码"学一学"

第二章　血细胞形态结构与功能

本章要点

通过本章学习，能正确阐述各系统血细胞成熟过程的形态演变规律；了解各系统血细胞的生成和破坏及各类成熟血细胞结构和功能特点；熟悉各系统、各阶段血细胞的形态学特点。

第一节　红细胞系统

红细胞是外周血中数量最多的一类细胞，红细胞的生理功能除携带氧气和运输二氧化碳外，对信息传递、细胞免疫及维持体内衡态等都有重要作用。红细胞数量、形态、性能、组分的变化将会引起各种红细胞疾病。由于红细胞循环周身，其他系统的疾病，如糖尿病、严重肝病及动脉粥样硬化等都会累及红细胞。因此，红细胞的研究对血液病及其他系统疾病的认识均有重要意义。

一、红细胞的生成和破坏

人体内红细胞的数量与骨髓红系细胞的增殖、分化密切相关。在生理情况下，正常红细胞的平均寿命为 120 天，每天约有 0.8% 红细胞被破坏，同时有同样数量的红细胞产生。在红细胞的生成与破坏之间维持着一种动态平衡的过程。

（一）红细胞的生成

红细胞经历造血干细胞、红系祖细胞、原始红细胞至晚幼红细胞的增殖与分化阶段和网织红细胞的增殖与成熟阶段，成为成熟红细胞。

造血干细胞在促红细胞生成素（erythropoietin，EPO）等细胞因子的刺激下，向红系祖细胞分化。红系祖细胞是处于造血干细胞与红系前体细胞之间的细胞群。造血干细胞一旦分化为早期祖细胞，立即出现对称性有丝分裂，其自我更新和自我维持的能力立即下降。晚期祖细胞则全部进行对称性有丝分裂，完全丧失了自我更新的能力。

由于红系祖细胞可以在 EPO 的作用下向红系前体细胞的方向分化、增殖，最后成为成熟的红细胞，故这类细胞也被称为 EPO 反应细胞（erythropoietin reaction cell，ERC）或 EPO 敏感细胞（erythropoietin sensitive cell，ESC）。这类细胞无自我维持能力，故不能称为干细胞。ERC 在高浓度的 EPO 条件下，当培养延续到 14 ~ 16 天，会骤然生成由 30000 ~ 40000 个红细胞组成的红系集落，称为红系爆式形成单位（英文全称，BFU - E），是 ESC 群体中较早期分化的细胞。BFU - E 是更接近造血干细胞的红系祖细胞，可分化为红系集落形成单位（colony forming unit - erythrocyte，CFU - E），其细胞沉降率较 CFU - E 缓慢，DNA 合成期的比例亦较少，仅为 0% ~ 25%。BFU - E 在形态学上较 CFU - E 更不成熟，呈

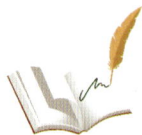

轻度卵圆形，核染色体细致，具有多个大的核仁，胞质呈碱性，偶有伪足。BFU－E 的数量为（5～10）个/2×10^5 有核细胞，与 CFU－E 不同的是，BFU－E 可见于周围血中，但量极少，仅占 0.02～0.05%。人类骨髓中的 CFU－E 数量为（50～400）个/2×10^5 有核细胞。大部分 CFU－E 是处于活跃的 DNA 合成期（S 期），多数体外实验证实 CFU－E 细胞表面带有较密的 EPO 受体，且依赖 EPO 存活。

影响 BFU－E 阶段的细胞因子主要是 IL－3 和 GM－CSF。IL－3 可以影响 BFU－E 的整个增殖期，在培养液中如无 IL－3，BFU－E 则不能生存。实验证实，早期阶段的 BFU－E 的增殖和分化均不依赖 EPO，BFU－E 在无 EPO 的环境下仍可存活 48～72 小时。晚期仅 20% 的 BFU－E 有低密度的 EPO 受体表达。对 BFU－E 负性影响的有 α 和 β 干扰素。后者可防止 BFU－E 进入细胞 S 期。

BFU－E 进入 CFU－E 期后开始表达，可识别红系细胞的特征，这些具有特征的蛋白包括唾液酸糖蛋白、血型糖蛋白 A（Glycophoric A）和 Rh 抗原等。在 CFU－E 细胞上还存在大量的 EPO 受体。EPO 受体在 CFU－E 及原始红细胞上表达最多，随着红细胞的成熟逐渐减少，到晚幼红细胞已消失。

转铁蛋白受体（transferrin receptor，TfR），也是在 CFU－E 和红系前体细胞时表达最高，到网织红细胞时最低。TfR 是由双硫键连接的双链跨膜糖蛋白，分子量为 180kD。每个受体可结合 1 或 2 个分子的转铁蛋白。TfR 是控制细胞摄取铁的重要因素，当红系细胞开始血红蛋白合成时，TfR 的表达明显增多，随着细胞的成熟 TfR 逐渐减少。

BFU －E 和 CFU－E 上的 TfR 量较少，原始红细胞上的 TfR 最多；至网织红细胞，TfR 的表达减少，成熟红细胞则无 TfR 表达。

红系的前体细胞阶段与 BFU－E 及 CFU－E 不同的是可以用形态学标准区分，经原始红细胞、早幼红细胞、中幼红细胞、晚幼红细胞及网织红细胞阶段而达到成熟红细胞。细胞成熟的过程（图 2－1）是血红蛋白增加和细胞核活性衰减的过程。在中幼红细胞后期，细胞中血红蛋白含量 ≥13.5pg。红细胞内血红蛋白的增高促使核失去活性，不再合成 DNA 或 RNA。这是由于血红蛋白通过核膜间孔进入核内，作用于核组蛋白，导致染色体失活而促进核凝缩。晚幼红细胞已失去继续分裂的能力，细胞核进一步浓缩并逸出，被单核－巨噬细胞吞噬，或在脾脏内碎裂、溶解，成为无胞核的网织红细胞。

根据红细胞内血红蛋白浓度的增高会促使细胞核失去活性的理论，红细胞成熟过程分裂的次数、细胞最终的大小与血红蛋白合成的快慢有一定的关系。如机体缺铁时的小红细胞是因为血红蛋白的合成速度慢，需要较长的时间才能达到需要的血红蛋白浓度，故在细胞核停止活动（或聚缩）之前分裂的次数多，造成细胞体积减小。而在大细胞时，细胞核过早地变性，分裂的次数减少，细胞体积增大。

随着细胞的成熟，红系细胞的直径逐渐缩短，体积缩小。这是因为细胞内一些用以合成血红蛋白、基质蛋白及各种酶的细胞器（如线粒体、高尔基器、聚核糖体）逐渐减少，细胞器也逐渐退化消失。

血红蛋白的重要组成部分珠蛋白在原始红细胞中仅占蛋白质的 0.1%，到网织红细胞时达 95%。已知成年人珠蛋白的合成主要是 HbA（$\alpha_2\beta_2$），少量的 HbA$_2$（$\alpha_2\delta_2$）及 HbF（$\alpha_2\gamma_2$）。目前对 Hb 合成的数个酶基团已经克隆，如 δ－氨基－γ－酮戊酸（δ－aminolevulinic acid，ALA）、胆色素原（prophobilinogen，PBG）脱氧酶及血红素合成酶等。

红细胞的脱核与释放：晚幼红细胞通过增加本身的波状运动，再经过几次收缩，核被

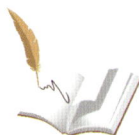

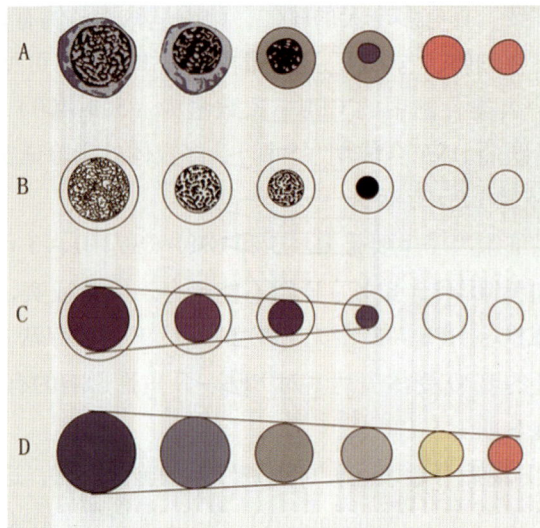

图 2-1　红细胞系细胞成熟过程的形态演变规律

A. 红细胞成熟过程各组分变化；B. 核染色质从细致、疏松到粗糙致密、结块到消失；
C. 核变小，颜色从紫红色到深蓝色；D. 细胞体积变小，胞质从蓝色到红色

挤到胞质的一端而后脱出。

红细胞的释放是通过骨髓的窦壁、内皮细胞联合处的胞质而入血的。红细胞通过骨髓－血液屏障是一个复杂的过程。当红细胞进入血窦时，易变形的胞质先进入，把细胞核留在血窦处，红细胞进入血窦后，内皮细胞即收缩而使血窦孔闭合。骨髓的血窦间隙处尚有大量巨噬细胞分布（窦周巨噬细胞），它能吞噬脱出的红细胞核，筛过和移去缺陷细胞（约占 2%）。

如果红系前体细胞由于某种原因在从骨髓释放前或以后短期死亡，称为无效造血。正常人的红细胞无效造血只占极少部分（＜10%），而在某些病理情况（如巨幼细胞贫血、珠蛋白生成障碍性贫血及铁粒幼细胞贫血）时，无效造血会明显增加。红细胞无效造血的原因可能是：①红系干/祖细胞本身的缺陷，使生成的红细胞质和量异常；②幼稚红细胞的分裂周期延长，导致骨髓过度增生、成熟障碍，致使幼稚红细胞在骨髓内破坏；③有缺陷的红细胞生成及释放入血后不久即遭破坏；④骨髓幼稚细胞内造血物质（卟啉、铁）转输和代谢加速，出现"血红素无效生成"也可出现无效应红细胞生成。

决定红细胞外形及可变性的膜蛋白，如收缩蛋白、血型糖蛋白、带 3 蛋白、4.1 蛋白和锚蛋白均出现于 CFU－E 期，带 3 蛋白、4.1 蛋白及血型糖蛋白，特别是血型糖蛋白 A 大量出现于 CFU－E 的晚期阶段或原始红细胞阶段。

（二）红细胞生成的调节

红细胞生成的调节因素较为复杂。一般认为，外周血中红细胞数量的动态平衡主要是通过骨髓内红细胞生成的自身调节完成的。在造血干细胞与成熟红细胞之间形成了互相关联、互相制约的一个复杂的动态平衡。当机体内的红细胞数量改变时，造血组织通过各种途径不断对这种动态平衡起着自身调节的作用。

1. 基因转录水平的调节　研究表明，在红系分化和发育过程中，红系特异性转录因子对于调节红系造血基因表达有重要作用。使用体细胞融合和转基因鼠及基因打靶技术，已经鉴定出转录作用和原癌基因对红系发育是必要的。其中最重要的是转录因子 GATA 家族

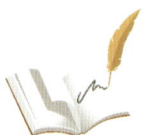

（GATA－1，GATA－2，GATA－3）和 NF－E2，一个重要的位点功能控制部位，可调节珠蛋白基因表达。

2. 红细胞生成素　EPO 是红系发育必需的生长因子，其对红细胞生成的作用可归结为：①刺激有丝分裂，促进红系祖细胞的增殖；②激活红系特异转录基因，诱导分化；③能显著减缓 CFU－E DNA 的降解速率，阻抑 CFU－E 的凋亡；④加速网织红细胞的释放；⑤提高红细胞膜的抗氧化功能。

3. 其他红细胞生成的调节物质

（1）其他细胞因子　如红系分化因子（erythroid differentiation factor，EDF）能直接诱导血红蛋白表达及间接地促进红系祖细胞生长；红系分化去核因子（erythroid differentiation denucleation factor）诱导后期红细胞排核；转录因子 GATA 1 能激活多种红系特异基因，诱导细胞沿红系分化，并抑制细胞凋亡。

（2）雄激素　睾酮对红系造血所起的作用主要是刺激 EPO 的产生。雄激素可刺激肾脏产生更多 EPO 或红细胞因子，并刺激正铁血红素的合成。雄激素可能还有增加 EPO 敏感细胞数目及驱使 G_0 期的 CFU－S 进入 DNA 合成期；增加红系祖细胞数量的作用；也可直接刺激骨髓促进红细胞的生成。

（3）雌激素　可能抑制红细胞的生成。小剂量雌激素可减低红系祖细胞对 EPO 的反应。在很大剂量时，可能有抑制 EPO 生成的作用，而间接影响红系造血。

（4）其他　如甲状腺素、肾上腺皮质激素和生长激素等均可改变组织对氧的要求而间接影响红系造血。此外，环腺苷酸（cAMP）亦可刺激 EPO 的生成，其作用可被 EPO 抗体所阻断。在动物实验中，cAMP 可使骨髓细胞中的氨基－γ－酮戊酸合成酶的活性增加。近年来研究认为，胸腺及 T 淋巴细胞对正常造血也有调节作用，T 淋巴细胞及其产物可促进 BFU－E 的形成与 EPO 共同调节红细胞生成。

除刺激红细胞生成的体液因子外，也有一些因子能抑制红细胞的生成，如再障及慢性尿毒症患者尿中的红细胞生成抑制因子、正常新鲜血清中的红细胞抑制素、多血症动物血中的红细胞生成素抑制因子以及纯红再障患者血浆中的抑制因子。刺激因子与抑制因子互相拮抗，互相影响，共同构成对红细胞造血稳定而灵敏的反馈调节，在机体红细胞生成的调节中发挥重要作用。

4. 骨髓造血微环境对红系造血的影响　除了基质细胞及细胞因子对造血的调控作用，红系造血细胞和骨髓巨噬细胞有着特殊联系。巨噬细胞与发育中红细胞接触，在原红细胞岛的周边部位有较成熟的细胞。

（三）红细胞的破坏

红细胞在体内的衰亡和破坏的机制仍未完全清楚。正常人体内的红细胞寿命平均为 120 天，主要是因衰老而消失。另有极少数红细胞可被其他因素导致其变形性下降或细胞表面性质改变而过早破坏。

成熟的红细胞在长期存活过程中逐渐衰老，表现在细胞膜的蛋白质脂质含量、红细胞酶活性、糖酵解能力下降、物质交换及能量转换均逐渐减少，对红细胞的重要生理功能有不良影响。老龄红细胞的唾液酸含量也减低，更可影响红细胞的寿命，再加上膜表面电荷密度减少，表面积和容积的比值下降，细胞呈球形易被巨噬细胞识别、吞噬。

红细胞在体内破坏的场所主要在单核－巨噬细胞系统。首要器官是脾脏和肝脏。其次

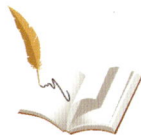

为骨髓及其他部位。脾脏具有清除老龄红细胞和消除已受损伤红细胞的功能。脾脏内葡萄糖浓度低，氧分压及 pH 低，血流缓慢。正常红细胞通过脾小动脉进入白髓的边缘区而进入红髓，通过狭窄的脾索而被挤压进入脾窦，再经过脾窦（含有单核－巨噬细胞）的内皮细胞孔隙，直接进入脾静脉。脾脏某些部位的血管内径特别细小，有的直径仅为 $3\mu m$，细胞需要变形才能顺利地通过。衰老的或有损伤的红细胞易受机械性滤过作用，被阻留于脾脏内，更加重葡萄糖的消耗，造成 pH 低、缺氧的非生理性环境，促使红细胞的脆性增加，易被吞噬细胞吞噬。

血液通过脾脏的容量仅占全身的5%，而通过肝脏的高达35%，由于肝脏对红细胞的微细改变的识别能力较差，不及脾脏敏感，因而肝脏仅对畸变较明显的红细胞才有清除作用。

1. 红细胞老化的改变 红细胞完全成熟后，其内核糖体已消失，细胞本身已不能再合成蛋白，因而随着红细胞的老化，细胞体积、细胞密度、胞质及质膜成分均有改变，红细胞内所含的许多酶系统的生物活性也在逐渐降低，故随着红细胞年龄的增加，其生化和生理功能均有改变。

（1）糖酵解的改变 糖是红细胞重要的组成成分，糖酵解过程中产生的 ATP 是红细胞供给能量的主要来源，已知在老龄红细胞内葡萄糖酵解途径中的 3 个关键性的限速酶——己糖激酶、磷酸果糖激酶和丙酮酸激酶的活性均有降低。其他如磷酸葡萄糖异构酶、醛缩酶、3－磷酸甘油醛脱氢酶和磷酸甘油酸激酶等活性均下降，结果使整个糖酵解速率迅速减低。红细胞生存60天后，ATP 的生成即开始减低，ATP 的减少会影响红细胞的能量供应和生理功能。

2,3－二磷酸甘油酸（2,3－DPG）是红细胞内糖酵解旁路的代谢产物，在红细胞内是调节血红蛋白对氧亲和力的重要因素。2,3－DPG 浓度增高可使氧离解曲线右移，以促进氧从血红蛋白释放到组织。老龄红细胞内参与糖酵解的酶系统活性降低，2,3－DPG 的浓度亦会降低，使血红蛋白的氧离解曲线左移，氧释放量减少。

糖酵解至6－磷酸葡萄糖途径时，有一条磷酸戊糖旁路参与反应。参与磷酸戊糖旁路的酶有葡萄糖－6－磷酸脱氢酶（G－6－PD）和6－磷酸葡萄糖酸脱氢酶（6－GPD）。以辅酶Ⅱ（NADP Ⅱ）作为反应的辅酶，使其还原为还原型辅酶（NADPH），后者具有多种生理功能，可以在红细胞内参与谷胱甘肽还原酶的辅酶，以维持细胞内还原型谷胱甘肽（GSH）的正常含量。GSH 是红细胞对抗氧化性损伤的主要物质，对稳定血红蛋白、膜蛋白及其巯基等起着重要的作用。老龄红细胞己糖旁路糖酵解的衰竭可使红细胞内氧化产生的 H_2O_2 不能还原为 H_2O，血红蛋白氧化变性，形成变性珠蛋白小体（Heinz 小体），沉积于红细胞膜的胞质面，使胞膜局部变僵硬，红细胞的变形性下降，容易导致破坏。

（2）红细胞膜的改变 红细胞膜主要由膜脂质和蛋白质构成，不仅包裹整个细胞起到保护作用，而且也参与细胞内外物质的交流；维持红细胞膜的通透性、控制膜内外离子平衡和水合作用；维持细胞的正常新陈代谢；保持膜脂质双分子层的定向排列和防止膜脂肪酸的过氧化以及维持红细胞正常双凹形态、细胞的表面积和体积比等。老龄红细胞膜脂质含量降低，膜表面积减少，膜糖蛋白和其他膜蛋白质含量减少。同时由于 ATP 供给不足，"钠泵"失调，导致细胞内 K^+ 减低和 Na^+ 增多，细胞肿胀呈球形，变形性降低。

（3）血红蛋白的改变 红细胞内由于各种氧化作用，经常会有少量的高铁血红蛋白（MHb）产生。细胞本身由于有一系列还原系统，主要为还原型辅酶Ⅰ脱氢酶（NADH）和 GSH 存在，MHb 仅占血红蛋白总量的 2% 以下。当老龄红细胞内糖代谢的酶活性改变时，NADH 和 GSH 的含量均有一定程度的下降，MHb 的浓度增高，沉积于红细胞膜上即为

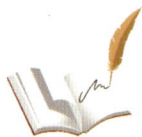

Heinz 小体。此外，亦有人认为老龄红细胞中的血红蛋白成分也有改变。正常人血红蛋白中以 HbA（$\alpha_2\beta_2$）占绝大多数，HbA$_2$（$\alpha_2\delta_2$）仅占 2% ~ 3%。在老龄红细胞中，HbA$_2$ 的比例明显增多。

由于上述各项改变，使老龄红细胞的体积缩小，细胞密度增高，红细胞的变形性降低，渗透脆性明显增高，易于破坏，是引起细胞衰亡的重要因素。

2. 红细胞的衰亡　红细胞老化是一个受多种因素影响的复杂过程，目前对正常红细胞在老龄化过程中衰亡的机制仍不十分了解，认为可能与下列途径有关。

（1）红细胞碎裂　在生理情况下，红细胞的局部破裂或缺损可以自己修补，以恢复红细胞的完整。老龄红细胞因其生化成分和物理性能的改变，影响了其修复功能。另外，老龄红细胞在循环的运转过程中，由于变形性降低，在通过直径较小的微血管时，容易遭受局部的挤压而破碎，这与老龄红细胞的能量减少、膜脂质、蛋白含量降低、Ca^{2+} 的积聚、红细胞的变形性下降有密切关系。

（2）渗透性溶解　生理情况下，由于"钠泵"的作用，可使进入细胞内的水分子排出细胞外。老龄红细胞由于糖代谢的减少、ATP 含量及其活性均降低、"钠泵"作用障碍，排水能力下降。红细胞肿胀，形态可由双凹盘形变成球形。当细胞肿胀的程度大于红细胞容积的 1 ~ 2 倍时，细胞膜就会出现损伤，易致细胞渗透性溶解而衰亡。

（3）噬红细胞作用（erythrophagocytosis）　是指整个红细胞被循环中的单核或中性粒细胞、组织巨噬细胞所吞噬。这种现象往往见于已受损伤的红细胞或抗体被覆的红细胞。老龄红细胞与此关系如何尚不十分了解。推测每天有一定数量的老龄红细胞可能是通过噬红细胞作用而消亡。

（4）补体诱导的红细胞溶解　实验证明，补体可结合于细胞膜，特别是 C3、C6、C7、C8 和 C9 可以侵入红细胞膜脂类双分子层，造成细胞呈灶性改变，裂隙直径经常可超过 32 Å，使红细胞膜功能缺陷而发生渗透溶解，裂痕过大时，也可致细胞内 Hb 和细胞其他成分外溢。这二种结果均可引起红细胞破坏。老龄红细胞对补体所致细胞溶解的敏感性可能是增高的，与红细胞的衰亡有一定关系。

二、红细胞的结构与功能

红细胞膜参与细胞运输、信息传递、血型抗原构成、免疫及出凝血调节等反应，对机体的生长、发育、维持物质代谢的动态平衡等方面起着重要的作用。

（一）红细胞膜的组成

红细胞膜由蛋白质、脂类、糖类及无机离子等组成。其中蛋白质占 49.3%、脂质占 42%、糖类占 8%。红细胞膜的特点是脂质含量高，蛋白质与脂质的比例 1：1。该比值变化与膜的功能密切相关。

1. 膜糖类　红细胞膜上的糖类很多，有葡萄糖、半乳糖、甘露糖、岩藻糖、唾液酸，含量较多的有乙酰半乳糖胺和 N - 乙酰神经氨酸。膜上的糖都与蛋白质或脂质结合以糖蛋白或糖脂蛋白形式存在，由于糖蛋白的糖链大多数存在于膜外，有受体反应、抗原性、信息传递等多种功能，故有细胞"天线"之称。

2. 膜脂质

（1）磷脂与胆固醇膜　脂质主要由磷脂及胆固醇组成。其中磷脂占 60%，胆固醇和中

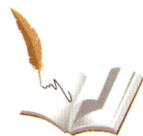

性脂肪酸占 33%，其余是糖脂类化合物。磷脂主要是磷脂酰胆碱（PC），占 28%；磷脂酰乙醇胺（PE），占 27%；磷脂酰丝氨酸（PS），占 14%；鞘磷脂（SM），占 27%；磷脂酰肌醇（PI），磷脂酸和溶血磷脂酰胆碱占 2% ~ 3%。各种磷脂所含的脂肪酸都不同，但脂肪酸含量依饮食及外界环境的改变而异。红细胞不能合成脂肪酸，主要与血浆中的脂肪酸进行交换更新。磷脂中以 PC 交换最快，1%/小时，SM 最慢。红细胞膜含游离胆固醇较多，胆固醇酯较少。胆固醇含量与磷脂比值为 0.8 ~ 1.0。胆固醇在膜中可能起调节脂质物理状态的作用。

（2）糖脂 有多种，红细胞膜上的糖脂属鞘糖脂。鞘糖脂是以鞘氨醇为骨架，通过酰胺键与一个脂肪酸相连，其极性头部是单糖或多糖。红细胞膜上的糖脂种类很多，其主要差异是糖的组分及结构不同、糖与糖的连接的复杂性。鞘糖脂有很多功能，如红细胞膜抗原性、细胞表面的黏附、细胞与细胞间的相互作用等均与糖脂有关。

图 2 - 2 SDS - PAGE

3. 膜蛋白 红细胞膜蛋白质分为外周蛋白和内在蛋白。采用十二烷基磺酸钠聚丙烯酰胺电泳（SDS - PAGE）可将红细胞膜的蛋白质分成 7（或 8）条主带（图 2 - 2），按 Fairbank 分别命名为 1，2，3，4，5，6，7，8。若红细胞膜用 Triton - 100 处理约 1 小时，去除大部分膜磷脂及胆固醇，余下的膜在相差显微镜下观察仍为双凹圆盘形，这时的膜组成有区带 1、2、2.1、4.1、4.9 及 5，这些蛋白被称为"膜骨架蛋白"（cytoskeleton protein）或 Triton 壳（Triton shell），它们在维持红细胞形态及功能上起着重要的作用（表 2 - 1）

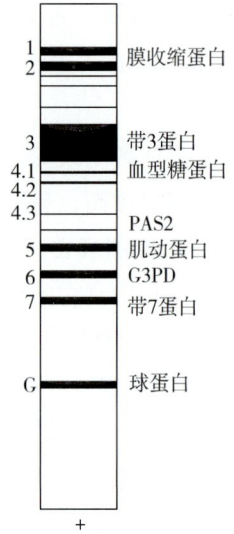

表 2 - 1 红细胞膜的主要蛋白质

区带	蛋白质	亚基分子量（kD）	存在形式	数/细胞	占膜蛋白（%）
1	收缩蛋白 α 链	260	$\alpha_2\beta_2$ 四聚体	10^5	15
2	收缩蛋白 β 链	225	同上	10^5	15
2.1	锚蛋白（2.1）	215	单体	10^5	
Adducin*		103			
Adducin*		97			
3	阴离子通道	89 ~ 95	四聚体	2.5×10^5	25
	Na$^+$，K$^+$ - ATP 酶	90			
	乙酰胆碱酯酶	89			
4.1a		80		2×10^5	4.2 ~ 6
4.1b		78			
4.2	蛋白激酶	72		2×10^5	3 ~ 4
4.5	葡萄糖运转蛋白	49			
4.9	Dematin	48 + 52			1
	P55**	55			
5	肌动蛋白	43	12 ~ 17 亚单位聚体	5×10^5	4 ~ 5
	原肌球调节蛋白	43			
6	3 - 磷酸甘油醛脱氢酶	35	四聚体	5×10^5	5 ~ 6

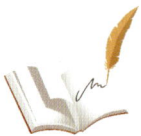

续表

区带	蛋白质	亚基分子量（kD）	存在形式	数/细胞	占膜蛋白（%）
7	Stomatin	31			2.5
	原肌动蛋白	27＋29			
7.2b	调节 K 通道	31			
8		23			
PAS1	血型糖蛋白 A（α）	90	二聚体	2×10^5	5
PAS2	血型糖蛋白 A（α）		单体		
PAS2	血型糖蛋白 C（β）		单体	3×10^5	
PAS3	血型糖蛋白 B（δ）		单体	7×10^5	
PAS4	血型糖蛋白 A 及 B		αδ 二聚体		

注：＊Adducin：加合蛋白。有 α、β 两种亚基。

＊＊Dematin，P^{55}这两种蛋白在 SDS－PAGE 都在带 4.9 位置，所以写在 4.9 的后面，但不是同个蛋白。

（1）带 1 和带 2 蛋白 区带 1 和 2 蛋白总称为收缩蛋白（spectrin），位于红细胞膜内侧，是红细胞膜骨架蛋白中最主要的组成部分，收缩蛋白由 α 和 β 亚基组成，分子量分别为 240kD 和 220kD。二者按首尾相反方向扭合形成二聚体，二聚体再以首尾相连形成四聚体，红细胞膜上多以四聚体形式存在。

（2）带 2－3 间蛋白 在区带 2～3 之间可见多条小带，分别称 2.1……2.5 等蛋白。2.1 蛋白又称"锚蛋白"（ackyrin），分子量为 215kD，一分子 2.1 蛋白可与一个收缩蛋白四聚体结合。膜骨架通过锚蛋白固定于质膜上。2.1 蛋白有收缩蛋白及波形蛋白（vimetin）结合部位。带 2.2 可能是 2.1 蛋白的变异体，其作用可能是维持 2.1 蛋白稳定的立体构形。

（3）带 3 蛋白 区带 3 蛋白是贯穿膜脂双层的内在蛋白，多以二聚体形式存在，分子量约为 93kD。它与水及阴离子（Cl^-、HCO_3^-）运转有关，所以又称为"阴离子通道"。它是糖蛋白，含 5%～8% 的糖。用胰糜蛋白酶水解带 3 蛋白，可将其分成三部分：①膜外侧区，近血浆面，含有大量糖。②跨膜区，肽链多由疏水氨基酸组成，穿过膜 14 次，靠近膜内侧富含赖氨酸残基，带正电荷，可能是转运阴离子的部位，HCO_3^- 与 Cl^- 交换，运转速度极快，每秒可运转 10^{10}～10^{11} 个分子。③伸入胞质区，这一段多肽很活跃，有大量酸性氨基酸残基，可与血红蛋白、3－磷酸甘油醛脱氢酶、醛缩酶、区带 4.1、4.2 及收缩蛋白等许多蛋白结合。带 3 蛋白其运转特点呈双向性，依生理条件而异，以此来维持离子平衡。

（4）带 4 蛋白 区带 4 蛋白位于红细胞膜内侧，在电泳图谱中可分为几条小带，分别称为 4.1、4.2…4.5 蛋白等。4.1 蛋白形态呈球状，有 2 个亚基，称为 4.1a 和 4.1b。4.1a/4.1b 在正常红细胞中有一定的比值。其比值随红细胞的老化而增加。用胰蛋白酶处理，可将蛋白分为四个区：①一区为 30kD 的基本区，富含胱氨酸，糖基化及磷酸化部位均在此，是血型糖蛋白及带 3 蛋白结合区。②二区为 16kD。③三区为 8kD，有收缩蛋白及肌动蛋白结合位点。④四区为 C 末端，是可变区。4.1a、4.1b 即在此区有差异，4.1a 是 24kD，4.1b 是 22kD，二者只差几十个氨基酸残基；4.2 蛋白的分子量约为 72kD，在膜内多以寡聚体形式存在，可与带 3 蛋白、2.1 及 4.1 蛋白结合，以稳定 2.1 蛋白与带 3 蛋白的结合；4.9 蛋白（dematin）有 3 个亚基：一个为 52kD，两个为 48kD。在溶液中以二硫键交联成四聚体，可结合在肌动蛋白微丝表面。4.9 蛋白能与带 3 蛋白结合，极易被依赖 cAMP 激酶、

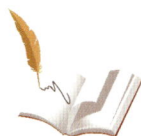

Ca^{2+} 激活的激酶和蛋白激酶 C 磷酸化。可能以磷酸化及脱磷酸化调节结构变化；P55 蛋白分子量为 55kD，与 4.9 蛋白接近，因而在 SDS-PAGE 中在 4.9 蛋白的位置。P55 在红细胞膜上不是单独存在，它与 4.1 蛋白、血型糖蛋白 C 形成聚体，维持膜的稳定性。4.1 蛋白缺失会导致 P55 的丢失。

（5）带 5 蛋白　区带 5 蛋白即肌动蛋白（actin），分子量为 45kD，结构与肌肉中提取的肌动蛋白极为相似。红细胞肌动蛋白有两种形式：一种是纤维状（faction），由 12~14 个肌动蛋白聚合而成，长约 7nm；另一种为球状（gactin）。肌动蛋白与收缩蛋白结合时呈球状，与质膜相联时为纤维状。

在此区内还有一个蛋白称原肌球调节蛋白（tropomodulin），分子量为 43kD，它是原肌球蛋白与肌动蛋白结合的产物，可稳定原肌球蛋白与肌动蛋白形成的微丝，可能与细胞分化及细胞形态发生有关，但还有待进一步证实。

（6）带 6 蛋白　区带 6 蛋白位于红细胞膜内侧，分子量为 35kD，具有 3-磷酸甘油醛脱氢酶活性。

（7）带 7 蛋白　区带 7 蛋白分子量为 29kD，认为它似肌钙蛋白，也有 Ca^{2+}-ATP 酶活性。与此分子量相近的还有一个蛋白称原肌球蛋白（tropomyosin），在 SDS-PAGE 中与带 7 同区，但不是同一个蛋白。它有两个亚基，分子量为 29kD 及 27kD，每个分子原肌球蛋白可与 6~7 个肌动蛋白单体结合。所以提出原肌球蛋白是束缚肌动蛋白的，以保证它的生理功能。

（8）加合素（adducin）　由分子量为 100kD 和 105kD 的两个亚基组成，电镜下呈不规则盘状，每个红细胞有 3 万个分子，加合蛋白与收缩蛋白及肌动蛋白复合物结合，在其亚基上有与钙调蛋白的结合点，在 Ca^{2+} 存在下，可与钙调蛋白形成 Ca^{2+}-钙调蛋白-加合素复合体，使收缩蛋白与肌动蛋白结合减弱。因此，加合素通过 Ca^{2+} 和钙调蛋白影响骨架稳定性，从而影响红细胞的形态。

（9）血型糖蛋白（glycophorin，GP）　血型糖蛋白在红细胞膜中含量很多，但用一般蛋白染色方法无法将其显示出来，需用过碘酸-雪夫试剂（PAS）染色才能显示。红细胞膜上有 5 种糖蛋白，分别称为 GPA（PAS1）、GPB（PAS2）、GPC（PAS3）、GPD（PAS4）、GPE（PAS5）。从遗传学分析，GPA、GPB 及 GPE 为一族，GPC 及 GPD 为一族。

4. 膜酶　红细胞膜的酶可分为两大类：一类位于膜上，胞质内不存在，如核苷酸代谢酶类（腺苷酸环化酶等）、糖代谢酶类、ATP 酶（Na^+，K^+-ATP 酶、Ca^{2+}，Mg^{2+}-ATP 酶）、蛋白激酶及乙酰胆碱酯酶等；另一类在膜与胞质中均存在，如某些磷酸酶类（酸性磷酸酶、2,3-二磷酸甘油酸磷酸酶等）、葡萄糖代谢酶类（3-磷酸甘油醛脱氢酶、乳酸脱氢酶等）、谷胱甘肽代谢酶类（谷胱甘肽还原酶、谷胱甘肽过氧化物酶）。

（二）红细胞膜的结构

红细胞膜以脂质双层构成膜的支架，内外两层脂类分子分布是不对称的，蛋白质镶嵌在脂质双层（图 2-3）。红细胞膜的理化性质亦遵循生物膜的一般规律，同时又具有其特殊性。

1. 细胞膜的不对称性（asymmetry）　是指红细胞膜脂双层的内外两层脂类分子分布的不均一性及物理性质的不同，以及膜蛋白在膜内、外两侧分布也是不对称性。

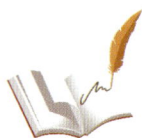

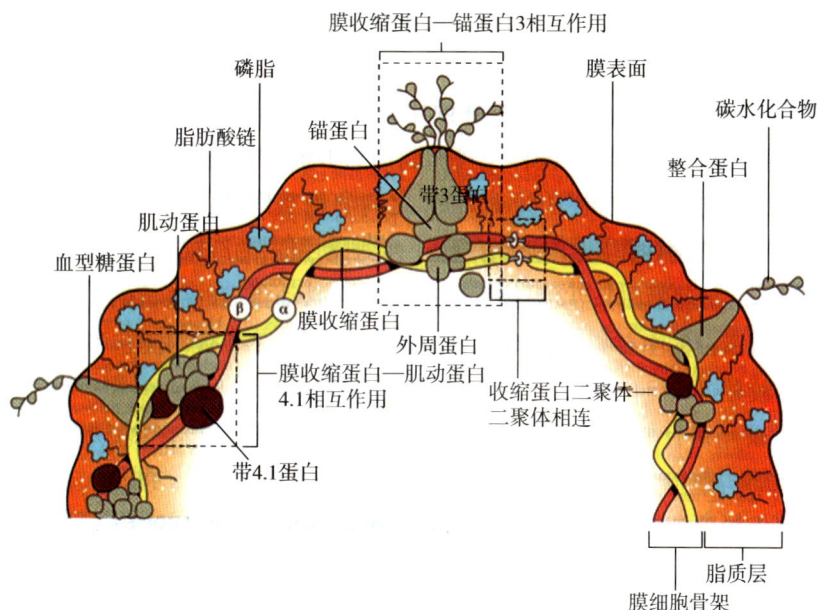

图 2-3　红细胞膜的结构

（1）膜脂质的不对称性　红细胞膜脂质双层中脂类分子呈不对称性分布，其外层脂类富含磷脂酰胆碱 PC 和鞘磷脂 SM，内层脂类以磷脂酰丝氨酸 PS 和磷脂酰乙醇胺 PE 为主，膜脂质双层的外层脂类分子密度大于内层，流动性也大于内层。膜脂的不对称分布与膜的结构与功能密切相关，脂质双层的某一层发生变化，都会使红细胞形态发生变化。在体外实验中将溶血磷脂酰胆碱插入到膜脂质双层的外层，结果发现红细胞形态转变成棘状；若是插入到脂质双层和内层，则变为口形红细胞，表明脂质不对称分布是维持红细胞正常形态的基础。PS 为血液凝固提供了磷脂表面，一旦翻转到膜的表面，就能促进血液凝固。镰状细胞贫血临床常出现的腰痛或腹痛与小静脉栓塞有关，这可能是由于 PS 外翻所致。对镰刀形细胞贫血患者红细胞膜磷脂分析，发现原来全部位于膜内侧的 PS 有 20% 外翻到膜的外层，因而促进了血栓的发生。PS 外翻还能使膜抗原性发生变化，促进单核细胞对红细胞的吞噬；使补体被激活，导致红细胞被破坏。

（2）膜蛋白分布的不对称性　膜蛋白在脂双层两侧的分布不对称性是绝对的，因为有的膜蛋白位于脂质双层的内侧，有的在双层的外侧，有的蛋白虽是跨膜的，没有一种蛋白位于脂质双层的内侧与外侧是相等的。更重要的是糖蛋白，糖链都位于蛋白一侧。膜蛋白结构上两侧的不对称性保证了膜的方向性功能。

2. 膜的流动性　是红细胞膜结构的基本特征，适当的流动性是膜正常功能必需的。

3. 红细胞膜骨架的组装　红细胞膜骨架是由于收缩蛋白、锚蛋白、肌动蛋白、4.1 和 4.9 蛋白、加合素、肌球蛋白和原肌球蛋白等膜骨架蛋白在膜胞质侧表面相互连接构成一层具有五边或六边形网络状结构，形成基本骨架。

（1）收缩蛋白与 4.1 蛋白及肌动蛋白的相互作用　红细胞膜骨架为一个由多角形组成的网，中心有球状结构。网架为收缩蛋白 β 亚基，球状物为肌动蛋白、4.1 蛋白及收缩蛋白，四聚体尾部相互结合形成的三元复合物。

（2）血型糖蛋白与 4.1 蛋白的相互作用　4.1 蛋白结构中的 N 端，在生理状态下带正电荷，可与血型糖蛋白 A、C 及肌醇磷脂或丝氨酸磷脂结合。

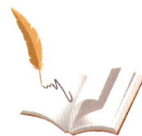

粒细胞表面相应受体结合，即可触发调理吞噬过程。中性粒细胞的伪足与细菌接触后，接触处周围的胞质形成伪足，接触部位的细胞膜下凹，将细菌包围，形成含有细菌的吞噬体或吞噬泡。中性粒细胞膜表面有 IgG、Fc 受体和补体 C3 受体，可加速吞噬作用。被吞噬的异物裹有抗体和补体时，与中性粒细胞膜上的相应受体结合，而加强了细胞对它的吞噬作用，称为调理作用。中性粒细胞在杀死吞噬的细菌等异物后，本身也死亡，死亡的中性粒细胞称为脓细胞。当中性粒细胞本身解体时，释放出的各种溶酶体酶类能溶解周围组织而形成脓肿。

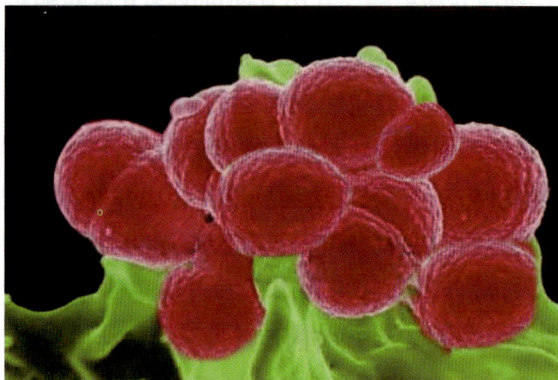

图 2－10　中性粒细胞正在吞噬化脓性链球菌

（4）杀菌功能　中性粒细胞的杀菌作用有非氧杀菌和依氧杀菌两类。

1）非氧杀菌　在吞噬体移动时，中性粒细胞内的特异性颗粒迅速移向吞噬体并与之融合成消化泡，该颗粒在细胞质内消失，此过程称为脱颗粒作用（degranulation）。颗粒中包含的抗菌蛋白水解酶即释放出来，并大多储留在吞噬体内，开始了非氧杀菌消化过程。随着嗜天青颗粒、白明胶颗粒的脱颗粒作用，初级溶酶体释放出髓过氧化物酶、阳离子蛋白和酸性水解酶，加强对吞噬体的消化和杀菌性能；特异颗粒和白明胶酶颗粒的乳铁蛋白、溶菌酶、白明胶酶等亦加强杀菌。此外，乳铁蛋白可螯合铁离子，阻止铁被细菌生长时利用；同时，乳铁蛋白和铁离子形成的复合物又可催化 O_2，和 H_2O_2 形成高毒性的羟基自由基 $\dot{O}H$，OH^- 也有较强的杀伤性。特异颗粒膜上含有的细胞色素 b558 是 NADPH 氧化酶重要组分之一，特异颗粒膜上的细胞色素 b558 转移到质膜上触发依氧型杀菌进程。在颗粒酶的协同作用下，细菌或异物被完全消化而清除。此外，脱颗粒作用导致的膜易位及膜上的多种受体均可促进中性粒细胞的黏附、趋化、吞噬杀菌及呼吸爆发作用。

2）依氧杀菌　主要环节是呼吸爆发作用及 ROS 生成。免疫系统的吞噬细胞如中性粒细胞、嗜酸性粒细胞、单核细胞、巨噬细胞及 B 淋巴细胞等都可产生活性氧。这一过程伴随着氧消耗量的骤然增高，这种大量耗氧生成 O_2^- 的生理行为称呼吸爆发作用（respiratory burst）。还原型辅酶Ⅱ（NADPH）在磷酸己糖旁路中产生，NADPH 氧化酶从 NADPH 上获得电子使氧分子（O_2）还原转变为超氧阴离子（O_2^-）。中性粒细胞在吞噬作用时要大量消耗氧，产生高毒性的氧衍生物（O_2^-、H_2O_2、OCl^-、OH^- 等）来杀死捕获的细菌。中性粒细胞呼吸爆发作用的核心是 NADPH 氧化酶的活化，而生成的 O_2^- 本身仅呈微弱杀伤性，但其进一步衍生成的多种活性氧物质（ROS）却具有很强的杀伤性。其中，H_2O_2 可被 MPO 催化生成毒性更强的 OCl^- 其杀菌力（或氧化能力）更高，为 H_2O_2 的 100～1000 倍，因而 H_2

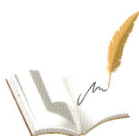

O_2、OCl^- 是中性粒细胞氧化杀菌的主力。ROS 对细菌的膜、核酸及酶都有极强的破坏作用，从而杀死细菌。有研究表明，微量的 ROS 参与信号传导的调控、调节转录因子的活化、基因表达及调节凋亡，ROS 也被看作第二信使物质。

3）活性氮物质（reactive nitrogen species，RNS）　已证实，中性粒细胞嗜天青颗粒中有一氧化氮合酶，中性粒细胞在代谢过程中能产生氮自由基即 NO。NO 有明显杀菌作用。由于 NO 能抑制中性粒细胞的呼吸爆发，因此其杀菌作用可能是中性粒细胞正常的非氧杀菌或 MPO 系统有缺陷时作为一种替补作用出现。

2. 嗜酸性粒细胞的功能　成熟的嗜酸性粒细胞在外周血中很少，只占全身嗜酸性粒细胞总数的 1% 左右，而大部分存在于骨髓和组织中。

（1）杀伤细菌和寄生虫　嗜酸性粒细胞具有吞噬多种异物的作用，如细菌、真菌、致敏红细胞、抗原抗体复合物、肥大细胞以及惰性颗粒等，并以脱颗粒作用进行氧化分解反应杀伤吞噬体。嗜酸性粒细胞是体内专门针对寄生虫的特异免疫系统成员。嗜酸性粒细胞的细胞膜上分布有免疫球蛋白 Fc 片断和补体 C3 的受体。在已经对某种寄生虫具有免疫性的动物体内，产生了特异性的免疫球蛋白 IgE。寄生虫经过特异性 IgE 和 C3 的调理作用后，嗜酸性粒细胞可借助于细胞表现的 Fc 受体和 C3 受体黏着于蠕虫上，通过脱颗粒释放碱性蛋白黏附寄生虫，将毒性颗粒注入寄生虫体内杀灭。在有寄生虫感染、过敏反应等情况时，常伴有嗜酸性粒细胞增多。

（2）调节超敏反应　在超敏反应中，补体与免疫复合物的反应可生成对嗜酸粒细胞有趋化作用的物质导致其颗粒内容物释放，如释放出组胺酶、芳香硫酸酯酶、溶血磷脂酶和磷脂酶 B、D 等。这些物质能灭活组胺、5 - 羟色胺，限制嗜碱性粒细胞在 I 型超敏反应中的作用，阻止超敏反应的发展。

3. 嗜碱性粒细胞的功能　嗜碱性细胞在结缔组织和黏膜上皮内时称肥大细胞。嗜碱性粒细胞与肥大细胞在形态和功能上比较相似，突出的特点是参与 I 型超敏反应。

嗜碱性粒细胞的颗粒内含有组胺、酸性黏多糖（肝素）、慢反应物质（SRS - A）、嗜酸性粒细胞趋化因子、血小板活化因子等活性物质。组胺能使小动脉和毛细血管扩张，并增加其通透性；使支气管及其他平滑肌收缩；促进腺体分泌及引起瘙痒、荨麻疹、哮喘发作等。肝素有抗凝血作用，过敏性慢反应物质是一种脂类分子，能引起平滑肌收缩。机体发生过敏反应与这些物质有关。嗜碱性粒细胞对各种血清因子、细菌因子、补体和激肽释放酶等物质有趋化作用，嗜碱性粒细胞还具有胞饮作用，该作用与细胞脱颗粒有关。

二、粒细胞的形态特点

（一）正常粒细胞形态

粒细胞系统包括原始粒细胞、早幼粒细胞、中幼粒细胞、晚幼粒细胞、杆状核粒细胞和分叶核粒细胞六个阶段细胞。粒细胞是由于胞质中常有许多颗粒而得名的，其颗粒一般从 II 型原始粒细胞开始出现，称为非特异性颗粒（又称为嗜苯胺蓝颗粒、嗜天青颗粒、A 颗粒等），粒细胞系统从中幼粒细胞开始出现特异性颗粒，主要有三种，即中性颗粒、嗜酸性颗粒及嗜碱性颗粒（表 2 - 4）。根据特异性颗粒的不同又将中幼粒及以下阶段的细胞分为中性粒细胞、嗜酸性粒细胞和嗜碱性粒细胞。粒细胞胞质中四种颗粒的鉴别见表 2 - 1。

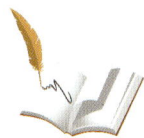

表 2 - 4　粒细胞胞质中四种颗粒的鉴别

鉴别点	中性颗粒	非特异性颗粒	嗜酸性颗粒	嗜碱性颗粒
大小	细小	较中性颗粒粗大	粗大	最粗大
	大小一致	大小不一	大小一致	大小不一
形态	细颗粒状	形态不一	圆形或椭圆形	形态不一
色泽	淡红或淡紫红色	紫红色	橘红色	深紫红或深紫黑色
数量	多	少量或中等量	多	不确定，多数量少
分布	均匀	分布不一，有时覆盖胞核	均匀	分布不一，常覆盖核上

　　粒细胞系统在发育成熟过程中形态变化的主要特点为：①胞体，一直为比较规则的圆形、卵圆形。②胞质，原始和早幼阶段与同期的红细胞相比，胞质颜色更"淡"，很薄的感觉，不浓厚。③胞质颗粒，从无到有，从非特异性颗粒到特异性颗粒出现。④胞核形状，典型的胞核从规则到不规则，从圆形到一侧扁平、凹陷成肾形、马蹄形、花生形，再到杆状、腊肠状，最后分成 3 ~ 5 个叶。

　　瑞特染色后，普通光学显微镜观察粒细胞系统的形态特点如下。

　　1. 原始粒细胞（myeloblast）　　胞体圆形或椭圆形，直径 10 ~ 20μm。胞核居中或略偏位，体积较大，占细胞体积 2/3 以上，核染色质细颗粒状，排列均匀平坦，如一层薄纱；有核仁 2 ~ 5 个，较小，一般较清楚，呈淡蓝色或无色。胞质量少，呈明亮天蓝色或似水彩蓝色（图 2 - 11），根据颗粒的有无将原始粒细胞分为 Ⅰ 型和 Ⅱ 型：Ⅰ 型为典型的原粒细胞，胞质中无颗粒；Ⅱ 型除具有原粒细胞的特点外，胞质中有少量细小颗粒。

　　2. 早幼粒细胞（promyelocyte）　　胞体直径 12 ~ 30μm，比原始粒细胞大，圆形或类圆形，偶见瘤状突起。胞核占整个细胞的 2/3，圆形、椭圆形或微凹陷，核常偏一侧或位于中央；核染色质开始聚集，较原始粒细胞粗；核仁常清晰可见，有时核仁模糊。胞质多或较多，呈淡蓝、蓝或深蓝色，内含数量不等、大小不一、形态不一、紫红色的非特异性颗粒（又称为嗜天青颗粒、嗜苯胺蓝颗粒），其颗粒常于近核一侧先出现，也有少许覆盖在核上。有时在早幼粒细胞中央近核处常有透亮区（称为初浆），呈淡蓝色或无色（图 2 - 12）。

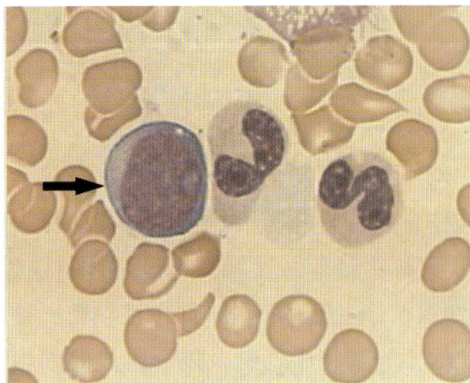

图 2 - 11　原始粒细胞（×1000）　　　　图 2 - 12　早幼粒细胞（×1000）

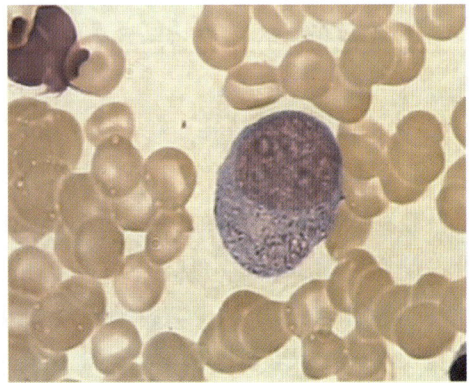

3. 中幼粒细胞（myelocyte）

（1）**中性中幼粒细胞**（neutrophilic myelocyte）　胞体直径 10～18μm，圆形。胞核椭圆形或半圆形（一侧扁平），有时核略凹陷，其凹陷程度与假设圆形核直径之比常小于 1/2，核常偏一侧，呈紫红色，占胞体的 1/2～2/3。核染色质聚集呈索状，常无核仁。胞质量较多，染淡红、淡蓝色；内含中等量细小、密集、淡紫红色或淡红色的特异性中性颗粒，常在近核处先出现；而非特异性颗粒在早期中幼粒细胞胞质的边缘还可见。由于中性颗粒非常细小，在普通显微镜下不易看清中幼粒细胞胞质中的中性颗粒大小及形态，因此，在中性中幼粒细胞中常只能在近核处看到均匀的浅红色区域（图 2－13）。

（2）**嗜酸性中幼粒细胞**（eosinophilic myelocyte）　胞体直径 15～20μm，较中性中幼粒细胞略大，圆形。胞核与中性中幼粒细胞相似。胞质内常布满粗大、均匀、圆形、排列紧密、橘红色的嗜酸性颗粒，有立体感及折光性，如剥开的石榴；有时嗜酸性颗粒呈暗黄色或褐色，有的胞质中除嗜酸性颗粒外，还可见紫黑色颗粒，似嗜碱性颗粒，这种嗜酸性粒细胞称为双染性嗜酸性粒细胞，常出现在中幼粒细胞阶段，随着细胞的成熟变为典型的嗜酸性粒细胞（图 2－14）。

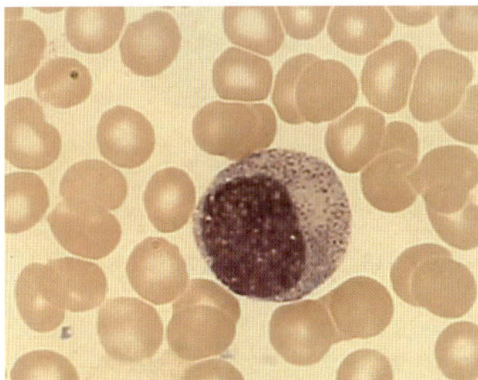

图 2－13　中性中幼粒细胞（×1000）

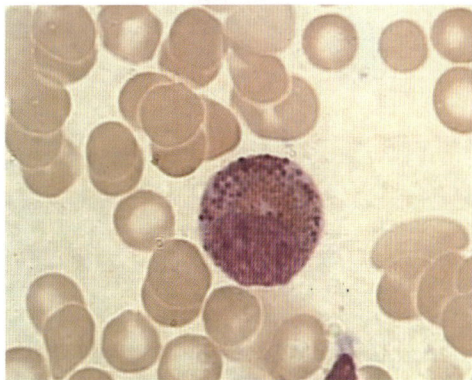

图 2－14　嗜酸性中幼粒细胞（×1000）

（3）**嗜碱性中幼粒细胞**（basophilic myelocyte）　胞体直径 10～15μm，较中性中幼粒细胞略小，圆形。胞核椭圆形，轮廓可见，核染色质较模糊。胞质内及核上含有数量不等、粗大、大小不均、形态不一、排列凌乱、暗紫黑色的嗜碱性颗粒（图 2－15）。

4. 晚幼粒细胞（metamyelocyte）

（1）**中性晚幼粒细胞**（neutrophilic metamyelocyte）　胞体直径 10～16μm，圆形。胞核明显凹陷呈肾形、马蹄形、半月形，但其核凹陷程度不超过假设核直径的 1/2，或核凹陷程度与假设圆形核直径之比为 1/2～3/4，胞核常偏一侧，核染色质粗糙呈小块，出现副染色质（即块状染色质之间的空隙）。胞质量多，浅红色，充满特异中性颗粒，无非特异性颗粒（图 2－16）。

（2）**嗜酸性晚幼粒细胞**（eosinophilic metamyelocyte）　胞体直径 10～16μm，圆形。胞质充满嗜酸性颗粒，有时可见深褐色颗粒，其他同中性晚幼粒细胞（图 2－17）。

（3）**嗜碱性晚幼粒细胞**（basophilic metamyelocyte）　胞体直径 10～14μm，圆形。胞核呈肾形，常因颗粒覆盖而轮廓模糊。胞质内及核上有少量嗜碱性颗粒，胞质呈淡蓝色（图 2－18）。

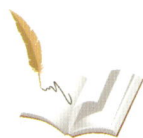

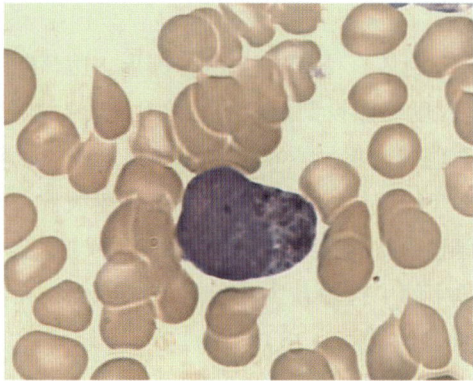

图 2 - 15　嗜碱性中幼粒细胞（×1000）

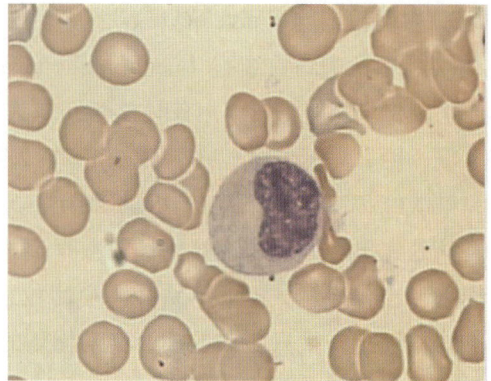

图 2 - 16　中性晚幼粒细胞（×1000）

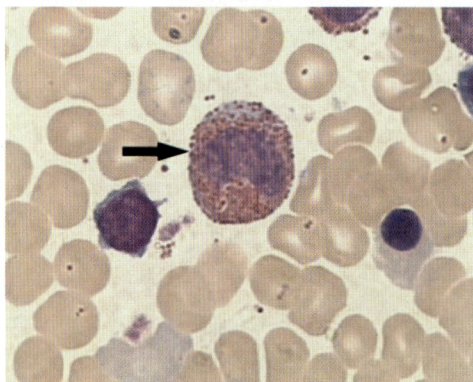

图 2 - 17　嗜酸性晚幼粒细胞（×1000）

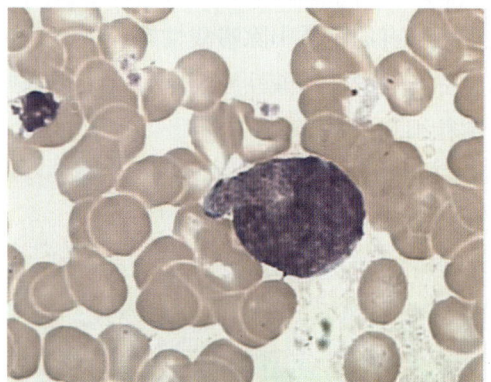

图 2 - 18　嗜碱性晚幼粒细胞（×1000）

5. 杆状核粒细胞（stab granulocyte）

（1）中性杆状核粒细胞（neutrophilic stab granulocyte）　胞体直径 10～15μm，圆形。胞核呈带状弯曲，两端钝圆，也可见核呈 S 形、U 形等。核染色质粗糙呈块状，染深紫色，副染色质明显。胞核凹陷处超过假设核直径的 1/2，核径最窄处大于最宽处的 1/3。胞质内充满特异性中性颗粒（图 2 - 19）。

（2）嗜酸性杆状核粒细胞（eosinophilic stab granulocyte）　胞体直径 11～16μm，圆形。胞核与中性杆状核粒细胞相似，胞质中充满嗜酸性颗粒（图 2 - 20）。

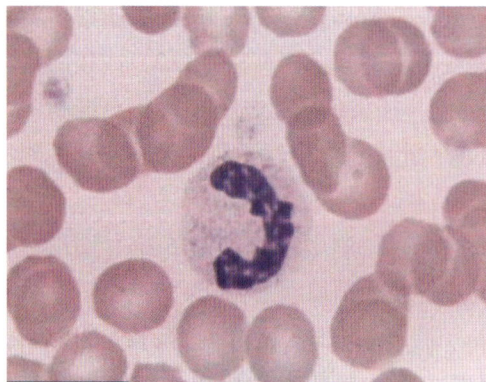

图 2 - 19　中性杆状核粒细胞（×1000）

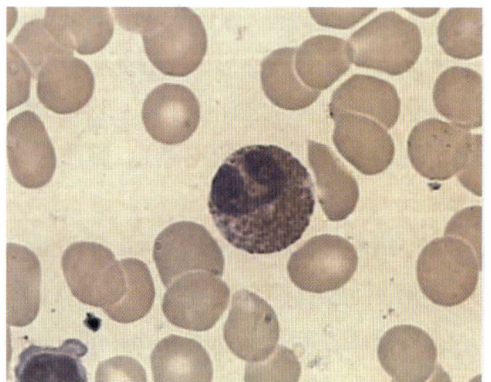

图 2 - 20　嗜酸性杆状核粒细胞（×1000）

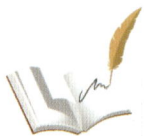

（3）嗜碱性杆状核粒细胞（basophilic stab granulocyte）　　胞体直径 10～12μm，胞核呈模糊杆状，胞质内及核上有嗜碱性颗粒（图 2-21）。

6. 分叶核粒细胞（segmented granulocyte）

（1）中性分叶核粒细胞（neutrophilic segmented granulocyte）　　胞体直径 10～14μm，圆形。胞核分叶状，常呈 2～5 叶，其间有细丝相连或完全断开，有时核虽分叶但叠在一起，致使看不见连接的核丝。核染色质粗糙不均，呈紧密小块状，深紫红色。胞质丰富，充满淡红色细小的特异性中性颗粒。分叶核粒细胞和杆状核粒细胞的另一种划分标准是核径（即核最窄处小于最宽处的 1/3）（图 2-22）。

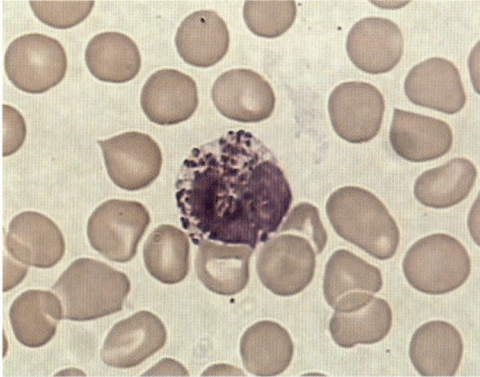

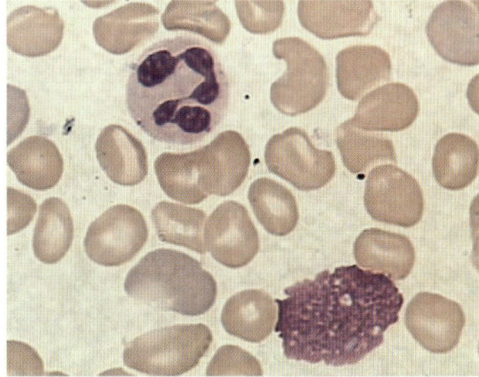

图 2-21　嗜碱性杆状核粒细胞（×1000）　　　　图 2-22　中性分叶核粒细胞（×1000）

（2）嗜酸性分叶核粒细胞（eosinophilic segmented granulocyte）　　胞体直径 11～16μm，圆形。胞核多分为两叶，呈眼镜形、八字形，胞质中充满嗜酸性颗粒（图 2-23）。

（3）嗜碱性分叶核粒细胞（basophilic segmented granulocyte）　　胞体直径 10～12μm，圆形。胞核可分为 2～4 叶或分叶不明显（常融合呈堆集状）。胞质内及核上有嗜碱性颗粒，颗粒大小不一、分布不均。胞质呈淡红色。当嗜碱性颗粒覆盖在核上而使核结构不清楚，难以确定为哪一阶段细胞时，可统一称为成熟嗜碱性粒细胞（图 2-24）。

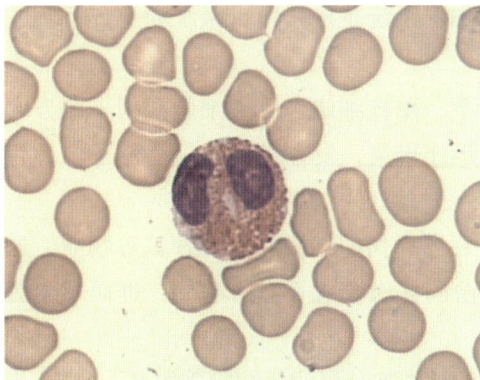

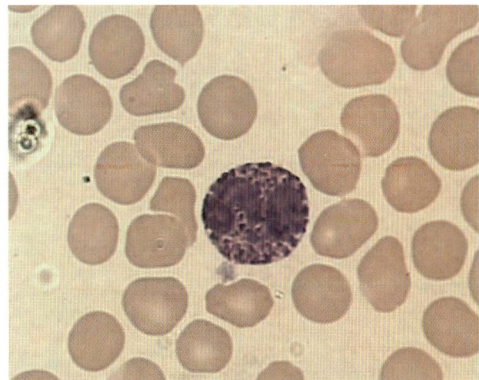

图 2-23　嗜酸性分叶核粒细胞（×1000）　　　　图 2-24　嗜碱性分叶核粒细胞（×1000）

（二）异常粒细胞形态

详见《临床基础检验》粒细胞系统疾病具体章节。

（王也飞）

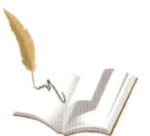

第三节　单核－巨噬细胞系统

单核－巨噬细胞系统（mononuclear phagocyte system，MPS）包括骨髓定向干细胞、原始单核细胞、幼稚单核细胞、血液中的单核细胞、组织中固定和游走的巨噬细胞。这些细胞均属单核细胞系列，来自骨髓的造血干细胞。巨噬细胞是效应细胞，分布广泛，随所在部位不同而有不同的形态和命名，如肝内的 Kupffer 细胞、结缔组织中的组织细胞等。巨噬细胞具有吞噬作用（抗感染作用）、杀伤肿瘤细胞作用、特异性免疫应答中抗原提呈作用、激活和调节免疫应答等各种功能。

一、单核－巨噬细胞系统的生成

单核细胞来源于骨髓造血干细胞和髓系多向造血祖细胞（CFU－GEMM），造血干细胞在 GM－CSF 的作用下进一步定向分化为 G－CFU（粒细胞集落形成单位）和 M－CFU（巨噬细胞集落形成单位）。后者在 M－CSF 的进一步诱导下，分化发育为原始单核细胞、幼稚单核细胞，继而发育成熟为单核细胞后释放到血液。单核细胞在外周血液循环停留 12～24小时后，随血液循环迁至组织中定位，并分化成熟为巨噬细胞，巨噬细胞比单核细胞大且生存期长，广泛分布于全身血液、骨髓、胸膜、肺泡腔、淋巴结、脾、肝和其他实质器官，具有很强的吞噬和防御能力。从原始单核细胞发育为成熟的进入血液循环的单核细胞大约需要 5 天。

二、单核－巨噬细胞系统的结构与功能

1. 单核－巨噬细胞系统的主要结构特点　该系统的细胞体积较大，形状不规则，表面有皱褶、小泡、微绒毛，膜附近有许多微管微丝，常伸出短而钝的突起；胞质较丰富，含初级溶酶体、次级溶酶体、吞噬体、吞饮小泡和残余体，在功能活跃时，胞质内含有许多异物颗粒或空泡。

2. 单核－巨噬细胞系统的功能　单核－巨噬细胞系统是机体防御系统和免疫系统的重要组成部分，其主要生理功能如下。

（1）趋向性　在内、外源性趋化因子的作用下，单核细胞和巨噬细胞向因子源方向定向移动称为趋向性，在炎症感染或免疫反应部位迅速聚集，发挥其吞噬、杀菌等多种生物功能。

（2）吞噬功能　MPS 细胞能将病原微生物、衰老损伤的细胞和异物颗粒等物质，通过吞噬或胞饮作用摄入细胞内形成吞噬小体，并与溶酶体融合成吞噬溶酶体，进而发生脱颗粒现象。

（3）诱导及调节免疫反应　①正调节功能：巨噬细胞分泌的活性物质如 IL－1、IL－3、IL－6、干扰素－α（IFN－α）、干扰素－γ（IFN－γ）等因子，具有激活免疫细胞增殖、分化、成熟及增强免疫效用。②负调节功能：巨噬细胞受到某些刺激信号，如脂多糖 LPS、分枝杆菌成分或肿瘤抗原持续、过度的激活，转成抑制性巨噬细胞（suppressor macrophage，SM），分泌多种可溶性抑制物，如前列腺素及其衍生物、活性氧分子等，直接对免疫应答起负调控作用。

（4）对肿瘤和病毒感染等靶细胞的杀伤作用　活化巨噬细胞分泌的肿瘤坏死因子 α

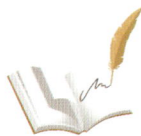

（TNF-α）及其胞内溶酶体，能诱导肿瘤或病毒感染等靶细胞发生凋亡，使靶细胞发生损伤和破坏，从而杀伤肿瘤细胞。此外，在抗肿瘤和病毒特异性抗体的参与下，通过抗体依赖性细胞介导的细胞毒作用（antibody dependent cell-mediated cytotoxicity，ADCC）杀伤肿瘤细胞。

（5）分泌作用 巨噬细胞在淋巴因子、细菌、代谢产物或炎症因子的刺激下，分泌酸性水解酶、中性蛋白酶、溶菌酶、补体成分、凝血因子、血管生长因子、红细胞生成素、成纤维细胞生长因子、TNF 和花生四烯酸代谢产物等 50 余种因子，分别履行不同的生物学作用。

（6）调节白细胞生成 单核-巨噬细胞产生 CSF，诱导骨髓祖细胞 CFU-GM 分化成粒细胞、单核细胞或巨噬细胞。而巨噬细胞通过产生前列腺素（如 PGE₁）抑制 CFU-GM 的分化，与 CSF 共同参与维持白细胞生存的平衡。此外，成熟粒细胞产生的乳铁蛋白，可抑制巨噬细胞产生 CSF，并产生抑素，抑制其祖细胞的增殖。

三、单核-巨噬细胞系统正常形态

1. 原始单核细胞（monoblast） 胞体直径 15~25μm，圆形、椭圆形或不规则形，边缘常有伪足状突起。胞核圆形、椭圆形或不规则形，有折叠或扭曲现象，核膜不明显；核仁 1~3 个，大而清晰；核染色质纤细网状，染淡紫红色，较其他原始细胞色淡。胞质较丰富，呈灰蓝或浅蓝色，不透明，无颗粒（图 2-25）。

2. 幼稚单核细胞（premonocyte） 胞体直径 15~25μm，圆形或不规则形，可见伪足。胞核圆形或不规则形，呈扭曲、折叠状，有凹陷或切迹，有或无核仁；核染色质疏松，丝网状，较原始单核细胞粗糙。胞质量增多，灰蓝色，不透明，见细小而均匀分布的嗜天青颗粒（图 2-26）。

3. 单核细胞（monocyte） 胞体直径 12~20μm，圆形或不规则形，边缘不规则，呈伪足样突起。胞核不规则形，有明显的扭曲及折叠，呈马蹄形、肾形、S 形或分叶形，核仁消失；核染色质疏松，呈粗网状或条索状，染淡紫红色。胞质量多，呈淡蓝色或灰蓝色，半透明如毛玻璃样，可见粉尘样紫红色嗜天青颗粒和空泡。正常血液中成熟单核细胞常少于 8%；正常骨髓中均为成熟单核细胞，常少于 4%（图 2-27）。

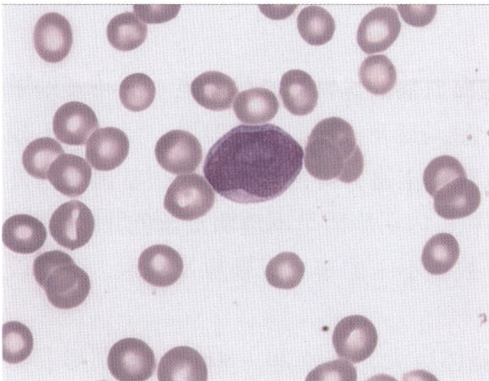

图 2-25 原始单核细胞（×1000）

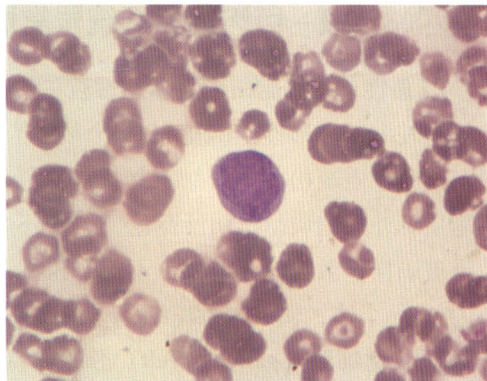

图 2-26 幼稚单核细胞（×1000）

4. 巨噬细胞（macrophage） 胞体直径 20~80μm，细胞外形不规则。胞核不规则形，可见 1~2 个清晰核仁；核染色质呈粗糙海绵状，不均匀。胞质丰富，偏碱呈灰蓝色，多见空泡，可含有嗜天青颗粒和吞噬物（图 2-28）。正常血液中不见，骨髓中少见。命名因分

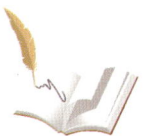

布部位不同各异（表2-5）。

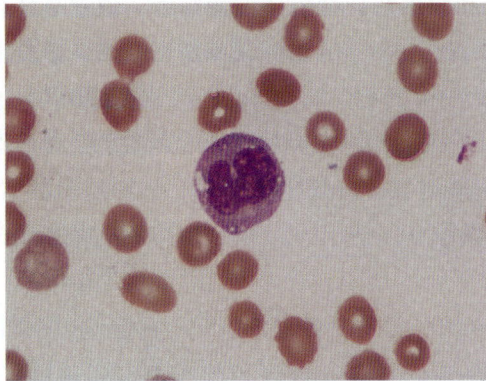

图2-27　成熟单核细胞（×1000）

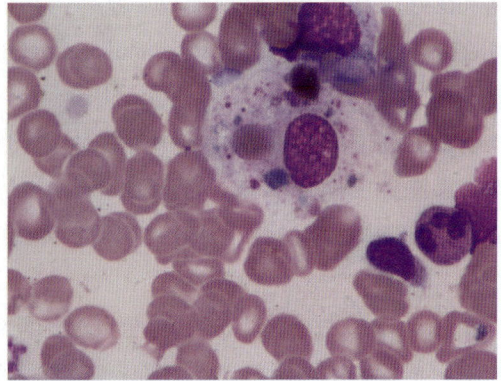

图2-28　巨噬细胞（×1000）

表2-5　单核-巨噬细胞的组织分布

组织	细胞名称
血液	单核细胞
一般组织	巨噬细胞
结缔组织	组织细胞
心脏	心脏巨噬细胞
肺	肺泡巨噬细胞
肝	肝枯否细胞
脾和淋巴结	固定和游走的巨噬细胞
浆膜腔	胸、腹腔巨噬细胞
神经系统	小胶质细胞
表皮	郎格汉斯细胞
骨	破骨细胞
关节	滑膜A型细胞

四、单核-巨噬细胞系统异常形态

1. 急性单核细胞白血病和急性粒-单核细胞白血病的异常形态学特点　原单及幼单细胞体积较大，多形性。胞核大小不一，常偏位，呈马蹄形、S型、笔架形、肾形或不规则形；核染色质疏松，排列似蜂窝状，着色较淡。胞质丰富，可见伪足突起，常出现内外双层胞质。外层胞质呈透明淡蓝色，无或有很少颗粒；内层胞质呈不透明灰蓝色并略带紫色，似毛玻璃样，散在分布、大小不等、粗细不定、数量不一的嗜天青颗粒及空泡，可见较细长的Auer小体，偶见被吞噬细胞（图2-29）。

2. 戈谢细胞（gaucher cell）形态学特点　胞体巨大，直径20~80μm，呈圆形、卵圆形或不规则形，散在或群集分布。胞核1~3个，小而圆，偏位，核仁模糊；核染色质粗糙，呈粗网状或结构不清。胞质丰富，呈淡蓝色或淡红色，充满与细胞长轴平行的粗暗洋葱皮样条纹结构，不透明，无颗粒，见于戈谢病（gaucher disease）（图2-30）。

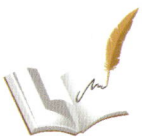

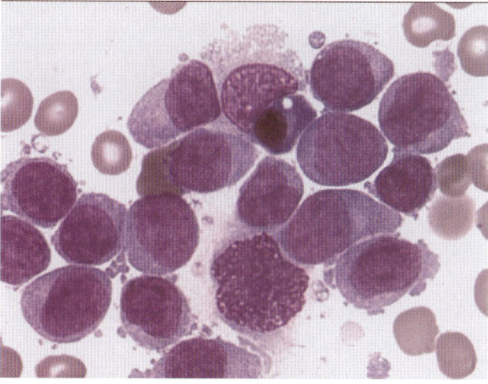

图 2-29 急性单核细胞白血病（×1000）

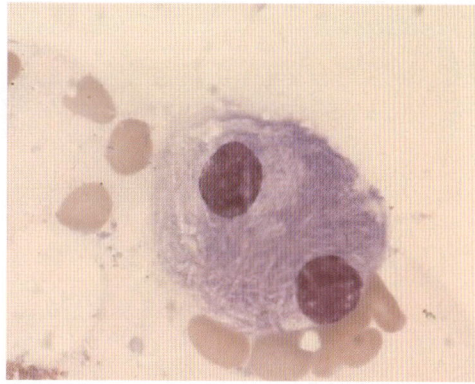

图 2-30 戈谢细胞（×1000）

3. 尼曼-匹克细胞（Niemann-Pick cell）形态学特点 胞体巨大，直径 20～100μm，呈圆形或椭圆形。胞核小，圆形或卵圆形，单核，偶见双核；核染色质粗糙浓染，可见核仁。胞质丰富，染淡红色，无颗粒，充满大小均匀、圆滴状透明脂滴，呈蜂窝状、桑葚状或泡沫状，也称为泡沫细胞，常见于尼曼-匹克病（nieman-pick disease）（图 2-31）。

4. 海蓝组织细胞（sea-blue histiocyte）形态学特点 胞体巨大，直径 20～70μm，圆形、椭圆形或不规则形。胞核小，圆形或卵圆形，为单个偏位小核，无或偶见 1～2 个暗蓝色核仁；核染色质粗网状。胞质很丰富，含多少不定、大而均一的海蓝色或蓝绿色颗粒，可覆盖在核上，多为泡沫状，常见于海蓝组织细胞增生症（sea-blue histiocytosis，SBH）（图 2-32）。

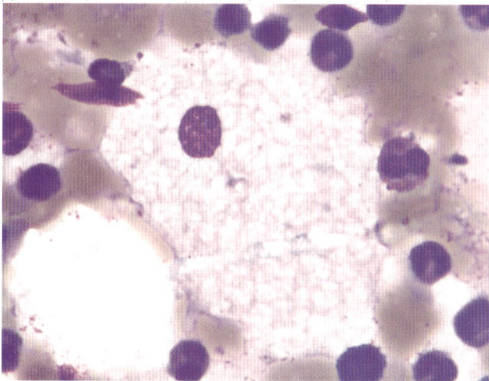

图 2-31 尼曼-匹克细胞（×1000）

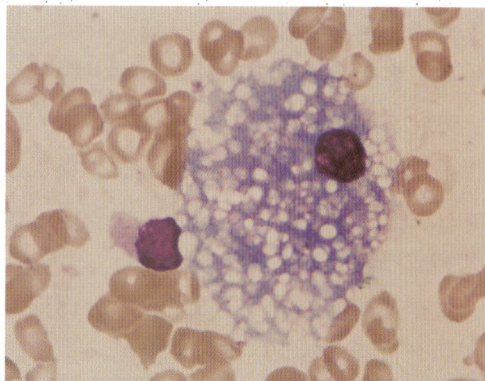

图 2-32 海蓝组织细胞（×1000）

5. 噬血细胞（hemophagocyte）形态学特点 胞体较大，外形不规则。胞核小而偏位，圆形、椭圆形、肾形、马蹄形或不规则形。核染色质致密，核仁 1～2 个，模糊不清。胞质丰富，边缘不整呈撕纸状，呈灰蓝色、浅灰色或毛玻璃样，可见细小颗粒、空泡、数量不等结构完整的有核细胞、成熟红细胞和血小板等细胞成分。按吞噬血细胞的数量和细胞种类，分为吞噬红细胞型、吞噬有核红细胞型、吞噬血小板型、吞噬淋巴细胞型、吞噬中性粒细胞型、吞噬单核细胞型和吞噬各类碎片型七种（图 2-33）。

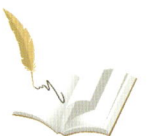

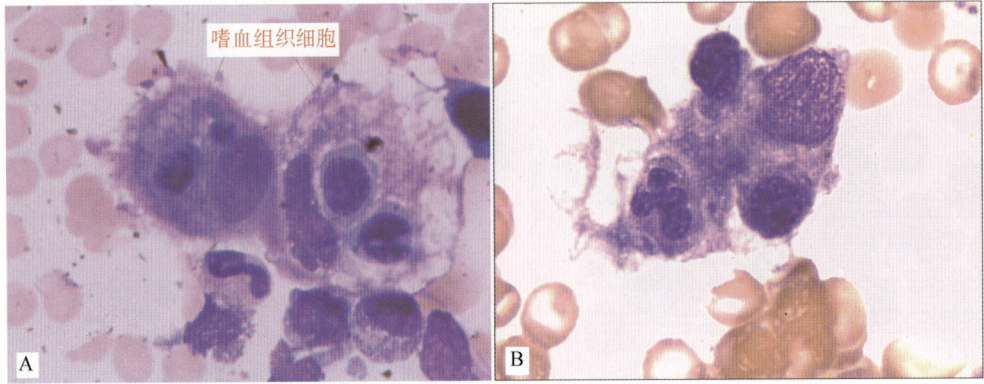

图 2-33　嗜血细胞（×1000）

（邓小燕）

第四节　淋巴-浆细胞系统

淋巴细胞（lymphocyte）由淋巴器官产生，是机体免疫应答功能的重要细胞成分，具有免疫识别功能，按其发生迁移、表面分子和功能的不同，可分为 T 淋巴细胞（又名 T 细胞）、B 淋巴细胞（又名 B 细胞）和自然杀伤（NK）细胞。淋巴细胞占外周血白细胞总数的 20%～45%，绝对计数为（1.5～6）×10^9/L，其中 T 淋巴细胞占总数的 80% 左右。

一、淋巴细胞和浆细胞的生成

淋巴细胞为复杂的不均一细胞群体，其显著特征是细胞的异质性。淋巴细胞源于骨髓干细胞，多能造血干细胞分化为淋巴样干细胞（lymphoid stem cell），淋巴样干细胞继续分裂、分化，产生 T 细胞的母细胞-T 淋巴前细胞和产生 B 细胞的母细胞-B 淋巴前细胞。B 淋巴前细胞在骨髓内完全成熟，而 T 淋巴前细胞则要迁移到达胸腺，在那里发育成成熟的 T 细胞。两种母细胞分化过程比较相似，按发育成熟方向可分为原始淋巴细胞、幼稚淋巴细胞和成熟淋巴细胞。

根据其发育成熟途径以及表面分化抗原，大致分为 T 细胞、B 细胞和第 3 类淋巴细胞群，后者包括自然杀伤细胞和淋巴因子激活的杀伤细胞。进入胸腺微环境的干细胞发育为 T 细胞，T 细胞按发育顺序先后分为胸腺前阶段、胸腺内阶段和胸腺后阶段。而起源于骨髓的发育为 B 细胞，B 细胞是体内唯一能够合成免疫球蛋白分子的细胞。细胞表面免疫球蛋白结合抗原后被激活，成为浆细胞。

二、淋巴细胞和浆细胞的结构与功能

1. 淋巴细胞和浆细胞的主要结构特点　淋巴细胞体积跨度较大，直径 6～18μm，依据体积大小分为大淋巴细胞、中淋巴细胞和小淋巴细胞，形状较规则，胞质多少不定，嗜碱性，可有少量嗜天青颗粒。胞质内含丰富的多聚核糖核蛋白体，各种细胞器如线粒体、内质网及高尔基复合体均不发达。浆细胞由活化 B 淋巴细胞分化发育而来，胞质呈嗜碱性，含核糖体、线粒体、液泡等，细胞核具嗜伊红颗粒。电镜下胞质内含大量粗面内质网、核糖体和发达的高尔基复合体。

2. 淋巴细胞和浆细胞的功能　淋巴细胞的主要功能包括参与体液免疫、细胞免疫和分泌淋巴因子。T 细胞主要参与细胞免疫，B 细胞主要参与体液免疫。T、B 细胞同时分泌多种不同功能的淋巴因子，参与调节人体的免疫功能。浆细胞来源于 B 细胞，因具有合成、贮存免疫球蛋白的功能，参与机体的体液免疫反应。

（1）T 淋巴细胞　根据 T 细胞膜表面分子和执行功能的不同，可划分不同的细胞亚群，TCRαβ、CD3 和 CD2 是 T 淋巴细胞各亚群的共同表面标志。CD4$^+$T 细胞主要功能是辅助或诱导免疫反应，在抗原识别过程中受 MHC II 类抗原复合物分子限制；CD8$^+$T 细胞主要为细胞毒性 T 细胞，识别抗原时受 MHC I 类分子限制。

1）CD4$^+$T 细胞　分为辅助性 T 细胞（helper T cell，TH）和诱导抑制性 T 细胞（suppressor inducer T cell，TI）。TH 细胞能促成 T 细胞和 B 细胞的免疫反应，根据 CD4$^+$TH 细胞所分泌的细胞因子不同，将其分为 TH$_1$ 和 TH$_2$ 两种类型。TH$_1$ 引起炎症反应和迟发型超敏反应，TH$_2$ 细胞诱导 B 细胞增殖分化，合成抗体，引起体液免疫或速发型超敏反应，二者鉴别见表 2 - 6。TI 细胞能诱导 CD8$^+$T 细胞中细胞毒功能和抑制 T 细胞功能。

表 2 - 6　TH$_1$ 和 TH$_2$ 细胞鉴别

	TH$_1$	TH$_2$
分泌的细胞因子	IL - 2、IL - 3、IFN - γ、TNFβ	IL - 3、IL - 4、IL - 5、IL - 10、IL - 13、
功能	介导特异性炎症反应 辅助 Tc 活化 引起迟发变态反应	刺激 B 细胞增殖、分化为浆细胞 抵御游离的异体抗原入侵

2）CD8$^+$T 细胞　分抑制性 T 细胞（suppressor T cell，TS）和细胞毒性 T 细胞（cytotoxic T cell，TC），前者抑制 T 细胞和 B 细胞的免疫反应，后者直接与靶细胞结合，激活细胞内死亡机制，使其凋亡。

（2）B 淋巴细胞　经历始祖 B 细胞、前 B 细胞、未成熟 B 细胞、成熟 B 细胞、活化 B 细胞和抗体分泌细胞等 6 个阶段。小部分 B 细胞成为休止状态的记忆 B 细胞，而其余 B 细胞分化成熟为浆细胞。B 细胞是唯一能够产生抗体的细胞，主要参与产生抗体、提呈抗原、分泌细胞因子及参与免疫调节的作用。

（3）自然杀伤细胞（natural killer cells，NK）　主要存在于血液和外周淋巴组织，既不表达 T 细胞标志也不表达 B 细胞标志。形态学特点为胞质内含许多嗜天青颗粒，又称大颗粒淋巴细胞（large granular lymphocyte，LGL）。NK 细胞具有抗感染和抗肿瘤作用，可抑制 B 细胞的增殖分化，活化的 NK 细胞能合成和分泌多种细胞因子，对机体免疫功能进行调节，增强机体早期抗感染免疫能力和免疫监视作用。

各型淋巴细胞的主要功能见表 2 - 7。

表 2 - 7　淋巴细胞类型及主要功能

分类	主要功能
辅助性 T 细胞（TH）	调节其他 T 和 B 细胞，激发和活化
细胞毒性 T 细胞（TC）	借助其他细胞表面的组织相溶性复合物（MHC）识别抗原，分泌细胞因子，杀伤肿瘤细胞和病毒感染的细胞及异体细胞
抑制性 T 细胞（TS）	调节其他 T 和 B 细胞功能，降低其活性，维持机体内环境的相对稳定

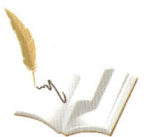

分类	主要功能
记忆 T 细胞	活化后回到静止状态的 T 细胞，当再次遇到相同的抗原刺激时，能迅速扩增，启动更大范围的细胞免疫应答
B 细胞	受抗原刺激后分化增殖，形成浆细胞，产生各类抗体
记忆 B 细胞	部分活化的 B 细胞形成长寿命 B 细胞，当再次遇到相同的抗原刺激时，能迅速扩增，启动更大范围的体液免疫应答
NK 细胞	不借助抗体，可直接杀伤肿瘤细胞和病毒感染细胞

（4）淋巴因子激活的杀伤细胞（lymphokine activated killer cell，LAK） 具有广谱抗肿瘤作用，能非特异性杀伤多种肿瘤细胞，包括某些对 TC 和 NK 细胞不敏感的肿瘤细胞。LAK 细胞与 NK 细胞和 TC 细胞不属同一细胞群体，但 LAK 细胞杀伤肿瘤细胞的作用机制与 NK 细胞类似。

（5）浆细胞 是成熟 B 细胞发育的终末细胞，浆细胞合成和分泌各类免疫球蛋白（Ig），参与体液免疫，一种浆细胞只产生一种类别的 Ig，浆细胞生存期仅数日，随后即死亡。

（6）抗原提呈细胞（antigen - presenting cell，APC） 是指能摄取、加工、处理抗原并将抗原信息提呈给 T 淋巴细胞的一类免疫细胞，具有抗原提呈、参与 T 细胞和 B 细胞的分化发育和激活、诱导免疫耐受、参与免疫调节及免疫监视等生物学功能。

三、淋巴细胞和浆细胞系统的正常形态

1. 淋巴细胞系统

（1）原始淋巴细胞（lymphoblast） 胞体直径 10 ~ 18μm，圆形或椭圆形、边缘整齐。胞核大，圆或椭圆形，居中或稍偏位，常有狭窄的核周淡染区；核膜浓厚，界限清晰，核仁 1 ~ 2 个，小而明显，染淡蓝色，似凹陷小洞；核染色质细致，呈颗粒状，排列均匀，较原粒细胞稍粗且色深。胞质量极少，呈淡蓝色或天蓝色，透明，无颗粒（图 2 - 34）。

（2）幼稚淋巴细胞（prolymphocyte） 胞体直径 10 ~ 16μm，圆形或椭圆形、边缘整齐。胞核圆或椭圆形，偶有凹陷；核仁模糊不清或消失；核染色质细致，较原淋巴细胞粗糙、紧密。胞质较少，淡蓝色，透明，偶有少量较粗大分散排列的嗜天青颗粒，染深紫红色（图 2 - 35）。

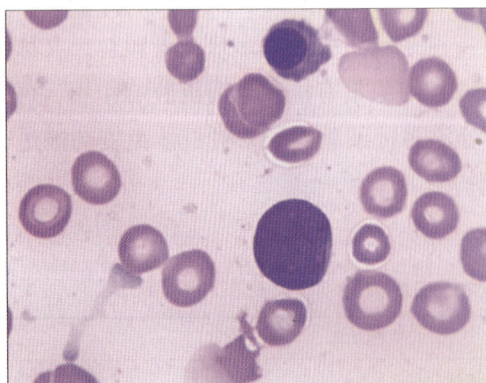

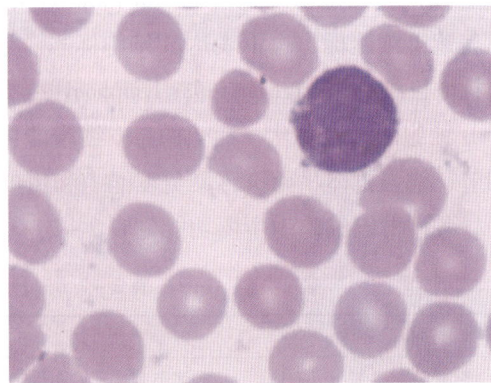

图 2 - 34　原始淋巴细胞（×1000）　　　　图 2 - 35　幼稚淋巴细胞（×1000）

（3）淋巴细胞（lymphocyte）

1）小淋巴细胞　胞体直径 6 ~ 9μm，圆形或椭圆形、边缘整齐。胞核圆形，见小切迹，

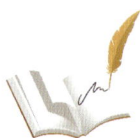

核染色质聚集成大块状，结构紧密，结块边缘不清楚，染紫红色。胞质量极少，呈淡蓝色，一般无颗粒，似裸核。

2）大淋巴细胞　胞体直径 12～15μm，圆形或椭圆形、边缘整齐。胞核椭圆形，稍偏位；核染色质排列紧密均匀，呈块状，染深紫红色。胞质量较多，清澈淡蓝色，常有大小不等的嗜天青颗粒（图 2－36）。

2. 浆细胞系统

（1）原始浆细胞（plasmablast）　胞体直径 14～18μm，圆形或椭圆形。胞核较大，占细胞 2/3 左右，圆或卵圆形，居中或偏位；核仁 2～5 个，模糊，染淡蓝色；核染色质细致、呈粗颗粒网状，均匀分散，染紫红色。胞质量丰富，深蓝而不透明，近核处较淡，无颗粒，偶见空泡（图 2－37）。

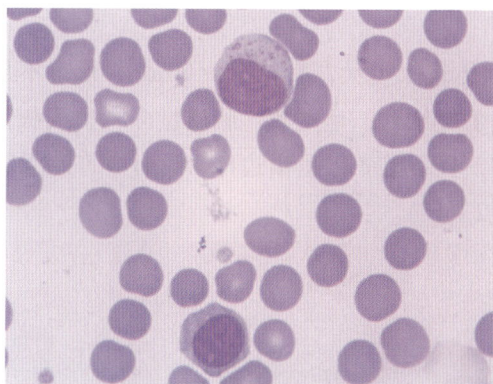

图 2－36　成熟淋巴细胞（×1000）

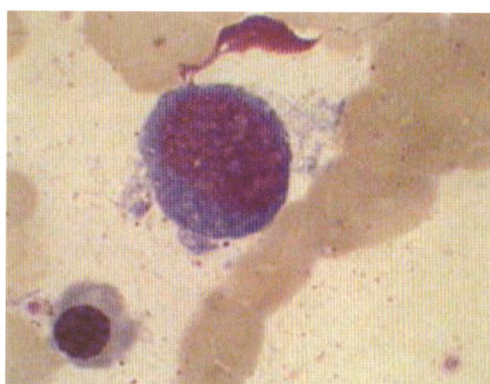

图 2－37　原始浆细胞（×1000）

（2）幼稚浆细胞（proplasmacyte）　胞体直径 12～16μm，呈椭圆形。胞核圆形或椭圆形，约占细胞 1/2，常偏位，核轴与细胞长轴垂直；核仁模糊或消失；核染色质较粗密，某些区域开始浓集，染深紫红色。胞质量多，深蓝，不透明，近核处常有半月形淡染区，有时可有空泡及少数嗜天青颗粒（图 2－38）。

（3）浆细胞（plasmacyte）　胞体直径 8～15μm，圆形、椭圆形或不规则形。胞核较小，占细胞 1/3 左右，圆或椭圆形，偏位；无核仁；核染色质浓密成块，呈车辐状排列。胞质丰富，边缘多不规则，可有刺状突出，呈飘扬的旗帜样，深蓝或紫蓝色，不透明，有泡沫感，核周有明显淡染区，常有小空泡，偶见少数嗜天青颗粒（图 2－39）。

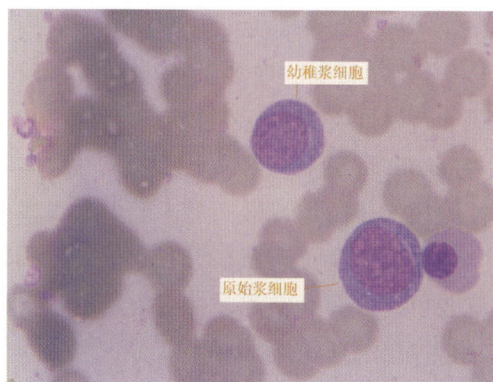

幼稚浆细胞

原始浆细胞

图 2－38　幼稚浆细胞（×1000）

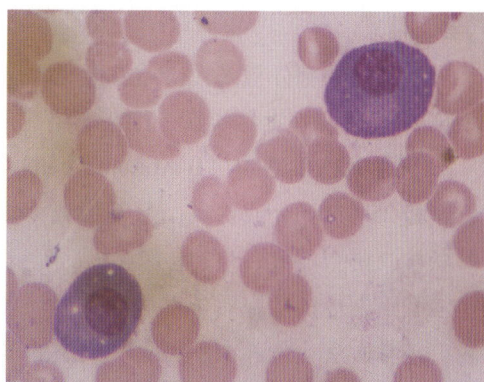

图 2－39　成熟浆细胞（×1000）

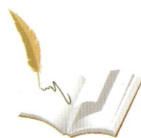

四、淋巴细胞和浆细胞系统的异常形态

1. 异型淋巴细胞（atypical lymphocyte） 属于形态变异的淋巴细胞，在病毒或过敏源等因素刺激下，外周血淋巴细胞增多并发生母细胞化所致，在显微镜下可见到胞体及胞核体积增大，胞质颜色加深，出现空泡等形态改变，免疫表型显示多属 T 淋巴细胞，少数为 B 细胞。Downey 在 1923 年描述异型淋巴细胞，按形态特征将其分为以下三型。

（1）Ⅰ型（泡沫型或浆细胞型） 胞体中等大小，呈圆形、椭圆形，部分不规则形或阿米巴形。胞核椭圆形、肾形或分叶形，偏位；无核仁；核染色质粗糙，呈粗网状或小块排列。胞质强嗜碱性，呈深蓝色，不透明，含有大小不等的空泡或呈泡沫状，无颗粒或有少数颗粒。正常血液及骨髓中偶见（图 2－40）。

（2）Ⅱ型（不规则型或单核细胞样型） 胞体较Ⅰ型大，直径 15～20μm，形态不规则。胞核呈圆形、椭圆形或不规则形；染色质较Ⅰ型细致，呈网状。胞质量多，呈浅灰蓝色，有透明感，着色不均匀，边缘处蓝色较深染，且不整齐，呈裙边样，可有少许嗜天青颗粒，一般无空泡。正常血液及骨髓中偶见（图 2－41）。

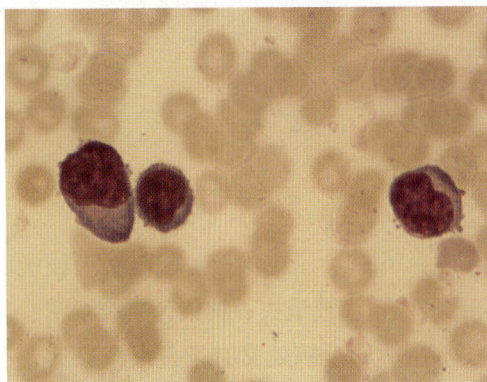

图 2－40 空泡型异型淋巴细胞（×1000）

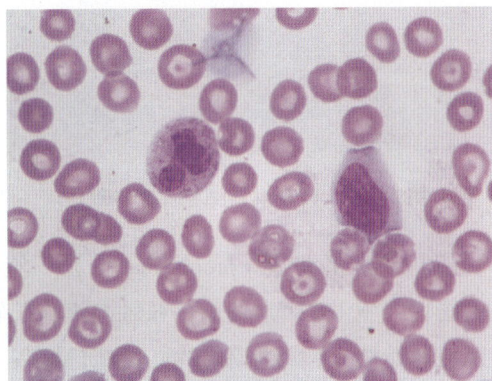

图 2－41 不规则型异型淋巴细胞（×1000）

（3）Ⅲ型（幼稚型或幼淋巴细胞样型） 胞体直径 15～18 μm，形态不规则。胞核大，圆形或卵圆形；核仁 1～2 个；核染色质细致均匀，呈网状排列，无浓集现象。胞质量较少，呈蓝色，多无颗粒，偶有分布较均匀的小空泡。正常血液及骨髓中偶见（图 2－42）。

异型淋巴细胞分型多无实质性意义，增多见于传染性单核细胞增多症（infectious mononucleosis，IM）、病毒性疾病、细菌感染、原虫感染、过敏性疾病和免疫性疾病。

2. 恶性淋巴瘤细胞（lymphoma cell）Reed－Sternberg 细胞（R－S 细胞） 胞体较大，直径 25～30 μm 或更大，呈圆形或不规则形。胞核大，圆形或椭圆形；至少含双核或分叶状核，典型的 R－S 细胞有双核，呈镜影状；可见数个明显而巨大的核仁；核染色质疏松小粒状，染色淡。胞质丰富透明，呈淡蓝色或灰蓝色，可有小空泡，常有紫红色嗜天青颗粒。正常血液、骨髓中不可见。典型的 R－S 细胞对霍奇金病的诊断有重要意义（图 2－43）。

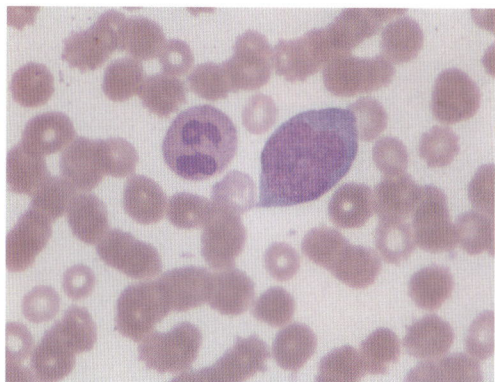

图 2-42　幼稚型异型淋巴细胞（×1000）

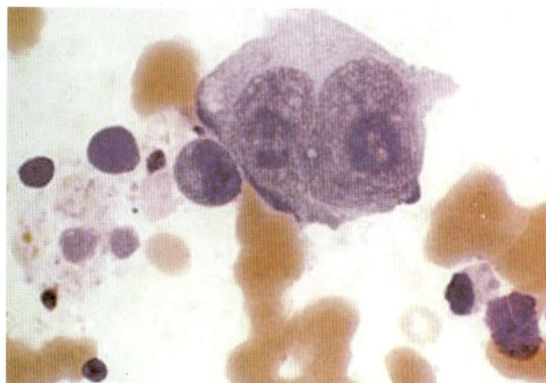

图 2-43　R-S 细胞（×1000）

3. 淋巴细胞白血病细胞（acute lymphocyte leukemia cell，ALL）

（1）ALL-L$_1$型细胞　胞体以小原始或幼稚淋巴细胞为主。胞核规则，可见凹陷、裂隙及折叠；核仁小而模糊；核染色质较粗，结构较一致。胞质量少，呈轻或中度嗜碱性，有或无空泡（图 2-44）。

（2）ALL-L$_2$型细胞　胞体以大原始或幼稚淋巴细胞为主，大小不均匀。胞核不规则，常有凹陷和折叠；核仁大而清晰，1 个或多个；核染色质较疏松，结构不一致，或细而分散，或粗而浓集。胞质量较多，轻或中度嗜碱，空泡多少不定（图 2-45）。

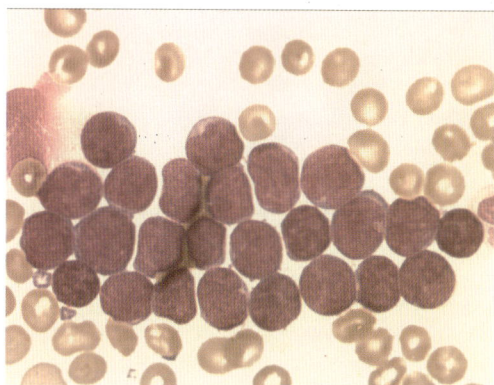

图 2-44　ALL-L$_1$ 细胞（×1000）

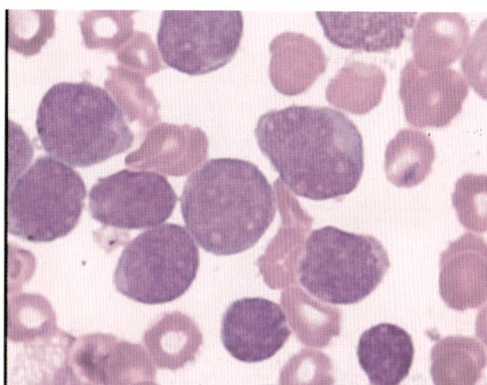

图 2-45　ALL-L$_2$ 细胞（×1000）

（3）ALL-L$_3$型细胞　胞体以大原始或幼稚淋巴细胞为主，大小均匀。胞核较规则；核仁明显，1 个或多个，呈小泡状；核染色质呈均匀细点状。胞质量较多，呈嗜碱性深蓝，常见明显空泡，呈蜂窝状（图 2-46）。

4. 多发性骨髓瘤细胞（multiple myeloma cell）　骨髓瘤细胞形态呈多样性，群集状分布。分化良好者与正常成熟浆细胞形态相似，分化不良者呈典型骨髓瘤细胞形态，而多数瘤细胞形态似幼浆细胞或浆母细胞形态。同一患者的骨髓中可出现形态不一的骨髓瘤细胞。

（1）典型骨髓瘤细胞　胞体较大，直径 30~50μm，大小形态不一，可有伪足。胞核圆形或卵圆形，偏位，少数瘤细胞具有双核、多核和多分叶核，核分裂并不常见；可有 1~2 个大而清楚的核仁；核染色质细致疏松，排列紊乱。胞质量较丰富，嗜碱性强，含有少量嗜天青颗粒和立体感空泡，也可见到含 B-J 蛋白的类棒状小体，以及大小不一的蓝紫色或粉红色拉塞尔小体（russell body）。IgA 型骨髓瘤细胞胞质经瑞特染色呈火焰状（图 2-47）。

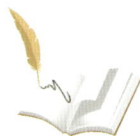

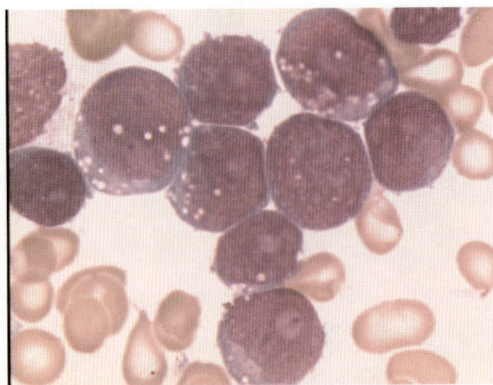

图 2 - 46　ALL - L₃　细胞（×1000）

（2）瘤细胞分型　1957 年欧洲血液学会议，将瘤细胞分为四型：①Ⅰ型小浆细胞型，细胞较成熟，核偏位，染色质致密，胞质丰富，分化良好，细胞形态与正常成熟浆细胞相似。②Ⅱ型幼稚浆细胞型，细胞外形尚规整，核偏位，核/质比例 1∶1，核染色质较疏松。③Ⅲ型原始浆细胞型，核可居中，核/质比例显示核占优势，核染色质疏松，如网状细胞，有核仁。④Ⅳ型网状细胞型，细胞形态多样化，核仁较大，较多，细胞分化不良者，则恶性程度高。

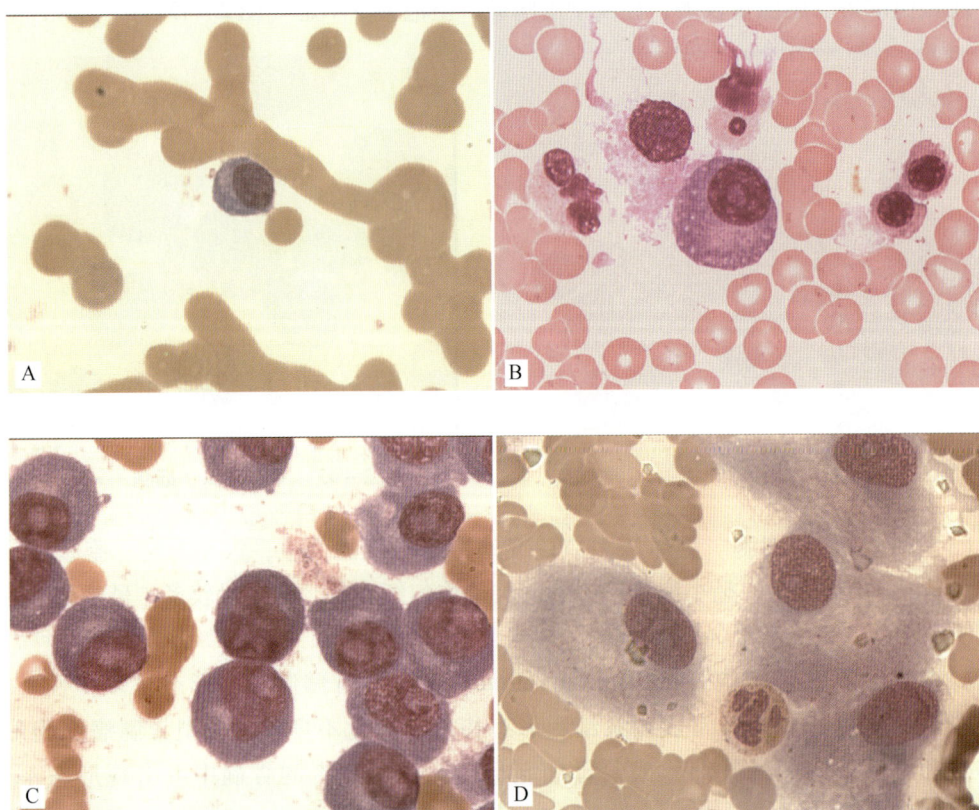

图 2 - 47　骨髓瘤细胞（×1000）

A. 小浆细胞型；B. 幼浆细胞型；C. 原始浆细胞型；D. 网状细胞型

多发性骨髓瘤细胞在骨髓中常呈灶性分布，不同穿刺部位，其细胞比例存有很大的差异。细胞形态尤其是原幼浆细胞比例对该疾病的预后有一定的临床价值，而骨髓活检较穿

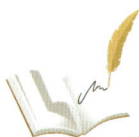

刺更易于观察和发现原始和幼稚浆细胞。

（邓小燕）

第五节　巨核细胞系统

巨核细胞系统由髓系干细胞发育而来，从原始阶段开始，巨核细胞以连续双倍增殖DNA 的方式即细胞核成倍增殖，而胞质并不进行分裂，细胞体积逐渐增大，形成多倍体细胞（图 2 - 48）。正常骨髓中可同时存在 2N、4N、8N、16N、32N 的巨核细胞，以 8N 和 16N 细胞为主。原始、幼稚型巨核细胞都属于低倍体细胞，成熟型多属于高倍体细胞。

在不同血液系统疾病的骨髓中，巨核细胞数量及形态常有改变，如再生障碍性贫血、部分急性白血病、遗传性巨核细胞再生不良等疾病的骨髓中巨核细胞明显减

图 2 - 48　多倍体巨核细胞（Wright - Giemsa 染色 ×200）

少；原发性血小板增多症、原发性免疫性血小板减少症、慢性髓细胞白血病、真性红细胞增多症等疾病的骨髓中巨核细胞常明显增生；骨髓增生异常综合征、各种白血病等疾病骨髓中易见异常巨核细胞。因此，巨核细胞的检查在骨髓检查中非常重要。

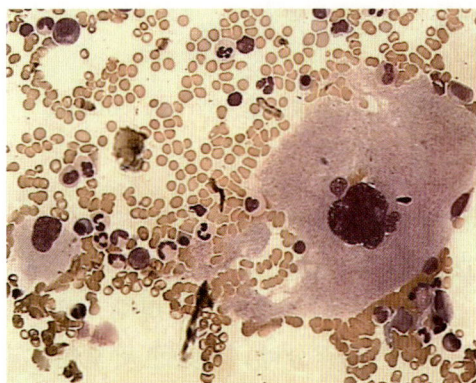

一、巨核细胞系统细胞的形态与功能

依据发育过程巨核细胞系统可分为原始巨核细胞（megakaryoblast）、幼稚巨核细胞（promegakaryocyte）、颗粒型巨核细胞（granular megakaryocyte）、产血小板型巨核细胞（thromocytogenic megakaryocyte）、裸核型巨核细胞（naked megakaryocyte）及血小板。随着细胞发育，胞体逐渐增大，多不规则；胞核亦渐增大，核形由圆形转为凹陷、折叠，甚至分叶，染色质由致密颗粒状转为粗糙条块状；胞质量由少变多，颜色由蓝色（嗜碱）转为红色（嗜酸），并出现大量颗粒。胞质成熟后被包裹成血小板而脱落，形成的裸核在骨髓内被巨噬细胞吞噬而清除。

（一）正常巨核系细胞形态

1. 原始巨核细胞　胞体直径 15 ~ 30μm，圆形或不规则形，常有指状突起或血小板样附着物。胞核较大，深紫红色，常为圆形或椭圆形，可有凹陷、折叠，偶见双核；染色质粗颗粒状，排列紧密；核仁 2 ~ 3 个，常不清晰，呈淡蓝色。胞质较少，深蓝色，无颗粒（图 2 - 49）。

2. 幼稚巨核细胞　胞体直径 30 ~ 50μm，常不规则，边界常不清晰。胞核多数不规则，可呈肾形或分叶状，可有重叠或扭曲；核染色质粗颗粒状或小块状，排列紧密；核仁消失。胞质丰富，着蓝色或灰蓝色，近核处有少许细小且大小一致的淡紫红色颗粒，而使此处的胞质呈淡红色（图 2 - 50）。

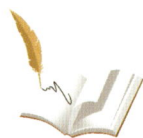

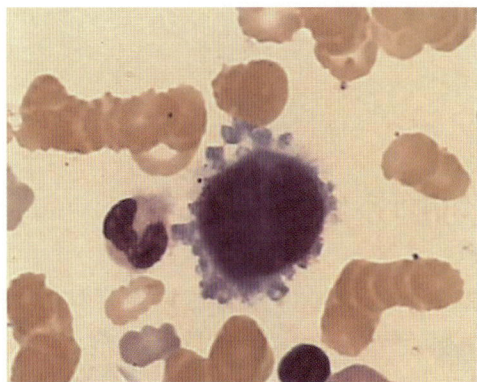

图 2 - 49　原始巨核细胞（Wright - Giemsa 染色 ×1000）

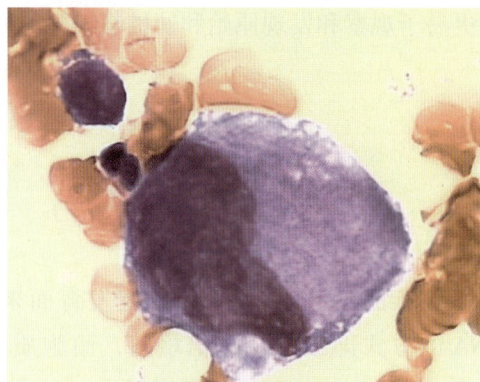

图 2 - 50　幼稚巨核细胞（Wright - Giemsa 染色 ×1000）

3. 颗粒型巨核细胞　胞体大小悬殊，直径 40 ~ 70μm，有的可达 100μm 以上，不规则。胞核巨大、不规则，可扭曲、重叠，甚至分叶；核染色质呈粗块状或条索状；无核仁。胞质极丰富，呈淡红色或淡紫红色，充满大量细小、大小一致的紫红色颗粒，胞膜完整（图 2 - 51）。有的颗粒型巨核细胞周边有少许血小板附着，故要与产血小板型巨核细胞加以鉴别。

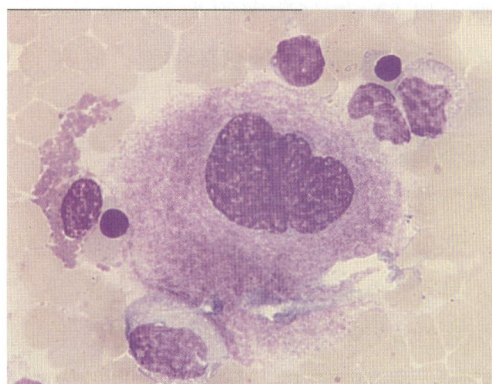

图 2 - 51　颗粒型巨核细胞（Wright - Giemsa 染色 ×1000）

4. 产血小板型巨核细胞　胞体直径 40 ~ 70μm，有时可达 100μm。胞核结构同颗粒型巨核细胞。胞质极丰富，淡红色，边缘的颗粒可聚集成簇（称为雏形血小板），胞膜不完整，呈撕破状，其外侧可见被释放出来的血小板，常 ≥ 3 颗（图 2 - 52）。随着细胞的成熟，血小板的脱落，胞质量逐渐减少。

5. 裸核型巨核细胞　形成的血小板完全脱落后，胞核游离。裸核型巨核细胞早期结构同产血小板型巨核细胞，随着细胞的逐渐退化，染色质结构松散、模糊（图 2 - 53），最终被巨噬细胞吞噬。

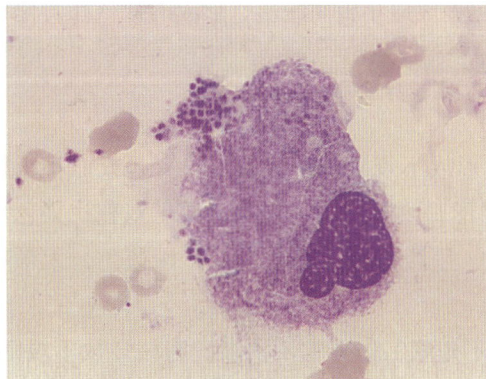

图 2 - 52　产血小板型巨核细胞（Wright - Giemsa 染色 ×1000）

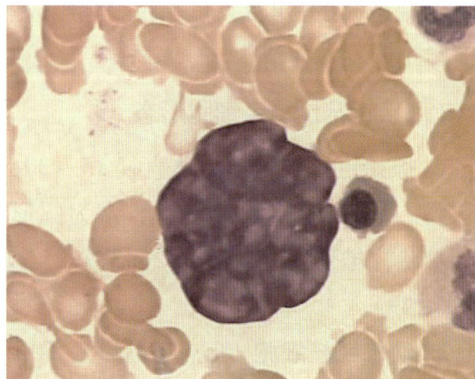

图 2 - 53　裸核型巨核细胞（Wright - Giemsa ×1000）

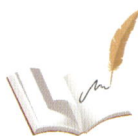

（二）异常巨核细胞形态

1. 微小巨核细胞　又称淋巴样巨核细胞。胞体 10~20μm，如淋巴细胞大小；胞核圆形或椭圆形，染色质致密深染，无核仁；胞质较少，可见指状或伪足状突起，呈深蓝或灰蓝色，可含少量紫红色颗粒（图 2-54）。此细胞为巨核细胞病态造血所致，主要见于骨髓增生异常综合征、巨核细胞白血病、慢性髓细胞白血病、急性红白血病、全髓细胞白血病等恶性血液病。

2. 小巨核细胞　胞体直径 20~40μm；核小，1~2 个，呈圆形或椭圆形，染色质致密深染；胞质多少不一，有少量紫红色颗粒，边缘偶见血小板形成（图 2-55）。主要见于骨髓增生异常综合征、巨核细胞白血病、急性髓细胞白血病、慢性髓细胞白血病、全髓细胞白血病等。

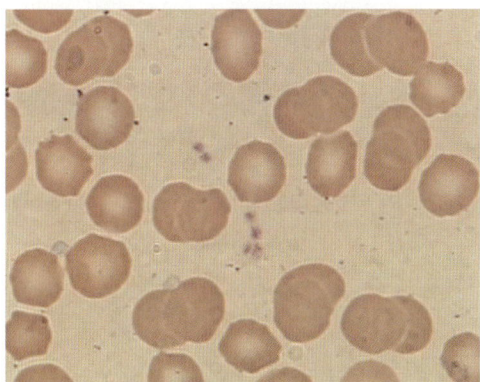

图 2-54　微小巨核细胞（Wright-Giemsa　　　　　　　染色 ×1000）

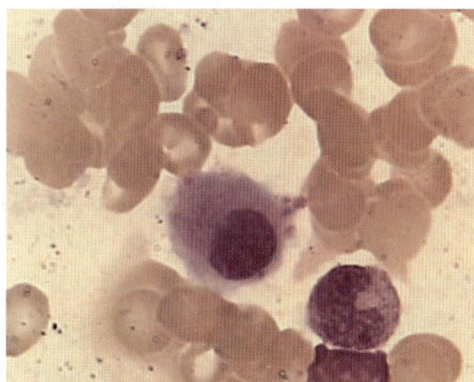

图 2-55　小巨核细胞（Wright-Giemsa　　　　　　　染色 ×1000）

3. 多小核巨核细胞　胞体直径 40~80μm；胞核多个，小而圆形，无核丝相连；胞质丰富，有少量淡紫红色颗粒，多无血小板形成（图 2-56）。可见于骨髓增生异常综合征、急性髓细胞白血病、慢性髓细胞白血病等。

4. 大单核巨核细胞　胞体直径 20~40μm，边缘不整；核大，单个，圆形，偏位；胞质丰富，有紫红色颗粒，多无血小板形成（图 2-57）。多见于骨髓增生异常综合征、急性髓细胞白血病、原发性免疫性血小板减少症、骨髓增殖性肿瘤等。

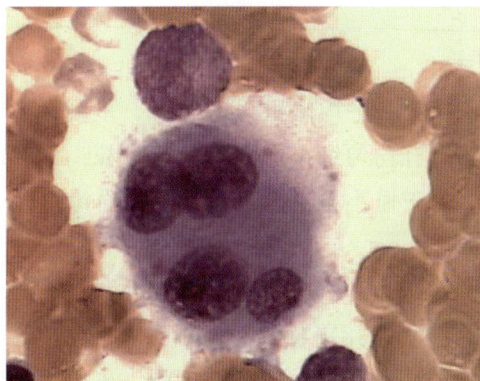

图 2-56　多小核巨核细胞（Wright-Giemsa　　　　　　　染色 ×1000）

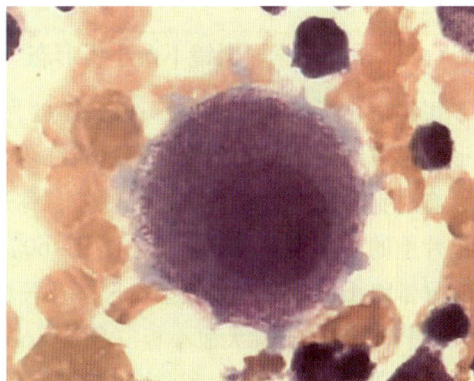

图 2-57　大单核巨核细胞（Wright-Giemsa　　　　　　　染色 ×1000）

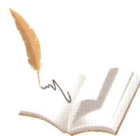

5. 巨核细胞核分叶过度 胞体大，似颗粒型巨核细胞；胞核分为多叶，叶与叶之间多以核丝相连，各叶大小、形态不一，无核仁（图2-58）。多见于巨幼细胞贫血、骨髓增生异常综合征等。

6. 变性巨核细胞 胞质及（或）胞核中出现数量不一的空泡，胞质颗粒明显减少（图2-59）。可见于原发性免疫性血小板减少症、骨髓坏死、骨髓增生异常综合征、感染、自身免疫性疾病等。

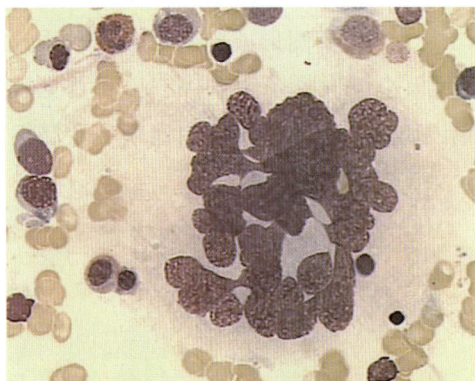

图2-58 巨核细胞分叶过度（Wright-Giemsa染色×400）

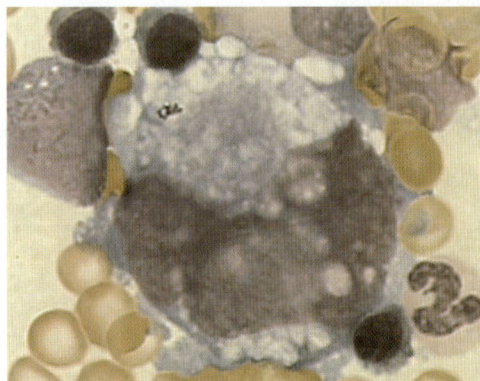

图2-59 变性巨核细胞（Wright-Giemsa染色×1000）

（三）巨核细胞功能

巨核细胞是骨髓中最大的造血细胞，其主要功能是形成血小板，参与生理止血与血栓形成。每个巨核细胞产生血小板的数量差别很大，一般来说，倍体数越高，产生血小板的数量越多，平均每个巨核细胞可产生2000~5000个血小板。

巨核细胞除能产生血小板外，还可以合成多种特异性蛋白质（如血小板第4因子、β-血小板球蛋白）能抑制巨核细胞及内皮细胞的生长，参与造血与血管形成的调控；另一方面，还具有细胞趋化作用，参与炎症反应及免疫调节等。

二、血小板的形态与功能

血小板是血液中最小的可染色成分，无细胞核，仅有胞质成分，但它在血栓和止血中起着重要作用。

（一）普通光学显微镜下血小板形态

正常血小板胞体直径2~4μm，厚度为0.2~0.4μm，平均体积约为7.2fl，呈圆形、椭圆形或不规则圆形，无胞核。胞质淡红色，中心部位有均匀细小的淡紫红色颗粒，称颗粒区；有时胞质周围呈淡蓝色，无颗粒，称透明区。由于血小板具有聚集性，故血涂片及骨髓涂片上的血小板多成堆分布（图2-60）。

异常血小板包括胞体大小、形态及颗粒量的变化。直径小于2μm称小血小板（图2-61）；直径5~7μm称大血小板（图2-62）；直径大于7.5μm称巨大血小板（图2-63）；直径大于20μm称超巨大血小板，又称巨核细胞浆质体（图2-64）。畸形血小板可呈长轴形、花生形、蝌蚪形等（图2-65）。蓝色血小板的胞质嗜碱，无颗粒或仅有少许颗粒（图2-66）。异常血小板增多常见于骨髓增生异常综合征、巨幼细胞贫血、脾脏切除后、原发性免疫性血小板减少症、原发性骨髓纤维化、慢性髓细胞白血病等。

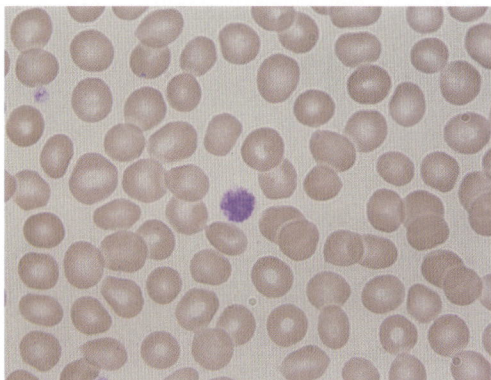

图 2 - 62　大血小板（Wright - Giemsa
染色 ×1000）

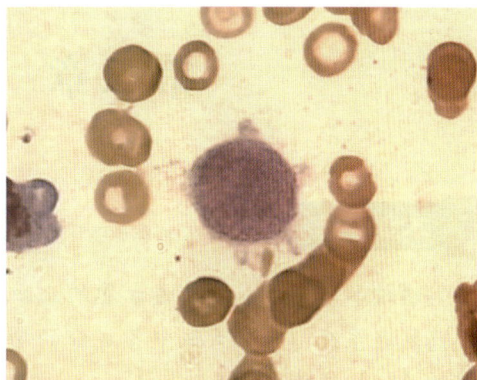

图 2 - 63　巨大血小板（Wright - Giemsa
染色 ×1000）

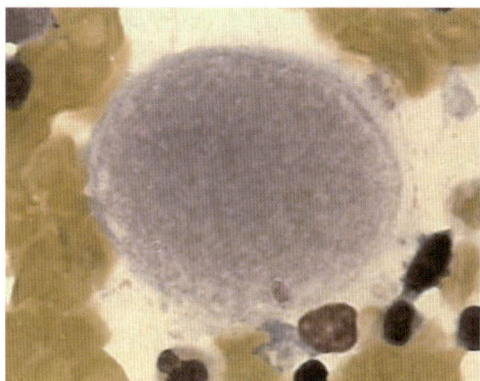

图 2 - 64　超巨大血小板（Wright - Giemsa
染色 ×1000）

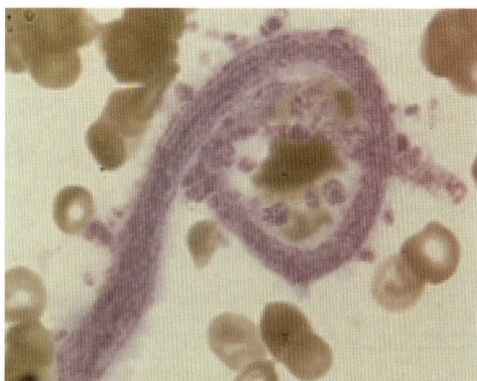

图 2 - 65　畸形血小板（Wright - Giemsa
染色 ×1000）

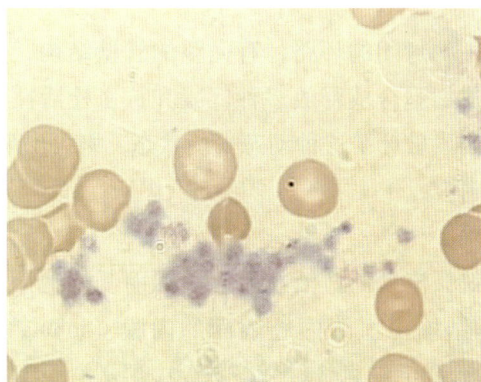

图 2 - 66　蓝色血小板（Wright - Giemsa
染色 ×1000）

（二）血小板的超微结构　见第三章第二节。

（三）血小板的功能　见第三章第二节。

（王　侠）

扫码"练一练"

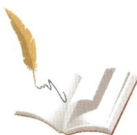

扫码"学一学"

扫码"看一看"

第三章　止血与血栓

本章要点

通过本章学习，能概述血管的止血作用；概述凝血因子的种类，掌握凝血机制；熟悉抗凝系统、纤溶系统中各成分的功能；概述生理性止血中凝血系统与抗凝系统、纤溶系统相互作用的过程。

生理条件下，机体通过复杂调控机制，使血液在血管中始终处于流动状态。病理条件下，血液可从血管中流出或溢出，即发生出血，并启动后续止血过程，或者血液在血管中凝固，即形成血栓。血管、血液有形成分、血液凝固和调节凝固物质、血流特性等多因素相互作用构成血栓与止血基本理论的范畴。

血液凝固是指血液由溶胶状态转为凝胶状态的过程，简称凝血。经过100多年的不断探索，凝血理论由"瀑布学说"到内外凝血途径的互相作用，到近年来分子凝血理论的建立，逐步阐明了凝血的机制，揭示了凝血因子参与的复杂凝血过程。

血栓与出血是机体止血、凝血和凝血调节等因素相互作用、动态失衡的结果。凝血活性增强或血液抗凝和纤溶活性降低，即出现高凝状态或血栓形成；而凝血活性减弱或血液抗凝和纤溶活性增强，则易致低凝状态或出血倾向，进而出现出血性疾病。

第一节　血管的止血作用

生理条件下，血管是一种封闭的环路，有完整的管壁结构，光滑平整的管腔表面，保证血液流动顺畅，血管内皮细胞合成释放多种促凝和抗血栓活性物质，动态平衡中维持血液的流动状态。一旦病理因素破坏了这种动态平衡状态，则可出现出血或血栓形成。

一、血管的结构

血管为一封闭管道系统，流动的血液在血管内周而复始地循环。血管分为动脉、静脉和毛细血管。血管的基本结构由血管内腔表面的内膜（intima）、中膜（media）和外膜（advertitia）组成。毛细血管和毛细血管后微静脉无中层平滑肌细胞。

1. 内膜　由内皮层（endothelial）和内皮下组织（subendothelium）组成。内皮层由单层连续的内皮细胞（endothelial cell，EC）覆盖在整个血管内腔表面。内皮细胞的形态呈扁平、棱形或多角形。细胞长为 $25 \sim 50\mu m$，宽为 $10 \sim 15\mu m$，厚度为 $3\mu m$。内皮细胞的管腔表面有突起的微绒毛。内皮细胞内有许多细胞器，如内质网、核糖体、线粒体、微管、溶酶体等。内皮细胞还有一种特有的细胞器，称为 Weibel-Palade 小体，是内皮细胞特异的形态标记。Weibel-Palade 小体源于高尔基复合体，是内皮细胞的贮存和分泌器官，一些重要的黏附分子如血管性血友病因子（von Willebrand factor，vWF）和 P 选择素（P-selectin，又称为血小板颗粒膜蛋白140，granule membrane protein-140，GMP-140）等都贮存于其

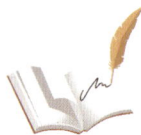

中，当内皮细胞受到刺激时，这些因子被释放出来。内皮下组织包括基底膜和结缔组织，含有丰富的胶原、弹力蛋白、微纤维、层粘连蛋白（laminin，LN）、纤维连接蛋白（fibronectin，FN）、vWF、玻连蛋白（vitronectin，VN）、凝血酶敏感蛋白和糖胺聚糖（主要是透明质酸、硫酸软骨素和硫酸皮肤素）。胶原和微纤维是内皮损伤后参与血小板黏附、聚集和释放反应的主要成分。

2. 中膜　由平滑肌细胞、Ⅲ型胶原和弹性纤维组成。中膜层有多层弹性膜。与静脉相比，动脉的中层弹性膜层数较多，膜间夹有平滑肌细胞、胶原、弹性纤维，呈环形排列，舒缩反应敏捷。

3. 外膜　血管外膜由结缔组织组成，Ⅰ型、Ⅲ型胶原十分丰富，外膜中还含有成纤维细胞、小血管、淋巴管，偶见神经纤维，主要作用是分隔血管与周围组织器官。

二、血管的功能

血管的止血作用主要是依靠与血液直接接触的内膜层来完成。血管与血小板共同参与机体的一期止血。内膜层中主要是内皮细胞，因此血管止血功能是通过内皮细胞表达和释放的多种活性物质来完成。

1. 血管的舒缩功能　是通过神经因素、体液因素和局部的化学物质来调节。正常情况下，血管壁具有完整的组织结构，当血管受损时，血管平滑肌通过交感神经的轴突反射使血管收缩，致使受损血管的伤口缩小，血流缓慢，有利于血小板在受损的局部黏附、聚集。体液因素中的儿茶酚胺如肾上腺素、去甲肾上腺素和多巴胺等可使血管收缩。组胺和乙酰胆碱可扩张血管，但组胺对某些血管也具有缩血管作用。血管紧张素和血管加压素使血管收缩，激肽使血管扩张。局部代谢产物如腺苷可使血管扩张。低氧血症、H^+、CO_2、K^+ 也可使血管扩张。花生四烯酸代谢产物中的血栓烷 A_2（thromboxane A_2，TXA_2）有强烈的缩血管作用，而前列环素（prostacyclin，PGI_2）可使血管扩张。正常情况下，体内的血管舒张收缩物质处于动态平衡状态，从而保证血流通畅。近年来发现内皮细胞通过多种途径调节血管张力、血压和血流速度：①内皮细胞分泌肾素，肾素可使血管紧张素原变成血管紧张素使血管收缩。②内皮细胞表面含有多种酶，具有形成、转化和灭活多种血管活性肽的作用。这些酶包括羧基肽酶 N、氨基肽酶 A、氨基肽酶 M 以及血管紧张素转化酶，后者使无活性的血管紧张素 Ⅰ 变成血管紧张素 Ⅱ。③内皮细胞分泌内皮素（endothelin，ET），ET 是一种强烈的缩血管物质，血浆 ET 浓度低于 10^{-9} mol/L 也可引起血管长时间收缩。④内皮细胞还能释放多种强烈的扩血管物质：包括 NO、腺苷、PGI_2 等。

2. 血管的抗血栓作用　取决于内皮细胞的完整性以及内皮细胞分泌的活性物质对血小板、凝血、抗凝和纤维蛋白溶解等过程的调节作用。

（1）抑制血小板　内皮细胞能够生成和释放抑制血小板黏附和聚集的活性物质。①PGI_2：是内皮细胞中花生四烯酸代谢产物，是一种强烈的血管扩张剂和血小板抑制物。PGI_2 和血小板膜上特异的受体结合刺激腺苷酸环化酶，使血小板内 cAMP 增多，从而抑制血小板的形态改变、血小板的聚集和释放，并抑制 vWF、纤维蛋白原与血小板表面特异受体的结合，还可抑制血小板的促凝活性。高浓度 PGI_2 也可抑制血小板黏附到内皮下组织，特别是抑制活化的血小板的黏附作用。凝血酶、急性缺氧、高密度脂蛋白、活化补体成分、组胺、激肽释放酶、血管紧张素、白细胞介素 -1、干扰素、肿瘤坏死因子（tumour necrosis factor，TNF）、ATP、ADP、血小板活化因子（platelet activating factor，PAF）、白细胞二烯

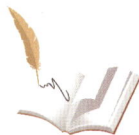

C_4等可刺激内皮细胞合成PGI_2。成纤维细胞生长因子（fibroblast growth factor，FGF）、纤溶酶，某些药物如阿司匹林、非固醇类抗炎药（吲哚美辛等）、环孢素等，可通过抑制环氧化酶活性而抑制PGI_2的产生，吸烟、地塞米松、因子Xa、亚油酸等可抑制PGI_2的释放。②硫酸乙酰肝素蛋白多糖（heparin sulfate proteoglycan，HSPG）：内皮细胞可合成和表达，其具有结合抗凝血酶（antithrombin，AT）并增强AT的抗凝作用。HSPG主要位于内皮下基底膜和内皮管腔表面。内皮细胞表面的HSPG可作为受体调节血液和组织之间的物质交换，又因为HSPG具有强烈的负电荷，血小板表面也有这种负电荷，因而阻止血小板黏附到正常的内皮细胞上。HSPG还能聚集AT于内皮细胞表面，构成内皮细胞一个重要的抗凝成分。③内皮衍生松弛因子（endothelium derived relaxing factor，EDRF）：其化学本质被认为是一氧化氮。EDRF的生物学作用一是扩张血管平滑肌、主要通过增加细胞Ca^{2+}浓度，刺激细胞内鸟苷环化酶活性，使cGMP增加，后者可使血管扩张；二是抑制血小板黏附到内皮下组织和聚集反应。EDRF的抗血小板作用是通过增加细胞内cGMP实现。PGI_2可增加EDRF的抗血小板的作用。④13－羟－十八碳二烯酸（13－hydroxy－octadecadienoic acid，13－HODE）：是内皮细胞亚油酸衍生物，它是血小板黏附、聚集和TXA_2生成的强烈抑制剂，同时可诱导PGI_2生成。⑤腺苷：ADP是一种重要的血小板诱聚剂，ATP则可扩张血管和对抗ADP的血小板诱聚作用。活化血小板和内皮细胞均可释放ADP和ATP，内皮细胞同时具有调节ADP和ATP的作用——内皮细胞能迅速分解ADP、ATP变成AMP和腺苷，后者是一种强烈的血小板功能抑制剂，但这一过程又可被ADP抑制。内皮细胞还可摄取外源的腺苷生成ATP。

（2）抗凝　内皮细胞合成分泌抗凝血酶、血栓调节蛋白（thrombomodulin，TM）、蛋白C受体（endothelial cell protein C receptor，EPCR）、组织因子途径抑制物（tissue factor pathway inhibitor，TFPI）等都能发挥抗凝作用。AT是一种多功能的丝氨酸蛋白酶抑制物，除抑制凝血酶外，对因子Xa、IXa、XIa、$XIIa$等以及纤溶酶、胰蛋白酶等也有抑制作用。TM是凝血酶的受体与辅因子，凝血酶和内皮细胞膜表面的TM结合后激活蛋白C成为活化的蛋白C（activated protein C，APC）灭活因子Va、$VIIIa$。EPCR可以提高凝血酶－TM复合物介导的蛋白C激活。TFPI的主要抗凝作用是需要钙离子存在，与因子Xa及因子$VIIa$/组织因子形成一个四联体复合物，从而抑制外源凝血途径。内毒素、$IL-1$、TNF可刺激内皮细胞合成和释放TFPI。

（3）纤溶　内皮细胞不仅合成和分泌组织型纤溶酶原激活物（tissue plasminogen activator，t－PA），而且在内皮细胞表面存在纤溶酶、纤溶酶原、t－PA和尿激酶型纤溶酶原激活物（urokinase plasminogen activator，u－PA）受体，使纤溶酶原和t－PA等集合在内皮细胞表面，促进纤溶成分相互反应，防止形成的纤溶酶被血浆中的α_2－抗纤溶酶抑制，增强纤溶活性。

3. 血管壁的促血栓形成作用

（1）激活血小板　正常情况下，血小板不会黏附到完整的内皮细胞上。当血管受到损伤，血小板立即黏附到暴露的内皮下组织，随即发生聚集和释放反应。内皮下的胶原和微纤维可引起血小板聚集和TXA_2释放。另外内皮细胞合成释放的vWF介导血小板与内皮下胶原的黏附反应，葡萄糖、纤维蛋白、机械损伤、补体、放射线、血流流变切应力等可使vWF合成和释放增加。地塞米松、维生素E则抑制其合成和释放。内皮细胞还能够生成PAF。PAF是已知最强的血小板激活剂，能诱导血小板的活化和聚集。凝血酶、加压素、血管紧张素II、$IL-1$、TNF、组胺等可刺激内皮细胞合成PAF，PGI_2则可抑制PAF的合成。

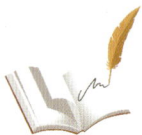

除血小板外，内皮细胞也能合成和释放 TXA_2 收缩血管和活化血小板。凝血酶、ATP、ADP、低密度脂蛋白及白细胞三烯 B_4、D_4 等刺激内皮细胞合成 TXA_2。

（2）促凝　当血管壁受损或内皮细胞受刺激时，内皮细胞合成和表达大量组织因子（tissue factor，TF）。TF 与血浆中的因子Ⅶa 结合，快速启动凝血机制。多种因素参与调节内皮细胞合成和表达 TF，凝血酶、内毒素可增加 TF 活性。IL-1、TNF、免疫复合物等均可诱导内皮细胞产生 TF。此外，内皮细胞表达因子 V 和结合因子 X、Ⅸ等促进凝血。当血管受损时，纤维蛋白原、纤维蛋白（fibrin，Fb）可与内皮细胞结合，并沉积在内皮下组织，介导细胞与细胞外基质的相互作用，促进止血和伤口愈合。

（3）抗纤溶　内皮细胞分泌和释放纤溶酶原激活抑制物-1（plasminogen activator inhibitor-1，PAI-1），能与 t-PA 和 u-PA 形成紧密的复合物，从而抑制其活性，阻止纤维蛋白溶解，增强止血效果。

因此，血管通过内皮细胞基础表达和（或）释放的抗凝物质以及促凝物质在凝血的生理调节中起着重要作用。内皮细胞可通过参加血小板功能调节，凝血因子激活和抗凝及纤溶过程，也可通过其生成的血管活性物质对血管舒缩调节，发挥抗血栓的作用，维持正常血液流动。当内皮细胞正常表达受各种物理、化学、生物等因素的影响时，可破坏其促凝和抗凝功能的动态平衡。

第二节　血小板的止血作用

血小板由骨髓巨核细胞产生并释放入血。在止血血栓形成过程中血小板起着十分重要的作用。生理情况下，血小板在血管内处于静息状态，表面光滑，呈双凸碟形，直径 $2\sim4\mu m$。当血管内皮损伤等因素激活血小板后，血小板通过黏附、聚集、释放反应参与初期止血。同时，血小板也参与凝血过程，促进凝血块形成达到止血作用。因此，血小板异常可导致出血性疾病或血栓性疾病的发生。

一、血小板超微结构

扫描电镜下，静息血小板呈双面微凸圆盘状，表面平滑，可见胞膜凹陷形成的开放管道系统外口（图 3-1）；活化后血小板呈星形，可见许多伪足样突起（图 3-2）。

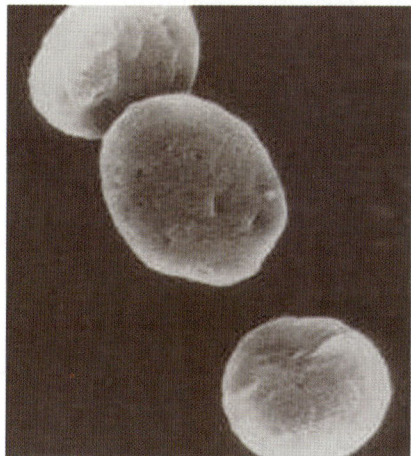

图 3-1　静息血小板扫描（电镜）　　　　图 3-2　活化血小板扫描（电镜）

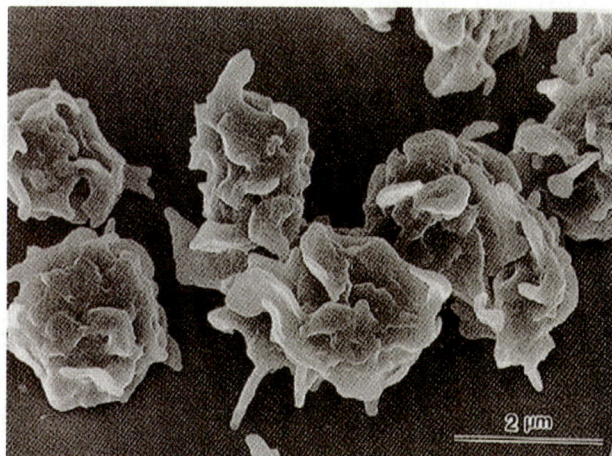

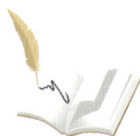

透射电镜下可见血小板的超微结构，分为表面结构、骨架系统、细胞器、特殊膜管道系统四部分（图3-3）。

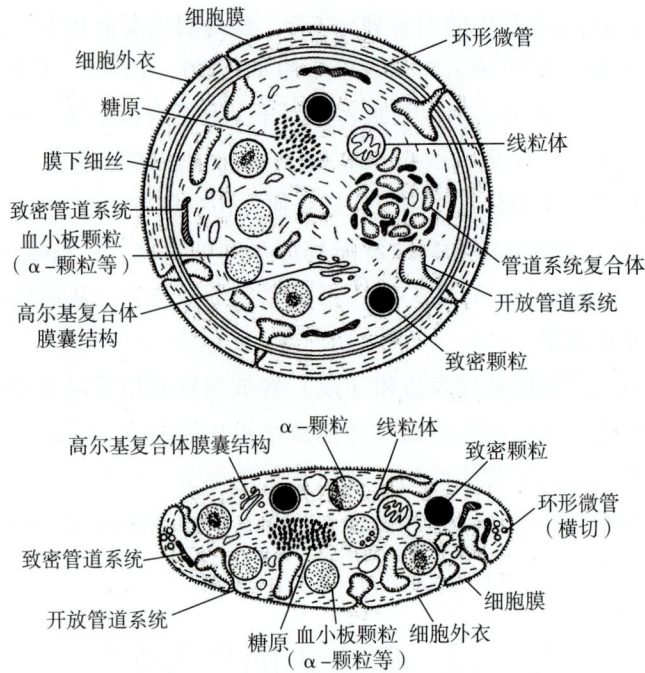

图3-3　透射电镜下血小板超微结构模式图

上：血小板的赤道面　　下：血小板的垂直切面

1. 表面结构　血小板表面主要由胞膜和外衣组成。胞膜的主要成分是蛋白质（占57%）、脂质（占35%）和少量糖类（占8%）。外衣又称糖萼，由糖蛋白的糖链部分向膜外伸出，并覆盖在血小板表面，是许多物质的受体。

（1）膜蛋白　其中最为重要的是糖蛋白（glycoprotein，GP），包括血小板质膜糖蛋白和颗粒膜蛋白。①血小板质膜糖蛋白有多种，由国际血液学标准化委员会（ICSH）统一命名，其中GP Ⅰ a、GP Ⅰ b、GP Ⅱ b、GP Ⅲ a 等已被确定为血小板特异性抗原。质膜糖蛋白还是多种物质的受体，参与血小板的活化（表3-1）。某些糖蛋白在静息状态下不表达或极少表达，血小板活化变形后，暴露于血小板表面，由此可观察血小板活化情况。检测GP Ⅱ b/Ⅲ a的变化是观察血小板活化的一个可靠指标。②颗粒膜蛋白主要存在于颗粒膜上，质膜上极少，当血小板被激活时大量表达在质膜上，主要包括 α 颗粒膜蛋白-140（α granular membrane protein-140，GMP-140）、溶酶体完整膜蛋白和相关膜蛋白等。GMP-140又称血小板选择素，是 α 颗粒膜上分子量为140kD的糖蛋白，血小板未活化时位于 α 颗粒膜上，血小板活化时，GMP-140融合在血小板质膜上，并大量表达。因此，GMP-140亦是血小板活化的一个重要检测指标。

表3-1　血小板质膜主要膜糖蛋白及其特性

国际命名	CD 名称	相对分子量（KD）	特性
GP Ⅰ a	CD49b	160000	与GP Ⅱ a形成复合物，为胶原的受体
GP Ⅰ b	CD42 b（Ⅰ bα） CD42 c（Ⅰ bβ）	165000	与GPⅨ形成复合物，为vWF、凝血酶的受体

续表

国际命名	CD 名称	相对分子量（KD）	特性
GP Ⅰ c	CD49f	148000	与 GP Ⅱ a 形成复合物，为 Fn 和层素的受体
GP Ⅱ a	CD29	130000	与 GP Ⅰ a 和 GP Ⅰ c 形成复合物，为胶原和纤维连接蛋白的受体
GP Ⅱ b	CD41b	145000	
GP Ⅲ a	CD61	90000	GP Ⅱ b 与Ⅲ a 形成复合物，是纤维蛋白原、血管性血友病因子和纤维连接蛋白的受体
GP Ⅳ	CD36	88000	凝血酶敏感蛋白的受体
GP Ⅴ	CD42d	82000	与 GP Ⅰ b、Ⅸ 形成复合物，是凝血酶的受体
GP Ⅵ		61000	是胶原受体，免疫球蛋白超家族成员，传递血小板黏附信号至血小板内部
GP Ⅸ	CD42a	22000	与 GP Ⅰ b 形成复合物，为血管性血友病因子的受体

　　另外，血小板膜上还有 Na^+,K^+-ATP 酶、$Ca^+,Mg^{2+}-ATP$ 酶和一些阴离子酶，对维持血小板膜内外离子梯度和平衡起重要作用。

　　（2）膜脂质　主要由鞘磷脂和甘油磷脂组成。甘油磷脂通过花生四烯酸代谢产生 TXA_2 和 PGI_2。TXA_2 通过抑制腺苷酸环化酶而促进血小板聚集，同时具有收缩血管的作用；PGI_2 是腺苷酸环化酶的激活剂，能抑制血小板聚集，同时具有扩张血管的作用。二者在血小板和血管的相互作用中构成一对生理作用完全相反的调控系统。在生理情况下，两者呈动态平衡，使血管和血小板保持正常功能。

　　除此之外，血小板膜磷脂在磷脂酶 A_2 作用下，可形成血小板活化因子（platelet activating factor，PAF）和血小板第 3 因子（platelet factor 3，PF_3）。前者是迄今发现的最强的血小板聚集诱导剂，并参与炎症反应及免疫调节，后者参与凝血过程。

　　2. 骨架系统　又称为溶胶-凝胶区，由微管、微丝及膜下细丝组成，在维持细胞形态、收缩、释放中起着重要作用。

　　（1）微管（microtubules）　位于血小板质膜下方的赤道面，与质膜之间有膜下细丝相隔。它是一种非膜性管状结构，主要成分是由微管蛋白 A、B 组成的二聚体。一定数量的二聚体排列形成细丝，12～15 根细丝围绕成环形微管，这是血小板骨架系统的主要组成部分，对维持血小板形态起重要作用。

　　（2）微丝（microfilaments）　是血小板收缩作用的主要成分，由肌动蛋白细丝和肌球蛋白粗丝组成，两者组成比例为 100∶1。肌动蛋白在静息血小板中大多数以球型单体存在，血小板活化后，快速聚合成细丝，致使细胞突起，并形成伪足；肌球蛋白在血小板活化时组成了粗丝。血小板的收缩过程实际上是肌动蛋白和肌球蛋白相互滑动、收缩的过程。所以，微丝在血小板变形、释放反应及血块收缩中起着重要作用。

　　（3）膜下细丝（submembrane filaments）　位于细胞膜与环形微管之间，结构和作用与微丝相似。

　　此外，还有凝溶蛋白、肌动蛋白结合蛋白、α-辅肌动蛋白、外廓蛋白等也参与了血小板骨架系统的工作。在诸多因素共同作用下，血小板胞体变形、伸展，并形成伪足（又称黏附变形）。血小板内颗粒移向中央部位，在肌动蛋白和肌球蛋白相互作用下，颗粒与开放管道融合，颗粒内容物释放到血小板外。

　　3. 细胞器　血小板胞质中含有多种细胞器，最重要的是其中的三种颗粒成分，即 α 颗粒、δ 颗粒（致密颗粒）和 γ 颗粒（溶酶体）。

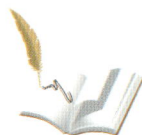

（1）α颗粒 呈圆形，直径250~500nm，有界膜包围，内容物呈中等电子密度，是血小板可分泌蛋白的主要贮存部位。其内容物的主要成分及作用见表3-2。此外，α颗粒还含有α₁抗胰蛋白酶（α₁-AT）、α₂巨球蛋白（α₂-M）、纤溶酶原活化抑制剂-1（PAI-1）、蛋白S（PS）、因子Ⅴ、因子Ⅺ、纤维蛋白原（Fg）、血管性血友病因子（vWF）、高分子量激肽原（HMWK）、因子ⅩⅢa亚单位以及通透因子、杀菌因子、趋化因子等。这些蛋白在促进血小板黏附、聚集、细胞生长、血块收缩及血块溶解中起着重要作用。

表3-2 α颗粒内容物的主要成分及作用

主要成分	作用
血小板第4因子	能中和肝素的抗凝活性，并能与内皮细胞表面的硫酸乙酰肝素结合，促进血栓形成
β-血小板球蛋白	能抑制血管内皮细胞合成PGI₂，促进血小板聚集和血栓形成
血小板衍生生长因子	是一种碱性糖蛋白，具有细胞分裂活性，可刺激成纤维细胞和肌细胞的生长和分裂，在动脉粥样硬化的发生和发展中具有重要意义
凝血酶敏感蛋白	是血小板的主要糖蛋白，能促进血小板聚集
纤维连结蛋白	是广泛存在于体内的一种高分子量糖蛋白，血小板活化后，Fn从颗粒中释放并结合到血小板膜表面，可介导血小板对胶原的黏附作用

PF₄和β-TG是血小板特有蛋白质。当血小板活化时，二者从α颗粒中释放到血中，使血浆中含量增加。因此，测定血浆或血小板内的PF₄和β-TG含量可作为血小板在体内被活化的指标。

（2）致密颗粒 又称δ颗粒，圆形，直径为200~300nm，有界膜包围，主要贮存低分子量的活性物质，包括ADP、ATP、5-HT、Ca^{2+}、抗纤溶酶、焦磷酸盐等。其主要成分及作用见表3-3。

表3-3 致密颗粒内容物主要成分及作用

颗粒成分	作用
ADP	与血小板聚集有关，当血小板活化时，释放的ADP可引起血小板的次发聚集
ATP	是维持血小板形态、功能和代谢活动所需的能量来源
5-HT	当血小板活化时释放到血中，具有促进血小板聚集和血管收缩的作用
Ca^{2+}	血小板活化后释放到血中，参与凝血过程
抗纤溶酶	抑制纤溶酶、凝血因子、胰蛋白酶及激肽释放酶的活性

（3）溶酶体 又称为γ颗粒，数目少，直径175~250nm，颗粒有界膜包围，形态上不易与α颗粒区分。溶酶体是血小板的消化部位，其中含有丰富的水解酶及蛋白酶，包括芳香族硫酸酯酶、β-N-乙酰氨基葡糖苷酶、β-甘油磷酸酶、β-葡萄糖醛酸酶、β-半乳糖苷酶、组织蛋白酶（D、E、O）、弹性硬蛋白酶、胶原酶及肝素酶等。只有在强诱导剂（如凝血酶、胶原等）作用下，溶酶体才发生释放反应。

（4）其他 血小板中还有维持血小板正常生理活动所需的线粒体、过氧化物酶小体、内质网、高尔基膜囊结构、小泡等。

4. 特殊膜管道系统 主要有开放管道系统和致密管道系统，还存在着这两种管道系统的复合体。

（1）开放管道系统（open canalicular system，OCS） OCS的膜来源于巨核细胞的质膜，是血小板膜凹陷于血小板内部形成的曲折管道系统。OCS增加了血小板与外界的接触，接受并传递外界的刺激信息，同时也是血小板与血浆之间物质交换的通道。血小板颗粒内容物通过OCS释放到血小板外。

（2）致密管道系统（dense tubular system，DTS） DTS的膜来源于巨核细胞的粗面内

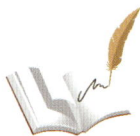

质网，它散在于血小板胞质中，与外界不相通。DTS 是血小板贮存钙离子的场所，也是合成 TXA_2 的场所。处在静息状态下的血小板，其胞质中的钙离子浓度极低，通过依赖 TXA_2 或不依赖 TXA_2 途径可使贮存在 DTS 中的钙离子释放到胞质中，而钙泵能将血小板胞质中的钙离子转送到 DTS，从而调节血小板收缩活动和血小板释放反应。

二、血小板的功能

血小板最重要的功能是参与止凝血、纤溶等多种病理生理过程，包括血小板的黏附、聚集、释放、血块收缩、促凝及维护血管内皮的完整性等多个环节的作用。除此以外，血小板还参与肿瘤转移、动脉粥样硬化、炎症、免疫作用等。

1. 黏附功能 血小板黏附（adhesion）是指血小板黏附于非血小板表面的功能。体内的非血小板表面主要是血管内皮下组织，黏附能力强的内皮下组织有胶原（主要成分）、微纤维及基底膜等。血管壁的胶原中，Ⅰ、Ⅲ、Ⅳ型对流动状态下的血小板黏附和聚集最为重要。体外的非血小板表面为带负电荷的物质，如玻璃、白陶土、金属等也能黏附血小板。此外，血小板也可直接黏附于血管内皮下组织，如胶原、弹性蛋白等。

当血管内皮受损伤后，血小板通过质膜上的 GPⅠb/Ⅸ复合物借血管性血友病因子（von Willebrand factor，vWF）的桥联作用黏附于血管损伤处的内皮下组织。血小板 GPⅡb/Ⅲa 也可通过与 vWF、纤维蛋白连接蛋白（Fn）等黏附蛋白作用导致伸展黏附。GPⅠb/Ⅸ和 GPⅡb/Ⅲa 的功能有所不同，对血小板黏附均十分重要。

2. 聚集功能 血小板聚集（aggregation）是指血小板与血小板之间的黏附，是形成血小板血栓的基础，在初期止血中起重要作用。静息血小板上的 GPⅡb/Ⅲa 并不与纤维蛋白原结合，当诱导剂作用膜上受体后，导致血小板活化。此时血小板上 GPⅡb/Ⅲa 的空间构型发生变化，暴露纤维蛋白原结合位点，血小板通过纤维蛋白原的连接作用而发生聚集（图 3-4）。在某些情况下，除纤维蛋白原以外的一些其他大分子黏附蛋白，如 vWF、Fn 也可与 GPⅡb/Ⅲa 结合，介导血小板的聚集反应。此外，血小板聚集还可因流动状态下的剪切变应力直接作用而聚集，不需要任何诱导剂，其机制尚不清楚。

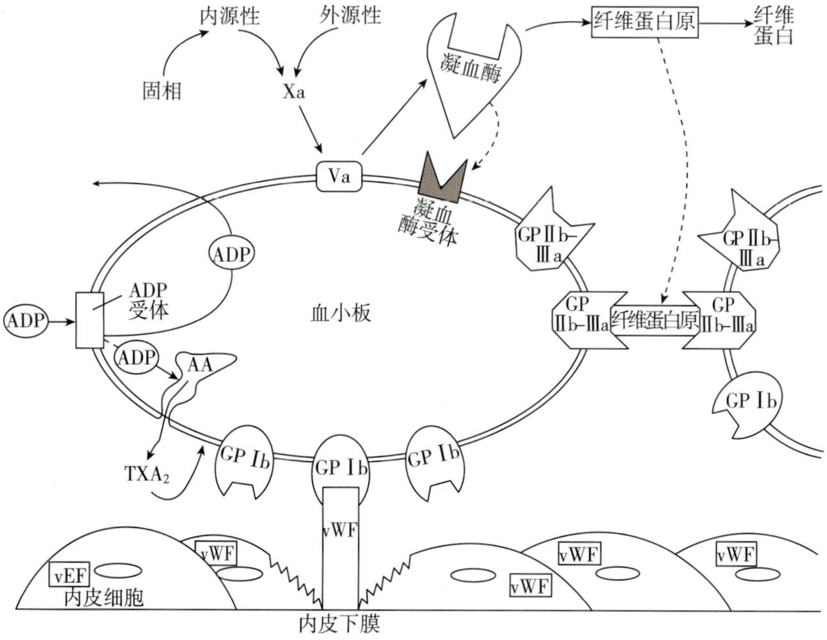

图 3-4 血小板黏附和聚集机制模式图

血小板的聚集分两步进行：①初发聚集，又称第一相聚集，指在外源性诱导剂作用下发生的血小板聚集，它依赖 GPⅡb/Ⅲa 和纤维蛋白原的相互作用。这种聚集是可逆的，在一定条件下聚集的血小板可以重新散开。②次发聚集，又称第二相聚集，指在血小板释放的内源性诱导剂作用下的血小板聚集，这种聚集是不可逆的。它不仅依赖 GPⅡb/Ⅲa 和纤维蛋白原的相互作用，还依赖血小板释放反应。

血小板的诱导剂种类很多（表3－4）。体外最常用的诱导剂有 ADP、肾上腺素、凝血酶、胶原及瑞斯托霉素等。

表3－4　血小板诱导剂种类

种类	诱导剂
低分子物质	ADP，肾上腺素，5－HT，加压素，血管，花生四烯酸，PGG_2/PGH_2，TXA_2，PAF，A23187
蛋白水解酶	凝血酶，胰蛋白酶，纤溶酶，蛇毒，病毒，肿瘤细胞，免疫复合物
颗粒或巨分子	胶原，微纤维，内毒素，细菌，抗血小板抗体
凝集素	瑞斯托霉素，多聚赖氨酸，酵母多糖，牛因子Ⅷ

3. 释放反应　血小板释放反应（release reaction）是指血小板被激活后，形态改变，血小板颗粒（包括致密颗粒、α颗粒、溶酶体）与质膜融合，使颗粒内的生物活性物质从开放管道系统释放到血液的过程。血小板的释放过程通常在血小板聚集后发生，大部分聚集诱导剂能引起血小板释放反应，但引起释放反应程度随诱导剂的不同而变化。弱诱导剂作用下，α颗粒和致密颗粒的释放产物不超过其内容物的25%，强诱导剂可使70%～90%内容物释放；致密颗粒在弱诱导剂，如 ADP、低浓度胶原作用下，即可诱导释放反应；而溶酶体需要在强诱导剂作用下才发生释放反应。有人将强和弱诱导剂所诱导的释放反应分别称之为释放反应Ⅰ和释放反应Ⅱ。血小板释放反应的详细机制不清楚，一般认为诱导剂作用于血小板膜上的相应受体，引起胞质中钙离子浓度增加，收缩蛋白收缩，颗粒中的内容物趋向中央，颗粒膜与 OCS 膜融合，内容物即通过 OCS 释放。血小板释放反应的产物 ADP、TXA_2 等可进一步引起血小板活化和聚集。

4. 促凝活性　血小板促凝活性（platelet prcoagulant activity）是指血小板参与凝血反应、加速内源凝血途径、促进血液凝固的功能，主要表现在以下几个方面。

（1）形成 PF_3　血小板受到凝血酶、胶原、高岭土等刺激后被激活，静息状态下位于膜内侧的 PS 转向外侧，形成 PF_3，为凝血过程提供了因子活化的场所，并参与组成了 $FⅨa－Ⅷa－Ca^{2+}－PF_3$ 复合物和 $FⅩa－FⅤa－Ca^{2+}－PF_3$ 复合物，这两种复合物分别激活凝血因子Ⅹ和凝血酶原。

（2）促进凝血酶原酶形成　血小板表面存在着凝血因子Ⅹa 的结合位点，结合在血小板表面的凝血因子Ⅹa 促进凝血酶原活化的能力较血液中的凝血因子Ⅹa 的能力强30万倍。

（3）吸附和浓缩凝血因子　在血小板表面进行的凝血反应中，FⅧ：C 是一个重要成分。血小板被活化时，α－颗粒中的 vWF 分泌到血小板膜表面，vWF 具有结合 FⅧ：C 的能力，从而提高了血小板膜表面 FⅧ：C 的含量。

（4）对凝血因子Ⅺ、Ⅻ有活化作用　血小板受胶原和 ADP 刺激时，形成了接触产物形成活性和胶原诱导的凝血活性，分别激活因子Ⅻ、Ⅺ，参与始动凝血反应。

（5）释放多种凝血因子　血小板被激活时，α－颗粒内容物中的 FⅫ、FⅪ 和 Fg 等可释放到血浆中，参与凝血过程。

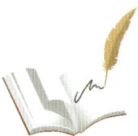

5. 血块收缩功能　被激活的血小板通过其肌动蛋白细丝和肌球蛋白粗丝的收缩作用，使血小板伸出多个伪足，搭在纤维蛋白网上。当伪足呈向心性收缩时，纤维蛋白网变小，其网中的血清被挤出来，使血块收缩。血块的收缩有利于止血和伤口的愈合。血块收缩依赖血中纤维蛋白原和血小板的数量、质量，当血小板和纤维蛋白原明显减少或血小板聚集功能和纤维蛋白原结构异常时，均可使血块收缩功能减低。

6. 维护血管内皮的完整性　血管内皮细胞之间存在着间隙，这间隙由血小板来填充，而且血小板还参与血管内皮细胞的再生和修复过程，故能增强血管壁的抵抗力，降低血管的脆性和通透性。

血小板通过黏附、聚集和释放反应参与初期止血过程，再通过释放其所含凝血因子、提供催化表面和血块收缩等作用参与二期止血过程。由此可见，血小板在生理止血过程中发挥着非常重要的作用。

第三节　血液凝固系统

一、凝血因子

参加血液凝固的凝血因子（coagulable factor）至少有 14 个，包括 12 个经典的凝血因子以及激肽系统的激肽释放酶原和高分子量激肽原。国际凝血因子命名委员会用罗马数字命名凝血因子 I ～ XIII。因子 VI 是因子 V 的活化形式，已被废除；因子 IV 为钙离子（Ca^{2+}），其余均为蛋白质，故又通称为凝血蛋白（coagulable protein）。根据凝血因子的作用和理化特性可分为四组。凝血因子的某些特点见表 3-5。

（一）依赖维生素 K 的凝血因子（vitamin K - dependent factors）

这类因子包括因子 II、VII、IX 和 X，它们的共同特点是分子结构中 N 端含有数量不等 γ - 羧基谷氨酸残基（γ - carboxyglutamic acid，γ - Gla），而这些 γ - 羧基谷氨酸残基在肝细胞内的生物合成依赖维生素 K 的介导。若缺乏维生素 K 或上述 4 个因子 N 端无 γ 羧基谷氨酸残基则无凝血活性，可导致新生儿出血或获得性成人出血性疾病。

1. 因子 II（凝血酶原，prothrombin）　凝血酶原酶使其单链分子上精$_{274}$ - 苏$_{275}$肽键断裂，释出凝血酶原片段 1+2（prothrombin fragment 1 and 2，F_{1+2}），形成中间产物，凝血酶原酶继续作用于中间产物分子，在精$_{323}$ - 异亮$_{324}$肽键处断裂，形成 A 和 B 二条肽链构成的凝血酶，F_{1+2} 受凝血酶自身水解而裂解为片段 1（F_1）和片段（F_2）。此为凝血酶原活化的生理途径。凝血酶使纤维蛋白原变为纤维蛋白。

2. 因子 VII（稳定因子，stable factor）　组织损伤时，组织因子（TF）释放到血液中，FVII 与其结合，分子构型发生改变，暴露活性部位，成为活化因子 VII（FVIIa）。TF 与 FVII 和 Ca^{2+} 结合形成 TF - FVIIa - Ca^{2+} 复合物，后者可激活 FIX 和 FX，使内源及外源凝血途径相沟通，这一现象具有重要的生理和病理意义。从 TF 释放到 TF - FVIIa - Ca^{2+} 复合物形成的过程是体内最重要的凝血途径。

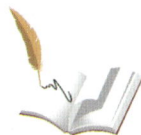

表 3-5 凝血因子特性

因子	I	II	III	V	VII	VIII	IX	X	XI	XII	PK	HMWK	XIII	vWF
相对分子质量	341	7.2	4.5	33	5.0	33	5.7	5.6	12.5	7.6	8.5~8.8	12	32	50~2000
氨基酸残基数	2964	579	263	2196	406	2332	416	448	607	596	619	626	2744	?
基因所在染色体	4q23~32	11p11~q12	1p21~22	1q21~25	13q34~qter	Xq28	Xq26~27	13q34~qter	4q35	5q33~qter	?	13q26~qter	α6p24~p21 β1q31~q32	12p12~pter
基因长度(kb)	α5.4β8.6γ8.4	21	12.4	80	13	186	34	25	23	11.9	?	27	160	150
外显子数	α5β8γ10	14	6	25	9	26	8	8	15	14	?	11	15	52
mRNA长度(kb)	α2.2β1.9γ1.6	2.1	?	7.0	2	9.0	2.8	1.5	?	2.4	?	3.5	?	8.8
酶原结构含[α(A)β(B)γ]2 CHO(%)	单链7~10	单链	单链	单链13	单链50	单链	单链17	双链15	双链5.0	单链17	单链15	单链	(α2、β2)4.9	不定10~15
激活后结构		A链 B链		重链 轻链	重链 轻链		重链 轻链	重链 轻链	重链 轻链	重链 轻链			α2β	
酶活性		丝氨酸蛋白酶	辅因子	辅因子	丝氨酸蛋白酶	辅因子	丝氨酸蛋白酶	丝氨酸蛋白酶	丝氨酸蛋白酶	丝氨酸蛋白酶	丝氨酸蛋白酶	辅因子	转谷氨酰胺酶	血小板黏附、PVIII载体
电泳分析所在部位(球蛋白)	γ	α	βα		β	α2β	αβ	α	βα	βα	γ	α	α2β	
半衰期(小时)	72~108	96		15~36	4~6	15	24	30~50	52	48~60	35~40	144	48~122	
生成部位和是否依赖VitK	肝	肝	内皮细胞、单核细胞	肝	肝	不明	肝	肝	肝	肝	肝	肝	肝、血小板	内皮细胞、血小板
血浆浓度(mg/L)	2000~4000	100		50~100	0.5	0.1	5	10	4	2.9	70~90	70~90	10	10
在BaSO2吸浆中	有	无		有	无	有	无	无	有	有	有	有	有	有
在血清中	10%~15%	无		无	有	无	有	有	有	有	有	有	无	有
贮存稳定性	稳定	稳定		不稳定	稳定	不稳定	不稳定	稳定	稳定	稳定	稳定	稳定	稳定	较稳定

3. 因子Ⅸ（血浆凝血活酶成分，plasma thromboplastin component，PTC）　FⅪa 使 FⅨ的精$_{146}$－丙$_{147}$肽键断裂，产生由二硫键相连的无活性双链 α－FⅨ，α－FⅨ继续被 FⅪa 水解，使重链上的精$_{181}$－缬$_{182}$肽键断裂失去一分子量为 11000 的小肽而生成具有酶活性的 β－FⅨa，此即 FⅨa。此外，TF－FⅦa－Ca^{2+} 复合物也能激活 FⅨ。

4. 因子Ⅹ（Stuare－Prower 因子）　在凝血过程中处于内源、外源及共同途径的交点上。在 FⅨa－FⅧa－Ca^{2+}－PF_3 和 TF－FⅦa－Ca^{2+} 复合物的作用下，FⅩ重链上精$_{51}$－异亮$_{52}$肽键断裂，从其 N 端释出一分子量为 11000 的小肽后，生成有活性的 α－FⅩa，再从其 C 端释出含 17 个氨基酸残基的小肽，使 α－FⅩa 转变成具有酶活性的 β－FⅩa。

（二）接触凝血因子（contact fcators）

此类因子包括因子Ⅻ、Ⅺ、激肽释放酶原及高分子量激肽原。它们的共同特点是通过接触反应启动内源凝血途径，并可参与纤溶和补体等系统的活化，临床发现接触因子缺乏并不出现出血现象（除因子Ⅺ缺乏有轻度出血外），反而表现出不同程度的血栓形成倾向或纤溶活性下降。

1. 因子Ⅻ（Hageman factor，接触因子）　是内源凝血途径的始动因子。FⅫ的激活已不再是体内凝血的一个重要环节，而对纤溶系统的激活起着更为重要的作用。FⅫ缺陷或 FⅫ体内活化障碍，都可能降低体内纤溶活性，导致血栓性疾病。但有些体外凝血试验，仍有沿用多种物质去激活 FⅫ。

（1）固相激活　FⅫ与带负电荷的物质（如体内的胶原、微纤维、基底膜、长链脂肪酸等，或体外的玻璃、白陶土、硅藻土等）接触后，分子构型发生改变，活性部位暴露，成为活化因子Ⅻ（FⅫa）。

（2）液相（酶类）激活　在激肽释放酶、纤溶酶、凝血酶、胰蛋白酶等作用下，FⅫ 在精$_{353}$－缬$_{354}$肽键处断裂，使单链 FⅫ转变为由二硫键相连的 α－FⅫa。α－FⅫa 由重链（分子量 50000D）和轻链（分子量 28000D）组成，酶活性中心位于轻链。α－FⅫa 又可被激肽释放酶在重链精$_{334}$处裂解，产生 β－FⅫa。β－FⅫa 由重链（分子量 28000D）和轻链（分子量 2000D）组成，仍具有酶活性，FⅫa 的主要作用是激活 FⅪ 和 FⅦ，并激活 PK 和纤溶酶原。

2. 因子Ⅺ（血浆凝血活酶前质，plasma thromboplastin antecedent，PTA）　在凝血酶或体外 FⅫa 的作用下，FⅪ多肽链的精$_{369}$－异亮$_{370}$肽键断裂，生成由 2 条重链（分子量 48000D）和 2 条轻链（分子量 35000D）组成的因子Ⅺa。活性中心位于 2 条轻链 C 端的丝氨酸残基上。FⅪa 的作用是激活因子Ⅸ，但与 FⅫ一样，其激活纤溶的作用大于激活因子Ⅸ，甚至大于 FⅫa 对纤溶的激活作用。

3. 激肽释放酶原（prekallikrein，PK）　又称 Fletcher 因子，在 FⅫa 的作用下，PK 的精$_{371}$－异亮$_{372}$肽键断裂，转变为由重链（分子量 43000D）和轻链（分子量 38000D）组织的激肽释放酶（kallikrein，K），酶活性中心位于轻链。重链区有与高分子量激肽原结合的部位。K 的作用是激活 FⅫ、FⅪ 和 FⅦ，使 HMWK 转变成激肽，使纤溶酶原转变成纤溶酶。

4. 高分子量激肽原（high molecular weight kininogen，HMWK）　又称 Fitzgerald 因子，为接触反应的辅因子，参与 FⅫ、FⅪ 的激活。生成的激肽（bradykinin）有扩张血管、增加血管通透性及降低血压的作用。

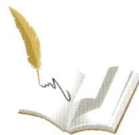

（三）凝血酶敏感凝血因子（thrombin sensitive factors）

此类包括因子Ⅰ、Ⅴ、Ⅷ、ⅩⅢ。它们都对凝血酶敏感，从而发生酶促反应或被激活。

1. 因子Ⅰ（纤维蛋白原，fibrinogen，Fg） 为两个单体组成的二聚体蛋白，每个单体都有Aα、Bβ及γ三条肽链。其分子的三维空间构形是由6条肽链形成3个球状区域，中央区称为E区，两侧的外周区称为D区。Fg变为纤维蛋白的过程至少包括以下三步。

（1）纤维蛋白单体（Fibrin monomer，FM）形成　在凝血酶的作用下，Fg的$A_α$链上精$_{16}$－甘$_{17}$键和$B_β$链上精$_{14}$－甘$_{15}$键先后被裂解，分别释出富含负电荷的纤维蛋白肽A（fibrinopeptide A，FPA）和纤维蛋白肽B（fibrinopeptide B，FPB）。此时Fg分别转变成纤维蛋白Ⅰ（Fb－Ⅰ）和纤维蛋白Ⅱ（Fb－Ⅱ），即FM。

（2）FM的聚合　FPA和FPB从Fg中释放后，Fb－Ⅰ和Fb－Ⅱ分子N端区的自身聚合位点暴露。如FPA的释放，使Fb－Ⅰ分子E区暴露出A位点，与另一Fb－Ⅰ的D区相应位点结合；FPB的释放，Fb－Ⅱ分子E区暴露出B位点，与相邻Fb－Ⅱ的D区相应位点结合，形成纤维蛋白单体聚合物。这种聚合物以氢键相连，很不稳定，可溶于5mol/L（30%）尿素或1%单氯（碘）醋酸溶液中，故称为可溶性FM聚合物（SFM）或可溶性纤维蛋白。

（3）交联纤维蛋白形成　SFM在FⅩⅢa和Ca^{2+}作用下，γ链和α链之间以共价键（—CO—NH—）交联，形成不溶性FM聚合物，此即纤维蛋白（fibrin，Fb）。

2. 因子ⅩⅢ（纤维蛋白稳定因子，fibrin stabilizing factor） 在凝血酶和Ca^{2+}的作用下，FⅩⅢ $α_2$链N端的精－甘键断裂，脱去两条分子量为4000的小肽，生成无活性的中间产物$α_2β_2$，然后在Ca^{2+}作用下，$α_2β_2$发生解离，生成有谷氨酰胺酶（transamidase）活性的FⅩⅢα（$α_2'$）。$β_2$是$α_2$载体，无活性。FⅩⅢα能使一个FM的侧链上的谷氨酰胺残基与另一个FM侧链上的赖氨酸残基之间形成ε（γ谷氨酰）赖氨酸连接，此作用主要在纤维蛋白的γ链之间和α链之间进行。

3. 因子Ⅴ（易变因子，labile factor） 在体外，它是最不稳定的凝血因子，在起始凝血酶的作用下，FⅤ转变成双链结构的FⅤa。FⅤa为FⅩa的辅因子。在Ca^{2+}的参与下，FⅩa、FⅤa、PF_3（磷脂）结合形成FⅩa－FⅤa－Ca^{2+}－PF_3（磷脂）复合物即凝血酶原酶或称凝血活酶。

4. 因子Ⅷ（抗血友病球蛋白，antihemophilic globulin，AHG） 是由高分子量vWF和低分子量的因子Ⅷ凝血活性蛋白（factor Ⅷ coagulant protein，FⅧ：C）组成的巨分子量复合物。vWF占复合物的99%，由血管内皮细胞和巨核细胞合成和释放，是FⅧ：C的保护性载体，同时参与血小板相关的止血作用。FⅧ：C合成部位尚不明，它不是酶原，而是作为FⅨa的辅因子，参与内源凝血途径的激活。FⅧ：C被起始凝血酶激活成FⅧa，后者与FⅨ、Ca^{2+}和磷脂（PF_3）结合形成FⅨa－FⅧa－Ca^2－PF_3复合物。此复合物有激活FⅩ的作用，其形成所需时间较长，一般为3~8分钟。

（四）其他凝血因子

其他包括因子Ⅲ和Ⅳ。

1. 因子Ⅲ 习惯称之为组织因子（tissue factor，TF）是正常人血浆中唯一不存在的凝血因子。其广泛存在于各种组织中，尤其在脑、胎盘和肺组织中含量极为丰富，单核－巨噬细胞和血管内皮细胞均可表达。

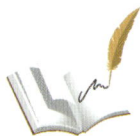

TF 为跨膜糖蛋白，N 端位于胞膜外侧，是 FⅦ 的受体，可与 FⅦ 或 FⅦa 结合，C 端插入胞质中，提供凝血反应的催化表面，参与外源凝血途径的激活。

2. 因子Ⅳ 习惯称之钙离子（Ca^{2+}），Ca^{2+} 存在于血液中，与其他二价金属离子（如 Mg^{2+} 和 Zn^{2+}）都可能共同参与凝血过程。

二、凝血机制

20 世纪 60 年代初，自 Macfarlane、Davies 和 Ratnoff 分别提出凝血的瀑布学说后，人们对凝血过程有了较为全面的了解。认识到凝血是一系列凝血因子相继酶解激活的过程，结果是生成凝血酶，形成纤维蛋白凝块。该过程一般分为两个系统，即内源性凝血系统（包含内源凝血途径和共同凝血途径）和外源性凝血系统（包含外源凝血途径和共同凝血途径）。内、外源凝血途径的主要区别在于启动方式及参加的凝血因子不同，结果形成两条不同的 FX 激活通路。近年来，随着该领域研究的不断深入，人们对凝血过程的认识又有了进一步的补充和发展。现在认为两条凝血途径并不是各自完全独立，而是相互密切联系，在机体的整个凝血过程中可能发挥不同的作用（图 3-5）。

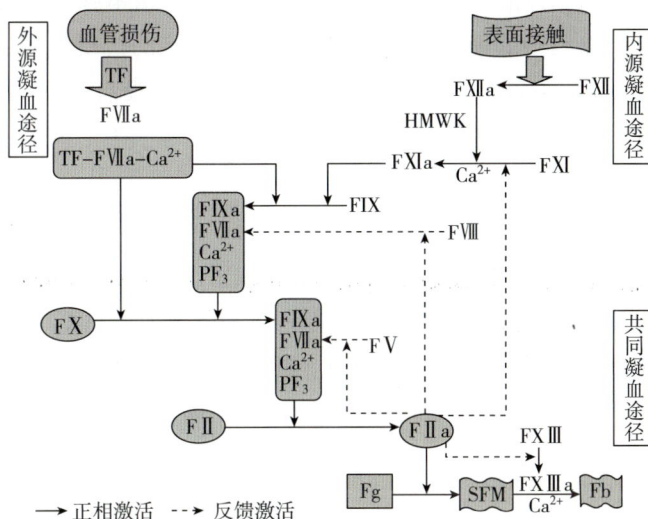

图 3-5 凝血过程模式图

（一）内源凝血途径

内源凝血途径（intrinsic pathway）是指从 FⅫ 被激活到 FXa 形成的过程，包括（FⅨa-FⅧa-PF_3-Ca^{2+}）复合物的形成。本途径参与的有 FⅫ、FⅪ、FⅨ、FⅧ、Ca^{2+} 及 PK、HMWK，这些凝血因子全部来自正常血液中存在的凝血蛋白和 Ca^{2+}。现发现这一途径在体内已不再是主要的凝血途径，而外源途径中的 FⅦa-TF-Ca^{2+} 复合物对因子Ⅸ的活化，以及由 FⅦa-TF-Ca^{2+} 复合物最终形成凝血酶后对因子Ⅺ的活化作用更大。因而这里的 FⅪa 和 FⅨa 只是对体内因血管内皮损伤引起的凝血病理生理反应的一个补充。

体外试验所做的凝血试验，有一部分是以固相激活剂（如白陶土、硅藻土、玻璃表面等）去活化 FⅫ，这是传统的内源性凝血过程。它延续 FⅫ、PK 活化的接触启动，并逐步激活 FⅪ、FⅨ 和 FX，最后使血液凝固。

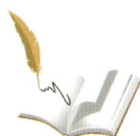

（二）外源凝血途径

外源血途径（extrinsic pathway）是指从 TF 的释放入血到 FⅩa 形成的过程，参与凝血的因子不完全来自正常血液中，部分由组织中进入血液。这主要指 TF 由各种途径（血管损伤、血液中细胞的释放、表达等）进入血液，引起 FⅦ的活化，并与之构成复合物，进而激活 FⅩ、FⅡ，最终形成纤维蛋白。这是体内凝血的主要途径，也是发生止血血栓病理改变的主要原因之一。

（三）共同凝血途径

共同凝血途径（common pathway）是指从因子Ⅹ的激活到纤维蛋白形成的过程，为内、外源凝血系统所共有，包括凝血酶原酶（Prothrombinase）（FⅩa－FⅤa－PF$_3$－Ca^{2+}复合物）或称凝血活酶（thromboplastin）的生成、凝血酶的生成及纤维蛋白的形成三个阶段。

第四节　抗血液凝固系统

抗凝血机制包括细胞和体液两方面的因素。细胞因素是指单核－巨噬细胞系统、肝细胞对促凝物质及活化凝血因子的消除作用以及血管内皮细胞的抗凝作用。然而，目前认为这些细胞因素的抗凝作用远不如体液的抗凝蛋白作用强，且没有很好的检测方法来判断。因此，本节主要阐述体液抗凝蛋白的特性与作用。

一、蛋白 C 系统

1976 年瑞典的 Stenflo 从吸附过牛血浆的枸橼酸钡上洗脱下一些蛋白质，通过 DEAE－Sephadex 柱层析，在第三蛋白峰中分离出一种蛋白质，命名为蛋白 C（protein C，PC）。PC是一种依赖维生素 K 的蛋白质，具有抗凝作用。蛋白 C 系统除 PC 外，还包括蛋白 S（protein S，PS）、血栓调节蛋白（thrombomodulin，TM）和内皮细胞蛋白 C 受体（endothelial protein C receptor，EPCR）。

（一）蛋白 C 系统的特性

1. PC　人类 PC 基因位于 2 号染色体，其蛋白质在肝细胞合成，为维生素 K 依赖的糖蛋白，由二条多肽链组成。分子量为 62kD，重链为 40kD，轻链为 22kD。正常人血浆 PC 含量为 2～6mg/L，半寿期为 6 小时。男女无差异，有随年龄增加现象。先天性缺乏 PC 纯合子可发生致死性"暴发性紫癜（purpura fulminans）"。

2. PS　人类 PS 基因位于第 3 号染色体，共有 635 个氨基酸组成。PS 也是由肝细胞合成的依赖维生素 K 的单链糖蛋白，分子量 64kD，血浆中含量 25mg/L，男性较女性高10%～15%，也有随年龄增加现象。PS 为活化 PC 的辅因子，缺乏 PS，也易发生血栓形成。

3. TM　人类 TM 基因位于第 20 号染色体，编码 575 个氨基酸的蛋白质。TM 是分子量为 105kD 的单链糖蛋白，血浆中含量 20g/L。已知 TM 存在于除脑血管外的所有血管内皮细胞中，淋巴管内皮细胞、成骨细胞、血小板、原始巨核细胞及循环单核细胞中也有发现。TM 与凝血酶结合后显著加速 PC 的活化。

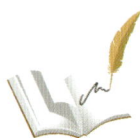

4. EPCR EPCR 是贯穿于内皮细胞表面的单链糖蛋白，分子量为 46kD，成熟 EPCR 由 221 个氨基酸残基组成。人类 EPCR 基因位于第 20 号染色体。血浆含量为 133ng/L。EPCR 可结合 PC 以及活化 PC，调节 PC 活化和活化 PC 的功能。

（二）蛋白 C 系统的抗凝作用

PC 必须转变成具有丝氨酸蛋白酶活性的形式，即活化的 PC（activated protein C，APC）才能发挥其抗凝作用。凝血酶是 PC 唯一的生理性活化剂，而凝血酶对 PC 的激活过程相当缓慢且受钙离子的抑制。TM 可显著加速凝血酶对 PC 的激活。内皮细胞表面表达 EPCR，与 PC 结合，结合于 EPCR 的 PC 可被 TM 与凝血酶复合物激活。APC 与 PC 一样都与 EPCR 具有极强的亲和力。与 EPCR 结合的 APC 失去其抗凝活性。APC 必须与膜表面反应才能发挥其抗凝作用，而高亲和性膜反应需要 PS 的存在。PS 在血浆中以游离形式以及与补体 4b 结合蛋白（C4bp）结合的两种形式存在，而只有游离的 PS 才能作为 APC 的辅因子参与抗凝机制。图 3－6 显示 PC 的活化及 APC 的作用。

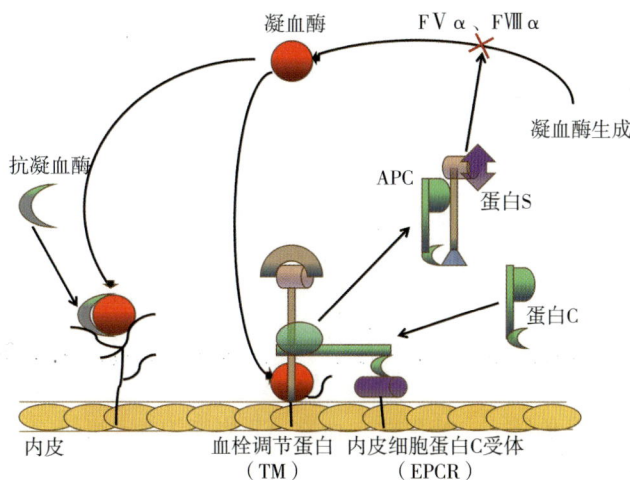

图 3－6 PC 的激活及 APC 的作用

APC 的作用靶点之一是抑制位于血小板膜表面的 FVa。结合在血小板膜表面的 FVa 起着 FXa 受体的作用，由它们构成的凝血酶原复合物可迅速使凝血酶原转变成凝血酶。FVa 对 APC 的抑制作用甚敏感，特别是在 FVa 水平非常低的情况下。因此，APC 实际具有阻止凝血酶原酶复合物聚集的作用。APC 的另一作用靶点是 FⅧa，FⅧa 与 FVa 同属于凝血蛋白辅因子，它们在凝血瀑布反应中的作用极为相似。APC 对 FⅧa 的灭活导致 FXa 生成减少，进而影响凝血酶的生成。

（三）蛋白 C 系统作用的调节

APC 可以被 α_2 抗纤溶酶、α_1 抗胰蛋白酶、α_2 巨球蛋白和 3 型纤溶酶原激活抑制物所灭活。若上述物质缺乏，尤其是 3 型纤溶酶原激活抑制物的缺乏，可导致 FVa 和 FⅧa 的联合缺乏，引起严重出血。相反，若蛋白 C 系统的成分有缺乏，则会引起严重的动、静脉血栓形成。另一种情况，当 FV 或 FⅧ 基因突变，导致 APC 切割点氨基酸突变而使 APC 发生抵抗，也同样可导致血栓形成。如 FV Leiden 突变，即 FV 第 506 位精氨酸被谷氨酰胺替代，导致 APC 不能灭活 FVa 而发生 APC 抵抗（APC resistance，APCR）。

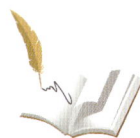

二、肝素-抗凝血酶途径

血浆中含有一组结构上相对应而功能上不同的蛋白抑制物，包括抗凝血酶（AT）、肝素辅因子Ⅱ（HCⅡ）、纤溶酶抑制物、纤溶酶原活化抑制物、抗胰蛋白酶、抗糜蛋白酶及C1抑制物等，统称为丝氨酸蛋白酶抑制物（serine protease inhibitors，Serpins），构成了所谓的Serpins超级家族（表3－6），其中AT是绝大多数凝血蛋白酶的抑制物。血浆AT缺陷与血栓形成性疾病的相关性表明，它在调节体内止血方面起着至关重要的作用。肝素是最常用的抗凝药物，它的抗凝活性归因于其加速AT对凝血蛋白酶的灭活作用。

表3－6　血浆丝氨酸蛋白酶抑制物

抑制物名称	血浆浓度（μmol/L）	分子量（D）	作用靶点
抗凝血酶（AT）	2	61000	凝血酶、FⅩa
肝素辅因子Ⅱ（HC－Ⅱ）	1	66000	凝血酶
纤溶酶抑制物（α₂－PI）	1	70000	纤溶酶
纤溶酶原激活抑制剂（PAI）	10	50000	纤溶酶原激活物
蛋白C抑制剂（PCI）	10	57000	活化的蛋白C
抗胰蛋白酶（AT）	15	51000	嗜中性弹性蛋白酶
抗糜蛋白酶（AC）	7	69000	组织蛋白酶
C1－抑制剂（C1－inhibitor）	2	104000	C1s激肽释放酶

AT主要由肝细胞合成，经修饰加工去掉32个氨基酸的信号肽后，成为可分泌的蛋白质，含有432个氨基酸残基，分子量为58kD，其基因位于1号染色体。除肝脏以外，其他脏器如肺、脾、肾、心、肠、脑等也有合成AT的能力，血管内皮细胞、巨核细胞也是AT的合成场所。血浆AT是单链α－糖蛋白，血浆AT浓度约为125mg/L，由4个氨基葡萄糖碱基单位组成，碳水化合物含量占9%，基本组成成分有N－乙酰氨基葡萄糖、甘露糖、半乳糖和唾液酸。

肝素是一种混杂的氨基葡聚糖，广泛分布于哺乳动物的各种器官，如肝、肺、心、肾和肠。肝素的主要成分有糖醛酸（L－艾杜糖醛酸和D－葡萄糖醛酸）和氨基己糖（D－氨基葡萄糖或D－半乳糖胺），并由这两类成分构成碳水化合物的骨架。肝素与AT的亲和性是其抗凝活性的关键因素，亲和性愈高抗凝活性显示越强。在肝素的存在下，AT抑制凝血酶、FⅩa、FⅪa、FⅨa以及其他丝氨酸蛋白酶。由肝素促进的AT－凝血酶和AT－FⅩa灭活反应是肝素的主导抗凝机制。

凝血酶与AT形成凝血酶－抗凝血酶（TAT）复合物，在体内半寿期为5分钟，通过肝细胞从血循环中清除。AT缺乏是发生静脉血栓和肺栓塞的常见原因之一，但与动脉血栓形成关系不大。目前对先天性AT缺乏的分子机制研究报道较多，获得性AT缺乏一般因合成障碍（如肝受损）、消耗过度（DIC、脓毒血症、深静脉血栓、急性早幼粒细胞白血病等）或丢失增多（如肾病综合征）所致。

三、组织因子途径抑制物

组织因子途径抑制物（tissue factor pathway inhibitor，TFPI）是一种与脂蛋白结合的生理性丝氨酸蛋白酶抑制物。早在1957年就有人发现类似抑制物可调节TF－FⅦa参与的凝血

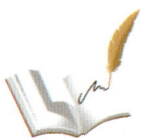

作用，但直到 20 世纪 90 年代才被正式命名和确定。现在认为，其在生理性抗凝血蛋白作用中占相当重要的比重，并且直接参与了血液凝固的全过程。TFPI 是一单链糖蛋白，血浆含量是 54～142μg/L，成熟分子包含有 276 个氨基酸残基。*TFPI* 基因表达在人类 2 号染色体，其分子量不完全相同，大多为 36～43kD，也有少量高分子形式。除血浆中存在 TFPI 之外，血小板 α 颗粒和溶酶体颗粒中也有 TFPI 的存在，在血小板活化后释放入血浆。

TFPI 是主要的血液凝固调节物，它可以直接抑制活化的因子 X（X a），并以依赖 F X a 的形式在 Ca^{2+} 存在条件下抑制 TF – F Ⅶa 复合物。其作用机制可能为 TFPI 首先结合于 F X a 的活性中心形成 TFPI – F X a，然后在 Ca^{2+} 的存在下，与 TF/F Ⅶa 复合物形成多元复合物，从而抑制外源性凝血途径（图 3–7）。TFPI 除抑制 F X a 及 TF – F Ⅶa 外，还能抑制胰蛋白酶，对纤溶酶及糜蛋白酶也有轻微抑制作用，但不抑制凝血酶、APC、t – PA 等。

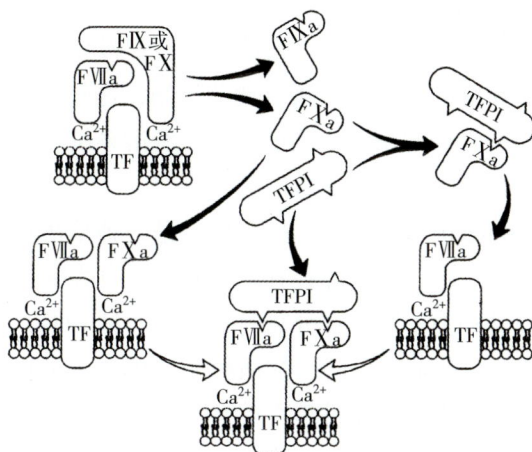

图 3 – 7 组织因子途径抑制物作用机制

四、其他凝血抑制物

除 PC 系统、肝素 – AT、TFPI 途径等主要的血液凝固调节蛋白之外，人体内还存在一些其他生理性凝血调节蛋白。20 世纪 90 年代前后，人们又发现了两个新的血液凝固调节蛋白，即蛋白 Z（protein Z，PZ）和蛋白 Z 依赖的蛋白酶抑制物（protein Z – dependent protease inhibitor，ZPI）；并发现 PZ 和 ZPI 的缺陷可导致血栓形成，但 PZ 和 ZPI 对凝血的调节既广泛又有限。PZ 也是一种维生素 K 依赖的糖蛋白，由肝细胞合成分泌后进入循环血液中，浓度为 0.6～5.7mg/L。PZ 的分子量为 62kD，其基因定位于 13 号染色体，血中浓度为 0.6～5.7mg/L。华法林可使 PZ 水平下降到正常时的 15% 以下；DIC、肝病、骨髓纤维化患者以及新生儿的 PZ 水平都很低。而凝血酶可以与 PZ 结合，也可以裂解 PZ。ZPI 是一种丝氨酸蛋白酶，分子量为 72kD，由肝细胞合成分泌。ZPI 由 423 个氨基酸残基组成，与别的氨基酸蛋白酶存在 25%～35% 的相同构型，ZPI 在血液凝固或血栓形成时会大量消耗。PZ 与 ZPI 主要灭活 F X a，并需要 Ca^{2+} 和磷脂的存在。作为丝氨酸蛋白酶的 ZPI，现在只知能与 F X a 和 F XIa 结合并灭活之，不具备明显抑制 F Ⅱa、F Ⅶa、F IXa、F Ⅻa、KK、APC、t – PA、u – PA 和纤溶酶等的作用。

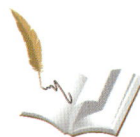

第五节　纤维蛋白溶解系统

纤维蛋白溶解系统（fibrinolytic system）简称纤溶系统，是指纤溶酶原被特异性激活物转化为纤溶酶（plasmin，PL），纤溶酶降解纤维蛋白和其他蛋白质的过程。这一系统的主要功能是将沉积在血管内外的纤维蛋白溶解而保持畅通，防止血栓形成或使已形成的血栓溶解，血流复通。它与血液凝固系统存在着既矛盾又统一的动态平衡关系。纤溶系统异常表现为纤溶活性增高引起的出血以及活性减低而引起的血栓形成。

一、纤溶系统的组分及其功能

参与纤溶系统的酶都归类于丝氨酸蛋白酶。这些酶在血液中可通过二级或三级酶促反应活化，从而迅速激活纤溶酶原，形成的纤溶酶最终降解纤维蛋白。同时，纤溶酶原的活化过程和活性受到血液中相应抑制物的严格负调节控制，这些抑制物绝大多数是属于丝氨酸蛋白酶抑制物家族成员，它们起源于共同的祖先。纤溶系统主要成员有十余种，本节重点阐述与纤溶酶促反应相关的蛋白质特性与作用。

1. 纤溶酶原（plasminogen，PLG）　人类 PLG 是一种单链糖蛋白，由 790 个氨基酸组成，其基因定位于第 6 号染色体，由肝脏分泌入血，血中浓度为 $1.5 \sim 2\mu mol/L$，半衰期为 2.2 天。因其含糖的量和种类不同，在分离时可得到两种 PLG，即谷 - PLG（Glu - plasminogen）和赖 - PLG（Lys - plasminogen），这两种 PLG 的分子量和生物学活性无显著差异。

PLG 的空间三维构型对本身的活化过程有重大影响，完整的 PLG 分子紧密缠绕呈球状，PLG 激活物的作用位点被隐蔽在分子内部，当 PLG 丢失了谷$_1$ - 赖$_{76}$多肽片段之后，立即由球状变成松散结构的链状。当 PLG 上的精$_{560}$ - 缬$_{561}$之间的肽键被 PLG 激活物水解后，便形成由二硫键相连的活化的双链纤溶酶，其酶中心位于轻链（B 链），含 241 个氨基酸，从 N 末端到 560 位氨基酸组成了重链（A 链）。轻链是丝氨酸活性中心具有特殊的空间结构，该结构对由缬 - 苯丙 - 赖氨酸三肽组成的化学结构具有很高的亲和力。当血液凝固时，PLG 大量吸附于纤维蛋白网上，在组织型纤溶酶原激活物和尿激酶型纤溶酶原激活物的作用下，激活成纤溶酶。

除了对纤维蛋白（原）作用之外，纤溶酶还能水解纤维结合蛋白（fibronectin，FN）、凝血酶敏感蛋白（thrombospondin，TSP）、层素（laminin）、多种凝血因子以及某些胶原蛋白，提示 PL 可以参与结缔组织的破坏。

2. 组织型纤溶酶原激活物（tissue plasminogen activator，t - PA）　属丝氨酸蛋白酶，其基因位于 8 号染色体，主要由血管内皮细胞合成和释放，单核细胞、巨核细胞及间皮细胞也产生一定量的 t - PA，正常血浆中 t - PA 浓度为 0.1 nmol/L。其在内皮细胞内合成时含 562 个氨基酸，经过修饰后分泌到血液的 t - PA 含 530 个氨基酸残基，分子量为 68kD，含糖基。t - PA 的完整分子为单链，被 PL 切割后在 Arg_{275} - Ile_{276} 处肽键断裂，转化成由二硫键相连的双链 t - PA。t - PA 轻链含有丝氨酸酶家族典型的活性中心，其活性中心由组$_{322}$、门冬$_{374}$和丝$_{478}$氨酸所组成。其重链分出 4 个功能区域，每个功能区域由一个或几个外显子表达。缺少重链的 t - PA 对纤维蛋白的亲的力很低。应用分子生物学将重链的四个功能区域通过排列组合方式分别除去后，证明 t - PA 对纤维蛋白的亲和力依赖于 F 区域（finger domain）和 K_2 区域（kringle domain）的存在。研究发现，K2 区域与纤维蛋白 t - PA 激活纤

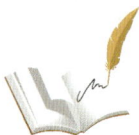

溶酶原密切相关。

单链和双链 t–PA 均能与纤溶激活抑制物（PAI–1）结合，PAI–1 与 t–PA 之间的结合位点在 t–PA 轻链的赖$_{296}$–天冬$_{304}$氨酸之间，该位点与 t–PA 的纤溶酶原的结合部位无关。

3. 尿激酶型纤溶酶原激活物（urokinase plasminogen activator，u–PA）   因人们最初从尿液中提纯而得名。肾小管部分上皮细胞、内皮细胞、单核细胞、成纤维细胞以及一些肿瘤细胞株均能合成和分泌 u–PA。细胞内合成时为 431 个氨基酸的多肽，成熟分泌时为 411 个氨基酸的单链糖蛋白，分子量为 54kD，其血中浓度为 2~7μg/L，半衰期约为 8 分钟。其基因位于 10 号染色体。u–PA 有两种类型，未活化的单链尿激酶常称为 scu–PA（single chain urokinogen type plasminogen activator，scu–PA），已活化的双链尿激酶称为 tcu–PA（two chains urokinogen type plasminogen activator，tcu–PA）。scu–PA 整个结构分为四个区，先后为：①上皮生长因子区；②环状结构区；③连接区；④丝氨酸蛋白酶区，此为 scu–PA 酶作用活性中心。tcu–PA 是由 scu–PA 裂解而成，称为高分子量双链尿激酶（high molecular weight two chains urokinase，HMT tcu–UK），含重链和轻链两条肽链，重链可被纤溶酶进一步水解，丢失部分多肽片段，分子量变为 33kD，称为低分子量双链尿激酶（low molecular weight two chains urokinase，LMW tcu–UK）。两种 u–PA 均可以直接激活 PLG，不需纤维蛋白作为辅因子，但 scu–PA 对纤溶系统的激活较 tcu–PA 为弱。各种不同形式的尿激酶按其体外激活谷–PLG 的速度来排列为 HMW–tcu–PA > LMW–tcu–PA > scu–PA。

4. 纤溶酶（plasmin，PL）   是由 PLG 经纤溶酶原激活物作用裂解后所产生。单链 PLG 在 t–PA 或 u–PA 的作用下，其精氨酸$_{560}$–缬氨酸$_{561}$之间的肽键断裂，形成双链 PL，一条为重链（分子量为 60kD），另一条为轻链（分子量为 25kD），活性中心位于轻链部分。PL 是一种活性较强的丝氨酸蛋白酶，主要作用有：①降解纤维蛋白原和纤维蛋白；②水解多种凝血因子（FⅤ、FⅧ、FⅩ、FⅪ、FⅫ）；③分解血浆蛋白和补体；④将单链 t–PA、u–PA 转变为双链 t–PA、u–PA；⑤将谷–PLG 转变为赖–PLG；⑥降解 GPⅠb、GPⅡb/Ⅲa；⑦激活转化生长因子，降解纤维连接蛋白、TSP 等各种基质蛋白质。

5. 纤溶抑制物

（1）纤溶酶原激活抑制物–1（plasminogen activator inhibitor type Ⅰ，PAI–1）   血浆中的 PAI–1 主要由血管内皮细胞分泌，是一种单链糖蛋白，含 379 个氨基酸，分子量为 52kD，其基因位于 7 号染色体。正常人血浆 PAI–1 浓度为 5~85μg/L。血液中纤溶活性调节主要取决于内皮细胞分泌 t–PA/PAI–1 的相对比例。血小板的 α–颗粒中富含 PAI–1，全血 PAI–1 的 3/4 储存在血小板中，当血小板活化释放时，PAI–1 被释放到血液中，抑制纤溶酶原激活物的活性，另外，单核细胞、成纤维细胞、平滑肌细胞和一些恶性肿瘤细胞也能合成分泌 PAI–1。PAI–1 主要是与 u–PA 或 t–PA 结合形成不稳定的复合物，使它们失去活性，其次也可抑制凝血酶、FⅩa、FⅫa、激肽释放酶和 APC 的活性。

（2）纤溶酶原激活抑制物–2（plasminogen activator inhibitor type Ⅱ，PAI–2）   是一种首先从人体胎盘组织中提取分离出来的蛋白质，含 415 个氨基酸，分子量为 46 kD，其基因位于 18 号染色体。正常人群中，PAI–2 的血浆浓度极低，在 5μg/L 以下，一般只在妇女妊娠期间才升高。体外实验表明，PAI–2 只能灭活已活化的 t–PA 和 UK，而对单链 t–PA 和 scu–PA（pro–UK）的抑制作用极微弱。根据其生化特性，一般认为 PAI–2 是尿激酶的主要抑制物。

（3）纤溶酶原激活抑制物–3（plasminogen activator inhibitor type Ⅲ，PAI–3）   即蛋

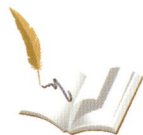

白 C 抑制物（protein C inhibitor，PCI）。PCI 是由肝脏合成释放的一种广谱丝氨酸蛋白酶抑制物，分子量为 57kD，血中浓度较高，主要抑制 APC 和双链尿激酶。PCI 另一特点是它的抑制活性受到肝素的调节。在肝素存在的条件下，PCI 抑制 APC 和双链尿激酶的速度提高近 200 倍，对 t – PA 的抑制速度提高近 250 倍，PCI 灭活丝氨酸酶的方式是形成 1∶1 复合物。复合物形成后，使蛋白酶失活。

（4）α_2 – 抗纤溶酶（α_2 – antiplasmin，α_2 – AP） 又称为 α_2 – 纤溶酶抑制剂（α_2 – plasmin inhibitor，α_2 – PI）。α_2 – AP 是由肝脏合成分泌的一种单链糖蛋白，含 452 个氨基酸，分子量为 67kD。正常人血浆中浓度为 1μmol/L。α_2 – AP 以两种形式存在于血循环中，一种能与 PL 结合，约占总 α_2 – AP 的 70%，另一种为非纤溶酶结合型，无抑制功能。α_2 – AP 的主要功能是抑制 PL、凝血因子（FXa、FXIa、FXIIa）、胰蛋白酶、激肽释放酶等以丝氨酸为活性中心的蛋白酶。其发挥作用的机制为：①与 PL 以 1∶1 的比例形成复合物；②FXIIIa 在纤维蛋白表面使 α_2 – AP 以共价键与纤维蛋白结合，减弱纤维蛋白对 PL 作用敏感性。

（5）α_2 – 巨球蛋白（α_2 – macroglogloblin，α_2 – MG） 是由两个完全相同的亚基组成的大分子糖蛋白，每个亚基含有 1451 个氨基酸，总分子量为 725kD。α_2 – MG 主要由肝和巨噬细胞产生，正常血浆中浓度为 2 ~ 5μmol/L。α_2 – MG 可以分别与 PL、t – PA、UK、激肽释放酶结合。这些复合物形成后，丝氨酸蛋白酶活性中心并没受到破坏，但由于 α_2 – MG 的分子巨大，所产生的空间位阻效应使这些酶不能与其相应的底物结合，从而产生抑制效应。

（6）其他抑制物 ① C1 – 抑制物（C_1 – inhibitor），为分子量 105kD 的单链糖蛋白，可分别抑制 FXIIa、FXIa、激肽释放酶和纤溶酶。②富含组氨酸糖蛋白（histidine rich – glyco-protein – rich，HRGP），是为一种分子量 75kD 的糖蛋白，可通过与纤维蛋白竞争结合纤溶酶原，使纤溶酶原在纤维蛋白的结合量减少，从而抑制了过度纤溶。③蛋白酶连接抑制素 – I（protease nexin I，PNI），为一种结合在细胞表面的糖蛋白，亦属于 Serpin 家族成员。在体外实验中，PNI 亦能抑制 tcu – PA 和 t – PA，并能微弱地抑制纤溶酶和胰蛋白酶。因此，它亦是一种广谱的丝氨酸蛋白酶抑制物。另外，肝素能提高 PNI 的抑制活性。纤溶系统的活化与抑制总结于图 3 – 8。

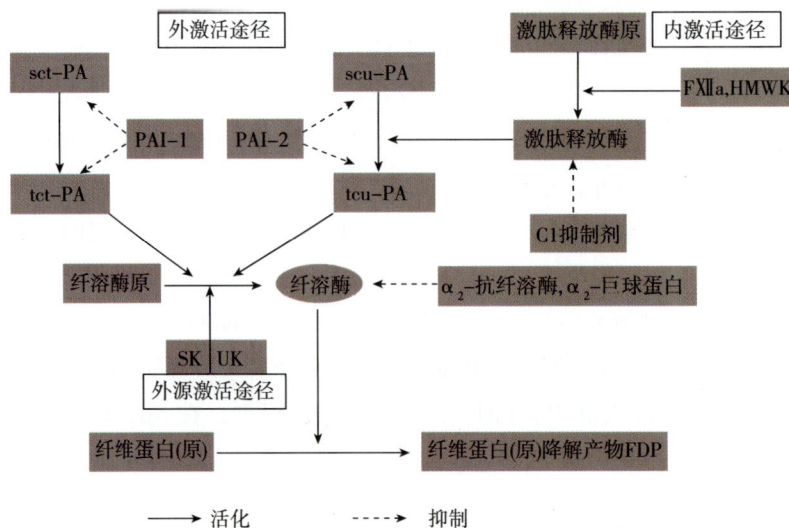

图 3 – 8　纤溶系统的激活途径

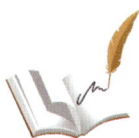

二、纤维蛋白（原）降解机制

纤维蛋白溶解过程是一系列蛋白酶催化的连锁反应，主要分为二个阶段，即 PLG 在其激活物的作用下转变成 PL 和 PL 水解纤维蛋白（原）及其他蛋白质的过程。

（一）纤溶酶原激活途径（图 3 - 8）

1. 内激活途径　是指通过内源性凝血系统的有关因子裂解 PLG 形成 PL 的途径。FⅫ经接触活化成为 FⅫa，后者使前激肽释放酶转变为激肽释放酶，激肽释放酶能激活 PLG 为 PL，此是继发性纤溶的理论基础。

2. 外激活途径　主要是指 t - PA 和 u - PA 使 PLG 转变为 PL 的过程。此是原发性纤溶的理论基础。

3. 外源性激活途径　即由外界进入体内的药物，如链激酶（streptokinase，SK）和尿激酶（urokinase，UK）、重组 t - PA 注入体内，使 PLG 转变成 PL，此是溶栓治疗的理论基础。

（二）纤维蛋白（原）降解机制及降解产物（图 3 - 9）

1. 纤维蛋白原的降解　纤溶酶作用于纤维蛋白原，其酶切点是赖 - 精之间的肽键，整个纤维蛋白原含有 362 个赖 - 精氨酸肽键，其中 50 个先后被纤溶酶水解切断。首先，纤溶酶水解释放出两条多肽，即 B$\beta_{1 \sim 42}$ 和 Aα 链上裂解下来分子量为 42.3kD 的一种极附属物（碎片 A、B、C、H），这两种多肽可作为早期纤溶标志物，留下的片段称为 X 片段（fragment X，分子量 250kD）。X 片段继续被纤溶酶作用，裂解为 D 片段（fragment D，分子量 100kD）及 Y 片段（fragment Y，分子量 150kD），Y 片段再进一步被裂解为 D 和 E 片段（fragment E，分子量为 50kD），故纤维蛋白原在纤溶酶的作用下产生降解产物是由片段 X、Y、D、E、B$\beta_{1 \sim 42}$ 和极附属物 A、B、C、H 碎片组成，统称为纤维蛋白原降解产物（FgDP）。

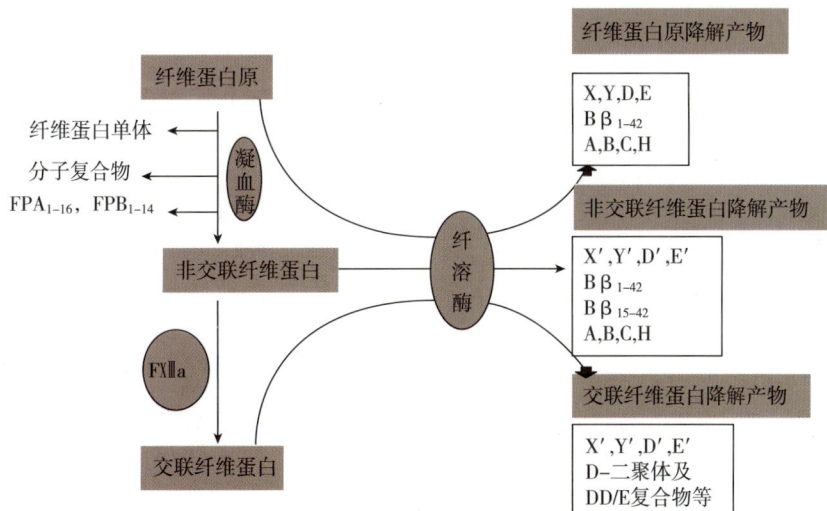

图 3 - 9　纤维蛋白（原）降解机制及降解产物

2. 可溶性纤维蛋白的降解　纤维蛋白原在凝血酶的作用下，分别从 Aα 链及 Bβ 链裂解下纤维蛋白肽 A（fibrin peptide A，FPA）（A$\alpha_{1 \sim 16}$）和纤维蛋白肽 B（fibrin peptide B，FPB）（B$\beta_{1 \sim 14}$），形成纤维蛋白 Ⅰ 和 Ⅱ（可溶性纤维蛋白单体）。纤维蛋白 Ⅰ 在纤溶酶的作

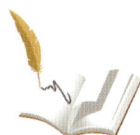

用下，先从其 B 链上裂解出小肽 $B\beta_{1-42}$，再从其 $A\alpha$ 链裂解出 A、B、C、H 极附属物，最终形成片段 X'、Y'、D 和 E'。在纤溶酶的作用下纤维蛋白 II 中 $B\beta$ 链被裂解释放出肽 $B\beta_{15-42}$，然后又从 $A\alpha$ 链裂解出 A、B、C、H 极附属物，最终也降解出片段 X'、Y'、D 和 E'。

3. 交联纤维蛋白的降解 纤维蛋白 I 和 II 可自行发生聚合，经 FXIIIa 作用而形成交联的纤维蛋白。后者在纤溶酶的作用下，形成片段 X'，Y'，D，E' 外，还生成 D-二聚体和 γ-二聚体、$A\alpha$ 链的附属物（碎片 A、B、C、H）、复合物 1（DD/E）、复合物 2（DY/YD）和复合物 3（YY/DD）等。这些产物统称为纤维蛋白降解产物（fibrin degradation products，FbDP）。

三、纤维蛋白（原）降解产物的作用

纤维蛋白原降解产物（FgDP）和纤维蛋白降解产物（FbDP）统称为纤维蛋白（原）降解产物（FDP），均具有抗血液凝固的作用。

1. 碎片 X（X'） 因与可溶性纤维蛋白单体结构相似，故可与纤维蛋白单体竞争凝血酶，并可与其形成复合物，以阻止 FM 的交联。

2. 碎片 Y（Y'）和 D 可抑制纤维蛋白单体的聚合和不溶性纤维蛋白的形成。

3. 碎片 E（E'） 竞争凝血酶而发挥抗凝作用。

4. 极附属物 A、B、C、H 可延长 APTT 及凝血时间。

所有的碎片均可抑制血小板聚集和释放反应。

（王　侠　王明山）

扫码"练一练"

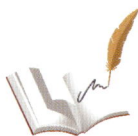

第四章　血细胞检验

扫码"学一学"

> ### 本章要点
>
> 通过本章学习，能正确运用红细胞、粒细胞、单核－巨噬系统细胞、淋巴－浆细胞系统的相关检查并评价相关检查的临床意义；解释各系统细胞数量异常的临床改变；解释各系统细胞的主要免疫标记特征及其临床应用；阐述造血干/祖细胞培养技术在血液系统疾病中的临床应用。

正常血细胞包括粒细胞、红细胞、巨核细胞、单核细胞、淋巴细胞及浆细胞系统。血细胞都有其各自的形态、结构特点以及重要的生理功能。

造血检验在血液病的诊断、治疗方案的制订、疗效评估、预后判断以及病因和发病机制的研究中有着广泛的应用。其中，骨髓细胞形态学检查是骨髓检查最基本的方法，正确识别各系统、各阶段正常及异常形态的血细胞是造血检验的基础和疾病诊疗的依据。而以免疫学、细胞遗传学和分子生物学等技术为基础发展起来的现代血液学技术则进一步拓宽了造血检验的研究范围，为从分子水平研究造血和造血系统疾病提供可靠的技术和手段。

第一节　红细胞系统检验

一、红细胞一般检查

1. 红细胞计数

【原理】显微镜直接计数法：用红细胞等渗稀释液将血液稀释，充分混匀后充入计数池内在显微镜下计数一定区域内细胞数，最后换算成每升血液内红细胞数。

【参考区间】男性 $(4.3 \sim 5.8) \times 10^{12}/L$；女性 $(3.8 \sim 5.1) \times 10^{12}/L$；新生儿 $(6.0 \sim 7.0) \times 10^{12}/L$。

【临床意义】

（1）红细胞增多　可见于各种原因引起的血液浓缩、机体缺氧（如烧伤、肺心病）及各种红细胞增多症等。

（2）红细胞减少　见于各种贫血，如血浆容量增加引起血液稀释、造血功能障碍，以及各种原因所致的红细胞丢失及破坏过多。

2. 血红蛋白

【原理】氰化高铁血红蛋白比色法（HiCN），此法被国际血液学标准化委员会（ICSH）推荐为标准参考方法，其准确性和稳定性被认为是最好的。血红蛋白与试剂中的高铁氰化钾反应生成高铁血红蛋白，再与氰结合转化生成稳定的棕红色的氰化高铁血红蛋白，在分光光度计波长540nm处测定其吸光度，经计算可得到血红蛋白浓度。

【参考区间】男性 $(130 \sim 175)g/L$；女性 $(115 \sim 150)g/L$；新生儿 $(170 \sim 200)g/L$。

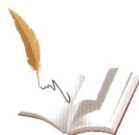

【临床意义】血红蛋白测定的临床意义和红细胞计数相似，但临床多采用血红蛋白值判断贫血的程度。在不同疾病，红细胞计数和血红蛋白的改变并不一定成比例。

3. 血细胞比容

【原理】将一定量的抗凝血液用一定的速度和时间离心沉淀后，观察压实红细胞和全血标本体积的比值（L/L）。

【参考区间】男性（0.4~0.5）L/L；女性（0.35~0.45）L/L。

【临床意义】

（1）增高　见于大面积烧伤、各种原因引起的红细胞与血红蛋白增多、脱水等。

（2）减低　见于各种贫血时随红细胞数的减少而有程度不同的降低。

4. 红细胞三个平均指数

【原理】根据患者同一份血标本的红细胞计数、血红蛋白浓度和红细胞比容值，计算平均红细胞体量、平均红细胞血红蛋白量、平均红细胞血红蛋白浓度。

（1）平均红细胞体积（mean corpuscular volume，MCV）　是指每个红细胞体积的平均值（fl），计算公式：

$$MCV = \frac{每升血液中红细胞压积(L/L) \times 10^{15}}{每升血液中红细胞数量(个)}(fl)$$

（2）平均红细胞血红蛋白（mean corpuscular hemoglobin，MCH）　指每个红细胞内所含的血红蛋白平均量（pg），计算公式：

$$MCH = \frac{每升血液中血红蛋白浓度(g) \times 10^{12}}{每升血液中红细胞数量(个)}(pg)$$

（3）平均红细胞血红蛋白浓度（mean corpuscular hemoglobin concentration，MCHC）指平均每升红细胞中所含的血红蛋白克数（g/L）。计算公式：

$$MCHC = \frac{每升血液中血红蛋白克数(g/L)}{每升血液中红细胞压积值(L/L)}(g/L)$$

【参考区间】MCV：（82~100）fl；MCH：（27~34）pg；MCHC：（316~354）g/L。

【临床意义】用作贫血的形态学分类，见表4-1。

表4-1　传统的贫血分类法（MVC、MCH、MCHC分类法）

项目	MCH（pg）	MCV（fl）	MCHC（g/L）
正常	27~34	82~100	316~354
大细胞性贫血	>正常，34~50	>正常，100~160	正常
正常细胞性贫血	正常	正常	正常
单纯细胞性贫血	<正常，21~24	<正常，70~80	正常
小细胞低色素性贫血	<正常，12~27	<正常，50~80	<正常，240~300

5. 自动血细胞分析仪

【原理】血细胞计数仪以电阻抗法最为常见，此外还有光散射法。电阻式血细胞计数仪采用在一个微小孔内外安放正负电极一对，两电极间保持恒定的电压，当血细胞悬浮于导电稀释液中作为不良导体通过小孔时，微孔间的电阻发生改变，两电极间恒定电压随之发生的变化，在电路中产生一个脉冲，这个脉冲的大小与通过小孔的细胞体积大小成正比。据此原理，按一定比例稀释的血液，以一定的速度和量不断地通过小孔，此时既可得到单位体积内血细胞数量，同时又可测得每个细胞的体积，因此可以方便地计算出单位体积内

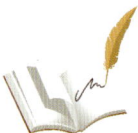

红细胞总数，又可测得平均红细胞体积。

目前常见的血细胞计数仪为多参数型，可同时测定红细胞、白细胞、血红蛋白、血小板及它们相关的多种参数 MCH、MCHC、MCV、红细胞体积分布宽度（red cell volume distribution width，RDW）、平均血小板体积（MPV）等。

【临床意义】红细胞测定参数与贫血性疾病的关系，见表 4-2。

表 4-2　贫血的形态学分类法（MCV、RDW 分类法）

MCV 值	RDW 值	贫血分类	常见疾病
MCV 低	RDW 正常	小细胞均一性贫血	慢性病，轻型（无贫血症状的）地中海贫血（地中海贫血）
	RDW 高	小细胞非均一性贫血	缺铁性贫血，HbS-α 或 β 地中海贫血
MCV 正常	RDW 正常	正常细胞均一性贫血	正常人及慢性病所致的贫血，急性失血性贫血
	RDW 高	正常细胞非均一性贫血	早期缺铁性贫血，铁粒幼细胞性贫血，营养性贫血
MCV 高	RDW 正常	大细胞均一性贫血	再生障碍性贫血
	RDW 高	大细胞非均一性贫血	巨幼细胞贫血，溶血性贫血，白血病前期及新生儿

6. 红细胞沉降率

【原理】将抗凝血液置于特制刻度测定管内，垂直立于室温中，一定时间点观察上层血浆高度的毫米数，以表示红细胞的下沉速度。

【参考区间】男性 <15mm/h；女性 <20mm/h。

【临床意义】血沉是较为常用而缺乏特异性的试验。生理性增快见于年幼小儿及经期、妊娠 3 个月至产后 1 个月女性等；病理性增快见于急性炎症、结缔组织病、活动性结核、风湿热活动期、贫血、恶性肿瘤、重金属中毒等。

7. 网织红细胞计数

【原理】煌焦油蓝染色法：血液经煌焦油蓝活体染色后，网织红细胞内残存的嗜碱性 RNA 物质被着色，呈现蓝色网状结构，制成血片后可在显微镜下观察红细胞并计数得到网织红细胞相对值。

【参考区间】成人（0.5~1.5）%；儿童（2.0~6.0）%。成人绝对值（24~84）× 10^9/L。

【临床意义】

（1）网织细胞增加　常表示骨髓造血功能旺盛，多见于溶血性贫血，恶性贫血和缺铁性贫血患者经维生素 B_{12} 或铁剂治疗后呈显著增加表示疗效良好。

（2）网织细胞减少　常见于骨髓增生低下的疾病，如再生障碍性贫血等。

8. 自动网织红细胞分析仪

【原理】使用某种特定的荧光染料与网织红细胞内的 RNA 结合后，通过流式细胞技术测定网织红细胞的荧光强度，荧光的强弱反映了网织红细胞内 RNA 含量的多少，荧光越强，说明 RNA 含量越多，网织红细胞越不成熟，反之亦然。因此，根据荧光强度的分布可以测定网织红细胞的计数、成熟程度（成熟指数）和其他指数。其他网织红细胞指数包括：网织红细胞平均体积（MCVr）、网织红细胞血红蛋白含量（CHr）、网织红细胞平均血红蛋白浓度（CHCMr）、网织红细胞体积分布宽度（RDWr）、网织红细胞血红蛋白分布宽度（HDWr）、网织红细胞血红蛋白含量分布宽度（CHDWr）。

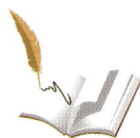

【参考区间】网织红细胞低荧光比率（LFR）%：（84～92）%；网织红细胞中荧光比率（MFR）%：（6～12）%；网织红细胞高荧光比率（HFR）%：（1～3）%。网织红细胞成熟指数（RMI）：（HFR＋MFR）/LFR×100，参考值：男性（9.1～32.2）%；女性（12.8～33.7）%。

【临床意义】

（1）网织红细胞计数和网织红细胞成熟指数（RMI）　是评价红细胞生成性质变化的两个重要指标：有助于鉴别不同类型的血液学疾病，尤其是低增生性贫血。①当红细胞生成活性增强时，外周血中增高，RMI也增高，如溶血性贫血、急性失血等；②当红细胞无效生成或红细胞生成障碍时，网织红细胞计数在参考值范围之内或略低于参考值，RMI常升高或在参考值的高限，如急性白血病、难治性贫血、再生障碍性贫血、叶酸及维生素 B_{12} 缺乏性贫血等情况。③当红细胞生成减少时，网织红细胞计数和RMI通常不升高，如肾性贫血、缺铁性贫血时。

（2）RMI临床应用　①骨髓移植和肾移植的早期监测指标：RMI在监测移植后红细胞的生成活性比网织红细胞计数敏感，而且RMI和血浆EPO含量联合起来可作为监测EPO－骨髓轴功能异常的早期指标。②评价贫血药物疗效的一个重要而敏感的指标：在慢性肾衰竭或获得性免疫缺陷病应用EPO治疗时，RMI不仅能反映疗效，还能帮助调整药物剂量和治疗方案。在癌症化疗过程中，RMI是反映骨髓抑制和恢复的一项非常敏感的指标，在骨髓完全受抑阶段，RMI可降为零，而外周血中仍可测得低荧光强度的网织红细胞，化疗后骨髓受抑早期恢复时，RMI首先升高，并明显高于正常，而网织红细胞绝对值计数升高得则较晚。

（3）其他网织红细胞指数的应用　①MCVr比MCV大，二者比值大于1，CHr比MCH低，这些结果证实，网织红细胞大于成熟红细胞，随着网织红细胞的成熟，其体积逐渐减小，血红蛋白量逐渐增多；②在EPO调控中的应用：CHr是缺铁性红细胞生成的早期检测指标，并对红细胞生成素治疗肾病性贫血后红细胞生成反应有预测性价值；③在血红蛋白病中的应用：脱水网织红细胞增加是4α血红蛋白镰状红细胞病的特征表现。网织红细胞的脱水、密度增加使得CHCMr增加，当镰状红细胞与地中海贫血同时出现时，密集脱水网织红细胞和脱水成熟网织红细胞的减少是其特征，这时CHCMr与正常人相同，这是由于地中海贫血表型的出现阻止了镰状网织红细胞和镰状成熟红细胞的脱水。由此看出，网织红细胞指数的定量分析对于血红蛋白病的鉴别及疗效评价均有重要价值；④在骨髓移植中的应用：Ph染色体阳性的淋巴细胞白血病患者，在骨髓移植过程中，成熟红细胞的MCV几乎保持不变；而MCVr在移植后显著降低，持续一段时期后开始回升，输血后又急剧下降，持续一段时期后再次回升，此时MCVr的升高提示移植引起的红细胞再生，这比外周血中性粒细胞数升高出现得要早。

二、有关铁代谢指标的检测

1. 血清铁

【原理】血清铁（serum iron，SI）以 Fe^{3+} 形式与转铁蛋白（transferrin，Tf）结合存在，降低介质的pH及加入还原剂（如抗坏血酸、盐酸羟胺等）使高铁（Fe^{3+}）还原为二价铁离子（Fe^{2+}），则转铁蛋白对铁离子的亲和力降低而解离，解离出的 Fe^{2+} 与显色剂（菲咯嗪和2,2′－联吡啶等）反应，生成有色络合物，同时作标准对照，计算出血清铁的含量。

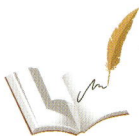

【参考区间】成年男性（10.6~36.7）μmol/L；女性（7.8~30.4）μmol/L。

【临床意义】

（1）血清铁降低　常见于生理性铁需要量增加、缺铁性贫血、急性感染、恶性肿瘤等。

（2）血清铁增高　常于急性肝炎、恶性贫血、再生障碍性贫血、溶血性贫血及巨幼细胞贫血等。

2. 血清总铁结合力

【原理】总铁结合力（total iron binding capacity，TIBC）是指血清中转铁蛋白能与铁结合的总量。在血清中加入过量的铁，使之与血清中未带铁的转铁蛋白结合并达到饱和。多余的铁用轻质碳酸镁吸附除去，然后按血清铁操作，测定铁的含量，并计算出总铁结合力。总铁结合力减去血清铁，则为未饱和铁结合力（unsaturated iron binding capacity，UIBC）。

【参考区间】TIBC：男性（50~77）μmol/L，女性（54~77）μmol/L；UIBC：（25.1~51.9）μmol/L。

【临床意义】

（1）增高　见于缺铁性贫血患者、红细胞增多症。

（2）减低　见于肝脏疾病、慢性感染、肾病综合征和恶性肿瘤。

3. 血清铁蛋白

【原理】血清铁蛋白（serum ferritin，SF）常用化学发光免疫法：基于微粒酶免疫分析（MEIA）技术，即以抗铁蛋白抗体（anti-Fer）包被微粒子（M-Ab）与标本中的铁蛋白（Fer）形成 M-Ab-Ag 复合物，当复合物被转移到纤维杯上时，微粒子就不可逆地结合到纤维杯表面的玻璃纤维上，并与加入的 anti-Fer 碱性磷酸酶共轭体结合，洗去未结合的游离物质，加入底物-四甲基伞花基磷酸钠，碱性磷酸酶脱去底物的磷酸基而发出荧光，通过 MEIA 光路元件检测而得到定量的结果。

【参考区间】成年男性（15~200）μg/L；女性（12~150）μg/L；小儿低于成人；青春期至中年时男性高于女性。

【临床意义】

（1）血清铁蛋白水平降低　见于各种原因导致的缺铁性贫血、失血、慢性贫血。

（2）血清铁蛋白水平增高　见于免疫系统疾病、感染、肿瘤及铁代谢障碍性疾病等。

4. 血清转铁蛋白

【原理】血清转铁蛋白（serum transferrin，sTf）免疫散射比浊法：利用抗人转铁蛋白血清与待检测的转铁蛋白结合形成抗原抗体复合物，其光吸收和散射浊度增加，与标准曲线比较，可计算出转铁蛋白含量。

【参考区间】免疫散射比浊法：（28.6~51.9）%。

【临床意义】

（1）增加　见于缺铁性贫血和妊娠。

（2）降低　常见于肝硬化、肾病综合征、恶性肿瘤、炎症。

5. 血清转铁蛋白受体检测

【原理】血清转铁蛋白受体（serum transferrin receptor）一般采用酶联免疫双抗体夹心法。

【参考区间】（1.3~3.3）mg/L。

【临床意义】

（1）血清转铁蛋白受体升高　常见于缺铁性贫血和溶血性贫血；

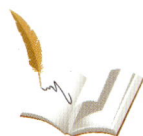

（2）血清转铁蛋白受体降低　见于再生障碍性贫血、慢性病贫血及肾衰竭等。

三、叶酸和维生素 B_{12} 的检测

1. 血清和红细胞叶酸

【原理】叶酸（folacin）常用化学发光免疫法检测，采用竞争结合的原理。

【参考区间】①血清叶酸浓度（5.3～14.4）μg/L。②红细胞叶酸浓度（192.1～577.1）μg/L。

【临床意义】红细胞与血清中叶酸浓度相差几十倍，当体内组织叶酸缺乏但未发生巨幼细胞贫血时，红细胞叶酸测定对判断叶酸缺乏尤其有价值。叶酸浓度减低有助于诊断由于叶酸缺乏引起的巨幼细胞贫血，此外可见于红细胞过度增生，叶酸利用增加，如溶血性贫血、骨髓增生性疾病等。

2. 血清维生素 B_{12}

【原理】维生素 B_{12}（vitamin B_{12}）常用化学发光免疫法检测，采用竞争结合的原理。

【参考区间】成人（187～1059）ng/L。

【临床意义】

（1）血清维生素 B_{12} 降低　见于维生素 B_{12} 缺乏的巨幼细胞贫血。

（2）血清维生素 B_{12} 升高　见于白血病、真性红细胞增多症、某些恶性肿瘤和肝细胞损伤时。

3. 血清内因子抗体检测

【原理】血清内因子抗体（intrinsic factor，IF－Ab）采用放射免疫法检测。

【参考区间】正常人为阴性，比值≤1.00±0.10；阳性：比值≥阳性对照血清比值±0.10。

【临床意义】阳性多见于因维生素 B_{12} 缺乏引起的巨幼细胞贫血、恶性贫血等。

四、溶血的检测

1. 红细胞寿命

【原理】红细胞寿命（erythrocyte life span）检测是将放射性核素 ^{51}Cr 标记的红细胞注入血循环后，逐日观察其消失率，记录成活曲线，计算出红细胞寿命。

【参考区间】（25～32）天。

【临床意义】溶血性贫血患者红细胞寿命缩短，约为14天；再生障碍性贫血患者红细胞寿命缩短，为15～29天。

2. 血浆游离血红蛋白

【原理】利用 Hb 具有类过氧化物酶活性的特点，采用过氧化物酶法检测血浆游离 Hb。Hb 可催化 H_2O_2 释放新生态氧，使联苯胺氧化成为蓝紫色，颜色的深浅与血浆游离 Hb 含量成正比。

【参考区间】（0～40）mg/L。

【临床意义】①正常情况下，血浆中 Hb 大部分与结合珠蛋白结合，仅有微量游离 Hb；②游离 Hb 明显增高是判断血管内溶血的指征，蚕豆病、阵发性睡眠性血红蛋白尿症（PNH）、阵发性冷性血红蛋白尿症、冷凝集素综合征、溶血性输血反应等明显增高；③自身免疫性溶血性贫血、珠蛋白生成障碍性贫血可轻到中度增高；④血管外溶血不增高。

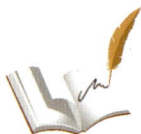

3. 血清结合珠蛋白

【原理】 在待测血清中加入一定量的血红蛋白液，使之与待测血清结合珠蛋白（haptoglobin，Hp）形成 Hp－Hb 复合物。通过电泳将结合的 Hp－Hb 复合物与未结合的 Hb 分开，测定 Hp－Hb 复合物的量，从而得到血清中结合珠蛋白的含量。

【参考区间】 （0.5~1.5）g/L。

【临床意义】 ①正常情况下，血浆中血红蛋白与 Hp 结合形成复合物，在单核－吞噬细胞系统和肝内被消除。溶血时血浆中的血红蛋白与 Hp 结合增多，使血清中结合珠蛋白减少，测定血清中结合珠蛋白的含量可反映溶血的情况。②血清结合珠蛋白减少见于各种贫血，尤其是血管内溶血。严重肝病、先天性无珠蛋白血症、传染性单核细胞增多症等 Hp 也明显减低，此时不能以此指标判断有无溶血。③血清结合珠蛋白增高见于感染、创伤、SLE、恶性肿瘤、类固醇治疗、妊娠、胆道堵塞等。此时如 Hp 正常，不能排除合并溶血的可能。

4. 血浆高铁血红素白蛋白

【原理】 血浆游离血红蛋白可被氧化为高铁血红蛋白，再分解为珠蛋白和高铁血红素，后者先与血中的高铁血红素结合蛋白结合，该蛋白消耗完后，高铁血红素与白蛋白结合形成高铁血红素白蛋白，后者与硫化铵形成一个容易识别的铵血色原，用光谱仪观察结果，在绿光区 558nm 处有一最佳吸收区带。

【参考区间】 阴性。

【临床意义】 血管内溶血时，血浆中游离血红蛋白大量增加，血浆中可检测出高铁血红素白蛋白。

5. 尿含铁血黄素试验

【原理】 尿含铁血黄素试验又称 Rous 试验。当血红蛋白通过肾过滤时，部分铁离子以含铁血黄素的形式沉积于上皮细胞，并随尿液排出。尿中所含铁血黄素是不稳定的铁蛋白聚合体，其中的 Fe^{3+} 与亚铁氰化物作用，在酸性环境下产生蓝色的亚铁氰化铁普丹氏蓝色沉淀。尿沉渣肾小管细胞内外可见直径 $1~3\mu m$ 的蓝色颗粒。

【参考区间】 阴性。

【临床意义】 Rous 试验阳性提示慢性血管内溶血，尿中有铁排出。无论有无血红蛋白尿，只要存在慢性血管内溶血如 PNH，本试验结果即呈阳性，并可持续数周。但在溶血初期，虽然有血红蛋白尿，上皮细胞内尚未形成可检出的含铁血黄素，此时本试验可呈阴性反应。

五、免疫性溶血性贫血的检测

1. 抗球蛋白试验（Coombs 试验）

【原理】 抗球蛋白试验（Coombs 试验）用于检测自身免疫性溶血性贫血患者的自身抗体（IgG）。分为检测红细胞表面有无不完全抗体的直接抗球蛋白试验（direct antiglobulin test，DAGT）和检测血清中有无不完全抗体的间接抗球蛋白试验（indirect antiglobulin test，IAGT）。直接试验应用抗球蛋白试剂 IgG、IgM、IgA 或补体 3（C3）与红细胞表面的抗体分子结合，若红细胞表面存在自身抗体，则出现凝集反应。间接试验应用 Rh（D）阳性 O 型正常人红细胞与受检血清混合孵育，若血清中存在不完全抗体，红细胞被致敏，再加入抗球蛋白血清，可出现凝集。

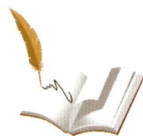

【参考区间】直接和间接抗球蛋白试验均为阴性。

【临床意义】自身免疫性溶血性贫血、冷凝集综合征、新生儿同种免疫溶血病、药物诱发的免疫性溶血性贫血、阵发性冷性血红蛋白尿症等直接抗球蛋白试验阳性，当抗体与红细胞结合后，有过剩抗体时直接和间接试验均为阳性。

2. 冷凝集素试验

【原理】冷凝集素综合征的患者血清中存在冷凝集素，为 IgM 类完全抗体，在低温时可使自身红细胞、O 型红细胞或与受检者血型相同的红细胞发生凝集。凝集反应的高峰在 0～4℃，当温度回升到 37℃时凝集消失。

【参考区间】正常人血清抗红细胞抗原的 IgM 冷凝集素效价 <1∶32（4℃）。

【临床意义】冷凝集素综合征患者为阳性，效价可达 1∶1000 以上。淋巴瘤、支原体肺炎、疟疾、流行性感冒等可引起冷凝集效价继发性增高。

3. 冷热溶血试验（D‒L 溶血试验）

【原理】阵发性冷性血红蛋白尿症患者血清中有一种特殊的冷反应抗体（Donath‒Landsteiner 抗体，D‒L 抗体），在 20℃ 以下（常为 0～4℃）与红细胞结合，同时吸附补体，但不溶血。当温度升至 37℃时，补体激活，红细胞膜破坏而发生急性血管内溶血。

【参考区间】阴性。

【临床意义】阵发性冷性血红蛋白尿症为阳性，D‒L 抗体效价可高于 1∶40。病毒感染也可出现阳性反应。

六、红细胞酶缺陷的检测

1. 葡萄糖‒6‒磷酸脱氢酶（G‒6‒PD）活性

【原理】Zinkham 法：通过测定 NDAP 还原为 NADPH 的速率，可换算出 G‒6‒PD 的活性。此法测定的 G‒6‒PD 结果同时受 6‒PGD 的影响，但由于遗传性 6‒PGD 极罕见，因此测出的结果基本上可代表 G‒6‒PD 活性。

【参考区间】37℃（12.1±2.09）IU/g Hb。

【临床意义】G‒6‒PD 缺陷见于蚕豆病和伯氨喹型药物性溶血性贫血等。

2. 丙酮酸激酶（PK）的荧光斑点试验

【原理】PK 在 ADP 存在下能催化磷酸烯醇丙酮酸（PEP）转化成丙酮酸，在辅酶 I 还原型（NADPH）存在的情况下，丙酮酸被乳酸脱氢酶（LDH）转化为乳酸，若标记荧光于 NADPH 上，此时有荧光的 NADPH 变为无荧光的 NAD。

【参考区间】正常人 PK 活性斑点在 25 分钟内消失；PK 活性（15.0±1.99）IU/g Hb。

【临床意义】荧光斑点不消失或时间延长说明丙酮酸激酶活性缺乏；中间缺乏（杂合子）时，荧光 25～60 分钟消失；严重缺乏（纯合子）时，荧光 60 分钟不消失。

3. 高铁血红蛋白还原试验

【原理】亚硝酸盐作用于红细胞可使血红蛋白变成高铁血红蛋白（methemoglobin，MHb，褐色），MHb 在 NADPH 作用下通过亚甲蓝的递氢作用还原为亚铁血红蛋白（红色）。G‒6‒PD 缺乏的红细胞由于 NADPH 生成减少或缺乏，MHb 不被还原或还原速度显著减慢，仍保持 MHb 的褐色。通过颜色变化，应用比色可观察还原的多少。

【参考区间】正常人高铁血红蛋白还原率 ≥75%（脐血 ≥77%）。

【临床意义】G‒6‒PD 缺乏时，高铁血红蛋白还原率下降。中间缺乏（杂合子）为 31%～

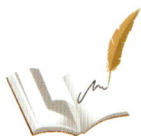

74%，严重缺乏（半合子或纯合子）<30%。

4. 变性珠蛋白小体生成试验

【原理】G－6－PD 缺乏的患者血样加入乙酰苯肼于 37℃ 孵育 2～4 小时，用煌焦油蓝染色观察红细胞总珠蛋白小体的生成情况，计算含 5 个及以上珠蛋白小体的红细胞的百分率。

【参考区间】正常人含 5 个及以上珠蛋白小体的红细胞一般 <30%。

【临床意义】G－6－PD 缺乏症常高于 45%，故可作为 G－6－PD 缺乏的筛检试验。但还原型谷光甘肽缺乏症也增高；不稳定血红蛋白病含珠蛋白小体的细胞百分率为 75%～84%，α 型地中海贫血（HbH 病）和化学物质中毒时也增高。

七、红细胞膜缺陷的检测

1. 红细胞渗透脆性试验

【原理】渗透脆性（osmotic fragility）试验用于检测红细胞对不同浓度低渗盐溶液的抵抗力。红细胞在低渗盐溶液中，当水渗透其内部达一定程度时，红细胞发生膨胀破裂。根据不同浓度低渗盐溶液中红细胞溶血的情况，反映红细胞表面积与容积的比值，反映其对低渗盐溶液的抵抗力。比值愈小，红细胞抵抗力愈小，渗透脆性增加；反之抵抗力增大，渗透脆性减低。

【参考区间】①开始溶血：75.2～82.1mmol/L（4.4～4.8g/L）NaCl 溶液；②完全溶血：47.9～54.7mmol/L（2.8～3.2g/L）NaCL 溶液。

【临床意义】

（1）渗透脆性增加　见于遗传性球形红细胞增多症、椭圆形红细胞增多症、部分自身免疫性溶血性贫血。

（2）渗透脆性减低　主要见于珠蛋白生成障碍性贫血，血红蛋白 C、D、E 病，低色素性贫血，肝疾病等。

2. 自身溶血试验及其纠正试验

【原理】红细胞 37℃ 孵育 48 小时，其间由于膜异常引起钠内流现象明显增加，ATP 消耗过多或糖酵解途径酶缺乏所引起 ATP 生成不足等原因可导致溶血，称为自身溶血试验。

【参考区间】正常人红细胞孵育 48 小时，不加纠正物的溶血率 <3.5%，加葡萄糖的溶血率 <1.0%，加 ATP 纠正物的溶血率 <0.8%。

【临床意义】①遗传性球形红细胞增多症自身溶血率增加，加入葡萄糖或 ATP 后明显纠正；②G－6－PD 缺乏症等戊糖旁路代谢缺陷的患者自身溶血率增加，能被葡萄糖纠正；③丙酮酸激酶缺乏症时不能利用葡萄糖产生 ATP，其自身溶血率明显增加，加葡萄糖不能纠正，加 ATP 可纠正；④获得性溶血性贫血或自身免疫性溶血时试验结果常各不相同，对诊断意义不大；⑤本试验不够敏感和特异，仅对遗传性球形红细胞增多症有较大诊断价值，其他仅作为筛选试验。

3. 酸化甘油溶血试验

【原理】当甘油存在于低渗溶液氯化钠磷酸缓冲液时，可阻止其中的水快速进入红细胞内，使溶血过程缓慢。但甘油与膜脂质又有亲和性，可使膜脂质减少。当红细胞膜蛋白及膜脂质有缺陷时，它们在 pH 6.85 的甘油缓冲液中比正常红细胞溶解速度快，导致红细胞悬液的吸光度降至 50% 的时间（$AGLT_{50}$）明显缩短。

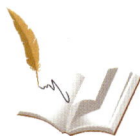

【参考区间】正常人 $AGLT_{50} > 290$ 秒。

【临床意义】遗传性球形红细胞增多症 $AGLT_{50}$ 明显缩短（25～150 秒）。自身免疫性溶血性贫血、肾衰竭、妊娠等 $AGLT_{50}$ 也可缩短。

4. 红细胞膜蛋白电泳分析

【原理】将制备的红细胞膜样品进行 SDS-PAGE 电泳，根据样品中各蛋白相对分子质量的不同，分离得到红细胞膜蛋白的电泳图谱，从而可见各膜蛋白组分百分率。

【参考区间】各种膜蛋白组分百分率变化较大，多以正常红细胞膜蛋白电泳图谱相比较；或以带 3 蛋白为基准，各膜蛋白含量以与带 3 蛋白的比例表示。

【临床意义】许多溶血性疾病常见红细胞膜蛋白异常，各种膜缺陷疾病如遗传性球形红细胞增多症有收缩蛋白等含量减低或结构异常，某些血红蛋白病骨架蛋白可明显异常。

八、血红蛋白异常的检测

1. 红细胞包涵体试验

【原理】将煌焦油蓝液与新选血液一起孵育，不稳定血红蛋白易变性沉淀在红细胞内形成包涵体。

【参考区间】正常人 < 1%。

【临床意义】①不稳定血红蛋白病患者标本孵育 1～3 小时，多数红细胞内可出现变性珠蛋白肽链沉淀形成的包涵体。G-6-PD 缺乏或红细胞还原酶缺乏及化学物质中毒等，红细胞中也可出现包涵体。②HbH 病患者标本孵育 1 小时就可出现包涵体，也叫 HbH 包涵体。

2. 血红蛋白电泳

【原理】根据不同的血红蛋白带有不同的电荷，等电点不同，在一定的 pH 缓冲液中，当缓冲液的 pH 大于 Hb 的等电点时其带负电荷，电泳时在电场中向阳性泳动；反之，Hb 带正电荷向阴极泳动。经一定电压和时间的电泳，不同血红蛋白所带电荷不同、相对分子质量不同，其泳动方向和速度不同，可分离出各自的区带，同时对电泳出的各区带进行电泳扫描，可对各种血红蛋白做定量分析（图 4-1）。

pH 8.6 TEB 缓冲液适合于检出 HbA、HbA_2、HbS、HbC，但 HbF 不易与 HbA 分开，HbH 与 Hb Barts 不能分开和显示，应在选择其他缓冲液进行电泳分离。pH 6.5 TEB 缓冲液醋酸纤维膜电泳主要用于 HbH 与 Hb Barts 的检出。HbH 等电点为 5.6，在 pH 6.5 TEB 缓冲液中电泳时泳向阳极，Hb Barts 则在点样点不动，而其余的血红蛋白都向阴极移动。

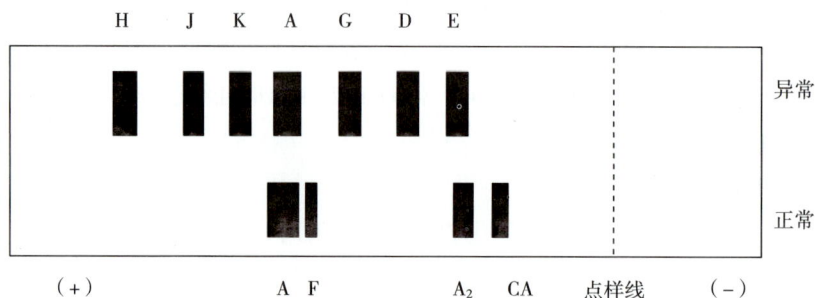

图 4-1　血红蛋白电泳图谱

【参考区间】正常成人血红蛋白电泳区带 HbA >95%、HbF <2%、HbA_2 为 1% ~3.1%。

【临床意义】通过与正常人的血红蛋白电泳图谱进行比较，可发现异常血红蛋白区带，如 HbE、HbH、Hb Barts、HbS、HbD 和 HbC 等异常血红蛋白。

HbA_2 增多可见于 β 珠蛋白生成障碍性贫血，为杂合子的重要实验室诊断指标。HbE 病时也在 HbA_2 区带位置处增加，但含量很大（在 10% 以上）。HbA_2 轻度增加亦可见于肝病、肿瘤和某些白血病。

3. 抗碱血红蛋白

【原理】胎儿血红蛋白 F（HbF）具有比 HbA 更强抗碱能力，将待检的溶血液与一定量的氢氧化钠混匀，作用 1 分钟后加入半饱和硫酸铵中止碱变性反应。HbF 抗碱变性作用强，没有变性存于上清液中，HbA 变性沉淀，取上清液于 540nm 处测定吸光度，检测出 HbF 的浓度。此试验也称为碱变性试验，其检测的是抗碱血红蛋白，除 HbF 外，Hb Barts 和部分 HbH 也具有抗碱能力，需通过电泳鉴别。

【参考区间】健康成人 1% ~3.1%；新生儿 55% ~85%，2 ~4 个月逐渐下降，1 岁左右接近成人。

【临床意义】

（1）HbF 绝对增多　见于珠蛋白生成障碍性贫血，重型者达 30% ~90%，中间型常为 5% ~30%，轻型小于 5%。遗传性胎儿血红蛋白持续综合征患者，HbF 可高达 100%。

（2）HbF 相对增多　可见于骨髓纤维化、白血病、浆细胞瘤等恶性疾病及再生障碍性贫血、阵发性睡眠性血红蛋白尿症、卟啉病等。

（3）HbF 生理性增多　见于孕妇和新生儿。

4. HbF 酸洗脱法检测

【原理】HbF 具有抗碱和抗酸作用，其抗酸能力比 HbA 强。将血涂片置于酸性缓冲液中孵育后，含 HbF 的红细胞不被酸洗脱，可被伊红染成红色，而含 HbA 的红细胞均被酸洗脱，不能被伊红着色。

【参考区间】成人 <1%；新生儿 55% ~85%，2 岁后幼儿 <2%。

【临床意义】新生儿 HbF 高，以后渐渐下降；孕妇可有轻度增加。病理性异常见于珠蛋白合成障碍性贫血着色细胞增加，重型患者大多数红细胞染成红色，轻型患者可见少数染成红色的细胞。遗传性胎儿血红蛋白持续综合征全部红细胞均染为红色。

5. 异丙醇沉淀试验

【原理】不稳定血红蛋白较正常血红蛋白更易裂解，在异丙醇这种能降低血红蛋白分子内部氢键的非极性溶剂中，不稳定血红蛋白更快地沉淀。通过观察血红蛋白液在异丙醇中的沉淀现象对不稳定血红蛋白进行筛检。

【参考区间】正常人为阴性（30 分钟内不沉淀）。

【临床意义】不稳定血红蛋白存在时，常于 5 分钟时出现沉淀，20 分钟开始出现绒毛状沉淀，血液中含有较多 HbF、HbH、HbE 时也可出现阳性结果。

6. 热变性试验

【原理】根据不稳定血红蛋白比正常血红蛋白更容易遇热变性，观察血红蛋白液在 50℃ 时是否出现沉淀，对不稳定血红蛋白进行筛检。

【参考区间】正常人热沉淀的血红蛋白 <1%。

【临床意义】血红蛋白沉淀率增加，提示不稳定血红蛋白存在。

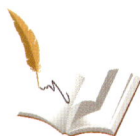

病和急性红白血病则正常或减低。

（2）白血病疗效观察　酶活力随着病情的缓解或复发而出现相应的改变。疾病缓解和白细胞减少时，酶含量同时下降，复发时则上升。

（3）正常情况下，尿液中溶菌酶含量极低，测量尿中溶菌酶，有助于评价肾功能，尤其是肾小管功能、移植排斥反应、烧伤严重程度。

3. 硝基四氮唑蓝还原试验

【原理】硝基四氮唑蓝（Nitroblue Tetrazolium，NBT）是一种水溶性淡黄色染料。中性粒细胞杀菌过程中能量消耗增多，细胞内磷酸己糖旁路代谢增强。NBT 被吞入或渗入中性白细胞后，有产生过氧化酶的作用，可接受磷酸己糖旁路代谢中 NADPH 氧化脱下的氢，被还原成非水溶性的蓝黑色颗粒沉着在胞质有酶活性的部位，可在显微镜下观察并计数阳性细胞百分比。

【参考区间】正常成人的阳性细胞数在 10% 以下。若有 10% 以上中性粒细胞能还原NBT，即为 NBT 还原试验阳性；低于 10% 为阴性。

【临床意义】本试验常用于检测中性粒细胞吞噬杀菌功能、也可用于某些疾病的鉴别和辅助诊断。NBT 还原试验阳性常见于细菌性感染，如儿童慢性肉芽肿（CGD）、G-6-PD 缺乏症、髓过氧化物酶缺乏症和 Job's 综合征、败血症、化脓性关节炎、骨髓炎和细菌性脑膜炎等。细菌感染时，患者的 NBT 还原阳性细胞在 10% 以上，病毒性感染 NBT还原阳性细胞一般在 10% 以下，因此，本试验可用于细菌感染和病毒感染的鉴别。器官移植后发热，若非细菌感染所致，其 NBT 还原试验阴性；若该试验阳性，则提示可能存在细菌感染。

二、粒细胞动力学检验

1. 肾上腺素激发试验

【原理】进入外周血的中性粒细胞，约半数进入循环池，半数黏附于血管壁成为边缘池粒细胞，此部分粒细胞在外周血白细胞计数中不被计数。当注射肾上腺素后，血管收缩，黏附于血管壁上的粒细胞脱落，从边缘池进入循环池，致外周血白细胞数增高。

【参考区间】粒细胞上升值一般低于（1.5~2.0）×10⁹/L。

【临床意义】临床上白细胞数减少者，注射肾上腺素后，如外周血白细胞数较注射前增加 1 倍以上，或粒细胞上升值超过（1.5~2.0）×10^9/L，说明患者粒细胞分布异常，即边缘池粒细胞增多。如无脾大，可考虑为"假性"粒细胞减少。如果粒细胞增高值低于（1.5~2.0）×10^9/L，则应进一步确定白细胞减少的原因。

2. 氚标记脱氧胸苷测定

【原理】在粒细胞培养中加入 PHA 或其他特异性抗原刺激后，使粒细胞进入有丝分裂期。TdR 是 DNA 合成的前期物质，此时加入 ^{3}H-TdR，便可被 S 期的幼稚粒细胞摄入参与其 DNA 合成，摄入的量与 DNA 合成的量及增殖细胞数成正比，用液体闪烁计数器测定^{3}H-TdR 的掺入量，可判断粒细胞的增殖水平。

【参考区间】健康人刺激指数 SI <2。

【临床意义】正常情况下，粒细胞在骨髓、血液及组织之间处于动态平衡。外周血中成熟粒细胞数为（2.5~5.5）×10^9/L。在各种病理情况下，这种平衡受到不同程度的破坏而出现粒细胞数量或分布异常。

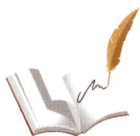

3. 泼尼松刺激试验

【原理】正常时，骨髓中性粒细胞储备量为外周血中粒细胞储备量的 $10 \sim 15$ 倍，泼尼松能刺激骨髓中性粒细胞由骨髓向外周血释放。如果受检者骨髓粒细胞储备正常，服用泼尼松后经过一定时间骨髓粒细胞大量释放进入外周血，则外周血中性粒细胞的绝对值明显增高。反之，则无此作用或作用不明显。

【参考区间】服药后 5 小时为中性粒细胞上升高峰时间，若骨髓粒细胞储备正常，则服药后中性粒细胞最高绝对值 $> 20 \times 10^9/L$。

【临床意义】本试验可间接地反映骨髓中粒细胞的储备功能。临床上中性粒细胞减少患者，如服用泼尼松后外周血中性粒细胞最高绝对值大于 $20 \times 10^9/L$，说明患者骨髓中性粒细胞的储备正常，导致粒细胞减少的原因可能是骨髓释放障碍或其他原因引起。该试验对某些骨髓受损引起的轻度粒细胞减少有一定参考及诊断价值。反之，则反映骨髓储备不足。

4. 流式细胞仪检测 DNA 合成及含量 流式细胞技术是集计算机技术、激光技术、电子技术、流体力学、细胞免疫荧光技术、单克隆抗体技术为一体，对单细胞快速定量分析和分选的新技术。该技术又称为荧光活化细胞分选法（Fluorescence activated cell sorting，FACS），运用流式细胞仪对待测细胞悬液进行快速分析，被荧光染料染色的细胞受到强烈的激光照射后发出荧光，同时产生散射光。荧光信号被转化为电子信息，以一维组方图或二维点阵图以及数据表或三维图形在荧光屏上显示，计算机快速而准确地将所测数据计算出来，结合多参数分析，可测定待检细胞的体积、内部结构、DNA、RNA、蛋白质等物理和化学特征，并能实现细胞的定量分析。

（1）DNA 合成的检测

【原理】与氚标记脱氧胸苷的原理类似，用 5 - 溴脱氧尿嘧啶（5 - bromodeoxyurine，5 - BrdU）掺入到 S 期细胞的 DNA，用荧光标记的抗 5 - BrdU 的特异性抗体，通过免疫荧光技术，用 FCM 准确测定细胞的 DNA 合成速率。

【临床意义】快速准确区分 G_1、S、G_2 - M 细胞周期各时相分布的动态参数，间接了解 DNA 的合成情况。临床上可直接用于白血病细胞增殖的动态研究，据此设计最佳化疗方案；因增殖期（S/G_2 - M）肿瘤细胞对化疗药物敏感，可将静止期（G_0 期）肿瘤细胞诱导进入 S/G_2 - M 期，再予以药物治疗，以达到白血病的最佳治疗效果。

（2）DNA 含量的检测

【原理】荧光染料碘化丙啶（propidiumiodide，PI）可嵌入到双链 DNA 和 RNA 的碱基对中，与 DNA 特异性结合。将 PI 加入 DNA 后能在一定波长光线的刺激下发出红色荧光，利用 FCM 可将细胞按不同的荧光强度（反映 DNA 含量）分类，并绘出 DNA 直方图，从 DNA 直方图中可以得出不同增殖阶段细胞的百分比。

【实验结果】细胞 DNA 含量随着细胞的增殖周期不同而有差异。如果将 G_0/G_1 期 DNA 含量看成 2C（2 componets），则 G_2 - M 期应为 4C，S 期在 2C ~ 4C 之间。DNA 直方图上第一个峰表示 G_0/G_1 期，第二个峰表示 G_2 - M 期，两峰之间是 S 期。

细胞中 DNA 含量用 DNA 指数（DNA index，DI）来表示。根据 DI 值来判断细胞 DNA 的倍体，方法是以正常同源组织细胞作为样品 2C DNA 含量细胞的内参标准。DNA 倍体的判断标准为 $DI = (0.1 \pm 2)$ CV。二倍体（diploid）：$DI = (1.0 \pm 2)$ CV（直方图上仅 1 个 G_0/G_1 峰）。非整倍体（aneuplid，AN）：DI < 0.91 或大于 1.10。

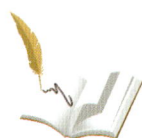

$$DNA\ 指数（DI）= \frac{样品\ G_0/G_1\ 期\ DNA\ 量平均数}{标准二倍体\ DNA\ 量平均数}$$

细胞周期各时相细胞的相对数量包括：G_0/G_1 期、S 期和 G_2-M 期，计算各时相细胞的百分比。S 期细胞的百分比也叫 SPF（S-phase fraction）。

$$SPF（\%）=\left[S\ (G_0/G_1+S+G_2-M)\right]\times100\%$$

$$细胞增殖指数（PI）（\%）=\ S+G_2-M/\ (G_0/G_1+S+G_2-M)\ \times100\%$$

【临床意义】DNA 含量检测和分析对白血病的诊断、治疗和预后判断都有重要意义。①DNA 非整倍体细胞是肿瘤细胞的特异性标志。正常细胞 DNA 为二倍体（2C），肿瘤细胞 DNA 为非整倍体，从 DNA 含量分析可了解白血病细胞的倍体水平和增殖活动。②了解 G_0/G_1 期、S 期和 G_2-M 期细胞的百分比。白血病患者外周血白血病细胞多处于 G_0 或 G_1 期，S 期细胞百分率高者对常用周期特异性药物较为敏感，患者完全缓解率高，但易复发；反之则对化疗不敏感，但一旦缓解不易复发；根据增殖期细胞对周期特异药物比静止期细胞敏感，从而可指导临床用药，诱导静止期白血病细胞进入 S 期，以提高化疗效果。$S+G_2-M$ 期低的患者提示有较长的生存期；$S+G_2-M$ 期高患者生存期短，借此可协助判断预后。③监测白血病化疗后药效。用 FCM 检测对比化疗前后细胞内 DNA 含量变化，可迅速了解患者对该药物是否敏感，从而指导临床对初治或复发白血病患者选用或更换化疗方案。

三、细胞免疫标记检验

细胞免疫标记存在于细胞表面或胞质内，代表某一细胞种类或某一亚群，如表面受体、分化抗原等。粒细胞在成熟过程中抗原的表达大致分为五个阶段：第一阶段，骨髓粒细胞 CD34、HLA-DR，CD13 和 CD33 呈高水平表达；第二阶段，骨髓粒细胞 CD34 和 HLA-DR 消失，CD33 降低，CD15 表达增强；第三阶段，骨髓粒细胞 CD13 消失，CD11b 中等水平表达；第四阶段，骨髓粒细胞 CD13 再次表达并与 CD16 呈平行上升，CD33 轻度下降；第五阶段，骨髓粒细胞抗原表达与外周血粒细胞相同，即 CD13、CD16、CD11b、CD45 都表达至最高水平。细胞免疫标记检测的方法主要有荧光显微镜计数法、流式细胞仪法、碱性磷酸酶-抗碱性磷酸酶桥联酶标法（alkaline phosphatase anti alkaline phosphatase，APAAP）、过氧化物酶抗过氧化物酶染色（peroxidase antiperoxidase，PAP）、生物素-亲和素酶标记（avitin-biotin-peroxidase complex，ABC）法、多聚螯合物法等，详见第六章第一节细胞免疫分型检验。

四、粒细胞抗体检验

1. 免疫荧光法检测

【原理】在正常粒细胞悬液加入受检血清，如受检血清中存在粒细胞抗体便与粒细胞结合，再加入荧光标记的羊（兔）抗人 IgG，即可与粒细胞膜结合而显示荧光，在荧光显微镜下计数阳性粒细胞比率。

【实验结果】正常人血清呈阴性反应，阳性反应表示受检血清中存在粒细胞抗体。

【临床意义】临床上常作为诊断免疫性粒细胞减少症的方法。

2. 化学发光法检测

【原理】用化学发光技术测定单个核细胞与抗体被覆的粒细胞相互作用产生的代谢反应，间接测定抗粒细胞抗体。

【实验结果】用发光仪测定增强的化学发光反应，用发光指数表示结果。

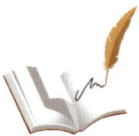

【临床意义】 本法比间接荧光免疫法更灵敏，可用于确诊免疫性粒细胞减少症。

3. 流式细胞技术检测

【原理】 采用正常人"O"型抗凝血分离单核细胞和粒细胞，经1%多聚甲醛固定，两者再等量混合制成细胞悬液；加受检血清孵育，再加异硫氰酸荧光素（fluorescein isothiocyanate，FITC）标记的抗人 F（ab)$_2$ IgG，采用流式细胞术检测同种反应性粒细胞抗体。

【实验结果】 荧光强度与粒细胞抗体量呈线性关系，根据荧光强度的大小即可得出粒细胞抗体的量。

【临床意义】 本法不但可对粒细胞抗体做半定量测定，还可以对抗体类型进行分析，以确定是否有免疫复合物存在。

（王也飞）

第三节　单核－巨噬细胞系统检验

单核－巨噬细胞系统的检验包括细胞计数检验、功能性检验和细胞免疫标记等检验。

一、单核细胞直接计数（monocyte counts）

【原理】 显微镜直接计数法利用单核细胞含高浓度的非特异性酯酶活性，在酸性环境下 α－醋酸萘酚酯酶能水解 α－醋酸萘酚，产生 α－萘酚，并与六偶氮副品红偶联形成稳定的红色化合物，沉积于单核细胞内，与其他白细胞区别。将血液进行一定倍数稀释后，滴入计数盘内计数一定范围内单核细胞数，可直接求得血液中的单核细胞数。

【参考区间】 （0.196 ± 0.129）×10^9/L。

【临床意义】 单核细胞对病原体、组织坏死碎片和死亡细胞等有较强的吞噬能力，往往是炎症后期的主要细胞成分，同时参与特异性免疫过程。

1. 单核细胞增多（monocytosis）　　生理性增多见于2周内新生儿、儿童和妊娠中晚期及分娩妇女。病理性增多有良性增多和恶性增多，良性增多见于慢性感染如原虫、病毒、霉菌、结核杆菌和布鲁杆菌等感染；慢性病理过程如化脓、坏死和内出血等；急性感染恢复期、结缔组织病（如类风湿性关节炎、系统性红斑狼疮）及胃肠道疾病（如酒精性肝硬化、溃疡性结肠炎）等。恶性增多见于急性单核细胞白血病、粒－单核细胞白血病、骨髓增生异常综合征（MDS）、霍奇金淋巴瘤、真性红细胞增多症、多发性骨髓瘤、恶性肿瘤、化疗和放疗恢复期等。

2. 单核细胞减少（monocytopenia）　　主要见于败血症时中性粒细胞增多及严重贫血。一般认为其长时间消失，预后不良。

二、吞噬细胞吞噬功能试验（assay of the phagocytic function of phagocyte）

【原理】 体外将单核－巨噬细胞与异体细胞或细菌混合孵育后，染色观测其吞噬异体细胞或细菌的数量，了解其吞噬功能。利用中药斑蝥在人前臂皮肤上发疱，造成非感染性炎症，诱使单核细胞大量聚集于疱液内，抽取疱液则成为天然提纯的吞噬细胞悬液。以鸡红细胞为靶细胞，在体外37℃条件下观察吞噬细胞对鸡红细胞的吞噬消化活性，取试管内的细胞进行涂片染色和镜检并计算吞噬百分率和吞噬指数。

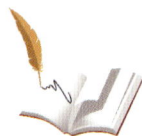

【参考区间】吞噬百分率 62.77% ±1.38% ；吞噬指数 1.058 ±0.049。

【临床意义】单核 – 巨噬系统能吞噬和杀灭胞内寄生虫、细菌、自身衰老死亡的细胞以及肿瘤细胞，参与机体的免疫防御、免疫自稳和免疫监视功能。该试验可测定吞噬细胞的非特异性吞噬功能，对基础理论研究和临床治疗均有重要意义。

吞噬功能低下主要见于各种恶性肿瘤，吞噬率常低于 45%，手术切除好转后上升，故可作为肿瘤患者化放疗及免疫治疗疗效的参考指标。免疫功能低下患者，吞噬率降低，可作为预测感染发生概率、疗效观察及预后判断的指标。

三、细胞免疫标记检验

单核细胞的优势表达抗原有：CD16、CD64、CD68、CD91、CDw136 和 CD65。CD68 是单核 – 巨噬细胞系统可靠的特异标志，可将急性髓细胞白血病各亚型如 AML – M1 ~ M3 与 AML – M4 及 AML – M5 区别开来。临床上常通过荧光显微镜计数法、流式细胞仪法、碱性磷酸酶 – 抗碱性磷酸酶桥联酶标法、过氧化物酶抗过氧化物酶染色和生物素 – 亲和素酶标记法进行单核细胞的免疫标记检验。

（邓小燕）

第四节　淋巴 – 浆细胞系统检验

淋巴 – 浆细胞系统的检验包括细胞计数检验、功能性检验和细胞免疫标记等检验。

一、淋巴细胞和浆细胞计数

【原理】细胞计数有直接计数和分类计数两种，直接计数是应用淋巴细胞稀释液稀释血液一定倍数，同时破坏红细胞并将白细胞胞质染淡红色，清晰可辨细胞核与胞质。稀释后滴入计数盘中，结合淋巴细胞或浆细胞形态特点，在显微镜下计数一定范围内淋巴细胞或浆细胞的数目，即可直接求得每升血液中淋巴细胞或浆细胞数量。分类计数则是在显微镜下分类染色涂片的细胞比例。

【参考区间】成人 $(1.684 \pm 0.404) \times 10^9/L$；学龄前儿童 $(3.527 \pm 0.727) \times 10^9/L$。

【临床意义】

1. 淋巴细胞增多

（1）良性增多　见于传染性淋巴细胞增多症、淋巴细胞型类白血病反应、再生障碍性贫血、骨髓纤维化、传染性单核细胞增多症、某些病毒感染（流行性出血热）和淀粉样变等。

（2）恶性增多　以原始淋巴及幼稚淋巴细胞增多为主，见于急性淋巴细胞白血病、慢性粒细胞性白血病急淋变、毛细胞白血病、淋巴瘤和幼淋巴细胞白血病等。以成熟淋巴细胞增生为主，见于慢性淋巴细胞性白血病、淋巴瘤细胞白血病和巨滤泡性淋巴瘤等。

2. 淋巴细胞减少

（1）生成异常　见于放射线照射、免疫抑制剂治疗、先天性免疫缺陷状况等。

（2）细胞迁徙的改变　见于急性细菌性感染、外伤、应激状态、使用糖皮质激素、病毒感染等。

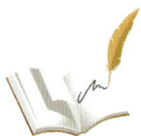

（3）细胞破坏或丢失　见于抗体介导的淋巴细胞破坏、蛋白质丢失性肠病、慢性右心室衰竭、胸导管排放或破裂等原因导致。

3. 浆细胞增多

（1）良性增多　见于结缔组织疾病，如急性风湿热、类风湿性关节炎、强直性脊柱炎和溃疡性炎等。

（2）恶性增多　见于多发性骨髓瘤和浆细胞白血病等。

二、细胞表面标志检查

细胞表面标志是指镶嵌在细胞膜脂质双层结构中的膜蛋白，包括膜抗原、膜受体及其他分子，淋巴细胞的表面标志指表面抗原和表面受体。淋巴细胞具有显著的异质性，下分若干亚群，可根据其相应的表面标志，划分淋巴细胞亚群，研究淋巴细胞分化过程和功能。计数外周血和组织内淋巴细胞及其亚群的数目或比例，可判断机体的细胞免疫水平，对临床发病机制、病情观察、预后判断及防治等方面均有积极的意义。

【原理】

1. 免疫荧光法（immunofluorescence）　该方法利用荧光素标记单克隆抗体直接与人淋巴细胞反应；或用羊抗鼠免疫球蛋白荧光标记抗体作为二抗，再借助单克隆抗体的介导与人淋巴细胞结合，然后用荧光显微镜观察或流式细胞仪分析，计数阳性细胞，确定淋巴细胞各亚群的百分率。上述方法分别称为直接免疫荧光法和间接免疫荧光法。

2. 免疫细胞化学法（immunocytochemical method）　将酶作为抗体标记物，采用底物被酶分解后的显色反应来显示抗原抗体的结合部位。可直接用于血液或骨髓涂片，亦可分离单个核细胞涂片。分过氧化物酶－抗过氧化物酶复合物法（PAP）、碱性磷酸酶－抗碱性磷酸酶（APAAP）法和生物素－亲和素酶标法（ABC）。

3. 流式细胞术免疫分析法　采用激光作为激发光源，利用荧光染料与单克隆抗体结合的标记技术，根据淋巴细胞或浆细胞的表面标志，以适当荧光素标记的特异性单克隆抗体与待检测细胞反应，通过流式细胞分析仪对流动单个细胞的多个参数信号进行数据资料处理，测定待检细胞的荧光强度和阳性百分比。

【参考区间】不同的检测方法及同一检测方法的不同检测系统其细胞亚群参考区间各异，建议各实验室制定相应的不同年龄和性别的细胞亚群表面标志参考区间。以常见的亚群为例，健康成人的参考区间如下。

1. CD3$^+$细胞（71.5±6.2）%。

2. CD3$^+$/CD4$^+$细胞（45.7±5.3）%。

3. CD3$^+$/CD8$^+$细胞（27.9±5.0）%。

4. CD4$^+$细胞/CD8$^+$细胞比值1.66±0.33。

5. NK细胞5%～7%。

6. B细胞16%～28%或8%～15%。

【临床意义】

（1）机体免疫功能的检测临床上常用测定CD3、CD4、CD8以及计算CD4/CD8比值作为机体免疫状态、某些疾病诊断、病期分析、监测治疗和判断预后的参数。CD3、CD4细胞数量减少及功能降低，CD8数量增多，CD4/CD8比值减少或倒置，见于多种感染（尤其是病毒感染）、肿瘤、免疫缺陷病、再生障碍性贫血、粒细胞减少症等免疫功能降低的疾

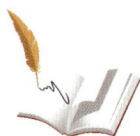

病。而疾病恢复期，CD4/CD8 可转为正常，在某些自身免疫性疾病的活动期，如系统性红斑狼疮等可增高。器官移植和骨髓移植时，可用 CD4/CD8 之比作为排斥检测的指标，若比值增高，提示排斥反应。

（2）细胞分化过程中出现各种特异的细胞抗原标志，如 CD1～8、CD27～29 等反映 T 细胞的标志；CD9、CD10、CD19～24、CD72～78 和 Ig 等反映 B 细胞的标志；CyIg$^+$、PC－1$^+$、PCA－1$^+$ 等反映浆细胞的标志。通过分析细胞免疫标志，判定白血病、淋巴瘤及浆细胞疾病，推断细胞起源及分化情况，进行指导治疗及判断预后提供重要依据。

三、末端脱氧核苷酰转移酶（TdT）检测

【原理】末端脱氧核糖核酸转移酶（terminal deoxynucleotidyl transferase，TdT）是一种特殊的 DNA 聚合酶，无需模板，催化细胞的脱氧核苷酸，逐个聚合到低聚核苷酸或多聚核苷酸的 3′－OH 端上，使其合成单链 DNA。兔抗牛 TdT 抗体能和人细胞的 TdT 产生交叉反应，可采用免疫荧光技术或酶免疫细胞化学技术定位显示细胞内的 TdT。

【实验结果】阳性反应为棕黄色颗粒，定位在细胞核上。TdT 表达未见于正常成熟 T 淋巴细胞或 B 淋巴细胞，TdT 为早期 T 淋巴细胞的标志，在正常情况下不成熟的胸腺淋巴细胞出现阳性反应，正常人外周血细胞中极少或无活性。

【临床意义】

1. 鉴别急性白血病和指导治疗 急性淋巴细胞白血病（T、B、非 T、非 B 型）可检出较高的 TdT 活性，B－ALL 细胞阴性。慢性粒细胞性白血病急淋变时，约有 1/3 的病例在原始细胞中能检出高活性的 TdT，病情缓解后阳性率逐渐减弱。当外周血中此酶活性升高，预示血细胞的恶性变。

2. 恶性淋巴瘤 淋巴结瘤细胞检出高 TdT 活性。

3. 其他 研究造血细胞分化与白血病的关系、白血病细胞的起源、白血病的治疗药物选择上有较重要的价值。

四、NK 细胞功能

检测方法目前有同位素释放法、酶释放法、特异性荧光染料释放法和流式细胞检测法。下面就流式细胞检测人外周血 NK 细胞活性进行介绍。

【原理】以 K562 细胞株为人 NK 细胞的天然靶细胞，碘化丙啶染料只能渗透到死亡细胞内。因此，利用该特点用流式细胞分析仪检测靶细胞受到 NK 细胞作用后的死亡率反应 NK 细胞的活性。

【计算】NK 细胞活性（%）＝NK 细胞实验组靶细胞死亡率（%）－靶细胞自然死亡率（%）。

【参考区间】根据实验室检测系统，建立本实验室参考区间。

【临床意义】NK 细胞活性升高，常见于病毒感染的早期，接受器官移植、骨髓移植的患者及使用干扰素诱导物等免疫增强剂治疗的患者。NK 细胞活性降低常见于恶性肿瘤，特别是中晚期或伴有转移的癌症患者，重症联合免疫缺陷病患者，AIDS 患者免疫抑制剂治疗者，妊娠妇女，酒精性肝硬化患者和慢性肝炎患者等。肿瘤疗效观察及预后评价实体癌患者机体免疫功能受损，NK 细胞活性降低，经治疗后 NK 细胞活性上升，提示治疗有效。

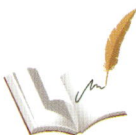

五、淋巴细胞增殖试验

细胞增殖是细胞个体分裂导致细胞数量增加，在此过程，细胞个体的 DNA、蛋白质合成均增加，细胞代谢旺盛，细胞形态相继出现细胞质增多、空泡、核仁明显、核染色质疏松等变化，因此可通过检测细胞增殖后的细胞数量和细胞 DNA 或蛋白质合成的代谢反映细胞增殖情况，判断出淋巴细胞对有关刺激的反应性与功能状态。目前检测细胞增殖的方法有 ^{3}H–TdRT 掺入法、细胞内酶法和流式细胞术。细胞内酶法因操作简单，无需特殊仪器，下面就该方法进行介绍。

【原理】淋巴细胞增殖时，活细胞线粒体中的琥珀酸脱氢酶使外源性溴化二甲基噻唑二苯四唑（MTT）还原为不溶性蓝紫色结晶甲臜，并沉积在细胞中，二甲基亚砜（DMSO）能溶解细胞中的甲臜结晶，于 560nm 波长测定吸光度，可间接反映活细胞数量。在一定细胞数量范围内，MTT 结晶形成量与细胞数目成正比。此试验用于测定淋巴细胞对有丝分裂原和特异性抗原刺激的反应能力。

【参考区间】没有可供参考的区间，以 $A_{测定}/A_{对照}$ 的比值 ≥ 2 有意义。

【临床意义】增殖能力减低见于细胞免疫功能低下或缺陷患者，可用于研究患者淋巴细胞对某种特异抗原的反应能力。

六、N–碱性磷酸酶（N–Apase）检测

【原理】用 P–硝基酚磷酸盐（P–NPP）作为细胞碱性磷酸酶（APase）总活性检测的基质，在反应中生成 P–硝基酚，测定 400nm 时的吸光度，可检测出细胞 APase 的总活性。此外，可通过巯基乙胺–S–磷酸盐（CASP）基质来测定 N–Apase 的活性，在酶反应中生成半胱胺，测定 412nm 的吸光度，可检测 N–APase 的总活性。一般情况下，N–APase 的 P–NPP 与 CASP 的水解速度之比（V_{P-NPP}/V_{CASP}）在 1.1~2.0 的范围内，平均为 1.8。因此，N–APase 的活性可用 $V_{P-NPP}-1.8V_{CASP}$ 求出，再从 $(V_{P-NPP}-1.8V_{CASP})/V_{P-NPP}$ 计算 N–APase 的百分率。

【参考区间】正常人的粒细胞、淋巴细胞中不能检出 N–APase 的活性。

【临床意义】APase 酶是未成熟淋巴系统的细胞标志酶，可检测未成熟淋巴细胞。ALL 和 CML 急淋变时，原始淋巴细胞能检出 N–APase，且不仅在非 T–ALL、非 B–ALL 的幼稚细胞，就是在 T–ALL 及具有 B 细胞标记物的原始细胞中亦可检出。此外，在鼻咽癌、喉癌等被认为是病毒感染的肿瘤细胞中，以及与 EB 病毒有关的传染性单核细胞增多症、Burkitt 淋巴瘤等，均可检出此酶。

（邓小燕）

第五节 造血干/祖细胞培养

体外造血干/祖细胞培养或造血细胞克隆形成试验（colony–stimulating assays，CSA）是指在体外特定的条件下，造血干/祖细胞可以生存并增殖殖分化形成一个子细胞集落，从形成集落的形态和数量可反映干/祖细胞在骨髓、血液或脐血中的数量、分化及增殖能力。

造血干/祖细胞培养的主要应用于以下几个方面的研究：①造血细胞分化、成熟及其调

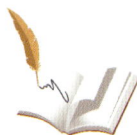

节机制；②各种细胞因子对造血的调节机制；③造血细胞与非造血细胞之间互相作用及调控机制；④药物对骨髓造血的影响；⑤药物的筛选及生产；⑥造血系统疾病的发生机制、诊断和疗效分析。目前可以检测的集落有 CFU－GM、CFU－E、CFU－M、CFU－Meg、CFU－L、CFU－MIX、成纤维细胞祖细胞（CFU－F）、早期红系造血祖细胞（BFU－E）和白血病祖细胞（CFU－Leu）等。

一、粒－单核系造血祖细胞培养

【原理】从受检者血液、骨髓或脐血分离的单个核细胞（mononuclear cells，MNC），在适当的造血生长因子（hematopoietic growth factor，HGF）或集落刺激因子（colony stimulating factors，CSF）的作用下，在体外半固体琼脂培养基上可形成由不同成熟阶段的粒细胞和单核细胞组成的细胞集落（CFU－GM）。每个集落可视为由一个粒－单核细胞系造血祖细胞增殖、分化而来。集落数的多少可以反映一定单个核细胞数量条件下的粒－单核祖细胞的水平。

【结果判断】培养 7 天后，将培养皿置于倒置显微镜下观察。琼脂半固体培养基上大于40 个细胞以上的细胞团称为集落（colony），小于 40 个细胞的细胞团称为簇（cluster），一般 3～15 个细胞团称为小簇、16～40 个细胞团为大簇。

【参考区间】

脐血：（48±6）个/2×10^5MNC；骨髓：（150.06±58.4）个/2×10^5 MNC，细胞簇与集落之比为（5～20）∶1；外周血：集落数为骨髓的 1/10。

结果因实验室条件不同而异。

【临床意义】

1. CFU－GM 减少　常见于 AA、PNH、AL、慢粒急变期、红白血病、MF 及 MDS。

2. CFU－GM 增加　常见于 CML、PV（部分患者伴白细胞增多）及部分 IDA 患者。

3. CFU－GM 生长特性与白血病关系　①CFU－GM 在急性粒细胞白血病中有四种生长类型：不生长型、小细胞簇型、大细胞簇型及集落型，小细胞簇型缓解率较高，而大细胞簇型和不生长型的缓解率较低；②CFU－GM 在急性白血病时，细胞簇与集落之比增高，这种表现主要与急性白血病细胞释放白血病抑制物有关。

4. CFU－GM 与骨髓增生异常综合征　若 CFU－GM 的集落数减低，而细胞簇与集落数的比值正常者，转变成白血病的可能性低于 10%；若细胞簇与集落的比值增高以及细胞培养为大细胞簇型或无生长型者，大多数病例会转变成急性白血病。

二、红系祖细胞的培养

【原理】在培养体系中选择甲基纤维素作为支持物，加入适量 EPO 和 BPA，使骨髓中红细胞系造血细胞形成 BFU－E 和 CFU－E。每个集落可视为由一个红系祖细胞增殖、分化而来，所以，集落数的多少可反映一定单个核细胞数量条件下的红系祖细胞的数量及分化、增殖能力。

【结果判断】集落由 8～50 个细胞组成的细胞团称为红系集落形成单位（CFU－E），集落由 50 个以上细胞组成的细胞团，形似烟火礼花，称为红系爆式集落形成单位（burst forming unit－erythrocyte，BFU－E）。在倒置显微镜下与 CFU－GM 相比，红系集落的背景稍暗、集落内细胞圆整、体积较小。因为细胞质内有血红蛋白的合成，集落可呈暗黄色，

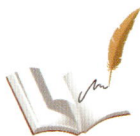

尤其以晚期幼红细胞为主形成的集落表现更为明显。

【参考区间】

脐血：BFU – E（76 ± 7）个/2 × 10^5 MNC；骨髓：BFU – E（25.3 ± 7.6）个/2 × 10^5 MNC，CFU – E（141.6 ± 68.4）个/2 × 10^5 MNC；外周血：BFU – E（26 ± 4）个/2 × 10^5 MNC。

结果因实验室条件不同而异。

【临床意义】

1. BFU – E 或 CFU – E 减少 见于 AA、纯红再障、AL、慢粒急变、红白血病及铁粒幼细胞性贫血等。

2. BFU – E 或 CFU – E 增加 见于 PV、原发性骨髓纤维化及部分 CML 患者。

三、巨核系祖细胞培养

【原理】以血浆凝块或甲基纤维素为支持物，加入再生障碍性贫血患者血清或 TPO、IL – 3 及 SCF 等生长因子，使骨髓中巨核系祖细胞形成 CFU – Meg。

【结果判断】培养 10 ~ 14 天后，用倒置显微镜观察，含有 3 个巨核细胞以上者为 CFU – Meg 集落，含有 20 ~ 500 个巨核细胞的集落称为 BFU – Meg。CFU – Meg 可用形态学及免疫化学鉴定。血小板膜糖蛋白 GPⅡb/Ⅲa（CD41/CD61）阳性为判断 CFU – Meg 的指标。

【参考区间】骨髓：（16.4 ± 10.3）个/2 × 10^5 MNC（结果因实验室条件不同而异）。

【临床意义】

1. CFU – Meg 减少 常见于 AA、获得性无巨核细胞性血小板减少性紫癜、骨髓增殖性疾病、血小板减少症和 AL 等。

2. CFU – Meg 增加 常见于 CML、慢粒急变。

四、混合祖细胞培养

【原理】以甲基纤维素作为支持物，配以各种造血生长因子如 IL – 3、GM – CSF、EPO、TPO 作为 CFU – MIX 刺激因子，体外受检者骨髓造血细胞可形成含有红、粒、单核及巨核细胞系的混合集落（CFU – MIX）。

【结果判断】培养后 14 天，用倒置显微镜鉴别集落，每个集落至少含有 50 个细胞，大多为粒细胞和巨噬细胞，巨核细胞和有核红细胞数量不定。难以从形态学鉴定的 CFU – MIX，可用染色法、细胞化学及免疫荧光染色等技术来鉴定。

【参考区间】（10.8 ± 4.9）个/2 × 10^5 MNC，在 CFU – MIX 中，单纯粒、红混合集落占 34.5%，含巨核细胞者占 47.7%，含巨噬细胞者占 56.3%（结果因实验室条件不同而异）。

【临床意义】CFU – MIX 有助于调节多向祖细胞分化与增殖的各种刺激因子的生物活性的定量研究。CFU – MIX 产率较低，临床研究较少，已观察到 AA 患者 CFU – MIX 减少，而 CML 患者 CFU – MIX 增高。

（邓小燕）

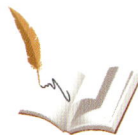

扫码"学一学"

第五章 骨髓检验

本章要点

通过本章学习，了解骨髓常规检查适应证和禁忌证及骨髓活检的临床意义；掌握正常骨髓象基本特征、骨髓增生程度分级和标准及常见细胞化学染色的结果判断和临床意义；能正确解释干抽、粒/红比值、非红系百分比、骨髓稀释、细胞化学染色等名词。

本章涉及的骨髓检验（bone marrow examination）内容包括骨髓常规检查、骨髓细胞化学染色和骨髓活体组织检查，是血液系统疾病的诊断、鉴别诊断及治疗最常用、最基本的方法，也是其他骨髓相关检验技术的基础。骨髓细胞形态学、免疫学分型、细胞遗传学和分子生物学检验联合应用，可以使血液病的诊断和治疗更准确、更科学。

第一节 骨髓常规检验

骨髓常规检查主要是指用普通显微镜对骨髓穿刺涂片的标本进行形态学检验，了解骨髓中各种血细胞数量和形态有无改变、有无异常细胞等，从而协助诊断疾病、观察疗效、判断病情及预后。

骨髓常规检查主要应用于：①诊断或协助诊断血液系统疾病，可以确诊的疾病包括各种白血病、再生障碍性贫血、巨幼细胞贫血、尼曼 – 匹克病、戈谢病、多发性骨髓瘤、骨髓转移癌等；协助诊断的疾病包括缺铁性贫血、溶血性贫血、免疫性血小板减少症、恶性淋巴瘤骨髓浸润、骨髓增生异常综合征等，并可提高某些疾病的诊断率如疟疾、黑热病等。②血液系统疾病的疗效观察及病情判断，通过复查可给出骨髓完全缓解、部分缓解、改善、复发、退步等意见。

一、骨髓常规检查的适应证

临床上出现下列情况时，应考虑做骨髓检查：①不明原因外周血细胞数量及成分异常，如一系、二系或三系减少，一系、二系或三系增多，一系增多伴二系减少，外周血中出现原始细胞、幼稚细胞、异常细胞等；②不明原因发热、肝大、脾大、淋巴结肿大等；③不明原因骨痛、骨质破坏、黄疸、紫癜、肾功能异常、血沉明显增加等；④血液系统疾病定期复查、化疗后的疗效观察；⑤做其他检查所需，如骨髓活检、骨髓细胞免疫表型检测、造血干/祖细胞培养、染色体核型分析、电镜检查、骨髓移植、微量残留白血病检测、骨髓培养（如伤寒、付伤寒、败血症）及寄生虫检查（如疟疾、黑热病）等。

骨髓常规检查的绝对禁忌证很少，下列几种情况应注意：①由凝血因子严重缺陷引起的出血性疾病应禁忌；②穿刺部位有炎症或畸形应避开；③晚期妊娠妇女应慎重。

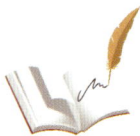

二、骨髓穿刺术

临床上骨髓穿刺（bone marrow puncture）一般由临床医生执行，也有的由检验人员操作。

1. 骨髓穿刺部位　选择骨髓穿刺部位一般应从以下几个方面考虑：①骨髓腔中红骨髓丰富；②穿刺部位浅表、易定位；③避开重要脏器。

临床上常用的穿刺部位包括髂骨、胸骨、胫骨，其中髂骨最为常用，各种骨髓穿刺部位的特点见表 5 - 1。

表 5 - 1　各种骨髓穿刺部位的特点

穿刺部位	特点
髂骨后上棘	此部位骨质薄，髓腔大，易进针，骨髓液丰富，被血窦血稀释的可能性小，故髂骨后上棘为临床上首选部位
髂骨前上棘	此部位骨质硬、骨髓腔小，故易导致穿刺失败，所以髂前上棘常用于翻身困难、需多部位穿刺等患者
胸骨	胸骨是人体骨髓造血功能最旺盛的部位，但胸骨骨板薄，髓腔狭小，后方有重要脏器，故胸骨穿刺时必须十分慎重，避免发生意外。当其他常规部位穿刺取材不佳时，可考虑胸骨穿刺
其他部位	小于 3 岁患者可选择胫骨头内侧。其他还包括腰椎棘突穿刺、定位穿刺。定位穿刺指直接穿刺有症状的部位，如局部压痛处、X 线下可疑病灶等，用于骨髓转移癌、浆细胞瘤等

2. 骨髓穿刺步骤

（1）体位　穿刺部位不同其体位也有所不同。如髂骨后上棘采用侧卧位或俯卧位，髂骨前上棘和胸骨采用仰卧位。

（2）定位　髂骨前、髂骨后上棘的部位较易定位；胸骨穿刺部位穿刺点在第二、三肋间所对应的胸骨；胫骨穿刺部位在膝关节下 3cm 处。穿刺位点确定后，标记上"十"字形记号，这样铺孔巾时能将穿刺部位暴露在中央，避免定位错误。

（3）消毒　用 2% 碘酒、75% 乙醇严格按照无菌操作要求进行消毒。消毒后，打开无菌骨髓穿刺包，带上无菌手套，铺上孔巾。

（4）局部麻醉　用 2% 利多卡因 1～2ml，在皮内注射形成一小皮丘，然后垂直进针，在进针的同时注射麻醉剂，直至骨膜。拔除针头后，局部按摩，使麻醉药充分、快速地发挥作用。

（5）进针　将穿刺针套上针芯后，用左手拇指和食指将穿刺部位皮肤压紧固定，右手持穿刺针垂直进针（穿刺胸骨时针体与胸骨面约成 45°），直至骨皮质时阻力增加，再用力后阻力明显下降，穿刺针固定，说明针已经进入了骨髓腔，成人进针深度为进针达骨皮质后再进入 0.5～1.0cm 左右。

（6）抽吸骨髓液　拔出针芯，接上 10ml 注射器，轻轻负压抽取，抽取骨髓液不宜超过 0.2ml（注射器针筒部分可见骨髓液即可）。抽吸完毕后取下针筒并迅速插回针芯，并将针筒内的骨髓液注射在玻片上制备涂片。如果抽吸不到骨髓液，应取下针筒，插回针芯，并将穿刺针退或进少许，或改变方向再重新抽吸。如果仍抽不到骨髓液，常需要改变穿刺部位或多部位穿刺。

（7）制备骨髓片　取玻片上骨髓小粒丰富的骨髓液来制备骨髓片，涂片制备方法与血片制作方法基本相同，但因骨髓液较血液黏稠，推片略难于血片，推片时角度应小一些，速度应慢一些，避免血膜过厚。另外，由于骨髓液中的纤维蛋白原含量较高，故制作骨髓片时，动作要快，否则易使骨髓液凝固。涂片一般不用抗凝剂以免影响细胞形态，同时应注意保留片尾和边缘。骨髓片制备情况及其对染色的影响见图 5 - 1 和图 5 - 2。

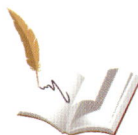

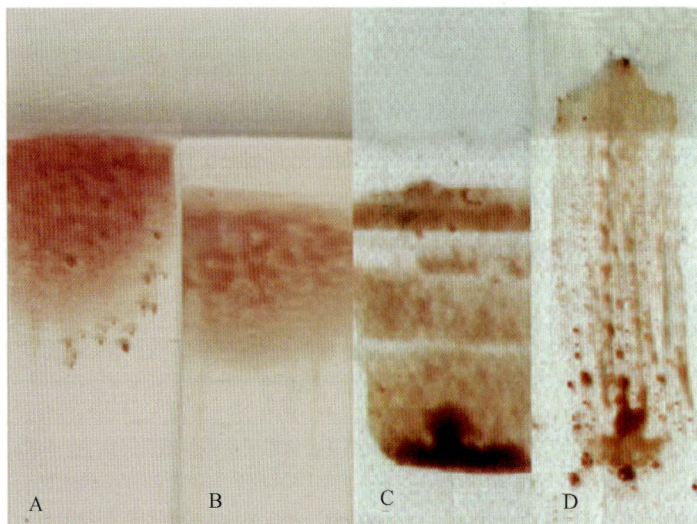

图 5 - 1　骨髓片制备情况

A. 涂片制备良好，尾部有骨髓小粒；B. 涂片制备良好，尾部无骨髓小粒；C. 涂片制备不佳，推片时用力不均且无尾部；D. 涂片制备差，有些骨髓液未涂开。

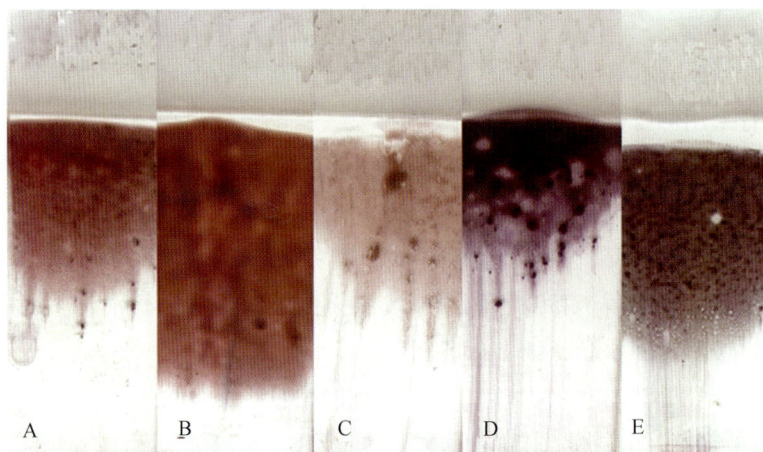

图 5 - 2　骨髓涂片 Wright 染色情况

A. 涂片、染色良好，尾部有骨髓小粒；B. 涂片较厚，染色良好，尾部无骨髓小粒；C. 涂片尚可，染色较淡，有骨髓小粒；D. 涂片尚可，有骨髓小粒，有核细胞极度增生使染色较深；E. 涂片较厚，染色明显偏碱。

（8）包扎伤口　将整个穿刺针拔出后用消毒棉球压迫伤口，并敷以消毒纱布，胶带固定。

如果还需做其他检查，应根据各种检查的需要量，再抽取一定量骨髓液。对于初诊患者，有条件的医院应同时做骨髓活检，以弥补骨髓穿刺和活检的缺点。

3. 骨髓穿刺注意事项

（1）患者术前最好洗澡，做好解释工作，以取得配合，消除恐惧、紧张心理，嘱咐患者术后三日内勿洗澡。

（2）初诊患者骨髓穿刺应在治疗前进行，死亡病例一般在半小时内进行。

（3）骨髓穿刺过程中应严格遵守无菌操作，严防骨髓感染。

（4）骨髓穿刺针进入骨质中时，不应摆动、用力过猛，以免损伤邻近组织或折断穿刺针头。

（5）抽取骨髓液时，量不宜过多，一般以小于 0.2ml 为宜，以免导致骨髓液被血窦血稀释。如果还需做其他检查，应根据各种检查所需，再抽取一定量骨髓液。

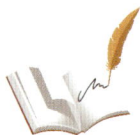

（6）骨髓片至少要 6~10 张。临床怀疑为急性白血病初诊患者应送 10 张以上骨髓片。涂片制成后，应在空气中快速摇动或吹干，防止细胞皱缩。

（7）为了更好地配合骨髓检查，初诊患者务必同时送检外周血片 3~4 张。

（8）申请者应在骨髓片上做好一一对应的标记，以免在运送、检查过程中出错而导致医疗差错的发生。

（9）骨髓片必须与骨髓检查申请单同时送检。

（10）干抽（dry tap）是指非技术原因或穿刺位置不当，多次、多部位穿刺抽不出骨髓液的现象。常见于：①原发性和继发性骨髓纤维化；②骨髓极度增生，细胞排列过于密集，如白血病、真性红细胞增多症等；③其他，如毛细胞白血病、再生障碍性贫血、骨髓转移癌等。干抽患者根据情况可选择重抽、换部位抽或做骨髓活检。

4. 骨髓取材情况的判断　正确判断骨髓穿刺取材情况对临床医生及检验人员来说非常重要。如果取材不成功，应及时进行重新穿刺，以免耽误疾病诊断和治疗。骨髓取材不成功是指抽吸骨髓液过程中抽到了较多或大量的外周血，根据稀释程度分为完全稀释和部分稀释。骨髓取材情况的判断见表 5-2。

表 5-2　骨髓取材情况的判断

取材情况	判断
取材满意	①抽吸骨髓液时患者有特殊的疼痛感；②抽出的骨髓液中有较多的骨髓小粒和脂肪滴；③显微镜下涂片中有骨髓特有的细胞，如巨核细胞、浆细胞、组织嗜碱细胞、成骨细胞、破骨细胞、肥大细胞、网状细胞、吞噬细胞等；④骨髓中性杆状核粒细胞/中性分叶核粒细胞比值大于外周血中性杆状核粒细胞/中性分叶核粒细胞比值，有核细胞数大于外周血
骨髓完全稀释	指抽出的"骨髓液"实际上与外周血一样。肉眼观察，其"骨髓液"较稀、无黄色小粒；"骨髓"推片尾部无骨髓小粒。对于肉眼观察高度怀疑完全稀释的标本即可进行重抽，如果一时难以判断可先送检
骨髓部分稀释	指抽吸骨髓液时混进较多血窦血，称为骨髓部分稀释。其特征包括：①骨髓小粒无或少见；②有核细胞减少；③骨髓特有细胞少；④中性分叶核粒细胞和成熟淋巴细胞比例增加。对于部分稀释的标本，应根据稀释程度、病情等决定是否需要重抽

肉眼观察也是判断骨髓取材情况的第一手资料，有时通过性状分析还可做出疾病初步诊断。例如肝、脾及淋巴结无肿大，无胸骨压痛，全血细胞减少的患者，其骨髓液较稀、油滴多，再生障碍性贫血可能性较大；肝、脾及淋巴结无肿大，胸骨明显压痛，出血明显，全血细胞减少，骨髓液黏稠且很快凝固，急性早幼粒细胞白血病可能性较大。

三、骨髓细胞检查

1. 涂片染色　涂片有多种染色方法，国际标准化委员会（ICSH）推荐的罗曼诺夫斯基（Romanowsky）染色为标准染色法，其主要成分为天青 B 和伊红 Y，并要求天青 B 含量在 80% 以上，由于天青 B 价格高，故该法在各国难以普及。我国国内多采用以罗氏染色演变过来的 Wright 染色、Wright-Giemsa 混合染色法等，下面简单介绍几种染色方法。

（1）标准化的 Romanowsky 染色　①染液配制：Ⅰ液由美蓝 9.0mg、天青 B 17.0mg 及伊红 13.0mg 溶解于 20ml 1:1 甘油-甲醇中配制而成，Ⅱ液为 0.00132M 的磷酸盐缓冲液（pH 6.4~6.8）。②染色步骤：涂片固定后，上述Ⅰ液用 100 ml Ⅱ液稀释后，染色 10 分钟后冲洗，待检。

（2）Wright 染色　①染液配制：Ⅰ液是将 Wright 染料 1.0g 加到甲醇 500ml 中配制而成（也可再加甘油 30ml），Ⅱ液为磷酸盐缓冲液（pH 6.4~6.8）。②染色步骤：滴加Ⅰ液覆盖

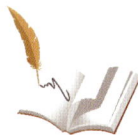

整个血膜固定 10 ~ 20 秒，再滴加 2 ~ 3 倍Ⅱ液并混匀，染色 20 ~ 25 分钟后自来水冲洗，待检。骨髓涂片染色情况见图 5 - 2。

（3）Giemsa 染色　①染液配制：Ⅰ液由 Giemsa 染料 1.0g、甲醇 66ml 及甘油 66ml 配置而成，Ⅱ液为磷酸盐缓冲液（pH 6.4 ~ 6.8）。②染色步骤：涂片甲醇固定 3 ~ 5 分钟后，放在用Ⅱ液将Ⅰ液稀释 10 ~ 20 倍的染液中，染色 10 ~ 30 分钟后冲洗，待检。

（4）Wright - Giemsa 染色　①染液配制：Ⅰ液是将 Wright 染料 1g、Giemsa 染料 0.3 g加入到 500ml 甲醇瓶中配制而成，Ⅱ液为 Wright 染色中的磷酸盐缓冲液。②染色步骤：同Wright 染色。

（5）Romanowsky - Giemsa 染色　①染色配制：Ⅰ液是由天青 B 130mg，伊红 Y 65mg 分别溶解于 50ml 甲醇中配制而成，Ⅱ液为 0.00132M 的 sorensen 磷酸盐缓冲液（pH 6.4 ~ 6.8）。②染色步骤：使用时将Ⅰ液用Ⅱ液稀释，染色 10 分钟。

（6）1987 年 Wittekind 介绍的 R - G 染色　①染液配制：Ⅰ液是天青 B 750mg 溶于 75ml DMSO，伊红 Y 120mg 溶于 25ml DMSO 中配制而成；Ⅱ液为 1：25 V/V 的 HEPES 缓冲液（pH 6.5）。②染色步骤：使用时将Ⅰ液用Ⅱ液稀释，染色 15 ~ 35 分钟。

2. 染色时注意事项

（1）染色前必须在骨髓片上做好明显的标记，避免出现差错。

（2）滴加 Wright 染液时，应覆盖整个血膜，尤其是尾部，否则细胞因固定不佳而出现不同程度地溶解，尤其是红细胞。

（3）Wright 染液与缓冲液的比例应合适，因为 Wright 染液呈碱性，缓冲液呈酸性，如果比例不合适或两者未混匀，将导致染色偏碱或偏酸。如果用蒸馏水或自来水替代缓冲液，也会使染色结果偏碱。

（4）染色时间根据室温、血膜厚薄、有核细胞数、染液与缓冲液的比例等进行相应地延长或缩短，避免出现染色过淡或过深现象。一般来说，染液越稀，染色时间越长，细胞着色也越均匀且鲜艳。

（5）染色时，如果染液过少使染液蒸发、涂片倾斜放置使染液丢失或染色时间太长等，均导致染液杂质沉积在玻片上；冲洗涂片时，

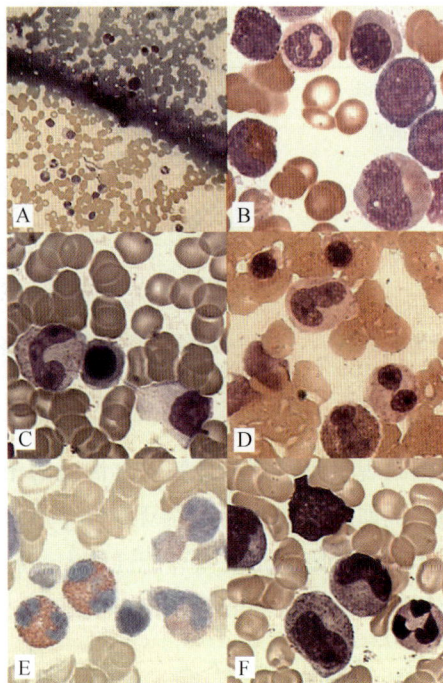

图 5 - 3　不同染色条件对细胞形态的影响

A. 染液未混匀（×200）；B. 染色良好（×1000）；
C. 染色偏碱（×1000）；D. 染色偏酸（×1000）；
E. 染色偏淡（×1000）；F. 染色偏深（×1000）

应用自来水流水冲洗，不宜倒掉染液后再冲洗，否则杂质也容易沉积。不同染色条件对细胞形态的影响见图 5 - 3。

3. 低倍镜检查

（1）观察涂片情况　观察涂片制作、染色及取材是否满意，并选择合适的部位用于有核细胞油镜下分类、计数（图 5 - 4）。若全片涂片过厚、染色较差或取材不好，应另选涂片或重新取材。

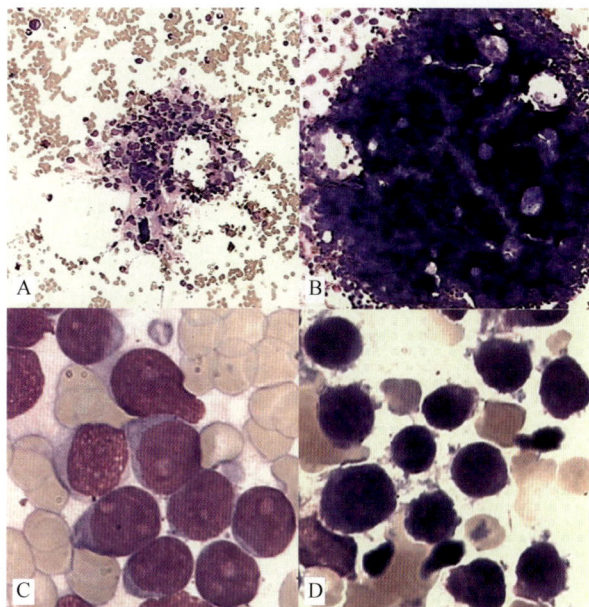

图 5 - 4　骨髓小粒及血膜厚薄部位的细胞形态

A. 骨髓小粒（×100）；B. 急性白血病骨髓涂片中的合适部位
（×1000），其白血病细胞结构清楚；C. B 涂片厚的部位，细
胞形态辨认不清（×1000）

（2）判断骨髓增生程度　在合适的部位观察多个视野，根据骨髓中有核细胞的多少判断骨髓增生程度。骨髓增生程度有三级、五级、七级、八级等多种分类法，但一般采用五级分类法，详见表 5 - 3 及图 5 - 5。当增生程度介于两级之间时，应将增生程度划为上一级。

表 5 - 3　骨髓增生程度分级及标准

分　级	有核细胞 与红细胞比	有核细胞数 每高倍镜视野	临床意义
增生极度活跃	1 : 1	>100	各种白血病
增生明显活跃	1 : 10	50 ~ 100	各种白血病、增生性贫血
增生活跃	1 : 20	20 ~ 50	正常或贫血
增生减低	1 : 50	5 ~ 10 *	造血功能低下、部分稀释
增生极度减低	1 : 200	<5	再生障碍性贫血、完全稀释

* 10 ~ 20 个是空档，检验者应根据具体情况（如年龄）等进行判断。

（3）巨核细胞计数及分类　计数全片巨核细胞数量，并分类一定数量巨核细胞。正常情况下一张骨髓片上有 7 ~ 133 个，平均 36 个；如将骨髓血膜标准化为 1.5cm×3.0cm，则参考值为 7 ~ 35 个。由于巨核细胞胞体大、全片数量少，在血膜尾部、上下边缘部位较多，故巨核细胞计数一般在低倍镜下进行（图 5 - 6），但分期需转油镜或高倍镜下辨认。

（4）其他细胞观察　观察全片有无体积较大或成堆分布的异常细胞以及胞体大的非造血细胞等，尤其应注意观察血膜尾部、上下边缘部位，如骨髓转移癌细胞、恶性淋巴瘤细胞、戈谢细胞、尼曼 - 匹克细胞、海蓝组织细胞、多核或胞体巨大的异常细胞、成骨细胞、破骨细胞等，一旦发现，转油镜辨别。

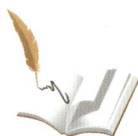

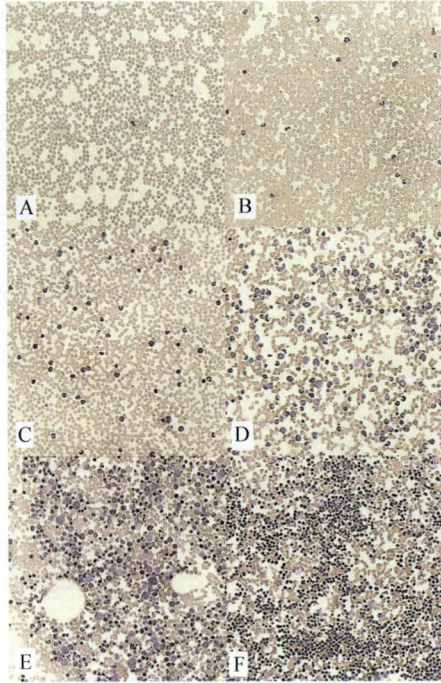

图 5 – 5　骨髓增生程度五级分类法（×100）

A. 增生极度减低；B. 增生减低；C. 增生活跃；D. 增生明显活跃；E. 增生极度活跃

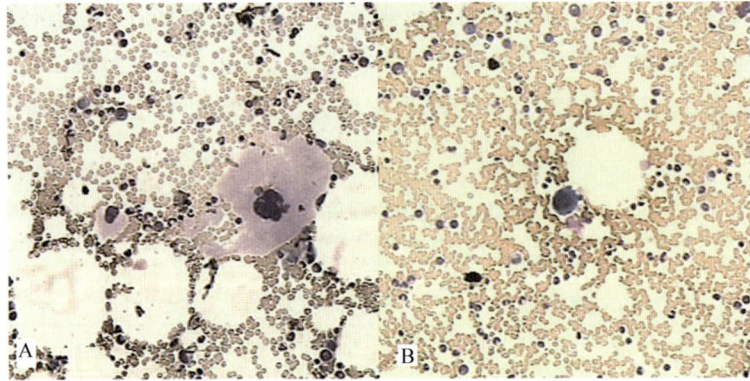

图 5 – 6　低倍镜下的巨核细胞（×100）

A. 可见 2 个巨核细胞，其胞体明显大小不一；B. 视野正中可见 1 个巨核细胞

4. 油镜检查　在低倍镜观察的基础上，选择合适的部位，转用油镜进行观察，详见表 5 – 4。

（1）有核细胞计数及分类　在有核细胞计数、分类前，应先大致观察增生程度、各系细胞形态、比例等情况，得出初步诊断意向；然后进行细胞分类、计数及形态观察。必要时细胞分类、计数可在观察细胞化学染色后进行。

表 5 – 4　骨髓有核细胞计数及分类

计数的部位	应选择厚薄合适且均匀、细胞结构清楚、红细胞呈淡红色、胞核呈紫红色、背景干净的部位进行计数，一般在体尾交界处
计数的秩序	计数要有一定顺序，以免出现有些视野重复计数的现象
计数的细胞	计数的细胞为除巨核细胞、破碎细胞、分裂象以外的其他有核细胞
计数的数目	至少计数 200 个有核细胞。增生明显活跃以上者最好计数 500 个；对于增生极度减低者可计数 100 个

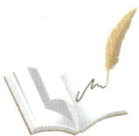

（2）观察各系统细胞的形态　观察各系增生程度、各阶段细胞比例及细胞形态，包括粒细胞、红细胞、巨核细胞、淋巴细胞、浆细胞、单核细胞系统及其他细胞等。细胞形态观察应全面，包括胞体（如大小、形态）、胞核（如核形、核位置、染色质、核仁大小、核仁数量等）及胞质（如量、颜色、颗粒、空泡等）形态特点，对于有病变的细胞系统观察更应仔细。

细胞计数、分类完成后，还需再一次进行全片观察，注意其他部位有否异常细胞、非造血细胞等情况，全片细胞分类情况与分类区域是否一致，必要时重新计数或采用单独快速分类法。如果涂片中异常细胞少的话，应观察所有送检的骨髓片。

5. 结果计算

（1）计算各系统细胞总百分比及各阶段细胞百分比　一般情况下，百分比是指有核细胞百分比（all nucleate cell，ANC）。在某些白血病中，还应计算出非红系细胞百分比（non erythroid cell，NEC）。NEC 是指去除有核红细胞、淋巴细胞、浆细胞、肥大细胞、巨噬细胞外的有核细胞百分比。

（2）计算粒/红比值（granulocyte/erythrocyte，G/E）　指各阶段粒细胞百分率总和与各阶段有核红细胞百分率总和之比。

（3）巨核细胞结果计算　通常计算分类的巨核细胞总数中各阶段巨核细胞百分比或各阶段巨核细胞的个数。

6. 填写骨髓细胞学检查报告单　目前国内骨髓报告单多数采用专用的图文报告系统，检验人员应将下列内容输入该报告系统：①患者姓名、性别、年龄、科室、病区、床号、住院号、骨髓涂片号、骨髓穿刺部位、骨髓穿刺时间、临床诊断等；②骨髓片取材、制备和染色情况；③骨髓报告单中各阶段细胞百分比、粒/红比值、计数的有核细胞总数等；④文字描述内容，包括描述骨髓片、血片及细胞化学染色的结果，其中骨髓片描述是报告单中的最重要部分。描述内容应简明扼要、条理清楚、重点突出；⑤采集骨髓片、血片及细胞化学染色中有诊断意义、典型的图片存入计算机，并选取清晰、有诊断价值的图片黏贴到图文报告单上；⑥根据骨髓片、血片及细胞化学染色所见，结合临床及疾病的性质提出诊断意见，有的还可提出进一步检查等建议，诊断意见性质详见表 5-5。⑦报告日期及检验者。最后打印报告单并亲自签名。骨髓细胞形态学检查报告单举例见表 5-6。

表 5-5　骨髓细胞形态学检查诊断意见的性质

诊断性质	特点
肯定性诊断	骨髓呈特异性变化，临床表现又典型者，如确诊为白血病、巨幼细胞贫血、再生障碍性贫血、多发性骨髓瘤、骨髓转移癌、戈谢病、尼曼-匹克病、疟疾等
提示性诊断	骨髓有较特异性改变，但特异性不强，如提示缺铁性贫血、急性白血病亚型等，同时可建议做相应检查
符合性诊断	骨髓呈非特异性改变，但结合临床及其他检查可解释临床者。如符合溶血性贫血、免疫性血小板减少症、原发性血小板增多症、脾功能亢进等，同时可建议做进一步检查
可疑性诊断	骨髓象有变化或出现少量异常细胞，临床表现不典型，可能为某种疾病的早期、前期或不典型病例，如疑为难治性贫血等，要结合临床，做进一步检查，并动态观察其变化
排除性诊断	临床怀疑为某种血液病，但骨髓象不支持或骨髓象大致正常，可考虑排除此病，但应注意也可能是疾病早期，骨髓尚未有明显反应
形态学描写	骨髓象有些改变，但提不出上述性质诊断意见，可简述涂片形态学检查的主要特点，同时尽可能提出一些建议
其他	如果取材不佳可做出骨髓稀释、骨髓部分稀释的诊断意见，如基本正常可做出基本正常骨髓象。对于诊断已明确的疾病，经治疗后做骨髓细胞学检查，应与以前骨髓片进行比较，得出疾病部分缓解、完全缓解、改善、退步、复发等意见

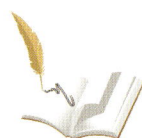

表 5 - 6　骨髓细胞形态学检查图文报告单

姓名：赵某	病历号：	标本类型：骨髓	标本编号：
性别：女	科别：血液内科	申请医生：邓某	采集部位：右髂后上棘
年龄：36 岁	临床诊断：贫血待查?	涂片号：	采集时间：2019.01.16

细胞名称		血涂片	骨髓涂片		
		%	%	参考区间（%）	
粒细胞系统	原粒细胞		0.5	0 ~ 1.1	A
	早幼粒细胞		1.0	0.2 ~ 2.54	
	中性粒细胞 中幼		4.5	3.28 ~ 13.16	
	中性粒细胞 晚幼		7.0	5.63 ~ 20.28	
	中性粒细胞 杆状核	2.0	15	8.24 ~ 24.3	
	中性粒细胞 分叶核	50.0	7.0	6.09 ~ 24.47	
	嗜酸性粒细胞 中幼			0 ~ 1.08	B
	嗜酸性粒细胞 晚幼			0 ~ 1.95	
	嗜酸性粒细胞 杆状核			0 ~ 1.12	
	嗜酸性粒细胞 分叶核	5.0	1.0	0 ~ 3.60	
	嗜碱性粒细胞 中幼			0 ~ 0.12	
	嗜碱性粒细胞 晚幼			0 ~ 0.16	
	嗜碱性粒细胞 杆状核			0 ~ 0.07	
	嗜碱性粒细胞 分叶核			0 ~ 2.8	
红细胞系统	原红细胞		1.0	0 ~ 0.52	
	早幼红细胞		2.5	0 ~ 1.91	
	中幼红细胞		29.5	3.46 ~ 12.26	
	晚幼红细胞		20.0	3.75 ~ 17.36	
	巨早幼红细胞				
	巨中幼红细胞				
	巨晚幼红细胞				
淋巴细胞系统	原淋巴细胞				
	幼淋巴细胞			0 ~ 0.54	
	淋巴细胞	40.0	9.0	8.44 ~ 32.2	
	异型淋巴细胞				

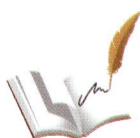

骨髓象

1. 骨髓小粒易见，涂片制备良好，染色良好
2. 骨髓涂片有核细胞增生明显活跃，粒/红比为 0.625：1
3. 红系明显增生，占 53.0%，以中晚幼红细胞为主，其胞体小、边缘不整齐，浆量少、浆偏蓝（图 B）。红细胞多数较小，中央淡染区明显扩大，可见环形、靶形、椭圆形等红细胞，多染性红细胞可见。全片红系分裂象细胞较易见
4. 粒系相对减少，占 36%，各阶段粒细胞比例和形态无明显异常
5. 淋巴细胞比例减少，形态无明显异常
6. 单核细胞比例无明显增减，形态大致正常
7. 全片巨核细胞约 198 个。分类 25 个，其中幼稚型巨核细胞 1 个、颗粒型巨核细胞 14 个、产血小板型巨核细胞 9 个、裸核型巨核细胞 1 个。血小板易见，呈小堆、大片状分布，形态正常
8. 全片未见其他明显异常细胞及寄生虫

姓名：赵某		病历号：		标本类型：骨髓		标本编号：

					血象
单核细胞系统	原始单核细胞				白细胞数无明显增减，以中性分叶核粒细胞和淋巴细胞为主，形态正常。红细胞大小不一，多数较小，淡染区明显扩大（图A）。血小板易见，呈成堆存在，形态正常。
	幼单核细胞				
	单核细胞	3.0	1.0	0～3.0	
浆细胞系统	原浆细胞				
	幼浆细胞				细胞化学染色
	浆细胞				铁染色：细胞外铁和细胞内铁均阴性
其他	巨噬细胞			0～0.09	诊断意见及建议
	肥大细胞				结合骨髓涂片有核红细胞、成熟红细胞形态，符合缺铁性贫血骨髓象，建议结合铁蛋白、血清铁等检查
	内皮细胞			0～0.20	
	脂肪细胞				
	分类不明细胞				
共计数有核细胞数		200	500		

接收者：刘某	接收时间：	报告者：万某	报告时间：
检验者：张某	检验时间：	检测实验室：××××医院检验科血液室	

7. 标本登记及保存　骨髓检查对疾病的诊断、疗效观察和判断预后等都具有重要价值。骨髓标本（含血片）须完整登记，并长期保存（至少5年）。故骨髓标本的保存和存档是一项重要的工作。

（1）登记　详细登记患者姓名、年龄、临床诊断、检查结果、骨髓片号、检验日期、检验者等。

（2）保存　可用乙醚乙醇混合液（4∶1）将骨髓片、血片及细胞化学染色的涂片擦干净，贴上标签，装入特制的袋中（玻片之间应有一定间隙，最好用薄纸隔开），按一定顺序放置、保存，同时保存骨髓申请单、报告单，如有电子版骨髓报告单及骨髓检查图片也应进行备份，以供复查、总结、研究及教学使用。

骨髓常规检查的流程见图5-7。复查的患者一般不需要做细胞化学染色，是否同时送检血片可根据具体情况来决定。

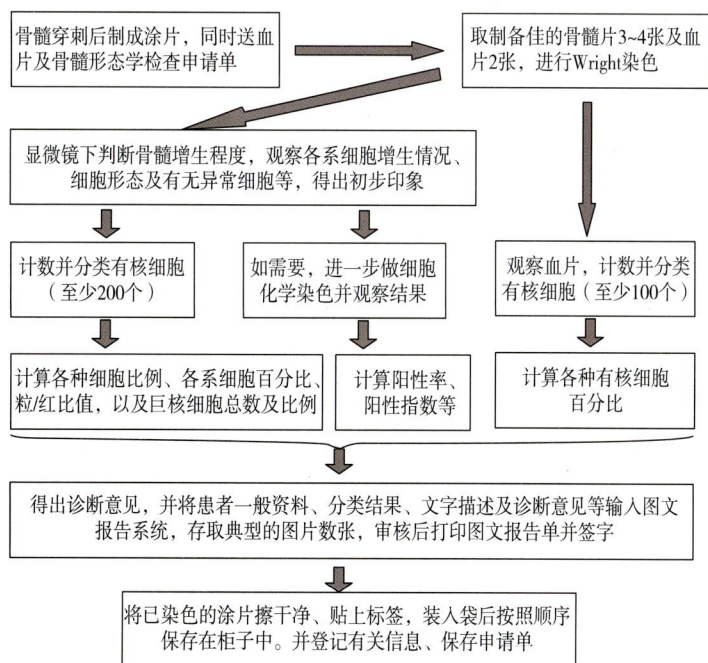

图5-7　骨髓常规检查流程图

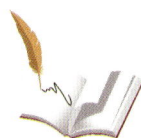

8. 涂片检查的注意事项　由于细胞的发育是一个连续过程，且细胞形态变化多样，故观察细胞时应注意以下几点：①对细胞应全面观察胞体、胞核、胞质的各方面特点，不能凭着一、二个非特征性的特点就轻易地做出肯定或否定的判断，同时应注意与周围细胞进行比较。②同一患者的骨髓片，由于制备、染色、观察部位等不同，其显微镜下的细胞形态相差较大。如染色偏深，核染色质结构及颗粒变粗；如染液偏酸或偏碱，胞质出现偏红或偏蓝；涂片太厚，其细胞变小、胞质量变少，细胞结构也不清楚。③在实际观察中常遇到一些细胞发育特点介于上、下两个阶段之间，一般将它归入成熟方向的下一阶段细胞。④对于个别介于两个系统之间的细胞，如难以判断，可采用大数归类法（即归入多的细胞系统中）。例如介于原始粒细胞与原始单核细胞之间的细胞，一般情况原始粒细胞较原始单核细胞易见，故应归入原始粒细胞；但如果是急性单核细胞白血病的患者，应归入原始单核细胞。⑤急性白血病时，各系统原始细胞虽各有特征，但有时极为相似，很难鉴别，这时应注意观察伴随出现的幼稚细胞、成熟细胞，并与其比较，推测原始细胞的归属。另外，还需结合细胞化学染色、血片细胞形态等。⑥如见到难以识别的细胞，可参考涂片上其他细胞后做出判断；如仍不能确定可归入"分类不明"细胞，但不宜过多；若此类细胞数量较多，则应通过细胞化学染色、集体读片或会诊等方法进行识别。⑦骨髓片中血小板数减少也可以是人为造成的，如标本凝固可导致血小板凝集在一起，使其他部位血小板明显减少或不见。所以，涂片中血小板数减少的患者，应排除标本凝固的可能性。

四、大致正常骨髓象

由于骨髓标本采集部位不同、被检者个体的差异、检验人员掌握各种细胞的程度及细胞划分标准的不同，各单位正常人骨髓中各种细胞的参考区间变化较大，尤其是巨核细胞。虽然目前全国尚无统一的参考区间，但符合表5-7者，可视为成人大致正常骨髓象。实际上表中的巨核细胞总数偏低、颗粒型巨核细胞比例偏高、产血小板型巨核细胞比例偏高。

表5-7　成人大致正常骨髓象的特点

骨髓增生程度	增生活跃
粒/红比值	(2~4)：1
粒细胞系统	占40%~60%，其中原始粒细胞<2%，早幼粒细胞<5%，中性中幼粒细胞约8%，中性晚幼粒细胞约10%，中性杆状核粒细胞约20%，中性分叶核粒细胞约12%，嗜酸性粒细胞<5%，嗜碱性粒细胞<1%
红细胞系统	占20%~25%，以中、晚幼红细胞为主（各占10%），原始红细胞<1%，早幼红细胞<5%
淋巴细胞系统	占20%~25%，均为淋巴细胞，原始淋巴细胞罕见，幼稚淋巴细胞偶见
单核细胞系统	<4%，均为单核细胞，原始单核细胞罕见，幼稚单核细胞偶见
浆细胞系统	<2%，均为浆细胞，原始浆细胞罕见，幼稚浆细胞偶见
巨核细胞系统	在1.5cm×3cm的血膜上，可见巨核细胞7~35个，其中原始巨核细胞不见或偶见，幼稚巨核细胞占0%~5%，颗粒型巨核细胞占10%~27%，产血小板型巨核细胞占44%~60%，裸核型巨核细胞占8%~30%。血小板较易见，成堆存在
其他细胞	如组织细胞、成骨细胞、吞噬细胞等偶见，分裂象细胞少见，不见寄生虫和异常细胞
细胞形态	红细胞、血小板及各种有核细胞形态正常

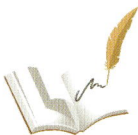

第二节　骨髓细胞化学染色

骨髓细胞化学染色（cytochemical stain）检查是细胞学和化学相结合的一种实验技术，是以细胞形态学为基础，结合运用化学反应的原理对血细胞内的各种化学物质（包括酶类、脂类、糖类、铁等）进行定性、定位、半定量分析的方法。以前又称为组织化学染色，简称组化。

细胞化学染色检查在临床上主要应用于：①辅助判断急性白血病的细胞类型。因为不同细胞系列，其所含的化学物质成分、分布及含量各有不同；且随着细胞的逐渐成熟，化学物质的成分、含量等发生相应的变化。因此根据细胞化学染色结果不同，可推断细胞系列，如过氧化物酶染色、非特异性酯酶染色、特异性酯酶染色等；②辅助血液系统等疾病的诊断和鉴别诊断。因为血细胞在病理情况下，其化学物质成分及含量会发生改变，如中性粒细胞碱性磷酸酶染色、铁染色等。所以，细胞化学染色是诊断血液系统等疾病不可缺少的手段之一。

一、细胞化学染色检查的基本步骤

不同的细胞化学染色其染色的原理、方法和步骤等各不相同，但最基本的步骤为固定、显示及复染。

1. 固定　保持细胞结构及化学成分的不变。根据染色的成分不同，应选择合适的固定液。固定的方法有物理法和化学法，以化学法最常用；化学法包括蒸汽固定和液体固定，如甲醛、乙醇、甲醇、丙酮等。

（1）蒸汽固定　甲醛是一种常用的固定剂；甲醛极易挥发、氧化，故常用40%甲醛进行蒸汽固定。即在较封闭的玻璃器皿中加入40%甲醛，将涂片血膜朝下，固定5~10分钟。

（2）液体固定　将涂片浸在甲醛、乙醇、甲醇、丙酮等固定液中，也可用两种或两种以上固定液混合而成，如10%甲醛甲醇液、甲醛丙酮缓冲液等。

2. 显示　通过不同化学反应，使被检测的化学物质最终形成稳定的有色沉淀。以下列举三种化学反应。

（1）偶氮偶联法　含萘酚的底物，在相应酶的作用下释放出萘酚，萘酚与重氮盐等结合，形成有色沉淀，如中性粒细胞碱性磷酸酶染色、酯酶染色等。

（2）普鲁士蓝反应　细胞内、外的铁与酸性亚铁氰化钾作用，形成蓝色的亚铁氰化钾沉淀，如铁染色。

（3）雪夫反应　过碘酸氧化细胞内糖类中的乙二醇基形成乙二醛基，醛基与雪夫试剂作用，形成红色沉淀物，如过碘酸-雪夫反应。

3. 复染　目的在于显示各种细胞而便于观察。复染液的颜色应与有色沉淀的颜色有明显的对比度，既能显示细胞结构又能清楚地看出细胞化学染色结果。如铁染色常用中性红复染，过碘酸-雪夫反应常用甲基绿复染。复染后，首先要通过显微镜观察染色是否成功，然后观察并报告染色结果。报告方式可用阳性率、阳性积分（也称为阳性指数）或阳性分布情况。

二、常用的细胞化学染色检查

细胞化学染色的种类有很多，临床常用的细胞化学染色有铁染色、中性粒细胞碱性磷

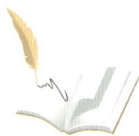

（沉淀的颜色与底物与重氮盐反应有关），定位于细胞质酶活性所在之处。

【正常血细胞的染色反应】NAP 存在于成熟中性粒细胞中，当胞质内出现有色的颗粒状或弥散状沉淀时，为阳性结果；根据沉淀多少，将阳性分级为（＋）、（＋＋）、（＋＋＋）、（＋＋＋＋），分别记为 1、2、3、4 分。胞质内没有有色沉淀的，为阴性（－），记 0 分。在油镜下计数 100 个成熟中性粒细胞，并记录每个细胞的结果分级和分值。计算阳性细胞的百分数即为 NAP 阳性率；计算 100 个细胞中阳性细胞的分数总和即为 NAP 积分。

【参考区间】NAP 的积分值为 14～113 分。

【临床意义】有些生理性因素可使酶活性发生改变，如应激状态、经前期、妊娠期、新生儿等可使 NAP 活性增加；不同疾病其 NAP 活性有变化（图 5－10）。

1. NAP 积分增加 见于细菌性感染（包括类白血病反应）、再生障碍性贫血、慢性中性粒细胞白血病、骨髓纤维化、真性红细胞增多症、原发性血小板增多症、慢性髓细胞白血病（加速期、急变期）、急性淋巴细胞白血病、慢性淋巴细胞白血病、恶性淋巴瘤、骨髓转移癌、肾上腺糖皮质激素及雄激素治疗后等。

2. NAP 积分下降 慢性髓细胞白血病慢性期、阵发性睡眠性血红蛋白尿症、骨髓增生异常综合征等。

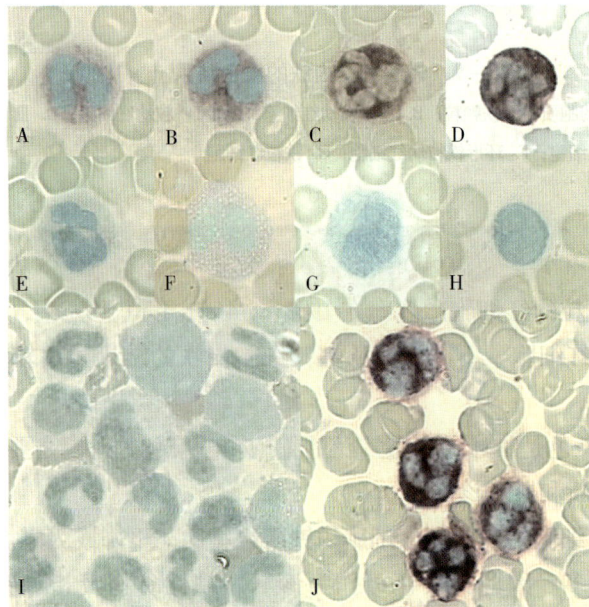

图 5－10 正常血细胞及常见疾病的 NAP 染色结果（×1000）

A. 阳性结果为红色，此为阳性细胞（＋）；B. 阳性细胞（＋＋）；C. 阳性细胞（＋＋＋）；D. 阳性细胞（＋＋＋＋）；E. 中性粒细胞呈阴性；F. 嗜酸性粒细胞呈阴性；G. 单核细胞呈阴性；H. 淋巴细胞呈阴性；I. 慢性粒细胞白血病血涂片，中性粒细胞呈阴性；J. 感染血涂片，中性粒细胞多数呈强阳性

（三）髓过氧化物酶染色

【原理】血细胞所含的过氧化物酶（peroxidase，POX）主要为髓过氧化物酶（myeloperoxidase，MPO）。MPO 的染色方法有多种，如复方联苯胺法、二氨基联苯胺法、四甲基联苯胺、改良的 Pereira 染色法等。1985 年血液学国际标准化委员会（ICSH）推荐三种方法：二氨基联苯胺法（DAB）、过氧化物酶氨基－甲基卡巴唑染色法及二盐酸联苯胺法。二氨基联苯胺法的原理为：血细胞内的 MPO，在 H_2O_2 存在的情况下，氧化二氨基联苯胺，

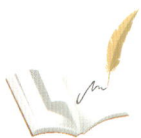

形成金黄色不溶性沉淀，定位于 MPO 酶所在的部位。

【正常血细胞的染色反应】根据阳性颗粒有无及阳性程度分为（－）、（±）、（＋）、（＋＋）、（＋＋＋）及（＋＋＋＋），详见图 5－11。

1. 粒细胞系　分化差的原始粒细胞为阴性，分化好的原始粒细胞至成熟中性粒细胞均呈阳性；且随着细胞的成熟，阳性反应的程度逐渐增强；嗜酸性粒细胞为强阳性；嗜碱性粒细胞为阴性。

2. 单核细胞系　大多数细胞呈阴性或弱阳性，其阳性颗粒少而细小，且弥散分布，可覆盖在核上。

3. 其他细胞　淋巴细胞系统、红细胞系统、巨核细胞系统、浆细胞系统的各阶段细胞均呈阴性；组织细胞呈阴性，吞噬细胞有时呈阳性。

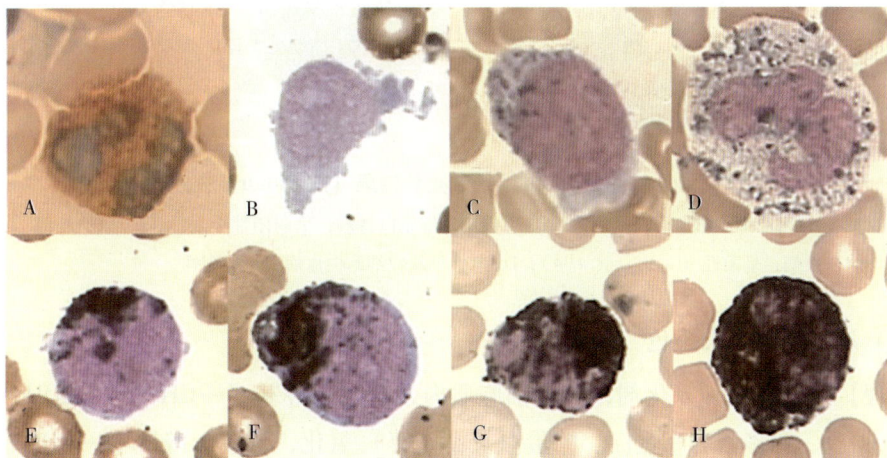

图 5－11　血细胞 MPO 染色结果及分级（×1000）

A－D. 二氨基联苯胺法，阳性结果为金黄色，B－H. 为 Washburn 法，阳性结果为棕黑色。A. 中性粒细胞呈强阳性（＋＋＋＋）；B. 原始细胞呈阴性；C. 原始细胞为（±）；D. 单核细胞（±）；E. 原始细胞（＋）；F. 原始细胞（＋＋）；G. 成熟中性粒细胞（＋＋＋）；H. 成熟中性粒细胞（＋＋＋＋）。

【临床意义】MPO 染色是辅助判断急性白血病细胞类型的首选、最重要的细胞化学染色。①急性粒细胞白血病时，原粒细胞常呈局灶分布的阳性，多数为（＋）～（＋＋），但分化差的原粒细胞则为阴性；②急性早幼粒细胞白血病时，白血病细胞呈强阳性，多为（＋＋＋）～（＋＋＋＋）；③急性单核细胞白血病时，原始及幼稚单核细胞常呈弱阳性或阴性；④急性粒单核细胞白血病时，原始单核及幼稚单核细胞呈阴性或弱阳性，原粒细胞呈阳性或阴性；⑤急性淋巴细胞白血病时，原始淋巴细胞及幼稚淋巴细胞均呈阴性，但实际上骨髓中可残留少许的原粒细胞，故 FAB 分型规定急性淋巴细胞白血病患者 MPO 的阳性率＜3%。如果白血病细胞 MPO 阳性（阳性率＞3%），即为急性髓细胞白血病，但阴性不能排除急性髓细胞白血病。各种急性白血病的白血病细胞 MPO 染色反应的强弱顺序一般为 AML－M3 ＞ AML－M2b ＞ AML－M2a ＞ AML－M6 ＞ AML－M4 ＞ AML－M1 ＞ AML－M5 ＞ ALL。部分白血病 MPO 染色结果见图 5－12。

此外，成熟中性粒细胞的 MPO 的活性，在慢性髓细胞白血病、骨髓增生异常综合征等疾病时，可减低；在再障、细菌感染、ALL 等疾病时，可增高。

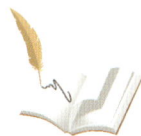

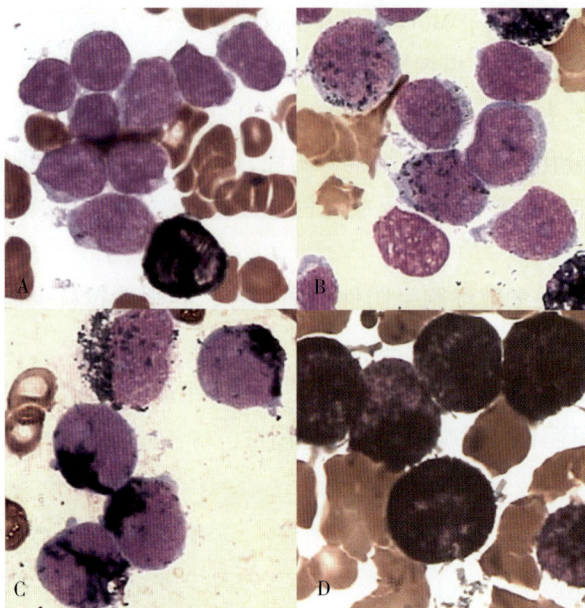

图 5-12　常见急性白血病的 MPO 染色结果（Washburn 法，×1000）

A. 急性淋巴细胞白血病，呈阴性；B. 急性单核细胞白血病，呈弱阳性至阴性；C. 急性粒细胞白血病，呈阳性（＋）-（＋＋）；D. 急性早幼粒细胞白血病，呈强阳性

（四）过碘酸 - 雪夫染色

【原理】过碘酸是种氧化剂，能使细胞质内含有乙二醇基（—CHOH—CHOH）的多糖类物质（糖原、黏多糖、黏蛋白、糖蛋白及糖脂等）氧化，形成二醛基（—CHO—CHO）。二醛基可与雪夫试剂中的无色品红反应，生成紫红色沉淀，定位于含有多糖类的细胞内。该反应称为过碘酸 - 雪夫反应（periodic acid - Schiff reaction，PAS），以前又称为糖原染色。

【正常血细胞的染色反应】

1. 粒细胞系统　分化差的原始粒细胞呈阴性，分化好的原始粒细胞至中性分叶核粒细胞均呈阳性反应，并随着细胞的成熟而逐渐增强，阳性呈弥散性、细颗粒状；嗜碱性粒细胞中的嗜碱性颗粒呈阳性，而颗粒之间的胞质不着色；嗜酸性粒细胞中的嗜酸性颗粒本身不着色，而颗粒之间的胞质呈红色。

2. 红细胞系统　有核红细胞及红细胞均呈阴性。

3. 单核细胞系统　分化差的原始单核细胞呈阴性，其他单核细胞为阳性，多数阳性呈细颗粒状，有时细胞边缘的阳性颗粒较粗大。

4. 淋巴细胞系统　主要为阴性，少数呈阳性，阳性率常小于20％，阳性呈粗颗粒状或块状。

5. 巨核细胞系统　巨核细胞和血小板呈阳性颗粒状或块状。

6. 其他细胞　少数浆细胞阳性，巨噬细胞可阳性，两者均呈细颗粒状。常见血细胞的PAS染色结果见图 5-13A - H。

【临床意义】

1. 辅助鉴别急性白血病细胞类型　因为各种类型白血病细胞胞质中多糖含量和分布不一，因此糖原反应的程度也不同。①急性淋巴细胞白血病时，原始及幼稚淋巴细胞多数阳性，呈粗颗粒状或块状；②急性粒细胞白血病时，原始粒细胞呈阴性或阳性，呈弥散阳性；

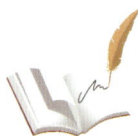

③急性早幼粒细胞白血病时，早幼粒细胞呈弥散状阳性；④急性单核细胞白血病时，原始及幼稚单核细胞呈阴性或阳性，阳性为细颗粒状，胞质边缘及伪足处颗粒粗大些；⑤红血病及红白血病时，幼红细胞可呈阳性或强阳性，有的红细胞也呈阳性；⑥巨核细胞白血病时，原始巨核细胞呈阳性或强阳性，呈颗粒状或块状。急性淋巴细胞白血病及红白血病的PAS染色结果见图 5 – 13I、J。

2. 鉴别各类贫血　骨髓增生异常综合征患者的有核红细胞可阳性，有的呈强阳性；缺铁性贫血、珠蛋白合成障碍性贫血多为阴性，有时也可呈阳性；巨幼细胞贫血、溶血性贫血、再生障碍性贫血为阴性。

3. 鉴别其他疾病　戈谢细胞呈强阳性，尼曼 – 匹克细胞呈弱阳性；非霍奇金淋巴瘤细胞呈块状或粗颗粒状阳性，R – S 细胞呈弱阳性或阴性；骨髓转移的腺癌细胞呈强阳性。

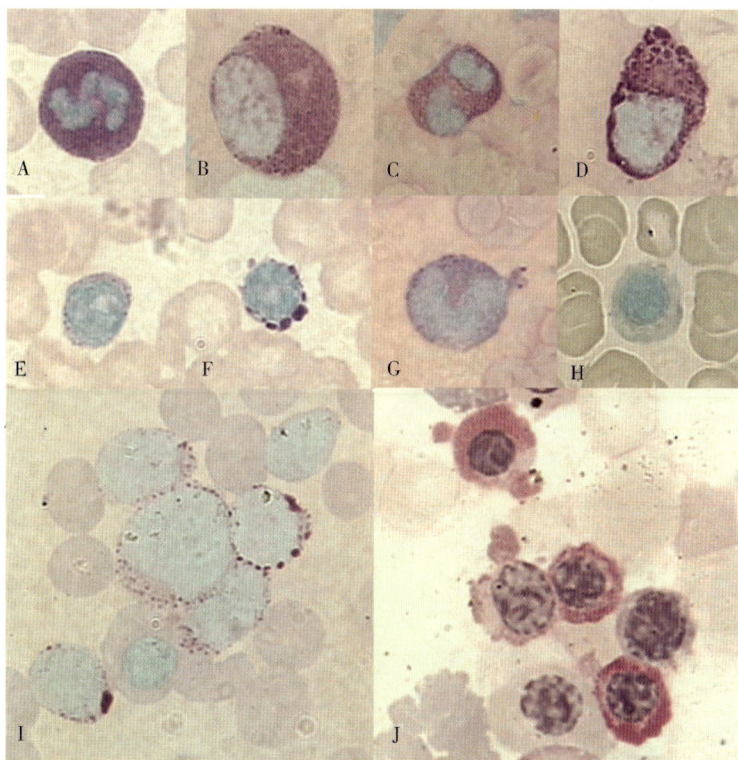

图 5 – 13　PAS 染色及急性白血病的染色结果（×1000）

A. 阳性结果为红色，中性粒细胞呈弥散状阳性；B. 中性幼稚粒细胞呈弥散、颗粒状阳性；C. 嗜酸性粒细胞的颗粒呈阴性；D. 嗜碱性粒细胞的颗粒呈阳性；E. 淋巴细胞呈颗粒状阳性；F. 淋巴细胞呈粗颗粒状阳性；G. 单核细胞颗粒状阳性；H. 有核红细胞呈阴性；I. 急性淋巴细胞白血病，其白血病细胞颗粒状阳性；J. 急性红白血病，部分有核红细胞呈阳性

（五）氯乙酸 AS – D 萘酚酯酶染色

【原理】　细胞内的氯乙酸 AS – D 萘酚酯酶（naphythol AS – D chloroacetate esterase，NAS – DCE）水解基质液中的氯乙酸 AS – D 萘酚，产生 AS – D 萘酚，进而与基质液中的重氮盐偶联形成不溶性的有色沉淀，定位于细胞质内酶所存在的部位。本试验常用的重氮盐为坚牢紫酱 GBC，形成红色沉淀。NAS – DCE 几乎仅出现在粒细胞，其特异性高，因此又称为"粒细胞酯酶""特异性酯酶"。

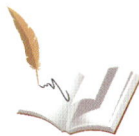

【正常血细胞的染色反应】

1. 粒细胞系统 分化差的原始粒细胞呈阴性，分化好的原始粒细胞呈阳性，自早幼粒细胞至中性成熟粒细胞均呈阳性，嗜酸性粒细胞和嗜碱性粒细胞呈阴性。

2. 单核细胞系统 仅个别细胞呈弱阳性，其他呈阴性。

3. 其他细胞 如淋巴细胞、浆细胞、巨核细胞、有核红细胞、血小板等均呈阴性，肥大细胞阳性。常见血细胞的 NAS – DCE 染色结果见图 5 – 14A – D。

【临床意义】 主要用于辅助鉴别急性白血病细胞类型。①急性粒细胞白血病时，原始粒细胞呈阳性或阴性；②急性早幼粒细胞白血病时，早幼粒细胞多数呈强阳性；③急性单核细胞白血病时，原始及幼稚单核细胞几乎均呈阴性，个别细胞弱阳性；④急性粒单核细胞白血病时，原始粒细胞及早幼粒细胞呈阳性，原始及幼稚单核细胞呈阴性；⑤急性淋巴细胞白血病和急性巨核细胞白血病时，均呈阴性。常见急性白血病的 NAS – DCE 染色结果见图 5 – 14E – H。

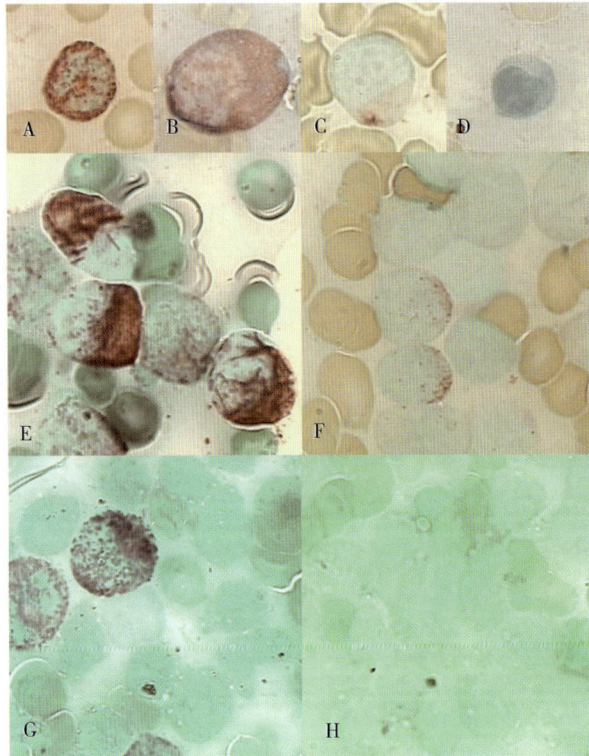

图 5 – 14 NAS – DCE 染色及常见急性白血病的染色结果 （×1000）

A. 中性粒细胞呈强阳性（红色）；B. 幼稚粒细胞呈强阳性；C. 原始细胞呈阳性；D. 淋巴细胞呈阴性；E. 急性早幼粒细胞白血病，其白血病细胞呈强阳性，并见柴捆细胞；F. 急性粒细胞白血病，其白血病细胞呈阴性至阳性；G. 急性淋巴细胞白血病，其白细胞呈阴性，粒细胞呈阳性；H. 急性单核细胞白血病，其白血病细胞均呈阴性

（六）α – 醋酸萘酚酯酶染色

【原理】 血细胞内的 α – 醋酸萘酚酯酶（α – naphythyol acetate esterase，α – NAE）在 pH 中性条件下，水解基质液中的 α – 醋酸萘酚并释放出 α – 萘酚，进而与基质液中的重氮盐偶联形成不溶性有色沉淀，定位于细胞质内酶所在的部位。α – NAE 存在于单核细胞、粒细胞和淋巴细胞中，是一种中性非特异性的酯酶。单核细胞系统的阳性可被氟化钠抑制，

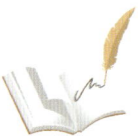

所以需同时做氟化钠抑制试验。

【正常血细胞的染色反应】

1. 单核细胞系统　分化差的原始单核细胞呈阴性，分化好的原始单核细胞呈阳性（常较强），幼稚单核及单核细胞也呈阳性，阳性反应能被氟化钠抑制（即氟化钠试验的抑制率大于50%）。抑制率的计算公式为：

$$氟化钠抑制率 = \frac{抑制前阳性率或阳性积分 - 抑制后阳性率或阳性积分}{抑制前阳性率或阳性积分} \times 100\%$$

2. 粒细胞系统　阴性或阳性，但阳性不被氟化钠抑制（即氟化钠试验的抑制率小于50%）。

3. 淋巴细胞系统　多数阴性，少数弱阳性，阳性不被氟化钠抑制。

4. 其他细胞　巨核细胞和血小板呈阳性，阳性不被氟化钠抑制；少数有核红细胞呈弱阳性，阳性不被氟化钠抑制；浆细胞呈阴性或阳性。

【临床意义】主要用于辅助鉴别急性白血病的类型。①急性单核细胞白血病：原始及幼稚单核细胞大多数呈阳性且较强（图5-15），且被氟化钠抑制；②急性粒细胞白血病：原始粒细胞呈阴性或阳性，阳性不被氟化钠抑制；③急性早幼粒细胞白血病：早幼粒细胞常呈强阳性，阳性不被氟化钠抑制；④急性粒单核细胞白血病：原始粒细胞呈阴性或阳性，原始及幼稚单核细胞常呈阳性，部分白血病细胞被氟化钠抑制；⑤急性淋巴细胞白血病：原始及幼稚淋巴细胞呈阴性或阳性，不被氟化钠抑制。

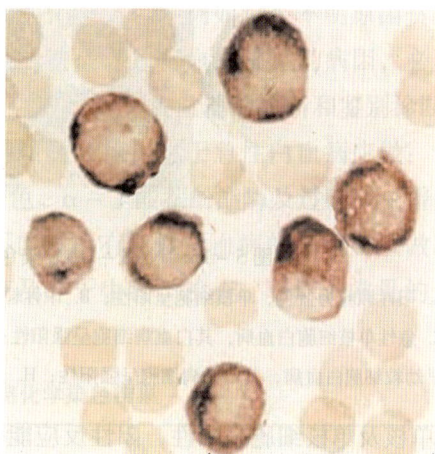

图5-15　急性单核细胞白血病的α-NAE
染色结果（×1000）

原始、幼稚单核细胞呈棕色阳性反应

（七）醋酸AS-D萘酚酯酶染色

【原理】血细胞内的醋酸AS-D萘酚酯酶（naphythyol AS-D acetate esterase，NAS-DAE）在pH中性的条件下水解基质液醋酸AS-D萘酚，释放出AS-D萘酚，进而与基质液中的重氮盐偶联形成不溶性的有色沉淀，定位于细胞质内酶所在的部位。NAS-DAE存在于单核细胞、粒细胞和淋巴细胞中，是一种中性非特异性的酯酶，也需同时做氟化钠抑制试验。

【正常血细胞的染色反应】结果基本同α-NAE染色，结果见图5-16A-D。

【临床意义】基本同α-NAE染色，常见急性白血病的NAS-DAE染色结果见图5-16E-H。

（八）α-丁酸萘酚酯酶染色

【原理】血细胞内的α-丁酸萘酚酯酶（α-naphythyol butyrate esterase，α-NBE）在pH碱性条件下，水解基质液中的α-丁酸萘酚并释放出α-萘酚，后者与基质液中的重氮盐偶联形成不溶性的有色沉淀，定位于细胞质内酶所在的部位。α-NBE主要存在于单核细胞中，阳性可被氟化钠抑制，所以通常需同时做氟化钠抑制试验。

【正常血细胞的染色反应】

1. 粒细胞系统　各阶段粒细胞呈阴性。

2. 单核细胞系统　分化差的原始单核细胞呈阴性，分化好的原始单核细胞呈阳性，幼

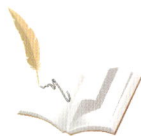

（图5-18）。

（3）白血病疗效的观察。临床上有时骨髓片已达到完全缓解，但骨髓活检切片内仍可检出白血病性原始细胞簇，因此，在白血病缓解后化疗及长期无病生存期间，应定期做骨髓双标本取材。倘若骨髓片未达到复发标准，而切片内出现了异常原始细胞簇，提示已进入早期复发，应及时对症治疗。

（4）全面衡量骨髓造血组织增生程度及其各组织的比例，了解骨髓铁储存、骨小梁变化、血管栓塞及骨髓坏死等组织的病变。

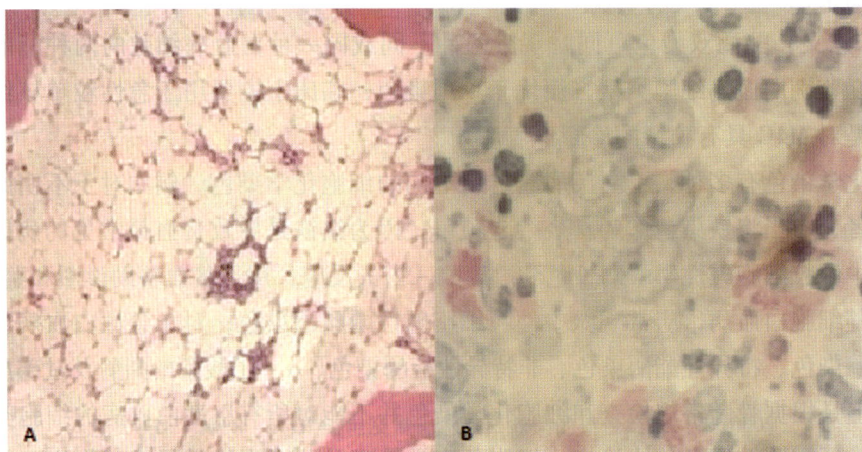

图5-18 再生障碍性贫血及骨髓增生异常综合征的骨髓活检特点

A为再生障碍性贫血患者（×100），其骨髓增生低下，脂肪细胞增生显著，其间散在少量造血细胞；B为骨髓增生异常综合征患者（×1000），其小梁之间幼稚前体细胞异常定位（ALIP）

二、骨髓活检的临床应用

骨髓活检和骨髓穿刺在临床应用各有优势，骨髓穿刺比较常用，两种检查的优缺点见表5-9。骨髓活检与骨髓涂片检查是相辅相成的，骨髓活检可有效提高骨髓异常性疾病诊断的准确率。骨髓活检的临床意义有以下几个方面。

1. 帮助诊断某些疾病 活检可以较全面而准确地了解骨髓增生程度，了解造血组织、脂肪细胞或纤维组织所占的容积比例；了解粒/红比值及骨髓内铁储存情况，对于某些疾病（如再生障碍性贫血、缺铁性贫血及骨髓增生异常综合征）及化疗后骨髓抑制程度有明确的诊断价值。

2. 可以发现骨髓穿刺涂片检查不易发现的病理变化 当骨髓增生极度活跃或极度低下，纤维组织增多及骨质增生而发生干抽或骨髓稀释时，活检显得格外重要，如低增生白血病、毛细胞白血病、骨髓纤维化、骨髓坏死、恶性肿瘤累及骨髓等。对相关疾病的诊断、骨髓造血微环境及骨髓移植的研究有重要意义。

3. 活检比涂片能较早地预测疾病的预后 因活检比涂片能更早、更全面地发现早期的病理改变，对各种急、慢性白血病和骨髓增生异常综合征有确诊和判定预后的意义，对骨髓转移癌、戈谢病和尼曼-匹克病等诊断的阳性率比骨髓涂片高。

4. 可协助诊断骨髓增殖性疾病 如真性红细胞增多症、原发性血小板增多症、骨髓纤维化等。

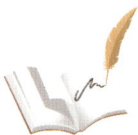

表 5 – 9　骨髓穿刺及骨髓活检的比较

	骨髓穿刺	骨髓活检
取材方式	用骨髓穿刺针抽骨髓液后涂片，并染色	用骨髓活检针取得一条骨髓组织，固定、包埋、切片并染色
优点	1. 操作较简便 2. 涂片中细胞分布均匀，胞体舒展，染色良好，较易分辨各系原始、幼稚细胞及其微细结构 3. 易于识别巨型变，巨幼样变和小巨核细胞 4. 细胞化学染色效果好，结果可量化	1. 保持造血组织的天然结构，便于判断红髓和脂肪组织的比例 2. 较全面了解骨髓增生程度，有核细胞密度及其布局 3. 可避免血窦血的稀释 4. 对骨髓纤维化、毛细胞白血病有确诊作用；能提示骨髓增生异常综合征向急性粒细胞白血病的转化；对"干抽"有鉴别作用
缺点	1. 造血组织的天然结构已遭破坏，无法判断红髓、黄髓比例 2. 若抽吸过猛，导致血窦血的稀释 3. 若遇"干抽"不能分析	1. 有核细胞群集，不易区分原始、幼稚细胞的类型 2. 难以观察细胞内的微细结构 3. 细胞化学染色结果难以量化

　　骨髓活检在血液肿瘤诊断中起辅助作用，一般不居主导地位，结合骨髓片检查结果才具有诊断价值，同时结合免疫标记显得更为重要。尤其是骨髓"干抽"患者。干抽的材料处理特别重要，最好不经过脱钙，塑料包埋亦需低温。骨髓小粒不脱钙的石蜡包埋，不但可以做多种免疫标记，还可以进行原位杂交、PCR。经抽提后还可进行比较基因组杂交（CGH）、基因重排和芯片技术等分子水平的诊断。

　　骨髓活检中的细胞形态和涂片不完全一样，原始红细胞、原始粒细胞、原始单核细胞、原始淋巴细胞，甚至原始巨核细胞不容易被识别。必要时需做免疫标记，表 5 – 10 是免疫标记中常用的抗体。

表 5 – 10　骨髓活检中标记性抗体

血细胞类型	抗体	克隆
巨核细胞及前体	CD61	Y2/51
	CD31	JC/70A
	vWF 因子	F8/86
红系细胞	Glycophorin C	Ret40F
	Glycophorin A	JC159
粒系细胞	中性粒细胞弹力酶	NP57
	L1 抗原	MAC387
	CD68	PG – M1
	CD68	KP1
	CD15	C3D – 1
浆细胞	浆细胞	VS38c
	Kappa	多抗
	Lambda	多抗
淋巴细胞	LCA	2B11 + PD7/28
血管	CD31	Jc/70A

扫码"练一练"

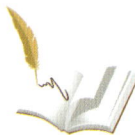

（吴春梅）

第六章　细胞免疫分型及遗传学和分子生物学检验

本章要点

通过本章学习，可以了解细胞免疫分型的方法及临床意义；了解染色体异常的类型、核型的描述及临床意义；了解融合基因检测的方法和临床意义。

第一节　细胞免疫分型检验

血细胞的免疫分型检验是将单克隆抗体技术、免疫标记技术和荧光显微分析、流式细胞术结合起来的一种综合实验方法。自 1999 年 WHO 关于造血与淋巴组织肿瘤新分类方案提出后，细胞免疫分型检验在造血系统肿瘤分型诊断、鉴别诊断及治疗监测等方面的应用越来越广泛。本节介绍三种常用的细胞免疫分型检验方法。

一、荧光显微镜计数法

【原理】

1. 直接荧光法　在适当条件下，细胞表面的分化抗原与已标记荧光素的单克隆抗体结合，在细胞表面形成分化抗原 – 单克隆抗体 – 标记荧光素复合物，在荧光显微镜激发光照射下，发出明亮的荧光。用荧光显微镜观察荧光强弱，计数阳性细胞百分率（图 6 – 1）。此法待测标本可以是悬浮的活细胞，也可以是固定细胞或组织切片。

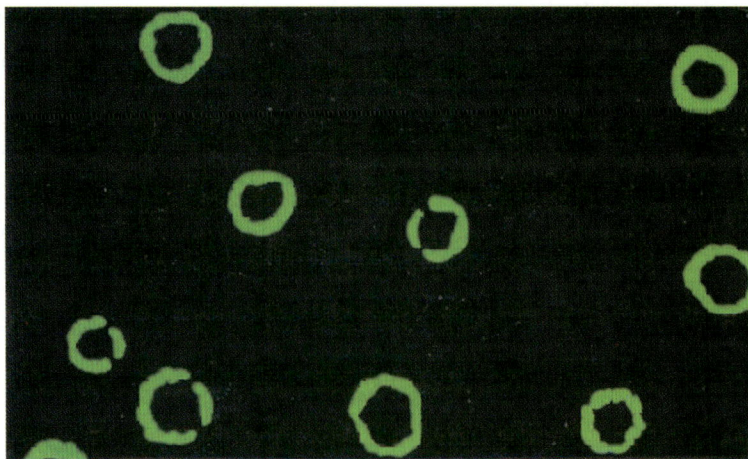

图 6 – 1　直接荧光法检测细胞表面分化抗原
示意荧光显微镜下观察发绿色荧光的为阳性细胞

2. 间接荧光法　待测标本中的抗原与相应抗体（一抗）结合后，再用荧光标记抗抗体（二抗）结合第一抗体，呈现荧光现象。

3. 双标记法　即用两种荧光素分别标记不同抗体，对同一基质标本进行双重荧光染色，

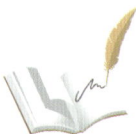

使两种抗原分别显示不同颜色的荧光，主要用于同时观察细胞表面两种抗原的分布与消长关系。常用异硫氰酸荧光素（FITC）、藻红蛋白（PE）作双重标记染色，前者发绿色荧光，后者发橙红色荧光。

【结果判断】在荧光显微镜下观察标本的特异性荧光强度，－表示无荧光；±为极弱的可疑荧光；＋为荧光较弱但清楚可见；＋＋为荧光明亮；＋＋＋～＋＋＋＋为荧光闪亮。

$$计算公式：阳性细胞率 = \frac{荧光阳性细胞}{荧光阳性细胞 + 荧光阴性细胞} \times 100\%$$

【临床意义】利用抗人白细胞分化抗原 CD 系列单克隆抗体、多色荧光染料和流式细胞仪的联合应用来进行细胞免疫分型检测，已成为研究造血细胞免疫表型、分化发育、激活增生、生物学功能以及造血细胞分离、鉴定、纯化的主要手段。细胞免疫分型检验在临床上主要用于以下方面。

1. 造血干/祖细胞研究 研究发现有许多白细胞分化抗原可以用于鉴定造血干/祖细胞，但 CD133、CD90、CD34、CD38 是目前公认的免疫标志。造血干/祖细胞的分离、鉴定、纯化的研究也促进了骨髓移植的发展。

2. 白血病的分型诊断 急性白血病是由于白细胞分化停滞于某一阶段，并发生异常克隆性增殖的结果。按照 FAB 方案对白血病进行不同亚型的分类，因为方法的局限和人员水平的不同，其分型诊断的准确性仅为 60%～70%。利用髓系或淋巴系白血病细胞表面专一的免疫标记，进行免疫分型，可以大大提高对白血病细胞的识别能力。细胞免疫分型组合，联合形态学、细胞遗传学和分子生物学检测，可显著提高白血病诊断的准确性。

3. T 细胞亚群鉴定 用 CD4 和 CD8 单克隆抗体可将外周血和淋巴器官的 T 细胞分为 $CD4^+/CD8^-$（Th）和 $CD4^-/CD8^+$（Ts）两个亚群。临床上常测定全 T（CD3）、Th（CD4）和 Ts（CD8）及计算 Th/Ts（$CD4^+/CD8^+$）比值作为了解机体免疫状态、诊断某些疾病和病情分析、治疗检测、预后判断的指标。

此外，细胞免疫标记还可用于微量残留白血病的检测、某些血小板异常疾病的诊断等。

二、流式细胞仪法

流式细胞仪法是集计算机技术、激光技术、电子技术、流体力学、细胞化学、细胞免疫学等多种高新技术与方法为一体的现代细胞分析技术，它以流式细胞仪（flow cytometer，FCM）为工具，在单细胞水平上对大量细胞进行快速、准确、多参数的定量分析或分选，是现代血细胞学研究中应用越来越广泛的先进技术之一。

【原理】待测标本与荧光素标记的单克隆抗体（McAb）或与某些荧光染料结合后形成一定浓度的细胞悬液并放入流式细胞仪的样品管中，细胞在气体的压力下进入流动室。在流动室内鞘液的约束下，细胞排成单列从流动室的喷嘴高速喷出成为细胞液柱。细胞液柱与入射激光束垂直相交，相交点为测量区。通过测量区的细胞被激光照射后产生光散射并发出荧光，散射光与荧光穿过滤光片，被光电倍增管或光电二极管接收并转变为电信号，这些信号经加工处理储存于计算机中，用计算机软件对储存数据进行图像显示、运算、分析等，即可特异地获得血细胞的一系列重要的物理、生化、免疫学特征和功能状态等参数。FCM 还可把需要的细胞亚群从整群中分选出来，供细胞培养、原位杂交、DNA 分析等应用。

【结果判断】流式细胞仪法的实验结果与以下几个因素有密切关系。

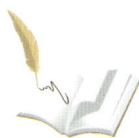

1. FCM 的主要技术指标

（1）荧光测量灵敏度　灵敏度是衡量仪器检测微弱荧光信号能力的重要指标，一般以能检测到单个微球上最少标有 FITC 或 PE 荧光分子数目来表示，FCM 一般可达到 <600 个荧光分子。

（2）仪器的分辨率　分辨率是衡量仪器测量精度的指标，通常用变异系数 CV（coefficien of variation）值来表示。CV 值越小，则曲线分布越窄、越集中，测量误差就越小，一般的 FCM 在最佳状态时 CV 值均小于 2%。

（3）前向散射光检测灵敏度　前向散射光检测灵敏度是指能够检测到的最小颗粒的直径，目前商品化的 FCM 可以检测到的颗粒直径一般在 0.1 ~ 0.5μm。

（4）分析速度　以每秒可分析的细胞数来表示。一般 FCM 可达到每秒分析 3000 ~ 6000 个细胞，大型机可达到每秒几万个细胞。

2. 数据显示与分析

（1）数据显示　FCM 采用的均为多参数指标，数据通常采用以下几种形式显示：①单参数直方图，即细胞每一个单参数的测量数据可整理成统计分布，以直方图来显示。在图中，横坐标表示荧光信号或散射光信号相对强度的值，其单位是道数（channel），可以是线性的，也可以是对数的，纵坐标一般是指细胞出现的频率或相对细胞数（count）。②双参数数据分析，用于表达来自同一细胞两个参数与细胞数量间的关系，常用的表示方法有二维点图（dot plot）、等高线图（contour plot）、密度图（density plot）。在二维图中，X 坐标为该细胞一参数的相对含量，而 Y 坐标为该细胞另一参数的含量，从双参数图形中可以将各细胞亚群区分开，同时可获得细胞相关的重要信息。

（2）数据分析　是指用一组抗体做多色分析，区分细胞群体，再进一步分析所选群体细胞的分型特点，并做出解释说明，即对临床标本的诊断。但必须注意，解释免疫分型结果还应结合临床、形态学、细胞遗传学等检验资料进行综合分析。

【临床意义】流式细胞仪法在血液系统疾病中的应用非常广泛。

1. 白血病免疫分型　正常血液细胞表面或胞质中会表达一些蛋白质，这些蛋白质在血细胞分化为不同系列和不同阶段的过程中，会有序地出现或消失，故被称为分化抗原（differentiation antigen）。白血病免疫学分型就是利用单克隆抗体检测相应白血病细胞表面或胞质内的分化抗原，分析其表现型，以了解白血病细胞所属系列及分化阶段，是白血病诊断的重要手段（图 6 - 2，图 6 - 3）。各类细胞系统常见的分化抗原有：髓系的 CD13、CD15、CD33、CD14、HLA - DR，巨核系的 CD41、CD42、CD61，T 淋巴细胞系统的 CD2、CD3、CD4、CD5、CD7、CD8，B 淋巴细胞系统的 CD19、CD20、CD22 等。但由于白血病细胞不是正常造血细胞，会出现抗原表达异常，如丢失本该出现的抗原或出现不该出现的抗原，这在实际分型中应引起重视。目前临床采用 FCM 免疫分型法常用于以下几种情况：①用形态学、细胞化学染色不能确定细胞来源的白血病；②形态学类似 ALL 或急性未分化白血病；③混合性白血病。另外，FCM 免疫分型对急性髓系细胞白血病（M0、M1、M2、M3、M6、M7）的分型诊断和微量残留白血病的检测也有重要意义，但对急性粒 - 单细胞白血病（M4）和急性单核细胞白血病（M5）的分型还有一定的难度。

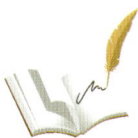

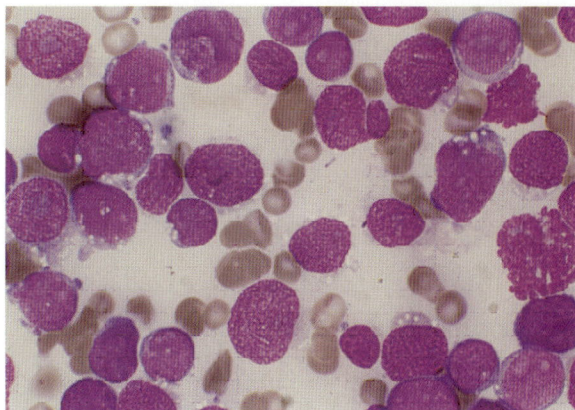

图 6 - 2　ALL - L₃ 骨髓象特点

骨髓有核细胞增生极度活跃，以原始和幼稚淋巴细胞为主，占有核细胞的 54%，胞体较大，胞质量中等，呈蓝色，胞质内含有较多空泡。胞核形态不规则，核染色质较粗，核仁明显，有些细胞胞核中含有空泡。成熟淋巴细胞较少见

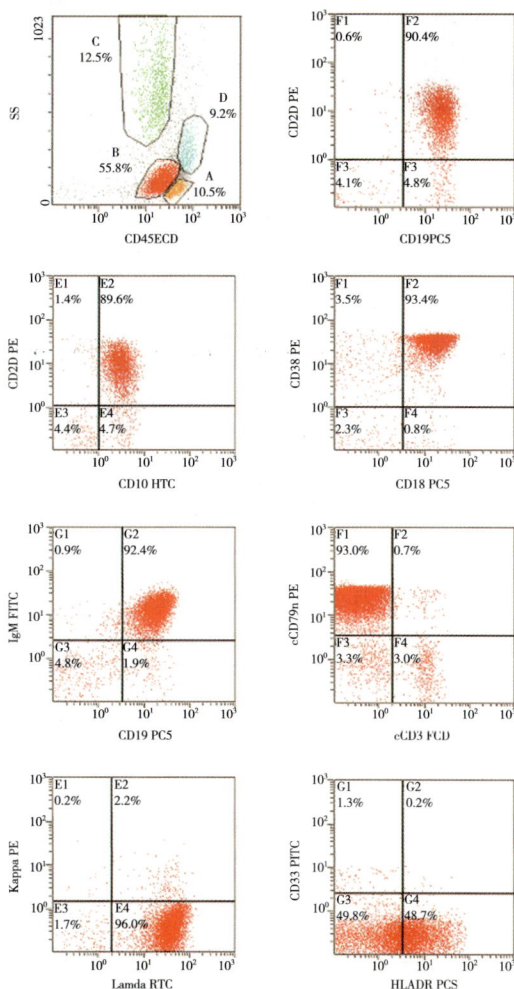

图 6 - 3　患者的骨髓细胞免疫分型（流式细胞仪法）

CD45/SSC 散点图中主要可见四群细胞，A 为淋巴细胞（橘黄色），占骨髓有核细胞的 10.5%；B 为白血病细胞（红色），占骨髓有核细胞的 55.8%，CD45 表达呈弱阳性，与骨髓图片中原始淋巴细胞的百分率（54%）接近；C 为粒细胞（绿色），占 12.5%；D 为单核细胞（蓝色），占 9.2%。B 群细胞的免疫表型为 CD10$^+$（94.3%）、CD19$^+$（95.2%）、CD20$^+$（91.0%）、CD38$^+$（96.9%）、IgM$^+$（93.3%）、Lamda$^+$ Kappa$^-$（96.0%）、HLA - DR$^+$（48.9%）、胞质抗原 CD79a$^+$（93.0%），其他检测抗原如 CD5、CD7、CD23、TDT 等不表达，符合急性 B 淋巴细胞白血病细胞免疫表型

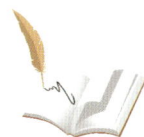

2. 血小板疾病的诊断 血小板膜上有丰富的糖蛋白受体，是血小板发挥功能的分子基础。静止与活化血小板膜糖蛋白分子的种类、含量、结构、功能等有显著不同。一些血小板膜糖蛋白的分子缺陷常导致血小板止凝血功能异常，某些糖蛋白分子在血小板膜上高表达又是血小板被活化的特异性分子标志物。当血小板表面结合有自身抗体时，常导致血小板减少。通过用荧光素标记的单克隆抗体结合流式细胞术分析可以敏感、特异、快速地检测血小板的上述变化，用于诊断血小板疾病和进行血小板功能研究。

3. PNH 的诊断 CD55、CD59 抗原表达减低是 PNH 细胞的一个特点，用荧光标记单克隆抗体，采用 FCM 对血细胞 CD55、CD59 的表达进行定量分析，可以协助诊断 PNH 并判断疾病的严重程度（图 6-4）。

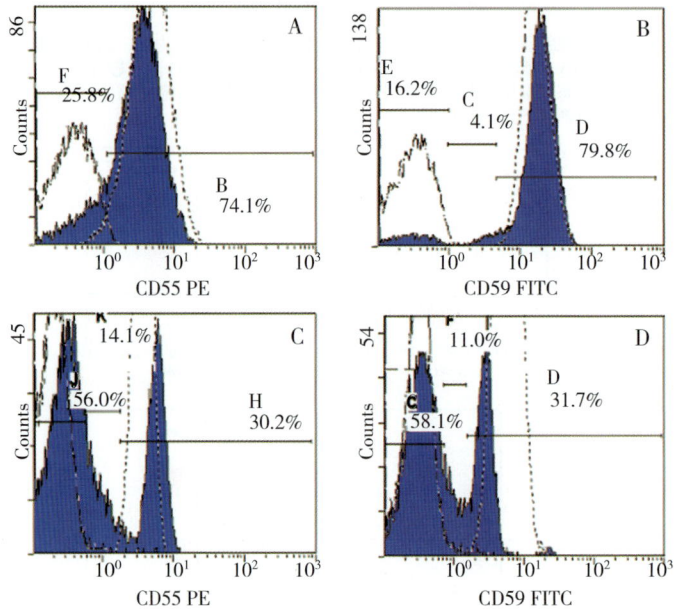

图 6-4　PNH 患者血细胞 CD55、CD59 分析

将阴性对照直方图（实线无色部分）和 CD55、CD59 测定直方图（实线蓝色部分）重叠后进行比较，红细胞中 CD55 表达完全阳性细胞为 74.1%，部分缺陷和完全缺陷（CD55 阴性）细胞占 25.8%（A），而红细胞中 CD59 表达完全阳性细胞为 79.8%，部分缺陷的细胞占 4.1%，完全缺陷（CD59 阴性）的细胞占 16.2%（B），而粒细胞中 CD55 表达完全阳性细胞为 30.2%，部分缺陷的细胞占 14.1%，完全缺陷的细胞占 30.2%（C）；粒细胞中 CD59 表达完全阳性细胞为 31.7%，部分缺陷的细胞占 11.0%，完全缺陷的细胞占 58.1%（D）（虚线无色部分为正常对照）

4. 网织红细胞的测定 网织红细胞计数是反映骨髓造血功能的重要指标，荧光染料噻唑橙（thiazole orange，TO）与活体网织红细胞中 RNA 结合，用 488nm 激光激发后可发射绿色荧光，FCM 分析其荧光强度的大小即可测定网织红细胞的数量和 RNA 含量。另外，FCM 还可以测量出网织红细胞的成熟度，对红细胞增值能力的判断具有重要意义。

5. 造血干细胞移植的检测 CD34 是造血干/祖细胞的特异性标志，联合应用其他分化抗原如 CD38、CD33、HLA-DR 等，用免疫双标记或多重标记法，通过 FCM 可测定出 CD34$^+$ 细胞总数及各分化阶段干/祖细胞数，以保证移植的成功。FCM 测定 CD34、CD38、CD33、HLA-DR 等细胞表面标志物，已成为干细胞移植的重要监测手段。

三、免疫组织化学技术

免疫组织化学技术（immunohistochemistry）又称免疫细胞化学技术（immunocytochemistry），是利用已知的抗体与细胞抗原特异性结合的特性，通过化学反应使标记在抗体上的显示剂显示一定的颜色，并借助显微镜或电镜进行观察，以达到对组织、细胞结构中化学成分进行定量、定位分析的一种方法，简称免疫组化。目前，血液病检查常用的免疫细胞化学染色方法有碱性磷酸酶-抗碱性磷酸酶、过氧化物酶-抗过氧化物酶和及亲和素-生物素-过氧化物酶复合物三种方法。

1. 碱性磷酸酶-抗碱性磷酸酶（alkaline phosphatase antialkaline phosphatase，APAAP）法

【原理】用鼠单抗制备一种可溶性碱性磷酸酶-抗碱性磷酸酶（APAAP）复合物，利用抗原和抗体的特异性免疫反应，一抗（鼠抗人单抗）与待测细胞表面抗原结合、依靠二抗（兔抗鼠抗体）的桥作用，将抗原抗体复合物和 APAAP 复合物连接起来，通过碱性磷酸酶水解外来底物显色，进行抗原定位。

【结果判断】高倍镜下计数 200 个有核细胞，细胞膜上或细胞质内有红色标记物着染的细胞为阳性，无红色标记物着染的细胞为阴性（图 6-5）。计算出各涂片阳性细胞百分率，该百分率即分别代表单抗所针对抗原的阳性百分率。阳性细胞率等于或大于 20% 为阳性结果。

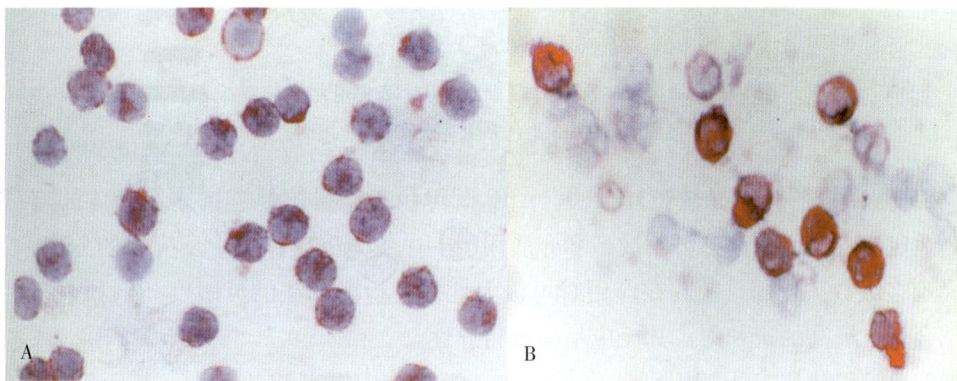

图 6-5　免疫组化学染色（APAAP 法）

A. B-ALL 患者 CD19 阳性细胞内出现紫红色沉淀；B. 浆细胞白血病患者胞质中免疫球蛋白呈阳性反应

【临床意义】同荧光显微镜计数法。

2. 过氧化物酶-抗过氧化物酶（peroxidase antiperoxidase，PAP）法

【原理】细胞表面的抗原物质与相应 McAb 反应后分别加入二抗和 PAP，经过过氧化物酶底物显色，阳性反应产物呈棕黄色沉淀于 McAb-抗原复合物形成部位（图 6-6）。

3. 亲和素-生物素-过氧化物酶复合物（avidin-biotin-peroxidase complex，ABC）法

【原理】亲合素（avidin）和生物素（biotin）二者间有很强亲和力，当生物素和抗体结合后仍可保持与亲合素连接。将辣根过氧化物酶标记在亲合素与生物素复合物上形成亲合素-生物素-过氧化物酶复合物即 ABC。细胞抗原成分与特异性抗体（一抗）结合后，与已标记上生物素的二抗起反应，再与 ABC 结合。ABC 上辣根过氧化物酶作用于显色剂，使其产生有色沉淀，指示抗原存在部位（图 6-7）。

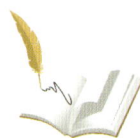

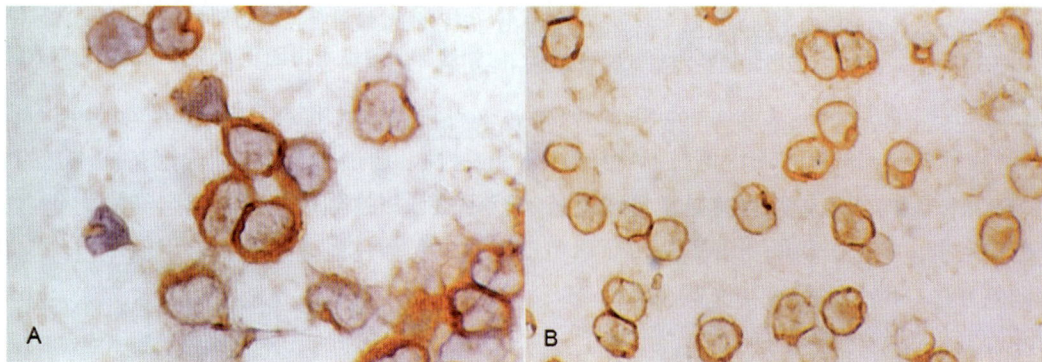

图 6-6 免疫组化染色（PAP 法）

A. APL 患者 CD13 染色阳性，细胞内出现棕黄色沉淀；B. AML-M1 患者白血病细胞 CD33 染色阳性

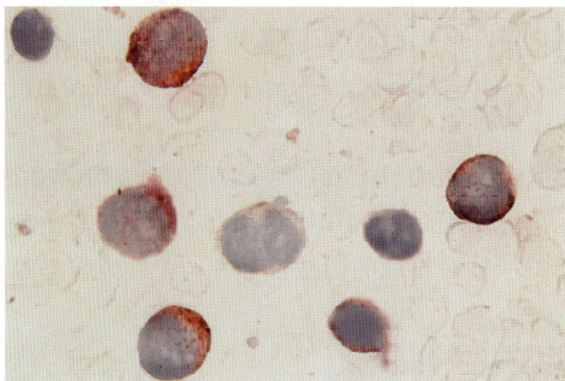

图 6-7 AML-M2a 骨髓细胞 ABC 法免疫组织化学染色

原始细胞 CD13 染色阳性（胞质中红色沉淀）

【临床意义】同荧光显微镜计数法。ABC 既可用于微量抗原、抗体及受体的定量、定性检测及定位观察研究，亦可制成亲和介质用于上述各类反应体系中反应物的分离、纯化。ABC 具有多级放大作用，使其在应用时可极大地提高检测方法的灵敏度。亲和素与生物素间的结合具有极高的亲和力，其反应呈高度特异性。

细胞免疫组化技术能够识别抗原蛋白质一级结构中氨基酸的差别，从而对细胞结构、功能及细胞代谢等进行综合分析，确定细胞的类型、来源及细胞的分化阶段。应用骨髓切片免疫组化法可以对骨髓细胞进行原位观察，通过对细胞特异性抗原的定性、定位和定量分析，了解骨髓组织和细胞的结构和变化，这对血液系统疾病尤其是血液系统肿瘤的诊断和鉴别诊断以及血液肿瘤的分类、分型和预后的判断提供了有利的研究手段。

第二节 细胞遗传学检验

细胞遗传学检验主要是指细胞染色体检查。染色体检查包括非显带技术、显带技术、高分辨技术、姐妹染色单体互换技术、脆性部位显示技术以及荧光原位杂交技术等，经过近 20 年的发展和完善，已经成为诊治恶性血液病不可缺少的检测手段，在恶性血液病的诊断、鉴别诊断、预后判断、个体化治疗、疗效观察及微小残留病灶的检测等方面都具有重要价值，而且也为恶性血液病发病机制的研究提供了非常有价值的线索。

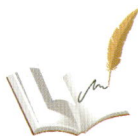

一、染色体检查的技术及原理

（一）染色体标本制备

1. 染色体标本的来源　按照肿瘤细胞染色体研究的标本应直接取自肿瘤组织本身的原则，恶性血液病的染色体研究通常以骨髓作标本。当白细胞总数高于正常，且原始、幼稚细胞比例≥10%时，也可以采用外周血代替骨髓。

2. 染色体制备的方法　染色体检查的关键是获得足够的分裂中期细胞。具有增殖能力的骨髓细胞、白血病细胞等可直接或经短期培养获得分裂中期细胞。而外周血淋巴细胞（如慢淋）需用植物凝集素（PHA）等刺激剂使细胞分裂来获得分裂中期细胞。制备染色体检查标本的常用方法有两种。

（1）直接法　抗凝骨髓（或外周血）标本，以 PBS 稀释后，直接加入秋水仙素"阻留"中期细胞，经低渗液、预固定、固定等步骤，即可获得可供染色体分析的细胞悬液，保存备用。秋水仙素的作用是干扰有丝分裂纺锤体形成，使细胞"阻留"在分裂中期，增加中期细胞数目。低渗处理则使染色体分散、铺展开来，便于分析。

（2）短期培养法　抗凝骨髓（或外周血）标本，先在含小牛血清的1640培养液中于37℃培养24小时左右，然后加入秋水仙素"阻留"中期细胞。其他同直接法，收获细胞悬液备用。

过去认为，直接法可反映细胞的真实核型状况，而培养法则有使正常细胞超过异常细胞的选择性生长倾向，易导致假阴性结果。目前认为骨髓培养法比直接法能收获更多有染色体异常的细胞，这是因为白血病细胞和正常细胞在体内和体外有不同的细胞动力学特点，白血病细胞在体外的增殖率高于其在体内的增殖率，故短期培养后异常核型检出机会比直接法多，且培养法还可在一定程度上克服直接法染色体短小、分叉和发毛现象，染色体质量得到一定的改善。由于临床也可见到直接法的异常克隆经短期培养后反而消失的例子，为了确保染色体检查的成功并提高异常核型检出率，最好同时采用两种方法制备染色体。

（二）染色体常规显带技术

当染色体经某种特殊的处理后，其上可显示出一系列连续的明暗条纹，称显带染色体（banding chromosome）。1971 年巴黎会议确定的四种显带技术是喹吖因染色法（Q 带）、Giemsa 法（G 带）、逆相 Giemsa 法（R 带）和着丝粒区异染色质法（C 带）。前 3 种为全染色体显带，应用较广，后一种为着丝粒显带，用途有限。目前，临床血液学实验室常采用 G 显带或 R 显带进行染色体分析。

1. G 显带　标本先经胰酶处理，再以吉姆萨染色，使染色体显带的方法。

【原理】G 显带的机制较复杂，一般认为，DNA 上富含 A–T 碱基对的 DNA 和组蛋白结合紧密，胰酶处理时不易高度抽提，和染料亲和力较强，呈深带；而富含 G–C 碱基对的区段结合的蛋白质容易被胰酶抽提，和染料亲和力较低，呈浅带。

2. R 显带　为 Dutrillaux 等研究的热处理显带法。因为此法显出的染色体带纹与 G 带、Q 带正好相反，即前者为深带处后者为浅带，而前者为浅带处后者为深带，故称为 R 带（reverse bands）。

【原理】R 显带机制可能是由于 DNA 受热变性，使富含 A–T 碱基对的区段单链化，故不易被吉姆萨染色，呈浅带；而富含 G–C 碱基对的区段仍保持双链结构，易被吉姆萨染色，呈深带。

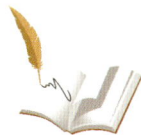

3. 染色体高分辨显带技术

【原理】中期染色体常规显带方法在一套单倍体仅能显示 320 多条带。为了获得较长而带纹更加丰富的染色体，1976 年 Yunis 采用氨甲蝶呤（Methotrexate，MTX）等阻断 DNA 的合成达一定时间，细胞高度阻滞在细胞周期的同一位置，当阻断作用解除后，各细胞的 DNA 合成重新同步进行，细胞即处于同一分裂周期，可获得分裂较早期的细胞。在上述同步化基础上，使用某些抑制剂抑制染色体的收缩，可使染色体长度增加 20% 左右，显带后可达到 400～800 条带，即所谓高分辨染色体显带。

（三）染色体荧光原位杂交技术

原位杂交技术（in situ hybridization，ISH）最早于 1969 年由 Gall 和 Pardue 建立，它可将被标记的 DNA 或 RNA 探针定位到特异的细胞或染色体部位，标记物一般采用放射性核素（^{3}H），通过传统的放射自显影检测。但 ISH 在检测时间及精确定位等方面均有一定的局限性，为此，许多非放射性标记方法先后被提出，其中较常用的是用荧光物标记探针或中间物进行检测的荧光原位杂交技术（fluorescence in situ hybridization，FISH）。FISH 技术快速、高效，不仅可以测定中期染色体的特异序列，而且也能敏感地测定间期细胞核中的特异序列，因而极大地提高了染色体分析的敏感性、准确性和可靠性，成为精确的染色体分析不可缺少的重要检测手段，特别是在白血病的检测中尤为重要，它弥补了白血病患者骨髓细胞培养后难以获得高质量中期染色体的缺陷。

【原理】FISH 的基本原理是核酸分子杂交，只要两个核酸分子的碱基互补，就可以在适当的条件下形成稳定的杂交分子。将荧光物标记的探针同组织、细胞或染色体 DNA 进行杂交，然后经荧光检测体系对待测核酸进行定性、定位或定量分析。

【临床意义】①可以精确地检测染色体数目和结构异常，准确识别标记染色体的来源和性质；②可用于检测白血病的早期复发和微量残留白血病，同时也可以对治疗疗效进行监测；③可以识别异基因骨髓移植后骨髓细胞来源及恶性肿瘤细胞的系列；④可以对分裂间期细胞的染色体核型进行检测；⑤可以检测细胞中特定基因的表达、缺失等。图 6-8 显示 FISH 检测 CML 间期细胞 *BCR/ABL* 融合基因的结果。

（四）多色 FISH 技术

普通 FISH 一次只能检测一个靶序列。1996 年 Speicher 等成功地建立了多色 FISH（multiplex - FISH，M - FISH）技术，可以检测一个以上的靶序列。

【原理】采用 5 种荧光素按比例同时标记人的 24 条染色体，制备整套染色体涂抹探针，杂交后应用配有 Fourier 光谱仪、摄像仪及图像处理系统的荧光显微镜进行检测。

M - FISH 一次杂交即可分辨全部人类染色体，它不但可以识别各种不明来源的标记染色体和隐匿易位，大大提高了核型分析的灵敏度和精确性，而且真正实现了核型分析的自动化，是分子细胞遗传学上重大的技术进步。但 M - FISH 尚不能识别染色体倒位、小片段的缺失和重复等异常。

二、染色体的识别和命名

1. 染色体的结构和形态 染色体的形态以中期最为典型，每条染色体上有一收缩成极小的部分，称为着丝粒，该处为染色体的缩窄处，又称为主缢痕（primary constriction）。着丝粒在染色体上的位置各不相同，可将染色体分为二部分，染色体的短臂（short arm）用 p

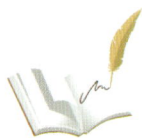

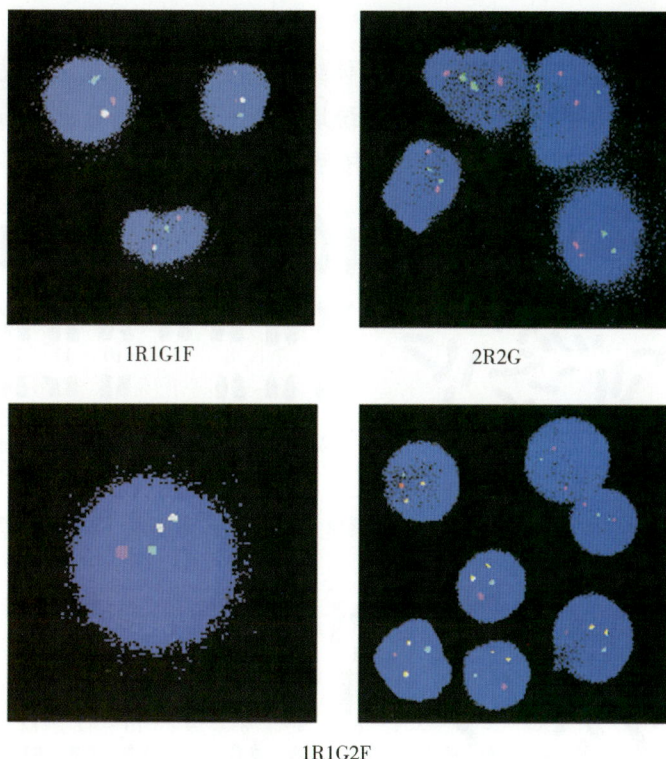

图 6 - 8　FISH 检测 CML 患者 *BCR/ABL* 融合基因

实验所用 DNA 探针为 BCR/ABL　易位探针 t (9；22) (q34；q11)。杂交信号：

红色荧光 (R) 信号为 ABL；绿色荧光 (G) 信号为 BCR；黄色荧光 (F)

信号为 *BCR/ABL* 融合基因。计数 200 个细胞的 FISH 结果：1R1G1F 占 4.0%；

2R2G 占 21.5%；1R1G2F 占 74.5%，*BCR/ABL* 融合基因阳性

表示；染色体的长臂 (long arm) 用 q 表示。在染色体上也可看到其他的收缩凹陷处，称为次级缢痕 (secondary constriction)。有些染色体的一端还可有球形小体，称随体 (satellite)，多见于近端着丝粒染色体。每条染色体的短臂和长臂末端称为端粒 (telomere)。根据着丝粒位置的不同，可将染色体分成三种：中着丝粒染色体 (metacentric chromosome)、亚中着丝粒染色体 (submetacentric chromosome) 和近端着丝粒染色体 (acrocentric chromosome)。中着丝粒染色体着丝粒位于染色体中部或近中部，染色体的长臂与短臂长度几乎相等。亚中着丝粒染色体的着丝粒靠近染色体的一端，短臂和长臂有明显差异。近端着丝粒染色体的短臂与长臂之间有极显著的差异，短臂极短。

　　1978 年人类细胞遗传学命名委员会规定的染色体分类的依据是：①每条染色体的相对长度，即每 1 条染色体的长度与 22 条常染色体加 1 条性染色体长度总和之比，用百分比表示；②每条染色体长臂和短臂长度之比即臂比率 (arm ratio)；③每条染色体短臂的长度占该染色体全长的百分比即为着丝粒指数 (centromere index)；④有无随体。

　　人类体细胞有 23 对即 46 条染色体，其中 22 对为男性和女性共有，称为常染色体，另一对则与性别有关，称为性染色体，在男性为 XY，女性为 XX。根据上述规定，可把人类46 条染色体分为 7 组：A 组，1 ~ 3 号染色体，为大型中着丝粒染色体；B 组，4、5 号染色体，为大型亚中着丝粒染色体；C 组，6 ~ 12 号和 X 染色体，为中型亚中着丝粒染色体；D组，13 ~ 15 号染色体，为中型近端着丝粒染色体；E 组，16 ~ 18 号染色体，为中型亚中着丝粒染色体；F 组，19、20 号染色体，为小型中着丝粒染色体；G 组，21、22 号和 Y 染色

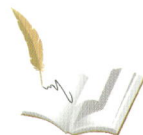

体，为小型近端着丝粒染色体。

核型（Karyotype）指个体体细胞的染色体组成。用显微摄影或显微描绘的方法得到单个细胞中所有的染色体，并按照编号顺序系统地排列，称为核型分析（karyotyping）。正常男性核型记作46,XY（图6-9），正常女性核型记作46,XX（图6-10）。

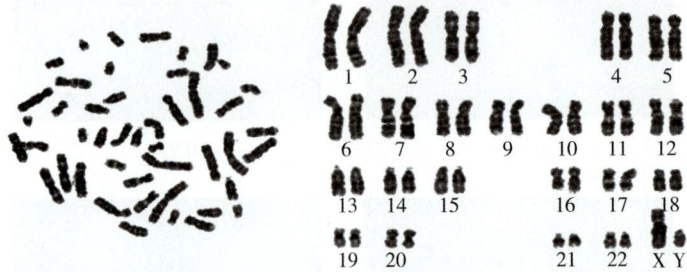

图6-9　正常人骨髓细胞中期分裂象（左）及G带核型（右），46,XY

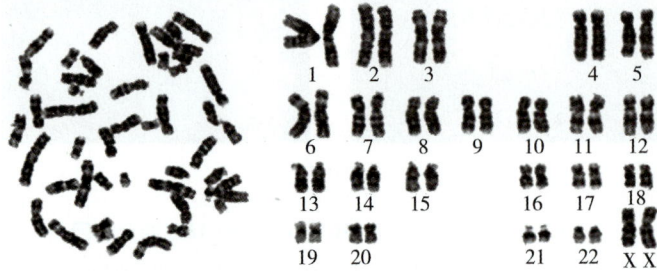

图6-10　正常人骨髓细胞中期分裂象（左）及G带核型（右），46,XX

2. 显带染色体的命名　显带染色体上的明暗条纹称作带（band）。染色体上明显而恒定的形态特征，如着丝粒和某些特别显著的带，称作界标（landmark），两个界标之间的区域称为染色体区（region）。区的划分是以着丝粒开始向短臂或长臂的臂端延伸，依次编为1区、2区、3区等。如果一个带需要再分，就称为亚带（subband），亚带的描述就是在带的后面加一小数点，再写出指定的亚带数。如果亚带又被再划分，则其命名只在亚带后加数字，不再加标点。

3. 染色体分析和核型描述　一般情况需分析20~30个中期分裂细胞，如果发现一种或几种异常细胞，则必须增加分析细胞数。染色体核型描述要遵循《人类细胞遗传学国际命名体制》［ISCN（2005）］的有关规定，核型描述有简式和繁式两种表示法。一般尽量用简式表示，如46,XY,t（8；21）（q22；q22）。染色体核型描述中常用的缩写符号及意义见表6-1。

表6-1　染色体核型描述中常用的缩写符号及意义

缩写符号	意义	缩写符号	意义
+/-	在染色体编号和性染色体前代表整条染色体增加或丢失	p^+/p^- （q^+/q^-）	染色体短臂或长臂部分增加或缺失
r	环形染色体	add	染色体增加
p	染色体短臂	q	染色体长臂
?	不能肯定识别的染色体或染色体结构	rob	罗伯逊易位
der	衍生染色体	t	易位
X, Y	性染色体	dup	重复

缩写符号	意义	缩写符号	意义
dic	双着丝粒染色体	idem	同前的
i	等臂染色体	del	缺失
cp	混合核型	inv	倒位
mar	标记染色体	ins	插入

四、染色体的异常

人类染色体异常可分为两大类，即染色体数目异常和结构异常。

（一）染色体数目异常

染色体数目异常主要包括整倍体、非整倍体、嵌合体（mosaic）三种。

1. 整倍体　如果所有的同源染色体在生殖细胞成熟分裂时全部归于一个细胞，那么这个生殖细胞的染色体数目仍然是二倍体（diploid）（2n）；此生殖细胞和正常的生殖细胞结合就会形成三倍体（triploid）（3n）；如果两个这种生殖细胞结合就会形成四倍体（tetraploid）（4n）。这些统称为多倍体（polyploid），均属整倍体（euploid），恶性血液病常见有多倍体核型。

2. 非整倍体　如果生殖细胞在成熟分裂时仅仅有个别染色体发生不分离，结果造成受精卵中染色体的数目不是染色单体的倍数，则称为非整倍体。非整倍体的产生主要是由于减数分裂或有丝分裂过程中染色体不分离或染色体丢失所致。因个别染色体增加而染色体总数超过二倍体者，称为超二倍体（hyperdiploid）；少于二倍体者，称为低（亚）二倍体（hypodiploid）。如果染色体数目仍然是二倍体，但不是 23 对，而是个别染色体增加合并，个别染色体缺失，则称为假二倍（pseudodiploid）。

3. 嵌合体　如果染色体不分离现象发生在受精卵卵裂过程及胚胎发育早期的细胞分裂过程中，则此胚胎的部分细胞发生染色体数目异常，一个个体具有几个不同核型的细胞系，称为嵌合体。嵌合体的临床表型一般比较轻。

（二）染色体结构异常

染色体结构异常多发生于成熟分裂时，染色体发生了断裂，在重组时又发生了错误，导致染色体结构发生畸变。常见的染色体结构异常有缺失（deletion，del）、重复（duplication，dup）、倒位（inversion，inv）、易位（translocation，t）等。

1. 缺失　指染色体臂的部分丢失，包括末端缺失和中间缺失（图6-11）。

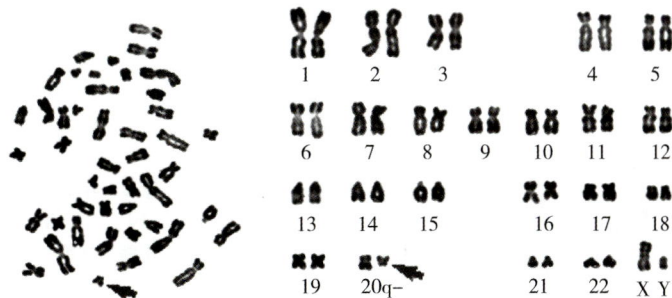

图6-11　MDS患者骨髓细胞分裂象（左）及R带核型（右），46，XY，20q⁻

2. 重复　指同源染色体中一条断裂后，其断片连接到另一条同源染色体的相对应部位或由

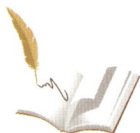

同源染色体间的不等交换，使一条同源染色体上部分基因发生重复，而另一条同源染色体相应缺失；也有可能由于某些尚不明确的因素，使染色体上某些部位发生自我复制（图6-12）。

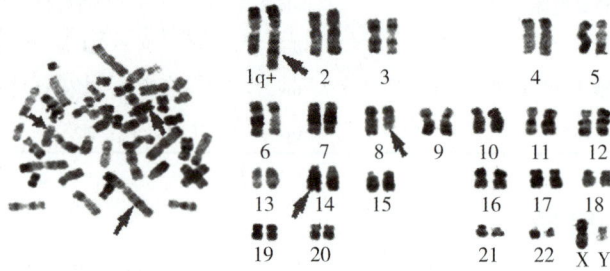

图6-12　Burkitt 淋巴瘤患者骨髓细胞分裂象（左）
及 R 带核型（右），46,XY,dup（1q）,t（8；14）

3. 倒位　一条染色体两处断裂后，形成三个断片，中间断片作180°倒转后又重新接合即倒位（图6-13）。按部位不同，倒位又分为臂内倒位（paracentric inversion）和臂间倒位（pericentric inversion）两种。臂内倒位是指染色体的长臂或短臂内发生的倒位，染色体形态不发生改变，不易察觉，但染色体显带技术可予以分辨；臂间倒位是指两处断裂分别发生于长臂和短臂，中间含着丝粒的断片倒转而再接合，倒位后染色体形态发生较大改变。

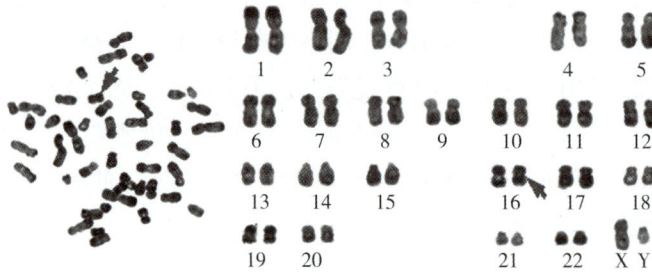

图6-13　AML-M4 患者骨髓细胞分裂象（左）
及 R 带核型（右），46,XY,inv（16）

4. 易位　指染色体的节段位置发生改变，即一条染色体断裂后，其片段接到同一条染色体的另一处或接到另一条染色体上（图6-14）。易位分相互易位（reciprocal translocation）和非相互易位（nonreciprocal translocation）两种。相互易位指发生易位的两条染色体都发生断裂，断片相互交换。非相互易位指仅一条染色体发生断裂，断片插入到另一条染色体中或接在另一条染色体的末端。凡是易位后主要的遗传物质没有丢失，个体表型正常的，称为平衡易位（balanced translocation）。而易位后丢失了部分遗传物质，造成个体表型异常的，称为不平衡易位（unbalanced translocation）。

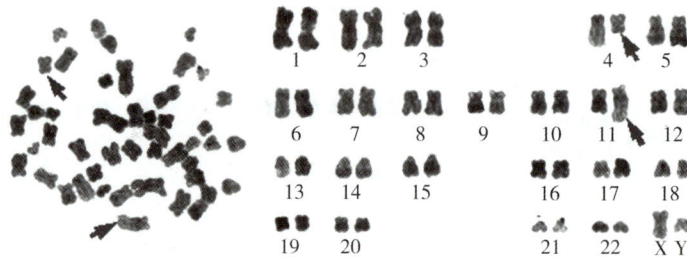

图6-14　ALL-L₂患者骨髓细胞分裂象（左）
及 R 带核型（右），46,XY,t（4；11）

5. 等臂染色体　染色体在着丝粒处发生横裂后依其长臂或短臂为模板，复制出另一条长臂或短臂而形成两臂等长的新染色体即为等臂染色体（isochromosome，i）（图6－15）。

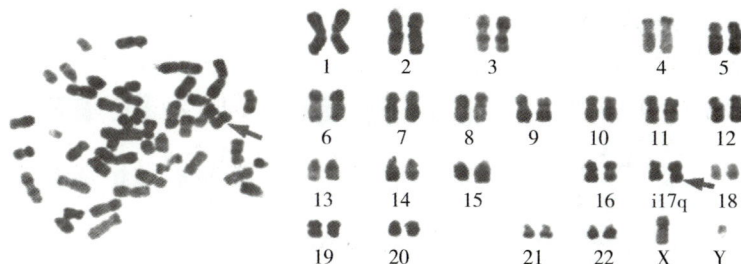

图6－15　MDS患者骨髓细胞分裂象（左）及R带核型（右），
46，XY，i（17）（q）

6. 环形染色体　一条染色体两臂末端断裂后，断端连接成环状即为环形染色体（ring chromosome，r）。

五、染色体检查的临床意义

（一）在白血病中的应用

1. 在白血病诊断和分型中的应用　1960年，Nowell和Hugerford在美国费城首先发现Ph[1]染色体，现已更名为Ph染色体。1973年，Rowley同时用Q带和G带证实Ph染色体是9和22号染色体的相互易位t（9；22）。t（9；22）染色体异常（图6－16）在CML中发生率达90%以上，在CML的诊断和鉴别诊断中有重要意义。

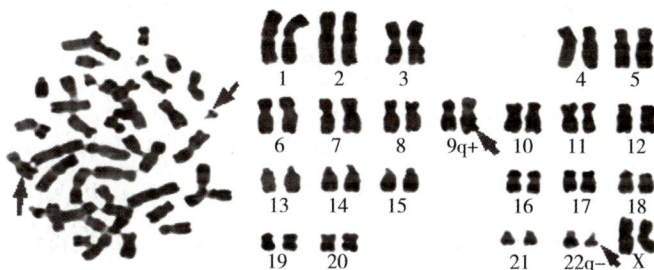

图6－16　CML患者骨髓细胞分裂象（左）及R带核型（右）46，XX，t（9；22）

Ph染色体之后，采用常规显带技术在50%~80%的急性髓细胞白血病（AML）中发现了克隆性染色体异常，如采用高分辨染色体技术、荧光原位杂交技术和反转录聚合酶链反应（RT－PCR）技术进行检测，异常核型检出率明显提高。在AML中最常见的染色体数目异常是+8、－7和－5，常见的染色体结构异常是染色体易位、缺失、倒位。特异性染色体异常是指在疾病的早期阶段发生、与疾病的发生有关并决定疾病的基本生物学特征的一类染色体异常，这些异常的发现已成为WHO对血液系统恶性肿瘤进行新分类的重要依据之一。WHO确认的伴有重现性染色体异常的AML有AML伴有t（8；21）（q22；q22）（图6－17）、APL伴有t（15；17）（q22；q12）（图6－18）、AML伴有inv（16）（p13.1 q22）或t（16；16）（p13.1；q22）、AML伴有t（9；11）（p22；p23）、AML伴有t（6，9）（p23；q34）及AML伴有inv（3）（q21 q26.2）或t（3；3）（q21；q26.2）。

75%左右的急性淋巴细胞白血病（ALL）患者可见染色体数目和结构异常，数目异常

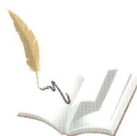

时超二倍体比较多见，亚二倍体则较少见，而结构异常则已发现几十种之多。染色体异常同 ALL 中 FAB 亚型的关系不如 AML 中明确，但同免疫学分型有较明确关系。例如，Ph 染色体 t（9；22）可见于 20% ～30% 的前 B 细胞 ALL，包括 FAB 的 L_1 和 L_2 型；t（4；11）可见于具有早期前 B 细胞表型的 L_1 和 L_2 型急淋。

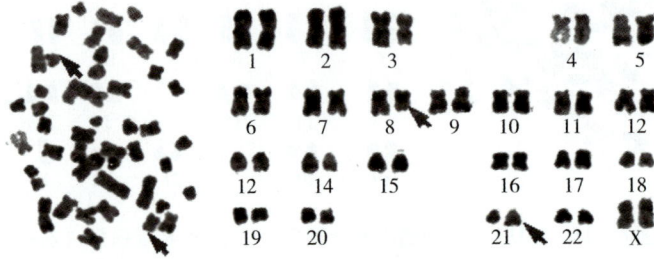

图 6－17 AML－M2b 患者骨髓细胞分裂象（左）

及 R 带核型（右）46,XX,t（8；21）

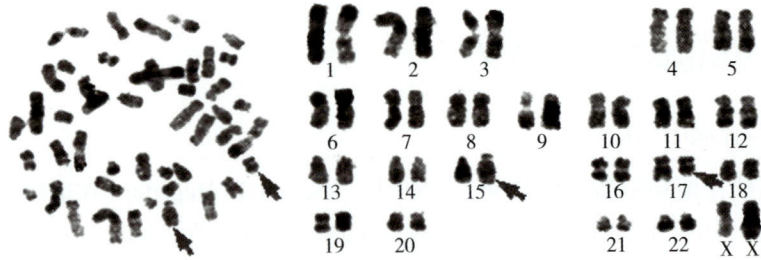

图 6－18　AML－M3 患者骨髓细胞分裂象（左）及

R 带核型（右）46,XX,t（15；17）

2. 在白血病预后判断、指导治疗中的作用　AML 中具有 t（15；17）、inv（16）、t（8；21）异常的患者对治疗反应良好，缓解期较长，而具有 －5、－7、+8 及 t（9；22）的 AML 患者则预后较差。在 ALL 中，染色体数超过 50 的超二倍体者对治疗的反应良好，而 t（9；22）、t（4；11）及 t（8；14）者则预后很差，生存期多小于 1 年。急性白血病最初的核型异常经治疗后完全消失而代之以正常核型提示 CR，CR 后原有异常重新出现，提示白血病复发。除原有的异常外又增添了新的异常，则提示发生了克隆性核型演变，通常意味着病情进展，如 CML 病程中出现 2Ph 染色体（图 6－19）、+8、i（17q）、+19、+21等新的额外染色体异常时，往往预示着进入加速期或急变期。核型异常对慢性淋巴细胞白血病的预后判断具有重要意义，CLL 患者核型演变很少见，一旦发生则往往提示预后不良。

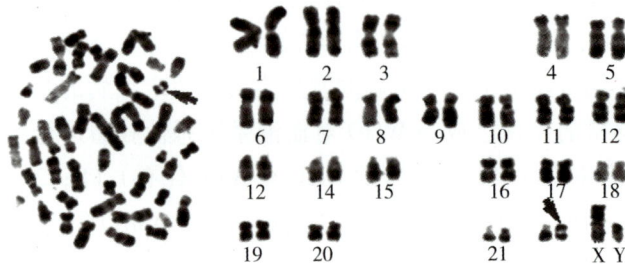

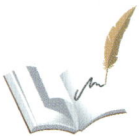

图 6－19　CML 患者（加速期）骨髓细胞分裂象（左）

及 R 带核型（右），46,XY,i（22 q⁻）（相当于 2Ph）

3. 检测微量残留白血病　微量残留白血病（minimal residual leukemia，MRL）是指白血病患者经化疗或骨髓移植后达到 CR，而此时体内仍然可能有 $10^6 \sim 10^8$ 个白血病细胞残存，但用形态学方法已难以检出的状态。这些残留的白血病细胞是白血病复发的根源，是导致白血病患者不能长期生存的重要因素。染色体异常指标检测 MRL，为判断疾病的转归、制定应对措施提供了重要依据，其中 FISH 技术的灵敏性要远远超过常规技术，可达到在 10^3 个细胞中检出一个异常细胞的水平，而常规显带技术若能观察到 500 个分裂象，异常细胞的检出率约为 1%。因此，细胞遗传学技术常用作疾病即将复发的监测。当临床及形态学还没有复发的证据时，检测到原已消失的克隆性染色体异常和（或）新的克隆性染色体异常时，往往预示疾病将复发。

（二）在骨髓增生异常综合征中的应用

MDS 为高度异质性克隆性异常疾病，细胞遗传学分析有助于其诊断及鉴别诊断。染色体异常可见于 40% ~80% 的 MDS，常表现为染色体的丢失、缺失，如 – 7、 – 17、 – Y、$5q^-$、$7q^-$。亦可见染色体增加和结构异常，如 +8、 +11 和 t（3；3）、t（5；17）等。在 MDS 与 AA、PNH 等疾病的鉴别中染色体分析技术有十分重要作用。MDS 染色体改变具有判断预后的价值，根据核型可将 MDS 分为 3 种不同的预后亚型。①低危：正常核型、 – Y、$5q^-$ 或 $20q^-$；②高危：$-7/7q^-$、复杂异常或核型演变；③中危：其他异常如 +8 等（图 6 – 20）。随着 MDS 向白血病转化危险性的增加，MDS 的 RAEB、RAEB – T 克隆性染色体异常的检出率也相应增高。

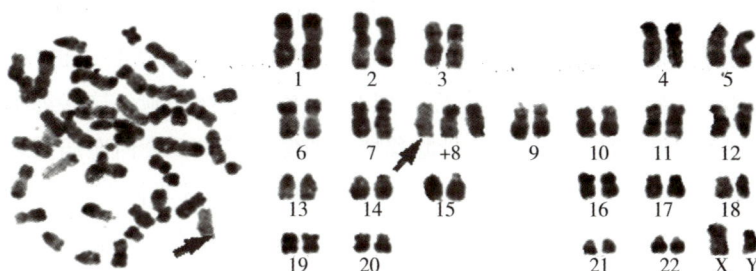

图 6 – 20　MDS 患者骨髓细胞分裂象（左）
及 R 带核型（右）47,XY, +8

（三）在淋巴瘤中的应用

90% 淋巴瘤患者有克隆性染色体异常，其中许多异常和淋巴瘤的组织学及免疫学亚型有关，如 t（14；18）见于 70% ~80% 的滤泡性淋巴瘤，而大多数 Burkitt 淋巴瘤具有 t（8；14），少数为 t（2；8）和 t（8；22）。核型异常是淋巴瘤的独立预后因素，不良的预后因素包括核型复杂性、重排染色体的数目和特殊的染色体异常如 t（8；14）、 +7 等；反之，t（14；18）和 BCL6 重排与较好的预后相关。

（四）在骨髓增殖性肿瘤中的应用

骨髓增殖性肿瘤通常是指慢性髓细胞白血病（chronic myelogenous leukemia，CML）、真性红细胞增多症（polycythemia vera，PV）、原发性血小板增多症（essential thrombocythemia，ET）和骨髓纤维化（myelofibrosis，MF）。大约 40% 的 PV 有 del（20）（q11）、dup（1q）、 +8 和 +9 等克隆性染色体异常，染色体异常是 PV 与继发性红细胞增多症鉴别诊断

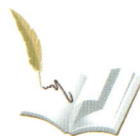

的一个重要条件。初诊时有染色体异常不一定意味着生存期缩短或要转化成白血病，而病程中出现染色体的改变则是不良预后的征兆；MF 染色体异常核型检出率约为 35%，常见的染色体异常为 +8、-7、del（7q）、del（11q）、del（20q）及 del（13q）等。染色体核型分析有助于原发性 MF 的诊断和鉴别诊断，核型演变常意味着向白血病转化；ET 仅 5% 患者有明显染色体异常，但未发现一致性的异常类型，ET 的染色体异常可能是治疗所致或同时存在原发性白血病克隆所致。

（五）在治疗相关白血病中的应用

由于强烈化疗和放疗药物的应用，治疗相关白血病（treatment related leukemia，TRL）的发生率不断增高，约占急性白血病患者总数的 10%。90% 以上 TRL 患者会出现克隆性染色体的改变。根据药物的种类，TRL 可分为两大类：一类是烷化剂所致的 TRL，常见的染色体改变为 $-5/5q^-$ 和或 $-7/7q^-$，多见于老年人，对化疗反应差，生存期短；另一类是 DNA 拓扑异构酶 Ⅱ 抑制剂所致的 TRL，以累及 11q 和 21q 的特异性染色体易位为特征，年轻患者多见，对化疗反应好，生存期长。

（六）在骨髓移植中的应用

在骨髓移植中性别染色体常作为遗传标记，方法稳定而简便。在供、受体性别不同时，当男性受者接受了女性骨髓，在移植后，造血细胞中 Y 染色体消失或女性受者接受了男性骨髓，造血细胞中出现了 Y 染色体，均说明完全植入。染色体的转换常发生于移植后 1 个月内；当供、受体性别相同时，则可用常染色体多态性标志进行鉴别。如移植前具有随体的受者移植后随体消失或移植前不具有随体的受者移植后出现了随体，均表示植入成功。具有核型异常的白血病受者移植后原有的异常核型为正常核型所代替，也可证明移植成功。CML 患者骨髓移植后数周至数月，可再度出现 Ph 染色体阳性细胞，这些细胞有可能自动消失，不一定是白血病复发征象。而 AL 骨髓移植后即使只检出 1 个白血病分裂象也往往伴随着早期临床复发。移植后复发患者，若发现性染色体构成与其不同时则表明发生了供者源白血病。应用 FISH 技术检测性染色体比常规核型分析更为敏感、准确和简便。

第七节　分子生物学检验

从 20 世纪 80 年代开始，分子生物学和遗传学的技术，包括 PCR 技术、DNA 测序技术、限制性片段长度多态性（RFLP）、转基因技术及基因芯片（DNA - chip）技术等不断发展，并广泛应用于血液系统疾病的诊断、白血病分型、指导治疗、判断预后和微小残留病监测等方面。本节简要介绍几种常用的分子生物学技术。

一、核酸分子杂交技术

1. Southern 印迹杂交（southern blot hybridization）　是一种常用的分析 DNA 结构的核酸分子杂交技术。其原理是将待测的基因组 DNA 经限制性核酸内切酶消化后，进行琼脂糖凝胶电泳分离 DNA 片段，将含有 DNA 片段的凝胶经碱处理使 DNA 变性，再将其从凝胶中印迹到硝酸纤维素滤膜或尼龙膜上，以放射性或非放射性标记的 DNA 探针与固相支持体上的 DNA 杂交，根据探针的标记特性用相应方法显示杂交条带，对待测 DNA 进行分析。

2. Northern 印迹杂交（northern blot hybridization）　和 Southern 印迹杂交的过程基

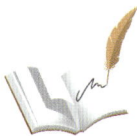

本相同,区别在于靶核酸是 RNA 而不是 DNA。待测 RNA 经变性及琼脂糖电泳分离后,按大小不同而相互分开,随后将其转移至硝酸纤维素滤膜或尼龙膜上,然后用 DNA 或 RNA 探针杂交,按探针的标记特性对杂交信号进行检测,对待测 RNA 进行分析。

3. 核酸原位杂交 以放射性或非放射性标记的 DNA 或 RNA 探针在组织、细胞及染色体上与其相关的核酸序列杂交,简称原位杂交(in situ hybridization)。原位杂交的原理是应用核酸探针与组织或细胞中的核酸按碱基配对原则进行特异性结合形成杂交体,然后应用组织化学或免疫组织化学方法,在显微镜下进行细胞内定位或基因表达的检测技术。此项技术是在保持细胞,甚至单个染色体形态的情况下完成的,通常用于检测染色体的异常改变、肿瘤致病基因和微小残留白血病的监测等。

二、聚合酶链反应技术

聚合酶链反应(polymerase chain reaction,PCR)技术是 1985 年由美国科学家 Mullis 建立的一种体外 DNA 扩增技术,它具有特异、敏感、简便、快速、高效、重复性好、自动化强等优点,主要用在目的基因的克隆、基因的体外突变、DNA 和 mRNA 的微量分析等方面。PCR 技术为生物医学领域的研究带来了革命性的变化,目前已成为分子生物学研究中应用最为广泛的方法之一。

1. 基本原理 模拟 DNA 的天然复制过程,以拟扩增的 DNA 为模板,在加热条件下,DNA 变性成为单链。在退火条件下,引物与模板 DNA 结合,将温度升至 72℃,在有镁离子及合适 pH 的缓冲液中,Taq DNA 聚合酶以 4 种脱氧核糖核苷三磷酸(dNTP)为底物催化 DNA 的合成,按碱基配对与半保留复制原理,合成一条与模板 DNA 链互补的新链,反复重复这一过程,即可使目的 DNA 片段得到扩增。

2. PCR 产物分析

(1)琼脂糖凝胶电泳 是一种简便易行的分离 DNA 片段的方法。在 pH 8.0 时,DNA 分子带负电荷,在电场中向阳极移动,其移动速率同分子大小成反比,分子量越大,在凝胶孔中受到的阻力越大,移动越慢;相反,分子量越小,在凝胶中移动越快。待分离的 PCR 产物中加入溴化乙锭,溴化乙锭与 DNA 结合,在紫外灯下发出棕红色的荧光。

(2)Southern 印迹杂交 是基因诊断常用技术之一。将琼脂糖凝胶电泳分离的 PCR 产物在原位变性,并将变性产物转移到硝酸纤维素膜或尼龙膜上,然后用生物素等标记的探针检测该产物。

(3)斑点杂交法 当扩增产物是多条带纹时,可用斑点杂交法分析 PCR 产物。首先将扩增的片段固定在硝酸纤维素膜或尼龙膜上,用生物素等标记的探针杂交;或将不同的探针固定在同一尼龙膜上,用标记的 PCR 产物作探针杂交,根据杂交点的位置即可判断产物序列变异的种类。斑点杂交有助于检测 DNA 的突变类型、遗传病的基因诊断以及基因多态性分析。

(4)PCR - ELISA 法 待测 PCR 产物需携带有生物素等固定基础团和地高辛等检测基团。PCR 反应产物中带生物素标记的引物延伸链与带地高辛标记引物延伸链形成双链,生物素等固定基团可与微孔板上包被的亲和素结合,向微孔板中加入酶标记的地高辛抗体和生色底物,即可对 PCR 产物进行 ELISA 检测。

(5)原位杂交法 PCR 产物也可用原位杂交法检测,所用探针可用生物素、地高辛或荧光标记。

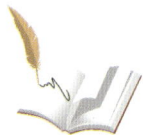

3. 以 PCR 为基础的衍生技术

（1）RT－PCR　是以细胞内总 RNA 或 mRNA 为材料进行的体外扩增技术。由于耐热的 DNA 聚合酶不能以 RNA 或 mRNA 作为模板，因此必须先将总 RNA 或 mRNA 进行反转录，生成与之互补的 cDNA，然后再以 cDNA 为模板进行常规 PCR 反应，得到所需要的目的基因片段。RT－PCR 常用于克隆 cDNA、合成 cDNA 探针以及分析基因表达等。

（2）荧光定量 PCR 技术（fluorescence quantitative PCR，FQ－PCR）　是近年来发展起来的一种新的 RNA 微量分析技术，其基本原理是在反应中加入了特异荧光标记探针，该探针的序列与传统的正向和反向引物之间的基因序列互补。探针的 5' 端用一个荧光报告分子（如 6－FAM）标记，探针的 3' 端加上一个荧光淬灭（如 TAMRA）分子。探针的 Tm 值要高于原有引物，保证在延伸反应中 100% 的探针与待检测序列互补结合。当荧光报告分子与淬灭分子同时出现在探针上，报告分子的荧光即被淬灭分子淬灭，检测不到报告荧光信号。TaqDNA 聚合酶固有的 $5' \rightarrow 3'$ 核酸酶可将荧光探针切成单个碱基，释放出报告荧光，即可检测到报告荧光信号。反应中释放出的荧光强度与每一次循环中的 PCR 产物的量成正比。

（3）多重 PCR（multiplex PCR）　即在同一反应体系中加入多对引物，以同时扩增一份 DNA 样品中多个不同序列的靶片段。多对引物间的组合必须满足二个条件；一是将反应条件较为接近的引物组合在一起，以使该反应条件能尽量适合所有被扩增片段；二是同一反应内各扩增片段的大小应不同，以便检测时能通过电泳将各片段分离开。多重 PCR 比较适用于被检测基因较大，突变点较多的基因。

（4）原位 PCR（in situ PCR）　是指组织固定处理细胞内的 DNA 或 RNA，并以其作为靶序列进行 PCR 反应的过程。原位 PCR 与普通 PCR 的主要区别在于模板的制备。经脱蜡处理的组织切片或细胞悬液均可作为扩增样品，所有反应在载玻片上进行。原位 PCR 技术不仅不需要从组织细胞中分离模板 DNA 或 RNA，而且能在细胞原位进行 PCR 扩增，大大地提高了检测的灵敏度。目前，原位 PCR 已成为研究靶基因序列的细胞定位、组织分布和基因表达检测的重要手段。

三、基因芯片技术

基因芯片技术又称 DNA 微阵列（DNA－chip），是二十一世纪生命科学领域广泛应用的一项高效快速的分子生物学技术。DNA－chip 是将大量以特定排列方式的基因探针或基因片段固定于硅片、玻片和塑料片上，样品 DNA 或 RNA 通过 PCR 扩增，体外转录等技术掺入荧光标记分子，与微阵列杂交后再通过荧光扫描仪及计算机分析，即可获得样品大量基因序列及表达信息。目前，基因芯片技术主要应用于白血病的免疫分型、细胞的基因表达检测、基因异常检测及单核苷酸多态性分析等。

四、分子生物学检验的临床意义

（一）恶性血液病融合基因的检测

白血病特异性染色体易位在分子水平的改变，往往表现为与白血病发病机制相关的基因重排（rearrangement）和各种融合基因（fusion gene）的形成，在病程中比较稳定，是可靠的分子标志物。在传统细胞遗传学基础上，结合分子生物学技术检测这些标志物对白血病的诊断、分型、治疗方案的选择、预后判断及微小残留病的检测均有重要意义。

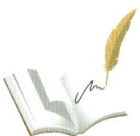

1. CML　*BCR－ABL* 融合基因的形成是 CML 发病的分子基础，应用传统的 Southern 印迹杂交法，以 BCR 为探针，所有 Ph 染色体阳性的 CML 均检测到该融合基因，而多数 Ph 染色体阴性的 CML 也检测到 *BCR－ABL* 融合基因。由于 PCR 方法灵敏、快速，目前多采用 RT－PCR 来检测 CML 的融合基因，即以待测 mRNA BCR－ABL 转录本为模板，用反转录酶合成 *BCR－ABL* 接头部顺序的 cDNA，设计扩增引物，经 PCR 扩增后检测扩增产物。目前采用 FISH 法对染色体原位检测 *BCR－ABL* 融合基因也是十分有效的。

2. APL　APL 的特异性染色体易位是 t（15；17）（q22；q21），易位的结果使 15 号染色体的 PML 原癌基因与 17 号染色体上的维 A 酸受体 a（RARa）基因融合产生 *PML－RARa* 融合基因，可通过 Southern 印迹杂交、RT－PCR 及 FISH 技术进行检测。伴有 t（15；17）和 *PML－RARa* 融合基因的 APL 患者对全反式维 A 酸疗效较好。少数 APL 患者无 t（15；17），而有 *PML－RARa* 融合。近年来，一些 APL 患者对全反式维 A 酸不敏感，经细胞遗传学检查发现是 t（11；17）或 t（5；17），经分子水平检测分别为 *PLZF－RARa* 和 *NPM－RARa* 融合基因，或有更复杂的染色体易位。融合基因检测对治疗方案的选择也有明确指导作用，APL 自体骨髓移植前 *PML－RARa* 融合基因阳性者极易在十个月内复发，而融合基因阴性者，复发率低。临床上变异型 APL（M3v）与 M2b 形态学上较难鉴别，但 M2b 的 t（8；21）可产生一种融合基因 *AML*1－*MTG*8，通过融合基因的检测可准确鉴别这两种白血病。

（二）免疫球蛋白重链（IgH）基因和 T 细胞受体（TCR）基因重排的检测

IgH 和 TCR 的编码基因具有多态性。*IgH* 基因重排是产生个体多样性和独特性的主要原因。由于白血病细胞源于造血干细胞，所以白血病细胞是单克隆性的。用 PCR 方法对重排基因进行扩增，正常白细胞的扩增产物大小不等，呈模糊的阶梯状，而白血病细胞扩增产物经电泳后条带是单一的。约 80% 的 B 淋巴细胞白血病可检测到 *IgH* 基因重排。通过 PCR 方法检测 *IgH* 和 *TCR* 基因重排，有助于急性淋巴细胞白血病的分型以及微小残留白血病的检测。

（三）遗传性血液病的诊断

血红蛋白病是常见的遗传性溶血性疾病，血友病是常见的遗传性出血性疾病。基因缺陷包括基因缺失、点突变、插入、倒位等。对于基因重排，可通过 RT－PCR 进行检测；对于点突变则可用 PCR 结合酶切位点分析，即当点突变使某一酶切位点消失或在某一区域出现新的酶切位点时，可用该酶切点两侧的引物进行扩增，然后将扩增产物用适当的内切酶切割，根据电泳图谱来判断有无内切酶切点的改变。对于与限制性内切酶切点无连锁的点突变，则可采用 PCR 结合特异寡核苷酸探针（ASO）斑点杂交法进行诊断。

（四）HLA 基因多态性检测

采用 PCR 扩增产物的反相杂交（斑点杂交）进行 HLA 基因多态性检测十分简便、有效。将每个位点的所有寡核苷酸探针固定在固相支持物上，引物先经生物素化后，进行待测 DNA 的基因扩增，从而得到生物素化的 DNA 放大产物。用此产物与膜上的探针杂交，然后进行显色或化学发光。这样每个样本只需杂交一次即可完成。此方法适合骨髓移植的 HLA 基因配型及 HLA 基因与疾病相关性分析等。

（五）肿瘤细胞多药耐药基因的检测

多药耐药性（multidrug resistance，MDR）是指肿瘤细胞接触了一种药物以后，不但对

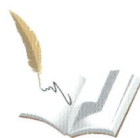

该药产生耐药性，而且对其他结构和作用机制不同的药物也产生耐药性。研究发现，*MDR* 的出现常与多药耐药基因（MDR1）过度表达有关，目前已建立 Northern 印迹法、斑点和狭缝印迹法、RT－PCR 法及原位杂交法，从 mRNA 水平对患者进行测定，了解肿瘤细胞的耐药特性。有研究表明，急性髓细胞白血病 MDR1 的表达与预后密切相关，MDR1 阳性者 CR 率低，生存期短，且易早期复发。

（六）基因治疗

基因治疗的目的是应用 DNA 重组技术和基因转移技术，把野生型的基因导入患者体细胞内，成为正常的基因产物，来补偿缺陷基因的功能，从而使疾病得到纠正。目前认为基因治疗的靶细胞是造血干细胞或间质干细胞等，常用的载体是反转录病毒和腺病毒。采用含人凝血因子Ⅸ基因反转录病毒载体转染血友病 B 患者的原代皮肤成纤维细胞，使其表达一定浓度的因子Ⅸ，这将为血友病 B 的治疗提供新的方法。

（吴春梅）

扫码"练一练"

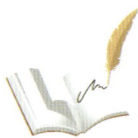

第七章　止血与血栓检验

> **本章要点**
>
> 血栓及出血性疾病是临床的常见病和多发病，血管壁、血小板、凝血和抗凝系统以及纤溶系统等共同参与了血栓和出血的发生。通过本章学习，能掌握血管壁、血小板、凝血、抗凝系统和纤溶系统的筛选试验及原理，熟悉它们的参考区间和它们在出凝血疾病诊断中的评价。

血栓与止血检验是了解机体凝血功能的重要手段，在出血与血栓性疾病的诊断、临床抗凝与溶栓治疗监测等方面发挥了重要作用。出血与止血检验项目较多，包括简便快速、成本较低、灵敏度较高的筛选试验（screening test），以及特异性较好的诊断试验（diagnostic test）。临床医生在选用血栓与止血检验项目时应遵循出血与血栓性疾病的临床诊断思维，在详细了解病史和家族史、充分体格检查的基础上，设计合理的血栓与止血检查的试验组合，并结合临床表现和检验项目的诊断性能，正确分析和运用检验结果，必要时从细胞、分子或基因诊断水平明确疾病的病因。本章主要介绍血管壁和血管内皮细胞、血小板功能、凝血系统以及抗凝与纤溶系统等血栓与止血检验的检测原理、参考区间和临床意义等内容。

第一节　血管壁和血管内皮细胞的检验

血管内皮作为血管壁与血流之间的选择性屏障，能产生或分泌多种生物活性物质，参与体内血栓与止血过程。

一、束臂试验

【原理】束臂试验（tourniquet test）又称作毛细血管抵抗力试验（capillary resistance test，CRT）或毛细血管脆性试验（capillary fragility test，CFT）。通过给上臂局部加压（维持压力在收缩压和舒张压之间，通常为 90~100mmHg，即 12.0~13.3kPa），部分阻止静脉血液回流，增加毛细血管负荷。观察前臂皮肤一定范围内新出现的皮下出血点的数目来估计血管壁的通透性和脆性。血管壁的通透性和脆性与其自身的结构和功能、血小板的数量和质量以及一些体液因素如血浆 vWF 等有关，当上述相关因素出现异常时，将导致毛细血管的完整性受损，血管壁的脆性和通透性增加，新的出血点增多。

【参考区间】5cm 直径的圆圈内新的出血点，成年男性小于 5 个，儿童及成年女性小于 10 个。

【临床意义】新的出血点个数超过参考区间上限为该试验阳性。见于：①血管壁的结构和（或）功能缺陷，如遗传性毛细血管扩张症、过敏性紫癜、单纯性紫癜及其他血管性紫癜。②血小板数和（或）质异常，如原发性和继发性血小板减少症、血小板增多症以及遗传性和获得性血小板功能缺陷症等。③血管性血友病（von willebrand disease，vWD）。④其

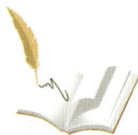

他，如坏血病、某些异常蛋白血症、糖尿病、高血压、风湿性关节炎，偶见于严重的凝血障碍、感染、肝脏疾病及慢性肾炎等。

二、出血时间

【原理】出血时间（bleeding time，BT）是指皮肤刺破后，让血液自然流出到自然停止所需的时间，此过程的长短反映了血管壁通透性、脆性的变化和皮肤毛细血管与血小板之间的相互作用，包括血小板黏附、活化、释放以及血小板的聚集等反应。当与这些反应有关的因素，如血小板生成的血栓烷 A_2（thromboxane A_2，TXA_2）与血管壁生成的前列环素（prostacyclin，PGI_2）之间的平衡失常，vWF 与纤维蛋白原（fibrinogen，Fg）等有缺陷时，BT 可出现异常。

【参考区间】出血时间测定器法（template bleeding time，TBT）：6.9 分钟 ±2.1 分钟（>9 分钟为异常）。

【临床意义】

（1）BT 延长　见于：①血小板明显降低，如原发性或继发性血小板减少症；②血小板功能异常，如血小板无力症（glanzmann's thrombasthenia，GT）；③血管性血友病；④少见于血管壁及结构异常，如遗传性出血性毛细血管扩张症；⑤偶见于严重的凝血因子缺乏，如 DIC。

（2）BT 缩短　临床意义不大，主要见于某些严重的血栓前状态和血栓形成，如妊娠高血压综合征、心肌梗死、DIC 高凝期等。

三、血管性血友病因子抗原（vWF：Ag）

【原理】ELISA 法。

【参考区间】70% ~ 150%。

【临床意义】vWF：Ag 由内皮细胞合成并分泌，参与血小板的黏附和聚集等反应，是血管内皮细胞的促凝指标之一，同时也是研究和诊断 vWD 的重要指标。

（1）减低　见于 vWD，是诊断 vWD 及其分型的重要指标。

（2）增高　见于血栓性疾病，如心肌梗死、心绞痛、恶性肿瘤等，其他如剧烈运动、感染性疾病、糖尿病等。

四、血管性血友病因子活性（vWF：A）

【原理】将直接针对 vWF 的血小板结合位点（GP Ⅰ b 受体）单抗吸附于胶乳颗粒上，再加入至待检枸橼酸钠抗凝血浆中，此时胶乳颗粒和待检血浆中的 vWF 发生聚集反应，使待检血浆浊度发生变化，从而可检测血管性血友病因子活性（von willebrand factor activity，vWF：A）。

【参考区间】O 型血正常人为 38% ~ 125.2%（n = 122）；其他血型正常人为 49.2% ~ 169.7%（n = 126）。

【临床意义】该测定结合 vWF：Ag、FⅧ：C 检测，主要用于 vWD 的诊断和分型。

（1）若 vWF：Ag、vWF：A 和 FⅧ：C 检测结果均在参考区间范围内，则基本可排除血友病 A 和 vWD。

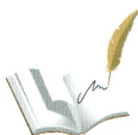

（2）若 vWF：Ag、vWF：A 和 FⅧ：C 检测结果中有一项减低，则应计算以下数值。

1）vWF：A/vWF：Ag 的比值和 FⅧ：C/vWF：Ag 的比值，比值接近于 1.0 则可诊断为 vWD Ⅰ 型。

2）若 vWF：A/vWF：Ag 的比值低于 0.7（建议的 Cut off 值），可以诊断 vWD 2A、2B、2M 三个亚型，而瑞斯托霉素诱导的血小板凝集试验（RIPA）、vWF 多聚体分析等试验还可对三个亚型进一步鉴别。

3）若 FⅧ：C/vWF：Ag 的比值低于 0.7，可以诊断为 vWD 2N 亚型和血友病 A，此二者的鉴别可再用 FⅧ 抗原检测进一步区分。

4）vWF：Ag 与 vWF：A 均增加，且 vWF：A/vWF：Ag≥1.0，见于血栓性疾病。

五、血栓调节蛋白（thrombomodulin，TM）

【原理】有 ELISA 法和化学发光法。

【参考区间】ELISA 法 25～52 μg/L；化学发光法 3.8～13.3 TU/ml。

【临床意义】TM 由血管内皮细胞合成和分泌，是血管内皮细胞的抗凝指标之一。正常情况下，血浆中 TM 水平很低，当血管内皮损伤后，血浆中 TM 水平明显升高，并与循环血液中的凝血酶形成 1：1 TM - 凝血酶复合物，该复合物激活 PC 为 APC，APC 有灭活 FⅧa、FⅤa 和激活纤溶活性的作用。血浆中 TM 水平下降没有太大的价值；TM 升高见于血栓性疾病，如糖尿病、心肌梗死、脑血栓、深静脉血栓形成、DIC、TTP 等。

第二节 血小板功能的检验

血小板在止凝血方面具有多种功能。当血小板与受损的血管壁、血管外组织接触或受刺激剂激活，血小板被活化，产生黏附、聚集和释放反应，并分泌多种因子，在止血和血栓形成中起着非常重要的作用。血小板功能检查的各项试验，对血小板疾病的诊断和治疗、血栓前状态与血栓性疾病的诊断、预防、治疗监测等有着重要的意义。

一、血小板聚集试验

【原理】血小板聚集试验（platelet aggregation test，PAgT）通常用光学透射比浊法（LTA）检测。用乏血小板血浆（platelet poor plasma，PPP）及富含血小板血浆（platelet rich plasma，PRP）分别将仪器透光度调整为 100% 和 0%。在 PRP 的比浊管中加入诱导剂激活血小板后，用血小板聚集仪测定 PRP 透光度的变化（即血小板聚集曲线）。通过分析血小板聚集曲线的最大聚集率（MAR）、达到最大幅度的时间、达到 1/2 最大幅度的时间、2 分钟的幅度、4 分钟的幅度、延迟时间、斜率参数判断血小板的聚集功能。

【参考区间】血小板聚集曲线见图 7 - 1，血小板聚集曲线常有双峰，第一个峰反映了血小板聚集功能，第二个峰反映了血小板的释放和聚集功能。不同浓度的诱导剂诱导的血小板聚集曲线各不相同（图 7 - 2）。每个实验室的参考区间相差较大，各实验室应根据自己的实验具体情况及实验结果调节诱导剂的浓度，建立自己的参考区间。中国医学科学院血液研究所常用的体外诱导剂测得的 MAR 为：

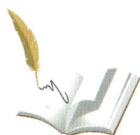

11. 2μmol/L ADP 液 53%～87%；

5. 4μmol/L 肾上腺素 45%～85%；

20 mg/L 花生四烯酸 56%～82%；

1.5g/L 瑞斯托霉素 58%～76%；

20mg/L 胶原 47%～73%。

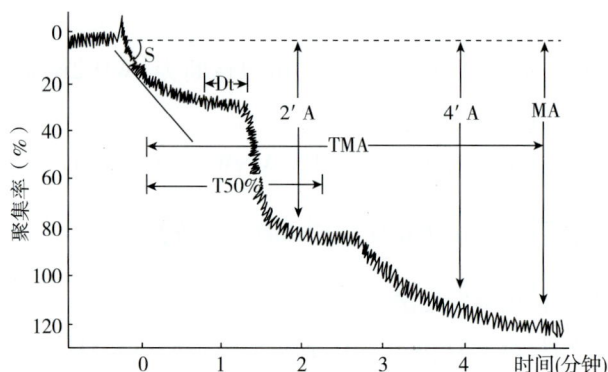

图 7-1　血小板聚集曲线的参数分析

【临床意义】

1. 减低　血小板无力症、血小板贮存池病（无第二个峰）、血管性血友病（瑞斯托霉素作为诱导剂时，常减低，见图 7-3）、巨大血小板综合征、低或无纤维蛋白原血症、急性白血病、骨髓增生异常综合征、骨髓增殖性疾病、肝硬化、尿毒症、服用抗血小板药物、特发性血小板减少症、细菌性心内膜炎、维生素 B_{12} 缺乏症等。

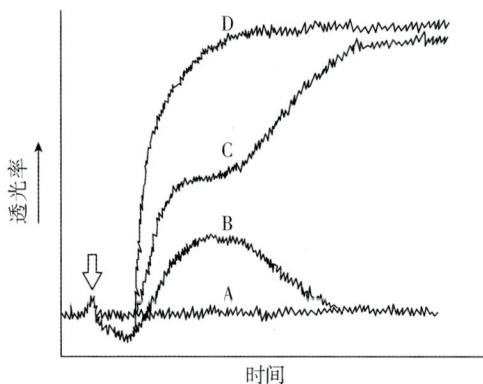

图 7-2　不同浓度诱导剂诱导的血小板聚集曲线图

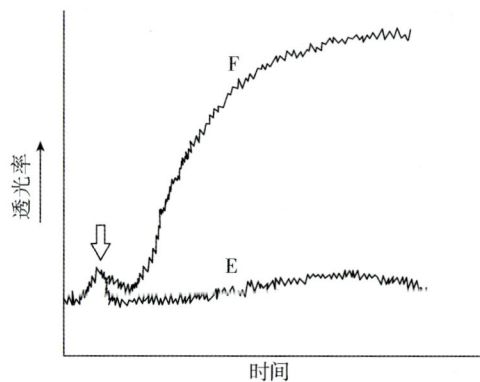

图 7-3　不同诱导剂诱导的血管性假血友病患者的血小板聚集曲线

2. 增加　见于血栓前状态和血栓形成性疾病，如糖尿病、肾小球肾炎、肾病综合征、心脏瓣膜置换术后、心绞痛、心肌梗死、脑梗死、深静脉血栓形成、抗原-抗体复合物反应、高脂饮食、口服避孕药、吸烟等。

二、PFA-200 型血小板功能分析仪

【原理】PFA 检测系统在体外运用血流动力学原理，模拟体内血管损伤时血小板的黏附与聚集（图 7-4）。PFA 检测试剂盒由许多集成部分构成，包括毛细管、样本池和带有中央孔的生物活性膜。抗凝全血通过毛细管和中央孔从样本池吸入，使血小板暴露于高剪切

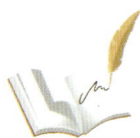

流条件，血小板黏附到胶原包被的活性膜上。随后，与生理条件下血小板凝集过程相似，血小板接触到激动剂（如肾上腺素或 ADP），立刻被激活并释放颗粒成分。血小板内颗粒成分的释放引起血小板相互的黏附和聚集。血小板聚集后，在孔膜中形成血小板血栓，逐渐减缓并最终阻滞血流经过。PFA 系统检测从检测开始到血小板血栓完全阻塞膜孔的时间，将该时间间隔报告为闭合时间（closure time，CT）。

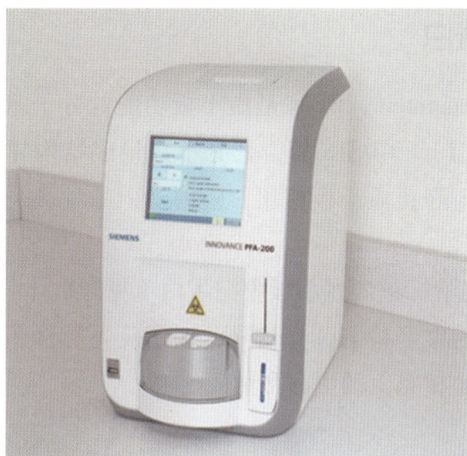

图 7－4　PFA－200 血小板功能分析仪

【参考区间】

血小板功能检测（胶原/肾上腺素触发）：CT 为 82～150 秒。

血小板功能检测（胶原/二磷酸腺苷触发）：CT 为 193～300 秒。

血小板功能检测（二磷酸腺苷/前列腺素/离子钙触发）：CT 为 <106 秒。

【临床意义】①膜孔闭合时间（CT）的延长可见于多种遗传性和获得性血小板功能异常性疾病；②血管性血友病 CT 延长是筛选 vWD 的实验方法之一；③CT 检测尚可用于抗血小板治疗药物如阿司匹林、氯吡格雷等的有效性检测和风险评估。

三、血小板活化指标检测

健康人循环血液中的血小板基本处于静止状态，当血小板受刺激剂激活或与受损的血管壁、血管外组织接触后，血小板被活化。活化血小板膜糖蛋白重新分布，分子结构发生变化，导致血小板发生黏附、聚集，同时发生释放反应。血小板内的储存颗粒与质膜融合，将其内容物释放入血浆。

1. 血浆β-血小板球蛋白（β-TG）和血小板第 4 因子（PF4）

【原理】ELISA 法。

【参考区间】不同试剂盒略有不同，β-TG 6.6～26.2μg/L，PF4 0.9～5.5μg/L。

【临床意义】①减低见于先天性或获得性 α-贮存池病。②增高表明血小板活化，释放反应亢进，见于血栓前状态及血栓性疾病，如糖尿病伴血管病变、妊娠高血压综合征、系统性红斑狼疮、血液透析、肾病综合征、尿毒症、大手术后、心绞痛、心肌梗死、脑梗死、弥散性血管内凝血、深静脉血栓形成等。③β-TG 主要由肾脏排泄，肾功能障碍时可导致血中β-TG 明显增加；PF4 主要由血管内皮细胞清除，内皮细胞的这种功能受肝素的影响，因此肝素治疗时血中 PF4 增加。

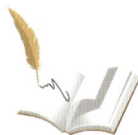

2. 血浆 P - 选择素

【原理】流式细胞术。

【参考区间】（1.61±0.72）×10^{10}分子数/ml。

【临床意义】增加见于血栓前状态及血栓形成性疾病，如心肌梗死、脑血管病变、糖尿病伴血管病变、深静脉血栓形成、自身免疫性疾病等。

四、血小板膜糖蛋白

血小板膜糖蛋白（glycoprotein，GP）是血小板功能的分子基础，其种类较多，主要包括 GP Ⅱ b/Ⅲ a 复合物、GP Ⅰ b、GP Ⅲ a 等，其分子数量或结构异常均可导致患者发生出血或血栓形成。活化血小板与静止血小板相比，膜糖蛋白的种类、结构、含量等亦呈现显著变化。

【原理】选用不同荧光素标记的血小板膜糖蛋白单克隆抗体与受检者血小板膜上的特异性糖蛋白结合，在流式细胞仪上检测荧光信号，根据荧光的强弱分析，计算出阳性血小板的百分率或者定量检测血小板膜上糖蛋白含量。

【参考区间】

表 7 - 1　血小板膜糖蛋白平均分子数参考区间

膜糖蛋白（GP）	相应 CD	静止血小板（个分子）	TRAP* 活化血小板（个分子）
GP Ⅰ b	CD42a	25000 ~ 43000	6000 ~ 22000
GP Ⅱ b/Ⅲ a	CD41a	30000 ~ 54000	46000 ~ 80000
GP Ⅲ a	CD61	42000 ~ 60000	52000 ~ 80000
GMP - 140	CD62$_P$	< 500	> 10000

* TRAP thrombin receptor activating peptide，凝血酶受体活化肽

【临床意义】血小板膜糖蛋白检测是血小板功能缺陷病的诊断试验之一，例如 GP Ⅰ b 缺乏见于巨大血小板综合征，GP Ⅱ b/Ⅲ a 缺乏见于血小板无力症等。

第三节　凝血系统的检验

凝血系统由内源性凝血途径、外源性凝血途径和共同凝血途径三部分组成，各部分常用的凝血系统检测方法介绍如下。

一、内源凝血系统的检验

1. 活化凝血时间（activated clotting time，ACT）

【原理】ACT 是内源凝血系统的一项筛选试验，在待检全血中加入白陶土 - 脑磷脂悬液以充分激活因子Ⅻ和Ⅺ，并为凝血反应提供丰富的催化表面，启动内源凝血途径，引发血液凝固。

【参考区间】72 ~ 126 秒。

【临床意义】

（1）ACT 延长　除 FⅦ和 FⅩⅢ外，所有其他凝血因子缺乏，ACT 均可延长。主要见于 FⅧ、FⅨ显著减低的血友病和 FⅪ 缺乏症；vWD；严重的 F Ⅴ、F Ⅹ、纤维蛋白原和 F Ⅱ 缺乏，

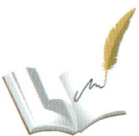

如肝病、阻塞性黄疸、新生儿出血症、吸收不良综合征、口服抗凝剂、应用肝素以及低（无）纤维蛋白原血症和纤溶亢进使纤维蛋白原降解增加；DIC，尤其在失代偿期或显性DIC时；病理性循环抗凝物增加，如抗FⅧ抗体或抗FⅨ抗体、SLE等。

（2）ACT缩短　见于血栓前状态如DIC高凝期等，但敏感性差；血栓性疾病，如心肌梗死、不稳定性心绞痛、脑血管病变、糖尿病血管病变、肺梗死、深静脉血栓形成、妊娠期高血压综合征、肾病综合征等。

（3）监测肝素抗凝治疗的用量　行体外循环时，由于APTT试验不能反映体内肝素的安全水平，因而用ACT监测临床肝素的应用（表7-2）。

表7-2　ACT监测临床肝素应用举例

临床应用	ACT（秒）
肝素滴注	<150~250
体外循环	180~240（肝素化后450~600，中和后应<130）
导管插入术/血管手术	>180~200
血管成形术	>300~350
血液透析/心肺旁路术	>400~520（通常>480）

2. 活化部分凝血活酶时间（APTT）

【原理】37℃条件下，以白陶土（激活剂）激活因子Ⅻ和Ⅺ，以脑磷脂（部分凝血活酶）代替血小板提供凝血的催化表面，在Ca^{2+}参与下，观察乏血小板血浆凝固所需时间，即为活化部分凝血活酶时间（activated partial thromboplastin time，APTT），是内源凝血系统较敏感和常用的筛选试验。分为手工法和仪器法。

仪器法即指血液凝固分析仪，主要有以下3种判断血浆凝固终点的方法。

（1）光学法　当纤维蛋白原逐渐变成纤维蛋白时，经光照射后产生的散射光（散射比浊法）或透射光（透射比浊法）发生变化，根据一定方法判断凝固终点。

（2）黏度法（磁珠法）　利用血浆凝固时血浆黏度增高使正在磁场中运动的小铁珠运动强度减弱，以此判断凝固终点。

（3）干化学法　其原理是将惰性顺磁铁氧化颗粒（paramagnetic iron oxide particle，PIOP）均匀分布于产生凝固或纤溶反应的干试剂中，血液与试剂发生相应的凝固或纤溶反应时，PIOP随之摆动，通过检测其引起的光量变化即可获得试验结果。

【参考区间】20~35秒，超过正常对照值10秒为异常。由于不同试剂采用的激活剂不同，因此每个实验室应建立相应的参考区间。

【临床意义】

APTT反映内源凝血系统凝血因子（Ⅻ、Ⅺ、Ⅸ、Ⅷ）、共同途径中FⅡ、FⅠ、FⅤ和FⅩ的水平。虽然，APTT测定的临床意义基本与凝血时间相同，但灵敏度较高，可检出低于正常水平15%~30%凝血因子的异常。APTT对FⅧ和FⅨ缺乏的灵敏度比对FⅪ、FⅫ和共同途径中凝血因子缺乏的灵敏度高。必须指出，单一因子（如因子FⅧ）活性增高就可使APTT缩短，其结果则可能掩盖其他凝血因子的缺乏。

（1）APTT延长　主要见于：①轻型血友病，可检出FⅧ活性低于15%的患者，对FⅧ活性超过30%和血友病携带者灵敏度欠佳。在中、轻度FⅧ、FⅨ、FⅪ缺乏时，APTT可正常。②vWD，Ⅲ型患者APTT可显著延长，但不少Ⅰ型和Ⅱ型患者APTT并不延长。③对血

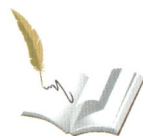

中抗凝物如凝血因子抑制物、狼疮抗凝物，APTT 灵敏度高，而华法林、FⅡ、FⅠ、FⅤ及 FⅩ缺乏时灵敏度略差。④纤溶亢进，大量纤维蛋白降解产物抑制纤维蛋白聚合，使 APTT 延长，DIC 晚期时，伴随凝血因子大量被消耗，APTT 延长更为显著。⑤其他，如肝病、大量输入库血等情况也可延长。

（2）APTT 缩短　见于血栓前状态及血栓性疾病、DIC 早期。

APTT 对血浆肝素的浓度较敏感，是目前广泛应用的肝素治疗监测指标。此时，要注意 APTT 测定结果必须与肝素治疗范围的血浆浓度呈线性关系，否则不宜使用。一般在肝素治疗期间，APTT 维持在正常对照值的 1.5～2.5 倍为宜。

3. 血浆因子Ⅷ、Ⅸ、Ⅺ和Ⅻ活性

【原理】一期法：受检稀释血浆中分别加入乏 FⅧ、FⅨ、FⅪ和 FⅫ的基质血浆、白陶土脑磷脂悬液和钙溶液，分别记录开始出现纤维蛋白丝所需的时间。从各自的标准曲线中，分别计算出受检血浆中 FⅧ：C、FⅨ：C、FⅪ：C 和 FⅫ：C 相当于正常人的百分率（%）。

【参考区间】FⅧ：C：103%±25.7%；FⅨ：C：98.1%±30.4%；FⅪ：C：100%±18.4%；FⅫ：C：92.4%±20.7%。

【临床意义】

（1）增高　主要见于血栓前状态和血栓性疾病，如静脉血栓形成、肺栓塞、妊娠高血压综合征、晚期妊娠、口服避孕药、肾病综合征、恶性肿瘤等。

（2）减低　FⅧ：C 减低见于血友病 A（其中重型≤1%；中型 2%～5%；轻型 6%～40%）、血管性血友病、DIC、血中存在因子Ⅷ抗体等。FⅨ：C 减低见于血友病 B（临床分型同血友病 A）、肝脏疾病、DIC、维生素 K 缺乏症和口服抗凝剂等。FⅪ：C 减低见于 FⅪ因子缺乏症、DIC、肝脏疾病等。FⅫ：C 减低见于先天性 FⅫ缺乏症、DIC 和肝脏疾病等。

二、外源凝血系统的检验

1. 血浆凝血酶原时间（PT）（一期法）

【原理】在受检稀释血浆中加入过量的组织因子（TF）（人脑、兔脑、胎盘及肺组织等制品的浸出液）和钙离子，使凝血酶原变为凝血酶，后者使纤维蛋白原转变为纤维蛋白。观察血浆凝固所需时间即凝血酶原时间（prothrombin time，PT）。该试验是反映外源凝血系统最常用的筛选试验。有手工和仪器检测两种方法。仪器法判断血浆凝固终点的方法和原理与 APTT 检测时基本相同。

【参考区间】每个实验室应建立所用测定方法及特定试剂相应的参考区间。通常：① 成人 10～15 秒；新生儿比成人延长 2～3 秒；早产儿比成人延长 3～5 秒（出生 3～4 天后达到成人水平）。② 凝血酶原时间比值（prothrombin time ratio，PTR）为 0.85～1.15。③ 国际标准化比值（international normalized ration，INR），华法林治疗不同疾病时，需不同的 INR。

【临床意义】PT 是检测外源性凝血因子有无缺陷较为敏感的筛选试验，也是监测口服抗凝剂用量的有效监测指标之一。

（1）PT 延长　主要见于：①先天性 FⅡ、FⅤ、FⅦ、FⅩ减低（较为少见，一般在低于参考人群水平的 10% 以下时才会出现 PT 延长，PTR 增大）、纤维蛋白原缺乏（Fg ＜ 0.5g/L）或无纤维蛋白原血症、异常纤维蛋白原血症。②获得性凝血因子缺乏，如 DIC、

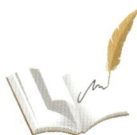

原发性纤溶亢进症、维生素 K 缺乏、循环抗凝物质增多等。香豆素治疗时，当 F Ⅱ、F V、F Ⅶ、F X 浓度低于正常人水平 40% 时，PT 即延长。PT 对 F Ⅶ、F X 缺乏的敏感性较对 F Ⅰ、F Ⅱ 缺乏的要高，但对肝素的敏感性不如 APTT。

（2）PT 缩短　见于：①DIC 早期（高凝状态）。②口服避孕药、其他血栓前状态及血栓性疾病。

（3）PT 是香豆素类抗凝药物的实验室监测首选指标。临床上，常将 INR 为 2～3 时作为口服抗凝剂治疗时剂量适宜范围。

2. 血浆因子 Ⅱ、V、Ⅶ、X 活性

【原理】一期法：受检稀释血浆分别与乏因子 Ⅱ、V、Ⅶ、X 基质血浆混合，再加兔脑粉浸出液和钙溶液，分别进行血浆凝血酶原时间测定。将受检者血浆测定结果与正常人新鲜混合血浆比较，分别计算出各自的 F Ⅱ：C、F V：C、F Ⅶ：C 和 F X：C 促凝活性。

【参考区间】F Ⅱ：C 为 97.7% ± 16.7%；F V：C 为 102.4% ± 30.9%；F Ⅶ：C 为 103% ± 17.3%；F X：C 为 103% ± 19.0%。

【临床意义】活性增高主要见于血栓前状态和血栓性疾病。活性减低见于肝病变、维生素 K 缺乏、DIC 和口服抗凝剂；血循环中存在上述因子的抑制物等。目前 F Ⅱ：C、F V：C、F Ⅶ：C、F X：C 的检测主要用于肝脏受损的检验，F Ⅶ：C 下降在肝病的早期即可发生。

三、共同凝血途径的检验

1. 纤维蛋白原

【原理】

（1）Clauss 法（凝血酶法）　受检血浆中加入过量凝血酶，将血浆中的纤维蛋白原转变为纤维蛋白，使血浆凝固，其时间长短与 Fg 含量成负相关。受检血浆的 Fg 含量可从国际标准品 Fg 参比血浆测定的标准曲线中获得。

（2）免疫比浊法。

【参考区间】成人 2～4g/L；新生儿 1.25～3g/L。

【临床意义】

（1）增高　见于急性时相反应，可出现高纤维蛋白原血症（hyperfibrinogenenia），如感染、外伤、肿瘤等；慢性活动性炎症反应，如风湿病等。Fg 水平超过参考区间上限是冠状动脉粥样硬化心脏病和脑血管病发病的独立危险因素之一。

（2）减低　见于纤维蛋白原合成减少或结构异常性疾病，如先天性低（无）蛋白原血症；异常纤维蛋白原血症（用免疫法检测抗原可正常）；严重肝实质损伤，如肝硬化、酒精中毒等；纤维蛋白原消耗增多，如 DIC 等。

（3）溶栓治疗监测　可用于溶栓治疗（如用 UK、t－PA）、蛇毒治疗（如用抗栓酶、去纤酶）的监测。

2. 凝血因子 ⅩⅢ 活性

【原理】发色底物法，凝血酶将受检血浆中 FⅩⅢ 激活成为 FⅩⅢa，凝血酶使血浆中纤维蛋白原转化为纤维蛋白，形成的纤维蛋白对 FⅩⅢ 激活成为 FⅩⅢa 这一反应有加速作用。FⅩⅢa 连接于含有甘氨酸乙酯的特殊多肽底物上，释放出胺，使还原型烟酰胺腺嘌呤二核苷酸（NADH）被氧化成烟酰胺腺嘌呤二核苷酸（NAD）。用 340nm 时的吸光度来检测 NADH 的量，从而得到血浆中 FⅩⅢ 活性（图 7－5）。

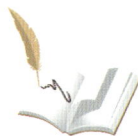

$$纤维蛋白原 \xrightarrow{凝血酶} 纤维蛋白（不稳定）\xrightarrow[]{交联抑制剂} 凝块$$

$$F\,XIII \xrightarrow[纤维蛋白]{凝血酶} F\,XIIIaS$$

$$甘氨酸乙酯+肽底物 \xrightarrow{F\,XIIIa} 结合物+NH_3$$

$$NH_3+DADH+a-酮戊二酸 \xrightarrow{GlDH} NAD+谷氨酸$$

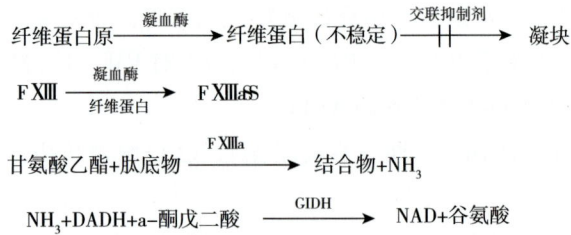

图 7-5 凝血因子 XIII 活性发色底物法检测原理

【参考区间】FXIII：C：70%~40%。

【临床意义】降低见于先天性和获得性 FXIII 缺乏，后者见于肝病、SLE、DIC、原发性纤溶症、转移性肝癌、恶性淋巴瘤以及抗 FXIII 抗体等。

3. 凝血酶-抗凝血酶复合物（TAT）

【原理】化学发光法。

【参考区间】TAT <4ng/ml。

【临床意义】凝血酶与抗凝血酶以 1：1 摩尔相结合形成 TAT，从而使凝血酶灭活，故 TAT 是凝血酶早期形成的分子标志物之一。TAT 升高，则表明凝血酶形成过多，血液呈高凝状态。TAT 水平的升高多见于血栓性疾病，如急性心梗、深静脉血栓形成、脑血栓、DIC 以及白血病等。

4. 血浆凝血酶原片段 1+2（F_{1+2}）

【原理】ELISA 法。

【参考区间】0.4~1.1nmol/L。

【临床意义】血浆 F_{1+2} 增高见于高凝状态，血栓性疾病如 DIC、易栓症、急性心肌梗死（AMI）、静脉血栓形成等。溶栓治疗 AMI 时，若溶栓治疗有效，缺血的心肌成功实现再灌注，则 F_{1+2} 可锐减；用肝素治疗血栓性疾病时，一旦达到有效治疗浓度，则血浆 F_{1+2} 可由治疗前的高浓度降至参考区间内；口服华法林，血浆 F_{1+2} 浓度可降至参考区间以下，当用 F_{1+2} 作为低剂量口服抗凝剂治疗的监测指标时，浓度在 0.4~1.2nmol/L 时，可达到最佳抗凝治疗效果。

5. 可溶性纤溶蛋白单体复合物

【原理】ELISA 法。

【参考区间】（48.5±15.6）mg/L。

【临床意义】纤维蛋白单体是纤维蛋白原转变为纤维蛋白的中间体，是凝血酶水解纤维蛋白原使其失去 FPA 和 FPB 而产生的。当凝血酶浓度低时，纤维蛋白单体不足以聚合形成纤维蛋白凝块，它们自行和纤维蛋白原或纤维蛋白降解产物结合形成复合物。可溶性纤维蛋白单体复合物（soluble fibrin monomer complex，sFMC）是凝血酶生成的另一标志物。sFMC 升高多见于肝硬化失代偿期、DIC、急性白血病（M3 型）、肿瘤、严重感染、多处严重创伤、产科意外等。

第四节 抗凝与纤溶系统的检验

一、生理性抗凝物质检测

1. 抗凝血酶活性及抗原

（1）抗凝血酶活性（antithrombin activity，AT：A）

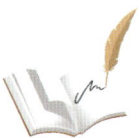

【原理】发色底物法。

【参考区间】108.5%±5.3%。

（2）抗凝血酶抗原（antithrombin antigen，AT：Ag）

【原理】ELISA法。

【参考区间】（0.29±0.06）g/L。

【临床意义】AT活性或抗原检测是临床上评估高凝状态良好的指标，尤其是AT活性下降更具实用性。AT抗原和活性同时检测，是遗传性AT缺乏的分型主要依据。

遗传性AT缺乏分为两型：①交叉反应物质（cross reaction material，CRM）阴性型（CRM⁻），即抗原与活性同时下降；②CRM⁺型，抗原正常，活性下降。

获得性AT缺乏主要原因有：①AT合成降低，主要见于肝硬化、重症肝炎、肝癌晚期等，可伴发血栓形成；②AT丢失增加，见于肾病综合征；③AT消耗增加，见于血栓前期和血栓性疾病，如心绞痛、脑血管疾病、DIC等。在疑难诊断DIC时，AT水平下降具有诊断价值。而急性白血病时AT水平下降更可看作是DIC发生的危险信号。在抗凝治疗中，如怀疑肝素治疗抵抗，可用AT检测来确定。抗凝血酶替代治疗时，也应首选AT检测来监护。

2. 蛋白C活性（protein C activity，PC：A）

【原理】

（1）APTT法　凝血酶和TM结合使蛋白C活化，活化蛋白C（APC）具有灭活凝血因子Ⅴa、Ⅷa的作用，从而使APTT延长，其延长的程度与蛋白C活性呈直线关系，由此可计算出蛋白C活性（PC：A）。

（2）发色底物法。

【参考区间】100.24%±13.18%。

【临床意义】

（1）PC活性减低　见于先天性PC缺陷，患者表现为反复的无明显原因的血栓形成。根据PC：A和PC：Ag可分为Ⅰ型（PC：Ag与PC：A均减低）和Ⅱ型（PC：Ag正常而PC：A减低）；获得性PC缺陷，如DIC、肝功能不全、手术后、口服双香豆素抗凝剂、呼吸窘迫综合征等。

（2）PC活性增高　见于冠心病、糖尿病、肾病综合征、妊娠后期及炎症和其他疾病的急性期。

3. 血浆蛋白S活性

【原理】蛋白S是加速APC裂解Ⅴa的辅因子。在Russell蝰蛇毒激活的血液凝固反应中，在相同APC活性条件下，标本凝固时间延长与蛋白S活性（PS：A）成正比。

【参考区间】PS：A为60%～130%。

【临床意义】PS活性减低，见于先天性和获得性PS缺乏症，后者见于肝脏疾病、口服抗凝药物等。

4. 组织因子途径抑制物（tissue factor pathway inhibitor，TFPI）活性及抗原

（1）TFPI活性

【原理】发色底物法。

【参考区间】用枸橼酸钠抗凝人血浆测得TFPI含量为40～70 g/L（n=300），活性0.2U。参比血浆中含TFPI约为55g/L或1U的TFPI活性。

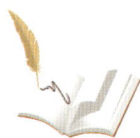

【临床意义】老年人血浆中 TFPI 含量较高。妊娠时血浆 TFPI 也增高，但胎儿血浆 TFPI 含量较低。先天性 TFPI 缺乏易患血栓形成，然而常见的 TFPI 减少大多数是获得性的。大手术、脓毒血症与 DIC 时往往血浆中 TFPI 减少，主要是过分消耗所致。致死性败血症时往往血浆中 TFPI 增多，可能与广泛性血管内皮受损使之释放增加有关。此外，慢性肾衰竭时血中 TFPI 也增多。

（2）TFPI 总抗原

【原理】ELISA 法。

【参考区间】75 ~ 120g/L。

【临床意义】本试验可检测天然或重组的人 TFPI 与高密度脂蛋白（HDL）、低密度脂蛋白（LDL）、极低密度脂蛋白（VLDL）结合的复合物，以及截短形式的人 TFPI。与其他凝血因子无交叉反应。注入肝素可引起血管内皮细胞释放 TFPI，从而引起血浆中 TFPI 增加。

二、病理性抗凝物质检测

1. 复钙交叉实验（cross recalcifcation test，CRT）

【原理】血浆复钙时间延长可能是由于凝血因子缺乏或血液中存在抗凝物质所致。延长的复钙时间如能被等量正常血浆纠正，则提示受检血浆中缺乏凝血因子；如果不被纠正，则提示受检血浆中存在抗凝物质。

【参考区间】若受检血浆与 1/10 量正常血浆混合，血浆复钙时间不在正常范围（2.2 ~ 3.8 分钟）内，则认为受检血浆中存在异常抗凝物质。

【临床意义】本试验可区别血浆复钙时间延长的原因，除可鉴别有无血液循环抗凝物质外，还可筛选内源性凝血系统的功能异常，但由于其敏感性不如 APTT，同时受血小板数量和功能的影响，目前主要用来筛检病理性抗凝物质增多。另外，复钙交叉试验对受检血浆中低浓度的肝素及类肝素物质不敏感，必要时可考虑做肝素定量试验。血浆中存在异常的抗凝物质，见于反复输血的血友病患者、肝病患者、系统性红斑狼疮、类风湿关节炎及胰腺疾病等。

2. 血浆肝素水平测定

【原理】发色底物法。

【参考区间】正常人本法检测血浆肝素为 0 U/L。本法检测肝素的范围是 0 ~ 800 U/L。

【临床意义】在用肝素防治血栓性疾病以及血液透析、体外循环的过程中，可用本试验对肝素的合理用量进行检测。在过敏性休克、严重肝病或 DIC、肝叶切除或肝移植等患者的血浆中肝素亦增多。另需注意：①采血与离心必须小心，以避免血小板激活，导致血小板第 4 因子（PF_4）释放，后者可抑制肝素活力。②反应中温育时间和温度均应严格要求，否则将影响检测结果。③严重黄疸患者检测中应设自身对照。④制作标准曲线的肝素制剂应与患者使用的一致。

3. 血浆抗 F X a 检测

【原理】发色底物法。

【参考区间】正常人血浆抗 F X a 为 0。

【临床意义】抗 F X a 测定是简便、快速和有效检测 LMWH 的方法。用于预防血栓形成，LMWH 以 0.2 ~ 0.4IU/ml 为宜；用于血栓病治疗，LMWH 以 0.4 ~ 0.7IU/ml 为宜；若超过 0.8IU/ml 则出血的危险性增加。

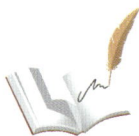

4. 凝血酶时间测定

【原理】受检血浆中加入"标准化"的凝血酶溶液后，测定开始出现纤维蛋白丝所需要的时间为凝血酶时间（thrombin time，TT）。

【参考区间】10～18秒（手工法和仪器法有很大不同，凝血酶浓度不同差异更大），各实验室应建立适合自己的参考区间。

【临床意义】TT是凝血酶使纤维蛋白原转变为纤维蛋白所需要的时间，它反映了血浆中是否含有足够量的纤维蛋白原以及纤维蛋白原的结构是否符合人体的正常生理凝血要求。在使用链激酶、尿激酶做溶栓治疗时，可用TT作为监护指标，以控制在正常值的3～5倍。

（1）凝血酶时间延长　即受检TT值延长超过正常对照3秒以上，以DIC时纤维蛋白原消耗为多见，也有部分属于先天性低（无）纤维蛋白原血症、原发性纤溶及肝脏病变，也可见于肝素增多或类肝素抗凝物质增多及FDP增多。

（2）凝血酶时间缩短　主要见于某些异常蛋白血症或巨球蛋白血症。

5. 甲苯胺蓝纠正试验

【原理】甲苯胺蓝可纠正肝素的抗凝作用，在凝血酶时间延长的受检血浆中加入少量的甲苯胺蓝，若延长的凝血酶时间恢复正常或明显缩短，则表示受检血浆中肝素或类肝素样物质增多。

【参考区间】在TT延长的受检血浆中，加入甲苯胺蓝后TT明显缩短，两者相差5秒以上，提示受检血浆中肝素或类肝素样物质增多，否则提示TT延长不是由于肝素类物质所致。

【临床意义】单纯的甲苯胺蓝纠正试验有时对肝素类物质不一定敏感，而众多的肝素类物质增多的病理状态，往往伴有高水平的FDP、异常纤维蛋白原增多等情况。因此，最好与正常血浆、鱼精蛋白等纠正物同时检测。

血中类肝素物质增多，多见于过敏性休克、严重肝病、肝叶切除、肝移植、DIC，也可见于使用氮芥以及放疗后的患者。

6. 凝血因子Ⅷ抑制物测定

【原理】受检血浆与一定量正常人新鲜血浆混合，在37℃温育一定时间后，测定混合血浆的Ⅷ因子活性，若受检血浆中存在Ⅷ因子抑制物，则混合血浆的Ⅷ因子活性会降低，以Bethesda单位来计算抑制物的含量，1个Bethesda单位相当于灭活50%因子Ⅷ活性。

【参考区间】正常人无因子Ⅷ抑制物。

【临床意义】Bethesda法不仅可用于因子Ⅷ抑制物检测，还可用于其他因子（Ⅸ、Ⅹ、Ⅺ）抑制物的检测。本法对同种免疫引起的因子抑制物测定较为敏感，对自身免疫、药物免疫、肿瘤免疫和自发性凝血因子抑制物则不敏感。Ⅷ因子抑制物的确定，最终需要进行狼疮样抗凝物质的检测进行排除。

血浆因子Ⅷ抑制物的出现常见于反复输血或接受抗血友病球蛋白治疗的血友病A患者，也可见于某些免疫性疾病和妊娠期的妇女。

7. 狼疮抗凝物（lupus anticoagulants，LAC）检测

【原理】蝰蛇毒时间法：蝰蛇毒在磷脂和Ca^{2+}存在下，直接激活因子Ⅹ，最终形成纤维蛋白，使血液凝固。由于直接激活而绕过接触因子和内源性凝血系统的凝血因子，因此当因子Ⅷ、Ⅸ、Ⅺ、Ⅻ缺陷及其抑制物存在时，该试验不受影响。在贫血小板的血浆中分别加入狼疮抗凝物质的筛选试剂和确诊试剂，记录两者凝固时间的比值。

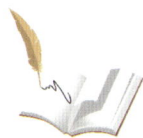

【参考区间】正常在 28~48 秒范围；其筛选试验检测值/确诊试验检测值为 0.8~1.2。

【临床意义】若 LAC 比值大于 2.0，提示狼疮抗凝物质强阳性；比值 1.5~2.0，提示狼疮抗凝物质中等程度阳性；比值 1.2~1.5，提示狼疮抗凝物质弱阳性；比值小于 1.2，但筛选试验和确诊试验结果均延长，需进一步检测因子Ⅱ、Ⅴ、Ⅹ的活性或明确其抗体。本试验阳性见于有狼疮抗凝物质存在的患者，如 SLE、自发性流产、某些血栓形成性疾病。

三、纤维蛋白溶解活性检测

1. 组织纤溶酶原激活物活性及抗原

（1）组织纤溶酶原激活物活性（t-PA：A）

【原理】发色底物法。

【参考区间】300~600 U/L。

（2）组织纤溶酶原激活物抗原（t-PA：Ag）

【原理】ELISA 法。

【参考区间】1~12 μg/L。

【临床意义】t-PA 抗原或活性增高，表明纤溶活性亢进，见于原发及继发性纤溶症，如 DIC，也见于应用纤溶酶原激活物类药物。t-PA 抗原或活性减低，表示纤溶活性减弱，见于高凝状态和血栓性疾病。

2. 纤溶酶原激活物抑制物活性及抗原

（1）血浆纤溶酶原活化抑制物活性（PAI：A）

【原理】发色底物法。

【参考区间】100~1000AU/L。

【临床意义】目前，PAI 的检测主要是为观察 PAI 与 t-PA 的比例以及了解机体的潜在纤溶活性。因此，PAI 与 t-PA 应同时检测，单纯检测 PAI，不管是抗原含量还是活性，意义都不大。增高见于高凝状态和血栓性疾病；减低见于原发性和继发性纤溶。

（2）血浆纤溶酶原活化抑制物抗原（PAI：Ag）

【原理】ELISA 法。

【参考区间】4~43g/L。

【临床意义】同 PAI 活性检测。

3. 血浆纤溶酶原活性及抗原

（1）血浆纤溶酶原活性（PLG：A）

【原理】发色底物法。

【参考区间】85.55%±27.83%。

【临床意义】在溶栓治疗时，因使用的溶栓酶类不同，在治疗开始阶段血浆纤溶酶原（PLG）含量和活性的下降，不一定是纤溶活性增高的标志，应同时进行 FDP 的测定，以了解机体内真正的纤溶状态。先天性纤溶酶原缺乏症必须强调抗原活性和含量同时检测，以了解是否存在交叉反应物质。

1）增高　表示其 PLG 激活物的活性（纤溶活性）减低，见于血栓前状态和血栓性疾病。

2）减低　表示纤溶活性增高，常见于原发性纤溶症和 DIC 外，还见于前置胎盘、胎盘早剥、肿瘤扩散、严重感染、大手术后、重症肝炎、肝硬化、肝移植、门脉高压、肝切除

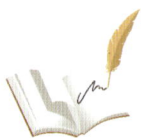

等获得性纤溶酶原缺乏症。PLG 缺陷症，可分为交叉反应物质阳性（CRM$^+$）型（PLG：Ag 正常和 PLG：A 减低）和 CRM$^-$型（PLG：Ag 和 PLG：A 均减低）。

4. 血浆纤溶酶原抗原（PLG：Ag）

【原理】ELISA 法。

【参考区间】（0.22±0.03）g/L。

【临床意义】同纤溶酶原活性检测。

5. $α_2$-纤溶酶抑制剂活性及抗原

（1）血浆 $α_2$-纤溶酶抑制剂活性（$α_2$-plasmin inhibitor activity，$α_2$-PI：A）

【原理】发色底物法。

【参考区间】95.6%±12.8%。

【临床意义】

$α_2$-PI 的检测具有鉴别诊断的价值，根据 $α_2$-PI：A 和 $α_2$-PI：Ag 的不同，可将 $α_2$-PI 缺陷分为 CRM$^+$型和 CRM$^-$型。增高见于静脉、动脉血栓形成，恶性肿瘤、分娩后等。减低见于肝病、DIC、手术后、先天性 $α_2$-PI 缺乏症。溶栓治疗的动态监测。

（2）血浆 $α_2$-纤溶酶抑制剂抗原（$α_2$-plasmin inhibitor antigen，$α_2$-PI：Ag）

【原理】ELISA 法。

【参考区间】（66.9±15.4）mg/L。

【临床意义】同血浆 $α_2$-PI：A 检测。

6. 纤溶酶-抗纤溶酶复合物（PAP）

纤溶酶-抗纤溶酶复合物（plasmin-$α_2$-antiplasmin complex，PAP）是纤溶酶与 $α_2$ 抗纤溶酶（$α_2$-PI）1：1 结合形成的复合物。

【原理】化学发光法。

【参考区间】小于 0.8μg/mL。

【临床意义】纤溶酶（PL）一旦生成后即迅速与 $α_2$-抗纤溶酶（$α_2$-AP）以 1：1 摩尔形成 PAP，使纤溶酶灭活，是反映体内纤溶激活的直接标志物，PAP 半衰期 6 小时，可直接检测。PAP 增高主要见于 DIC 和血栓性疾病，如急性心肌梗死、脑血栓形成、肺栓塞、深静脉血栓形成、肾病综合征等。此外，PAP 有助于急性心梗患者溶栓治疗的监测；有助于预测 65 岁以上健康老人心肌梗死发病危险度；有助于区分不同临床类型的脑梗死；有助于术后 DVT 形成的预测等。

7. 纤溶酶原激活物-纤溶酶原激活物抑制物复合物（tPAI-C）

纤溶酶原激活物-纤溶酶原激活物抑制物复合物（tissue-type plasminogen activator-plasminogen activator inhibitor 1 complex，tPAI-C）是组织型纤溶酶原激活物（tPA）与纤溶酶原激活物抑制物（PAI-1）1：1 结合形成的复合物。

【原理】化学发光法。

【参考区间】男性<17.0 ng/ml；女性<10.5 ng/ml。

【临床意义】血管内皮细胞损害时，t-PA 和 PAI-1 都被释放，t-PA 与 PAI-1 迅速 1：1 结合形成复合物，是纤溶系统的分子标志物，也是反映血管内皮细胞的分子标志物。在反映机体纤溶功能时，t-PAIC 比 PAI-1 更加可靠。tPAI-C 是心梗风险指标，其水平与心梗风险明显相关。男性血浆高水平 tPAI-C 与吸烟或糖尿病协同作用，暴露心梗风险比值（OR）为 4.6：7.9。

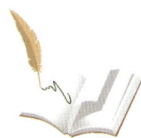

四、纤维蛋白降解产物检测

1. 纤维蛋白（原）降解产物

【原理】胶乳凝集法与免疫比浊法。

【参考区间】小于 5 mg/L。

【临床意义】原发性纤溶亢进时，FDP 含量可明显升高。高凝状态，DIC，器官移植的排异反应，妊娠高血压综合征，恶性肿瘤，心、肝、肾疾病，静脉血栓及溶栓治疗等所致的继发性纤溶亢进时，FDP 含量升高。

2. D－二聚体

【原理】乳胶凝集法与免疫比浊法。

【参考区间】不同厂家的试剂其参考区间有所区别，通常为小于 0.5 mg/L。近年，有人提出 D－二聚体临界值 = 年龄校准系数 × 年龄。

【临床意义】

（1）D－二聚体是交联纤维蛋白降解中的一个特征性产物，在深静脉血栓、恶性肿瘤、DIC、心肌梗死、重症肝炎、肺栓塞等疾病中升高。也可作为溶栓治疗有效的观察指标。

（2）凡有血块形成的出血，D－二聚体均呈阳性或升高，如月经期、正常妊娠期、分娩期、手术/创伤、感染/炎症等，该试验敏感度高，但缺乏特异性如老年正常人也升高；陈旧性血栓患者 D－二聚体并不高。

（3）大量循证医学证据表明，D－二聚体阴性是排除深静脉血栓（DVT）和肺栓塞（PE）的重要试验，也是观察静脉血栓复发的指标。

3. 血浆鱼精蛋白副凝固试验（plasma protamine paracoagulation test，3P）

【原理】在凝血酶的作用下，纤维蛋白原释放出肽 A、B 后转变为纤维蛋白单体（FM），纤维蛋白在纤溶酶降解的作用下产生纤维蛋白降解产物（FDP），FM 与 FDP 形成可溶性复合物，鱼精蛋白可使该复合物中 FM 游离，后者又自行聚合呈肉眼可见的纤维状、絮状或胶冻状，反映 FDP 尤其是碎片 X 的存在。

【参考区间】正常人为阴性。

【临床意义】

（1）阳性　见于 DIC 的早期或中期。本试验假阳性常见于大出血（创伤、手术、咯血、呕血）和样品置冰箱等。

（2）阴性　见于正常人、DIC 晚期和原发性纤溶症。

4. 纤维蛋白单体（FM）

【原理】免疫比浊法。

【参考区间】（4.54 ± 1.20）μg/ml。

【临床意义】临床各种易诱发高凝状态的疾病都可出现结果增高，如败血症、感染性疾病（细菌与病毒感染）、休克、DIC、组织损伤、肿瘤、急性白血病、肝坏死、急性胰腺炎及妊娠高血压综合征等。

第五节　血栓弹力图检测

血栓弹力图（thromboclastegraphy，TEG）是一种由自动化血栓弹力图仪动态检测

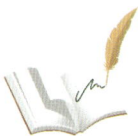

和记录由凝血启动到纤维蛋白形成、血小板聚集、纤维蛋白交联以及血凝块溶解全部动态信息，能呈现患者凝血 - 纤溶真实全貌，对血液是否存在高凝状态有较准确的判断性。

【原理】利用高速反射光电开关作为信号探测源，将含全血样本的测试杯以一定的角度和速度匀速转动，加入激活剂后血液样本从稀松到黏稠的变化过程通过恒速离偶电机转动而带动浸入血液样本的转子，转子转动的快慢经过光电开关反射，将其反射时间长短转化成电信号，检测到的电信号通过高速固定脉冲 25kHz 进行比对，经过计算光电开关反射时间区内的脉冲个数从而得出其血凝速度，将其脉冲个数按时间对其描绘形成曲线。TEG 的示意图如图 7 - 6 所示。

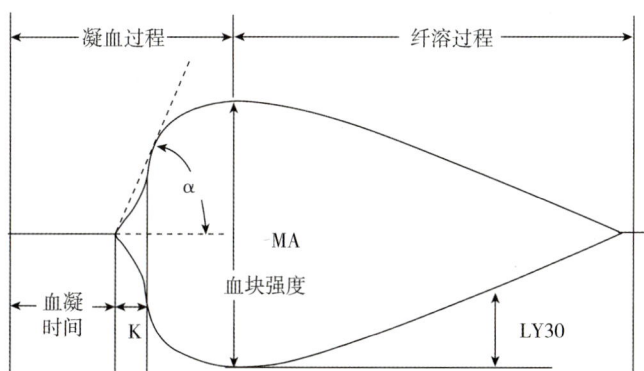

图 7 - 6　TEG 示意图

【参考区间】血栓弹力图仪主要报告参数包括：R 时间、K 时间、α 角、MA 值、LY30、EPL。其具体特征及意义见表 7 - 3。

表 7 - 3　血栓弹力图主要报告参数

参数	英文名称	描述	意义	全血参考区间（马丽，2011）
R 时间（min）	reaction time	指血样置入 TEG 开始到第 1 块纤维蛋白凝块形成（描记图幅度达 2 mm）所需的时间（min）	反映凝血过程（内源性、外源性和共同途径）所有凝血因子的综合作用	4.0～9.0
K 时间（min）	coagulation time	从 R 时间终点至描记幅度达 20mm 所需时间	反映血凝块形成的速率，其中以纤维蛋白的功能为主	1.0～3.0
角 α	Alpha angle	从血凝块形成点至描记图最大曲线弧度作切线与水平线的夹角	α 参数与 K 参数相同，反映纤维蛋白和血小板在血凝块开始形成时的共同作用的结果，α 参数在极度低凝时要比 K 参数更直观	50～74
MA 值（min）	maximum amplitude	TEG 图上的最大振幅，即最大切应力系数	反映正在形成的血凝块的最大强度，主要受血小板（80%）及纤维蛋白原（20%）两个因素影响	51～69
LY30（%）	percent lysis 30 minutes after MA	MA 值确定后 30 分钟时血凝块溶解的百分比	检测纤溶的一个指标，LY30 过高可提示高纤溶状态	0～7.5
EPL（%）	estimated percent lysis	预测在 MA 值确定后血凝块将要溶解的百分比	检测纤溶的一个指标，作用同 LY30	0～15

【临床意义】

（1）初步分析凝血功能状态　血栓弹力图可初步反映凝血因子、纤维蛋白原、血小板的功能情况。可用于：①判断患者凝血状态，低凝、高凝、纤溶亢进；②区分原发和继发

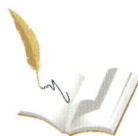

扫码"练一练"

性纤溶亢进；③评估血栓几率，预防手术后的血栓发生；④监测术后引流出血，判断出血原因，减少二次手术风险；⑤指导临床输血等。

（2）监测药物疗效　血栓弹力图分析中的肝素酶对比试验可精确分析判断肝素、低分子肝素及类肝素使用情况，术中鱼精蛋白中和肝素后的残留效果；血栓弹力图分析血小板图试验可判断抗血小板药物（阿司匹林、波立维、欣维宁）治疗的安全性、有效性。

（郑　磊）

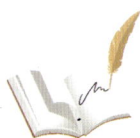

第二篇

临床血液学疾病检验

第八章 红细胞疾病检验

> **本章要点**
>
> 　　本章主要介绍红细胞疾病的概述和分类，铁缺乏和血红素合成障碍性贫血、巨幼细胞性贫血、造血功能障碍性贫血、血红蛋白病、溶血性贫血及继发性贫血等常见红细胞疾病。通过学习，熟悉各类贫血的定义、病因、发病机制，掌握相关实验室检查指标及实验室诊断要点，熟悉各类贫血的诊断及鉴别诊断标准，明确红细胞疾病的常用实验检测在常见疾病中的应用。

　　红细胞疾病包括贫血和红细胞增多症两大类疾病，本章主要阐述相关检验在红细胞疾病的诊断中的应用。贫血按病理机制可分为红细胞生成减少、破坏和丢失过多三类。红细胞生成减少性贫血包括造血干/祖细胞异常及造血原料不足所致的贫血。红细胞破坏过多包括先天或后天性红细胞（膜、酶、珠蛋白等）异常、自身抗体及其他理化或生物因素导致的溶血性贫血。红细胞丢失过多主要指各类出血性疾病或外伤出血导致的失血性贫血。实验室检查的应用可明确贫血的诊断、程度和分型；结合临床资料选择有针对性的检测，可确定不同类型贫血的诊断。

第一节 红细胞疾病的分类与诊断

　　红细胞疾病临床上分为贫血和红细胞增多症两大类。贫血是指患者的血红蛋白（hemoglobin，Hb）浓度、红细胞计数及血细胞比容（hematocrit，HCT）低于相应的年龄组、性别组和海拔高度组的下限，临床可有疲乏无力、头痛、眩晕、晕厥、呼吸困难、心悸等表现。红细胞增多症又分为相对性红细胞增多症和绝对性红细胞增多症（见第九章）。

一、贫血的分类

　　贫血（anemia）根据红细胞形态学指标可分为大细胞性贫血、正细胞性贫血、小细胞性贫血（表 8-1）。

表 8-1　根据红细胞形态学指标对贫血进行分类

贫血类型	MCV（fl）	MCH（pg）	MCHC（g/L）	疾病
大细胞性贫血	>100	>34	320～360	巨幼细胞贫血、遗传性 DNA 合成障碍、药物诱导 DNA 合成障碍、部分溶血性贫血/肝脏疾病、骨髓增生异常综合征
正细胞性贫血	80～100	27～34	320～360	急性失血、妊娠贫血、溶血性贫血、再生障碍性贫血、纯红细胞再生障碍性贫血、骨髓浸润/内分泌性贫血、肾性贫血/肝硬化慢性炎症性贫血、中毒
单纯小细胞性贫血	<80	<27	320～360	
小细胞低色素性贫血	<80	<27	<320	缺铁性贫血、珠蛋白生成障碍性贫血、慢性失血

扫码"学一学"

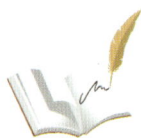

贫血按病理生理机制可分为红细胞生成减少、红细胞破坏过多和丢失过多三个方面，见表8-2。该分类法能反映疾病的本质，是目前较为公认的贫血性疾病的诊断分类。

表8-2 根据病理生理机制进行的贫血分类

机制	疾病
红细胞生成减少	
干细胞增殖分化障碍	再生障碍性贫血、纯红细胞再障、骨髓增生异常综合征
骨髓被异常组织浸润	白血病、肿瘤骨髓转移、骨髓纤维化
骨髓造血低下	继发性贫血
造血物质缺乏或利用障碍	缺铁性贫血、铁粒幼细胞贫血、巨幼细胞贫血
红细胞破坏过多	
红细胞膜异常	遗传性球形红细胞增多症、遗传性椭圆形红细胞增多症、遗传性口形红细胞增多症
红细胞酶异常	葡萄糖-6-磷酸脱氢酶缺乏症、丙酮酸激酶缺乏症、阵发性睡眠性血红蛋白尿
血红蛋白异常	血红蛋白合成障碍性贫血、血红蛋白病
红细胞外异常	自身免疫性溶血性贫血、新生儿同种免疫性溶血性贫血、血型不合输血、微血管病性溶血性贫血、脾功能亢进
红细胞丢失过多	急性失血性贫血、慢性失血性贫血

二、贫血的诊断

贫血是最常见的临床症状之一，本身并非是一种疾病的诊断，可以由不同的病因所致。贫血的正确诊断需要综合分析病史、临床表现和实验室检查才能获得，常用的实验室检查有血常规、红细胞形态检查、网织红细胞计数、骨髓细胞形态学检查、病理组织学检查及病因检查等。贫血诊断包括两个重要的步骤：①确定贫血存在、程度及类型；②查明贫血的原因或原发病。

（一）确定贫血存在、程度及类型

1. 贫血的诊断标准 国内标准按单位容积血液内血红蛋白含量低于正常参考值95%可信区间的下限，作为贫血的诊断依据。在海平面地区，以成年男性 Hb < 120g/L，RBC < 4.0×10^{12}/L，HCT < 0.42；成年女性（非妊娠）Hb < 110g/L，RBC < 3.5×10^{12}/L，HCT < 0.37；孕妇 Hb < 100g/L，HCT < 0.30，作为诊断标准。

WHO 和联合国儿童基金会的建议：在海平面条件下，10 天内的新生儿 Hb < 145g/L，1 月以上者 Hb < 90g/L，4 月以上者 Hb < 100g/L，6 月~6 岁儿童 Hb < 110/L，6 岁~14 岁儿童 Hb < 120g/L。

因为正常人群和贫血人群的血红蛋白分布曲线之间有交叉，所以无论采用何种诊断标准来划分有无贫血，要做到准确合理是极为困难的。临床医生必须考

虑患者的实际情况。对可疑病例，动态观察其 Hb 浓度的变化，特别是短期内的变化，是实际工作中更有用的贫血诊断方法。

诊断贫血时不可忽略血容量的影响，因为当血容量减少使血液浓缩时，本来应该降低的血红蛋白浓度也可以在正常范围或降低不明显，即假性正常；另一方面，当有低蛋白血症、充血性心力衰竭和全身性水肿使血液稀释时，本来正常的血红蛋白浓度也可以明显降低，即假性贫血。

2. 贫血的严重程度 分为四级：极重度 Hb < 30g/L，重度 Hb 30~60g/L，中度 Hb 60~90g/L，轻度 Hb 90g/L 到相应组参考值下限之间。6 月以上的小儿贫血程度的划分标准同成人。

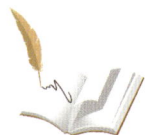

3. 贫血的类型　根据红细胞形态学指标划分的贫血类型是最经典的，见表8-1。虽不是病因诊断，但是下一步病因诊断的必要准备。

（二）查明贫血的原因

贫血的正确诊断应当包含贫血的病因学或病原学诊断，如慢性肾性贫血、甲基多巴诱导的溶血性贫血等。所以，确定贫血存在及程度之后，贫血的诊断思路是首先根据红细胞形态检查和红细胞指数确定贫血的类型，然后依据病史和体格检查的资料确定进一步的检查，如网织红细胞计数、骨髓细胞形态学检查、铁储存状态的评价、溶血试验等，之后按照图8-1的思路寻找贫血的病因。

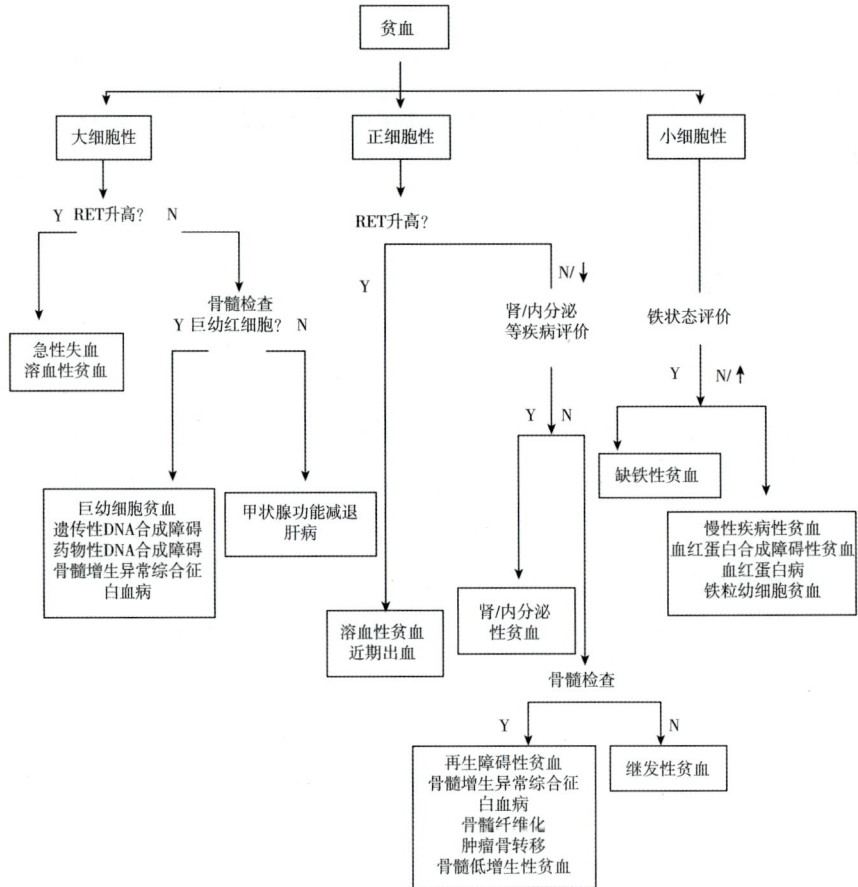

图8-1　查找贫血原因的诊断思路

如表8-3所示，某些形态异常的红细胞出现较多时对贫血的疾病诊断有重要的提示作用。

表8-3　形态异常的红细胞对贫血的疾病诊断的提示作用

红细胞形态异常	相关疾病
球形红细胞	遗传性球形红细胞增多症、自身免疫性溶血性贫血、微血管病性溶血性贫血、低磷酸盐血症等
椭圆形红细胞	遗传性椭圆形红细胞增多症、巨幼细胞贫血、骨髓纤维化等
靶形红细胞	珠蛋白生成障碍性贫血、HbC/S病、HbE病、不稳定血红蛋白病、缺铁性贫血、脾切除术后、肝病等

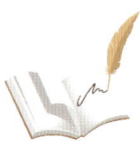

续表

红细胞形态异常	相关疾病
泪滴形红细胞伴有核红细胞	骨髓纤维化、巨幼细胞性贫血、重型珠蛋白生成障碍性贫血等
棘形红细胞	肾衰竭、重型肝病、PK 缺乏症、β-脂蛋白缺乏症等
裂红细胞及红细胞碎片	微血管病性溶血性贫血、不稳定血红蛋白病、人工瓣膜置换等
红细胞缗线状排列	多发性骨髓瘤、巨球蛋白血症、冷凝集素综合征、球蛋白增多性疾病等

进行贫血的诊断和鉴别诊断应选择针对性的实验室检测项目，常用的检测项目对于贫血的诊断效能，如表 8-4 所示。

表 8-4 常见贫血的实验室检测项目的灵敏度和特异性

疾病类型	检测项目	灵敏度（%）	特异性（%）
巨幼细胞性贫血	MCV < 105fl	11	95
溶血性贫血	网织红细胞增加	62~90	99
自身免疫性溶血性贫血	Coombs 试验	90	95
PNH	Ham 试验阳性	95	95
缺铁性贫血	RDW > 15%	87~100	56
	MCV < 100fl	100	50
	铁蛋白 < 12μg/L	65~90	99
	转铁蛋白 < 16μg/L	95	70~95
珠蛋白合成障碍性贫血	MCV < 80fl	100	

由于许多需要尽快治疗的严重疾病的第一线索仅表现为轻度贫血，任何忽略对轻微贫血的进一步诊断都将可能是一个严重的错误。贫血的病因有时明显，有时隐匿，对于某些暂时因为试验方法的敏感性和特异性或疾病自身原因不能明确诊断者，在保证患者安全的前提下，可试行某些有助于诊断的治疗，如疑诊缺铁性贫血患者予以铁剂治疗，疑诊抗球蛋白试验阴性的自身免疫性溶血性贫血患者予以肾上腺皮质激素治疗等。

（杨　峥）

第二节　铁缺乏和血红素合成缺陷贫血

铁是人体合成血红蛋白的原料，是红细胞的重要成分，当铁缺乏或铁利用障碍时，血红蛋白合成不足，骨髓红细胞生成减少或无效造血，临床可出现贫血。

一、缺铁性贫血

缺铁性贫血（iron deficiency anemia，IDA）是指由于各种原因引起的机体内储存铁消耗殆尽，又不能得到足够的补充，导致用以合成血红蛋白的铁不足，红细胞生成减少，而发生的贫血。体内铁缺乏包括三个连续发展的阶段：①最早是引起体内储存铁缺乏（iron depletion，ID）；②继之红细胞内发生缺铁，称为缺铁性红细胞生成（iron deficient erythropoiesis，IDE）；③最后导致 IDA。IDA 是临床上最常见的贫血，可以由许多不同的病因引起，机体铁的需要量增加或/和铁的吸收减少及丢失过多，导致红细胞生成时合成血红蛋白所需

扫码"学一学"

扫码"看一看"

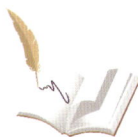

铁的不足，而致小细胞低色素性贫血。

（一）病因与发病机制

铁是身体所需要的重要元素之一，正常情况下机体内铁的代谢保持动态平衡，代谢过程见图8-2。

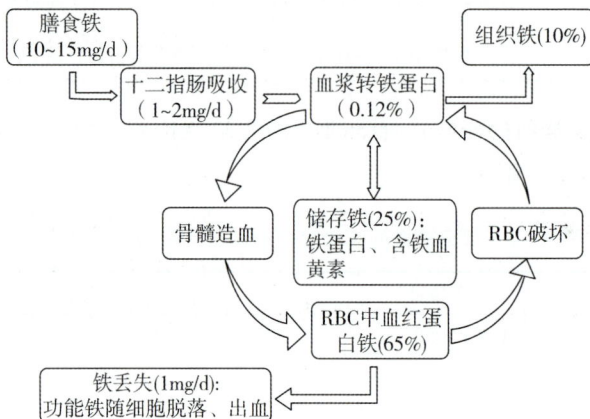

图8-2　铁代谢示意图

当铁需要增加、铁摄入不足以及急、慢性失血等情况下，可造成长期铁的负平衡而导致机体缺铁。铁缺乏症和IDA可发生在许多不同的疾病，发病原因和发病机制是多种多样的，IDA是体内慢性渐进性缺铁的发展结果，可见病因诊断应进一步明确缺铁的原因，常见病因有：①铁摄入不足，见于婴幼儿、青少年、妊娠和哺乳期妇女对铁的需要量增加，若不补充高铁食物，易造成IDA。此外，长期膳食中铁不足，如偏食也可引起IDA；②铁吸收障碍，见于胃大部切除术后胃酸分泌不足或食物过快进入空肠，未经十二指肠充分吸收。此外，多种原因造成的长期胃肠道功能紊乱，如慢性肠炎、腹泻等均可导致IDA发生；③铁丢失过多，见于各种失血，如妊娠失血、泌尿系失血、各种出血性疾病等。其中，成年人IDA最常见的原因是慢性隐匿性出血，如痔疮、消化性溃疡、结肠癌等；成年女性还可由于月经过多导致铁缺失，婴幼儿和妊娠妇女IDA则常见于铁的摄入不足。

铁是人体合成血红蛋白的原料，是红细胞的重要成分，当铁代谢长期负平衡，骨髓红细胞生成减少、血红蛋白浓度和红细胞比容减低时可出现贫血。同时，可出现含铁的酶类和铁依赖酶活性降低甚至缺乏的表现。机体铁缺乏的三个连续发展阶段的缺铁情况及实验室检查特征见表8-5，可见IDA是体内慢性渐进性缺铁的发展结果。

表8-5　铁缺乏各阶段特征

铁缺乏阶段	机体异常变化	实验室检查特征
储存铁缺乏	储存铁减少或消失	SF减低
缺铁性红细胞生成	储存铁缺乏 运铁蛋白缺乏	SF、SI减低 TS减低、sTfR增高
缺铁性贫血	储存铁缺乏 运铁蛋白缺乏 血红蛋白减少	SF、SI减低 TS减低、sTfR增高 Hb、Hct减低

注：SF：血清铁蛋白，SI：血清铁，TS：转铁蛋白饱和度，sTfR：可溶性转铁蛋白受体，Hb：血红蛋白，Hct血细胞比容。

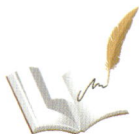

（二）临床特征

IDA 的临床症状主要有贫血、引起缺铁和贫血的基础疾病的临床表现及组织缺铁的表现。

1. 贫血一般表现　乏力、易倦、头昏、头疼、耳鸣、心悸、气短、食欲减退、苍白、心率增快等。

2. 组织缺铁表现　主要有各种含铁酶活性下降而引起的上皮组织的变化，如口角炎、舌炎、舌乳头萎缩、吞咽困难；皮肤干燥，毛发无光泽易断；指甲无光泽呈条纹隆起，严重时指甲扁平甚至凹陷形成"反甲"。此外，还可出现精神行为异常，如异食癖、易激动、注意力不集中等。

3. 贫血的基础疾病表现　常见的基础疾病如消化道溃疡、肿瘤或痔疮导致的黑便、血便或腹部不适、妇女月经过多、肿瘤性疾病的消瘦、血管内溶血的血红蛋白尿等。

（三）实验室检查

1. 血象　血常规检查是诊断贫血及进行贫血分类的首选试验，根据血红蛋白含量和红细胞数及血细胞比容进行贫血的诊断，根据红细胞的 MCV、MCH、MCHC 等相关平均指数下降诊断小细胞低色素性贫血。因缺铁的发展阶段不同，贫血的轻重不一，血象的表现也不一样。早期常无贫血，当缺铁加重时出现轻度正常细胞性贫血，红细胞数可在正常范围，血红蛋白下降，红细胞形态镜下观察已有变化，红细胞体积分布宽度（RDW）增高。随着缺铁进展，红细胞和血红蛋白进一步下降，骨髓红系代偿性增生，呈典型的小细胞低色素贫血，镜下可见红细胞形态大小不等，以小细胞为主，中心浅染区扩大，甚至呈环形（图 8-3）。白细胞和血小板计数一般正常，慢性失血者可有血小板增多，贫血较重的儿童患者可有血小板减少。钩虫病引起的缺铁性贫血可有嗜酸性粒细胞增多。

2. 网织红细胞检测　是反映骨髓红细胞造血功能的重要指标。IDA 患者网织红细胞大多正常，但急性出血造成的 IDA 可明显增高。IDA 患者服用铁剂后网织红细胞 3~5 天后迅速增高，常于一周左右达高峰，两周后降至正常，这种现象称为"网织红细胞反应"。此外，一些血细胞分析仪可直接测定或公式推算网织红细胞内血红蛋白含量（reticulocyte hemoglobin content，CHr），对铁缺乏的诊断具有较高的敏感性和特异性，对缺铁性贫血的诊断作用优于传统的血细胞分析检测指标。

3. 骨髓象　不一定在 IDA 诊断时需要，但当与其他疾病鉴别和诊断困难时需进行。IDA 表现为增生性贫血骨髓象，骨髓有核细胞增生活跃或明显活跃，个别患者减低。主要以红系增生为主，粒红比例减低，增生的红系细胞以中、晚幼红为主，其体积较正常的红细胞小，胞质少且着色偏蓝，边缘不整，呈锯齿状或如破布，显示胞质发育落后，血红蛋白合成不足。细胞核小而致密、深染，甚至在局部呈浓缩块状；表现为"核老浆幼"的核浆发育不平衡改变（图 8-4）。粒细胞系相对减少，各阶段间的比例及形态基本正常。巨核细胞系正常。淋巴细胞和单核细胞正常。

骨髓铁染色是诊断 IDA 的一种直接而可靠的方法，是诊断 IDA 的金标准。IDA 患者骨髓单核-吞噬细胞系统的储存铁缺乏，即细胞外铁阴性（图 8-5），细胞内铁明显减少或缺如（图 8-6）。

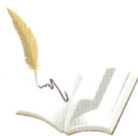

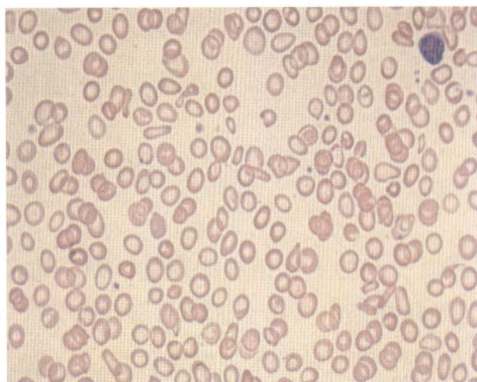

图 8-3 IDA 血象（Wright-Giemsa
染色×400）

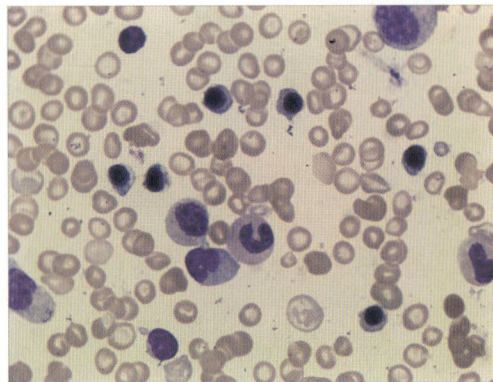

图 8-4 IDA 的骨髓象（Wright-Giemsa
染色×1000）

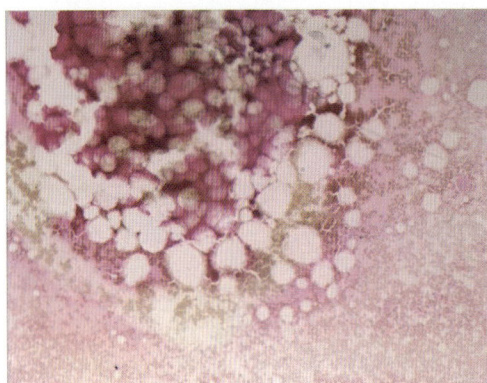

图 8-5 IDA 的骨髓象（骨髓铁染色×100）

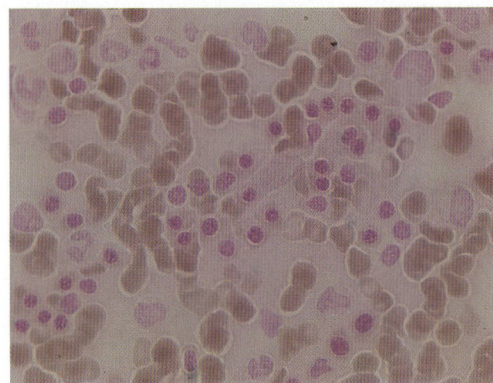

图 8-6 IDA 的骨髓象（骨髓铁染色×1000）

4. 铁代谢检测 正常人体内约62%的铁为血红蛋白铁，31%为储存铁（包括铁蛋白和含铁血黄素）；转运铁仅占0.1%，但它是最活跃的部分。进入体内的铁主要在十二指肠和空肠上段的黏膜与转铁蛋白（transferrin，TF）结合，再与肠黏膜上的受体结合而进入细胞内，最后穿过细胞膜进入毛细血管网。进入血浆中的铁与转铁蛋白结合后被运输至骨髓及各组织中，结合了Fe^{3+}的转铁蛋白在幼红细胞和网织红细胞表面与转铁蛋白受体（transferrin receptor，TfR）结合通过胞饮作用进入细胞内参与血红素的合成。铁以铁蛋白和含铁血黄素的形式贮存于骨髓、肝、脾的单核-吞噬细胞和血浆中。铁代谢检测对于IDA的诊断和鉴别诊断具有重要作用。

（1）血清铁蛋白（serum ferritin，SF） 其含量能准确反映体内储存铁的情况，与骨髓铁染色结果有良好的相关性。SF的减少只发生于铁缺乏症，且在铁缺乏早期就出现异常，是诊断IDA敏感的方法。采用固相放射免疫分析法检测铁蛋白值，成年男性16.4～323.0μg/L，成年女性6.9～82.5μg/L（绝经后14.0～233.1μg/L），小儿低于成人。血清铁蛋白与机体储存铁相关性极好，铁蛋白可作为早期单纯性铁缺乏，尤其是储存铁缺乏的诊断指标，IDA时SF<14μg/L（女性<10μg/L）。但SF为急性时相反应蛋白，在急性炎症、肝病时可反应性增高影响检测结果的判断。

（2）血清铁（serum iron，SI） 以Fe^{3+}形式与转铁蛋白结合，以复合物的形式存在。SI减低常见于铁需要量增加、IDA、感染、真性红细胞增多症以及慢性失血等。SI是一项直接反映体内运输铁含量的指标，受生理、病理因素影响较大，对缺铁的诊断并不灵敏，

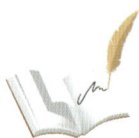

反映机体铁储存量不够准确，因此不能单独应用作为缺铁的诊断指标。

（3）血清转铁蛋白（serum transferrin，sTf）　进入体内的铁主要在十二指肠和空肠上段的黏膜与转铁蛋白结合，再与肠黏膜上的受体结合而进入细胞内，最后穿过细胞膜进入毛细血管网。血浆中铁要结合到转铁蛋白才被运输，每个转铁蛋白分子最多可结合 2 个 Fe^{3+}。sTf 由肝脏合成，合成速度与细胞内铁含量成负相关。免疫散射比浊法测定转铁蛋白，参考范围 28.6 ~ 51.9μmol/L。sTf 增高常见于缺铁性贫血、妊娠、反复出血以及口服避孕药等。sTf 测定也可作为肝脏损伤和肾小球损伤的诊断指标。

（4）总铁结合力（total iron-binding capacity，TIBC）及转铁蛋白饱和度（transferrin saturation，TS）　血清总铁结合力是指血清中转铁蛋白能与铁结合的总量；转铁蛋白饱和度是血清铁占总铁结合力的百分比。男性 TIBC 为 50 ~ 77μmol/L，女性 54 ~ 77μmol/L，TS 为 20% ~ 55%。缺铁性贫血时 TIBC 增高，TS 减低。TIBC 较稳定，其测定意义同 sTf。TS 对缺铁的诊断准确性次于 SF，可作为缺铁性红细胞生成的指标，但不宜用于缺铁的早期诊断。

（5）可溶性转铁蛋白受体（soluble transferrin receptor，sTfR）　是细胞膜上转铁蛋白受体的一个片段，血清中 sTfR 的浓度大致与机体总的转铁蛋白受体的量成比例，成人 1.3 ~ 3.3mg/L。其浓度升高与机体铁缺乏一致，是一种可靠的反映红细胞内缺铁的指标，且不受性别、年龄、感染、炎症等因素的影响，与铁蛋白联合检测可用于缺铁性贫血的诊断和鉴别诊断，尤其是与慢性病性贫血的鉴别。

（6）红细胞游离原卟啉（free erythrocyte protoporphyrin，FEP）　FEP 与铁是合成血红素的重要原料，正常成人红细胞游离原卟啉/血红蛋白 < 3.0μg/g Hb。缺铁时，大量原卟啉不能与铁结合，导致血红蛋白合成减少，以游离形式积聚在红细胞内，使红细胞内 FEP 蓄积，因此 FEP 含量增加可间接反映铁的缺乏。

5. 其他检测　红细胞寿命检测可见缺铁性贫血患者红细胞的寿命缩短；铁动力学检测显示，缺铁性贫血患者对铁的利用加快，利用率增高。缺铁性贫血的诊断和治疗还应查清病因及原发病。为此，还需进行其他相应的检查，如粪便的潜血检查、虫卵检查，尿液的检查，肝、肾功能的检查及相应的生化、免疫学检查，胃肠道的 X 线、胃镜检查等。

（四）诊断及鉴别诊断

缺铁可分为三个阶段，实验室检查在 IDA 的诊断中起重要作用。

1. IDA 的诊断标准　①小细胞低色素性贫血：贫血的诊断标准按目前公认的诊断标准；MCV < 80fl，MCH < 27pg，MCHC < 0.32，红细胞形态呈明显低色素性表现；②有明确的缺铁病因和临床表现；③血清（血浆）铁 < 8.95μmol/L（50μg/dl），总铁结合力 > 64.44μmol/L（360μg/dl）；④转铁蛋白饱和度 < 0.15；⑤骨髓铁染色显示骨髓小粒可染铁消失，铁粒幼红细胞 < 15%；⑥红细胞游离原卟啉（FEP）> 0.9μmol/L（全血），或血液锌原卟啉（ZPP）> 0.96μmol/L（全血），或 FEP/Hb > 4.5μg/g Hb；⑦血清铁蛋白 < 14μg/L；⑧血清可溶性转铁蛋白受体浓度 > 26.5nmol/L（2.25 mg/L）（R&D systems）；⑨铁剂治疗有效。符合第①条和② ~ ⑨条中任何两条以上者可诊断为 IDA。

2. 储铁缺乏的诊断标准　符合以下任何一条即可诊断：①血清铁蛋白 < 14μg/L；②骨髓铁染色显示骨髓小粒可染铁消失。

3. 缺铁性红细胞生成的诊断标准　符合储铁缺乏的诊断标准，同时有以下任何一条符

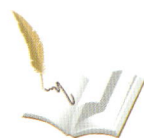

合者即可诊断。①转铁蛋白饱和度 <0.15；②红细胞游离原卟啉 >0.9μmol/L（全血）或血液锌原卟啉 >0.96μmol/L（全血），或 FEP >4.5μg/g Hb。③骨髓铁染色显示骨髓小粒可染铁消失，铁粒幼红细胞 <15%。④血清可溶性转铁蛋白受体浓度 >26.5nmol/L（2.25 mg/L）（R&D systems）。

4. 非单纯性 IDA 的诊断标准 具有合并症的 IDA，即同时合并有感染、炎症、肿瘤或肝脏疾病或慢性病性贫血合并伴有缺铁，此时血清铁、总铁结合力、血清铁蛋白、FEP 等铁参数因合并症的存在将受到影响，不能正确反映缺铁状态。非单纯性缺铁性贫血除应符合贫血的诊断标准外，尚应符合以下任何一条：①红细胞内碱性铁蛋白 <6.5μg/细胞；②血清可溶性转铁蛋白受体浓度 >26.5nmol/L。③骨髓铁染色显示骨髓小粒可染铁消失。④铁剂治疗有效。

5. IDA 的鉴别诊断 小细胞低色素贫血是 IDA 的形态学特征。但是，不是所有小细胞低色素贫血都是 IDA，故应注意鉴别诊断。铁粒幼细胞贫血、珠蛋白生成障碍性贫血及纯合子血红蛋白 E、C 病等均属小细胞低色素性贫血；慢性感染、铅中毒和恶性肿瘤等引起的贫血，大多是正细胞性的，但有时也可以是小细胞性的。所以 IDA 主要应与各小细胞低色素贫血鉴别，其鉴别的实验室特征见表 8-6。

表 8-6 小细胞低色素性贫血的实验室特征

疾病	SF	SI	TS	TF	sTfR	骨髓铁	血液学发现
缺铁性贫血	↓	↓	↓	↑	↑	↓	MCV↓、MCH↓
珠蛋白生成障碍性贫血	N/↑	↑/N	↑/N	N	↑	↑/N	MCV↓、MCH↓、Ret↑、靶形 RBC
慢性感染性贫血	↑	↓/N	N/↓	N	N	N/↑	MCV N/↓、MCH N/↓
铁粒幼细胞性贫血	↑	↑	↑	↓	↓	↑	MCV↓、MCH↓、铁粒幼细胞↑

注：↓：减低，↑：增高，N：正常，SF：铁蛋白，SI：血清铁，TS：运铁蛋白饱和度，TF：运铁蛋白，sTfR：运铁蛋白受体，MCV：平均红细胞体积，MCH：平均红细胞血红蛋白含量，Ret：网织红细胞。

二、铁粒幼细胞贫血

铁粒幼细胞贫血（sideroblastic anemia，SA）是多种原因引起血红素合成过程发生障碍，铁不能与原卟啉螯合而积聚在线粒体内，铁利用不良引起血红蛋白合成不足和无效造血，机体出现贫血。铁利用不良，血红素合成障碍和红细胞无效生成是本病发病的主要环节。其表现为：骨髓红系增生，细胞内、外铁明显增多，出现大量环形铁粒幼红细胞，红细胞无效生成，外周血呈低色素性贫血。

（一）病因与发病机制

与血红素合成有关的各种酶和辅酶的缺乏，活性减低和活性受阻，导致铁利用不良和血红素合成障碍形成低色素性贫血和红细胞无效性生成是本病的发病机制。铁粒幼细胞贫血临床上按病因分为遗传性和获得性两大类：①遗传性（原发性）病例较为罕见，多见于青少年，主要表现为性联不完全显性遗传，男性发病，女性为携带者。②继发患者相对多见，原因不明的获得性铁粒幼细胞增多的贫血，多见于骨髓异常增生（如 MDS-RS、MDS/MPN-RS-T、MDS-EB），继发性铁粒幼细胞性贫血多见于药物和毒物的作用或继

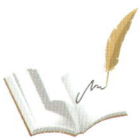

发于其他疾病。

（二）临床特征

SA 患者由于临床类型不同，临床表现不完全一样。发病缓慢，进行性贫血为本病主要症状与体征。部分患者可出现黄疸和肝脾肿大，后期发生血色病时（即含铁血黄素沉积症）肝、脾肿大显著，可出现心、肾、肝、肺功能不全。

（三）实验室检查

1. 血象 可表现为不同程度的贫血，多为中至重度贫血。红细胞呈"双形性"改变，即同时存在低色素和正常色素两种细胞群是本病的特征。红细胞大小不均，以小细胞低色素为主。可见异形、碎片、靶形红细胞、有核红细胞和点彩红细胞增多（特别是继发于铅中毒者）。网织红细胞正常或轻度增高。白细胞和血小板正常或减低。

2. 骨髓象 为增生性贫血骨髓象。有核细胞增生活跃，红系明显增生，以中幼红为主，幼红细胞形态异常，可见巨幼样变、双核、核固缩，胞质常缺少或有空泡等形态学改变。粒系细胞相对减少，原发性患者可见粒系的病态造血。巨核细胞一般正常。

3. 骨髓铁染色 本检查对诊断非常重要，细胞外铁和细胞内铁均明显增加，铁粒幼红细胞明显增多（图8-7），环形铁粒幼红细胞（幼红细胞胞质内铁颗粒 5 颗以上且围绕核周 1/3 以上）占 15% 以上，有时可高达 30% ~ 90%，并可见含有铁颗粒的成熟红细胞。骨髓中环状铁粒幼红细胞 >15%，是 SA 的特征，具有重要诊断意义。

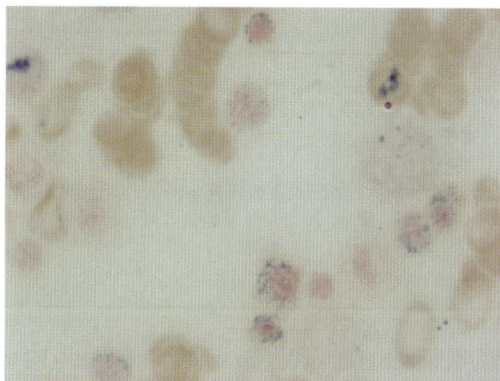

图8-7 SA 骨髓象（骨髓铁染色 ×1000）

4. 铁代谢检测 铁代谢的各项检测结果与 IDA 明显不同，SA 的 SI、SF、TS 均明显增高，TS 甚至达到饱和；TIBC 正常或减低，sTfR 下降。

（四）诊断及鉴别诊断

SA 的诊断依据：小细胞低色素或呈双相性贫血，骨髓红系明显增生，细胞内、外铁明显增多，并伴有大量环形铁粒幼细胞出现；SF、SI、TS 增高，TIBC 下降。诊断为 SA 后，还需结合患者的病史和临床表现区分其临床类型。

同时本病需与 IDA 和珠蛋白生成障碍性贫血等小细胞性贫血和红白血病早期进行鉴别诊断。

（江 虹）

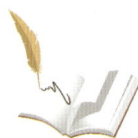

扫码"学一学"

第三节 巨幼细胞贫血

巨幼细胞贫血（megaloblastic anemia，MgA）是由叶酸（folic acid）和/或维生素 B_{12}（vitamin B_{12}）缺乏，致使 DNA 合成障碍，细胞核发育受阻，而 RNA 合成继续，细胞质发育正常，导致骨髓造血细胞核质发育不平衡和无效造血而引起的大细胞性贫血，也称 DNA 合成障碍性贫血。以骨髓中粒系、红系、巨核系三系细胞出现巨幼变为特征，外周血表现为大细胞性贫血和中性粒细胞核右移等。在我国以叶酸缺乏所致的营养性 MgA 多见，维生素 B_{12} 缺乏所致的 MgA 少见，由于内因子缺乏导致的恶性贫血（pernicious anemia）则极为罕见。

一、病因和发病机制

（一）叶酸缺乏

人体不能合成叶酸，必须靠食物供给。叶酸广泛存在于动植物类食品中，以绿色蔬菜、酵母、食用菌和动物肝脏中含量最丰富。叶酸不耐热，过度烹饪会导致其破坏。叶酸主要在十二指肠和空肠上段被吸收，以多谷氨酸盐形式储存于肝脏。肝脏中储存的叶酸只能维持成人 2~4 个月的需要量，如补充不足，易引起叶酸缺乏。叶酸缺乏的主要原因见表8-7。

表8-7 叶酸缺乏的主要原因

分类	常见的缺乏原因
摄入不足	营养不良（食物提供不足或被过度烹饪破坏）、酗酒、婴儿未加辅食等
需要增加	妊娠及哺乳、婴幼儿及青少年生长发育期、溶血性疾病、甲亢、恶性肿瘤、脱落性皮肤病（皮肤癌、银屑病等）
吸收利用障碍	慢性肠炎、空肠手术、乳糜泻及麦胶肠病、药物作用（叶酸拮抗剂、抗惊厥药物、抗结核药、抗疟药等）、某些酶缺陷（5,10-甲基四氢叶酸还原酶缺乏等）
丢失过多	血液透析、肝脏疾病

叶酸进入人体后转变为有活性的四氢叶酸，四氢叶酸是体内一碳单位的载体，参与体内氨基酸、嘧啶和嘌呤核苷酸的代谢。N^5，N^{10}-亚甲酰四氢叶酸作为甲基的供体，为脱氧尿嘧啶核苷一磷酸（dUMP）转变为脱氧胸腺嘧啶核苷一磷酸（dTMP）提供甲基。叶酸缺乏时，dUMP 转变成为 dTMP 的反应受阻，进而使 DNA 合成的原料脱氧胸腺嘧啶核苷三磷酸（dTTP）缺乏，导致 DNA 的合成受阻，合成速度减慢，致使细胞增殖的 S 期延长，细胞核的发育慢于细胞质的发育，形成了胞体巨大伴"核幼质老"现象。此外，由于 dTTP 的减少，参加正常 DNA 合成所需的 dTTP 被尿嘧啶核苷三磷酸（dUTP）取代，合成了异常的 DNA。细胞为修复这种异常的 DNA 企图合成新的 DNA，但由于叶酸缺乏，dUTP 仍然取代 dTTP 进入新的 DNA。如此反复，造成 DNA 复制起点多，新合成的小片段不能连接成新的 DNA 子链，在形成双螺旋时，易受机械损伤和破坏，使染色体断裂，表现为染色质疏松改变。广泛发生的 DNA 断裂触发了细胞的凋亡机制，很多幼红细胞在骨髓内发生原位溶血，患者可出现轻度溶血性黄疸。上述变化同样发生于几乎人体所有的有核细胞和组织器官，以造血组织和消化系统表现尤为明显。

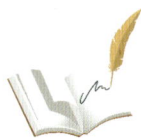

（二）维生素 B$_{12}$ 缺乏

人体不能合成维生素 B$_{12}$，人体所需的维生素 B$_{12}$ 几乎全部由食物供给，如动物肝脏、肾脏、肉类、蛋、奶类等，蔬菜中含量甚少。食物中的维生素 B$_{12}$ 在消化道内胃酸、胃蛋白酶和胰蛋白酶的作用下被释放，与胃壁细胞分泌的内因子（IF）结合形成维生素 B$_{12}$ – IF 复合物，在回肠下段被吸收入血。正常情况下，储存在肝脏的维生素 B$_{12}$ 能满足机体 3～5 年的生理需要。维生素 B$_{12}$ 缺乏的主要原因见表 8 – 8。

表 8 – 8 维生素 B$_{12}$ 缺乏的主要原因

分类	常见的缺乏原因
摄入不足	营养不良（素食者等肉类进食不足者）
吸收利用障碍	胃酸缺乏（萎缩性胃炎和胃切除术后）、内因子缺乏（全胃切除、胃黏膜损伤和萎缩、存在内因子抗体）、慢性胰腺疾病、小肠细菌过度生长、回肠疾病（炎症、手术切除、肿瘤等）、某些酶缺陷（先天性钴胺素传递蛋白 II 缺乏等）

维生素 B$_{12}$ 在体内的活性形式是甲基钴胺素和腺苷钴胺素，作为辅酶参与体内多种代谢。甲基钴胺素与体内四氢叶酸的循环使用有关（图 8 – 8）。当维生素 B$_{12}$ 缺乏时，通过影响四氢叶酸的含量而使 dTTP 的合成障碍，引起 DNA 合成障碍，细胞核成熟障碍，导致细胞核质发育不平衡及 MgA。腺苷钴胺素是甲基丙二酰辅酶 A 转变为琥珀酰辅酶 A 过程的辅酶，甲基丙二酰辅酶 A 由丙酰辅酶 A 转变而来，如果维生素 B$_{12}$ 缺乏，会使大量的丙酰辅酶 A 堆积，形成单链脂肪酸。这种非生理性脂肪酸将影响神经鞘磷脂的形成，造成脱髓鞘改变进而出现各种神经系统症状。

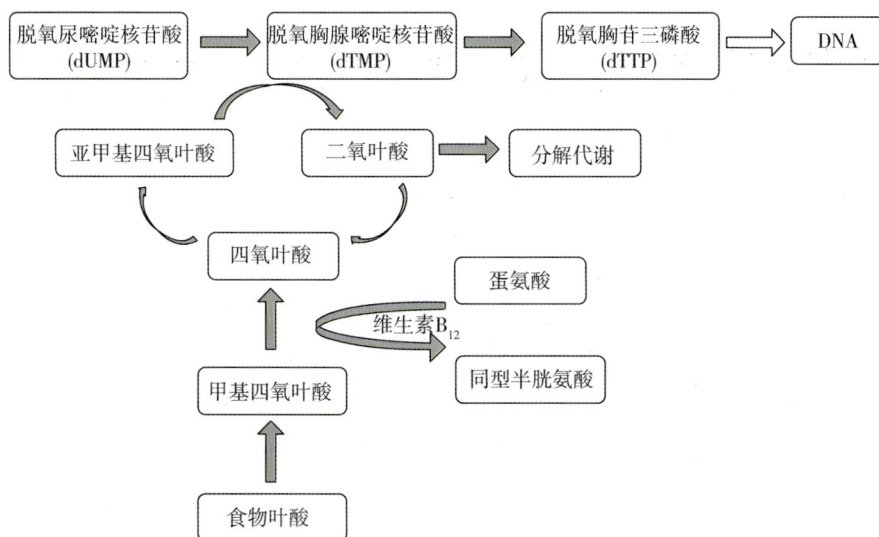

图 8 – 8 叶酸和维生素 B$_{12}$ 在 DNA 合成中的作用

二、临床特征

1. 血液系统表现 患者起病缓慢，为慢性进行性贫血。就诊时多呈中至重度贫血，具有贫血的一般表现。部分患者还可出现轻度黄疸，皮肤色素沉着（面容为柠檬色），少数患者可有脾大。

2. 非血液系统表现 ①消化系统：常见有食欲不振、恶心、腹胀、腹泻或便秘等症状。

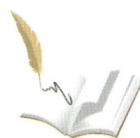

患者有反复发作的舌炎，表现为舌痛、舌面光滑呈绛红色（牛肉舌或镜面舌），可伴有舌乳头萎缩，多见于恶性贫血。②神经系统：维生素 B_{12} 缺乏时，特别是恶性贫血时，常伴有神经系统症状。病变主要累及脊髓后侧束的白质和脑皮质，周围神经亦可受累，出现周围神经病和亚急性脊髓联合变性的表现，如手足末端对称性麻木、深感觉障碍、步态不稳和双下肢无力等。③精神症状：小儿及老年患者常有抑郁、嗜睡和精神错乱等精神异常。④其他表现：部分患者可有体重降低和低热。

三、实验室检查

1. 血象　外周血象为本病最重要的筛选实验，血涂片细胞形态对诊断至关重要。本病为大细胞性贫血，MCV 增高、MCHC 正常。RBC 和 Hb 水平降低，但二者的下降不平行，以 RBC 下降更明显。血涂片 RBC 大小明显不等，RDW 升高。RBC 形态不规则，以椭圆形大红细胞多见，着色较深，中心淡染区减小或消失；异形红细胞增多，可见巨红细胞、点彩红细胞、Howell - Jolly 小体及有核红细胞。Ret 绝对值减少。白细胞计数正常或减低，中性粒细胞胞体偏大，核右移，分叶可多达 6~9 叶以上（图 8-9）。血小板数正常或减低，可见巨大血小板。血象可三系细胞减少，以红细胞减少程度为重。红系的改变与粒系的核右移同时存在，可提示 MgA。

2. 骨髓象　骨髓形态学检查对本病诊断有重要价值。骨髓增生活跃或明显活跃，红系、粒系、巨核系三系细胞出现巨幼变为特征。

（1）红细胞系统　明显增生，粒红比值降低或倒置。各阶段的幼红细胞均可出现巨幼变，其比例常大于 10%。由于发育成熟受阻，原巨幼红细胞和早巨幼红细胞比例增高，部分患者可高达幼红细胞的 50%。核分裂象和 Howell - Jolly 小体易见，可见核畸形、核碎裂和多核改变。巨幼红细胞的形态特征表现为：①胞体大，胞质丰富。②胞核大，染色质排列呈疏松网状或点网状，随着细胞的成熟，逐渐密集，但不能形成明显的块状；副染色质明显，核着色较正常幼红细胞浅。③核、质发育不平衡，细胞质较细胞核成熟早，呈"核幼质老"。胞核的形态和"核幼质老"的改变是识别巨幼变的两大要点（图 8-10）。

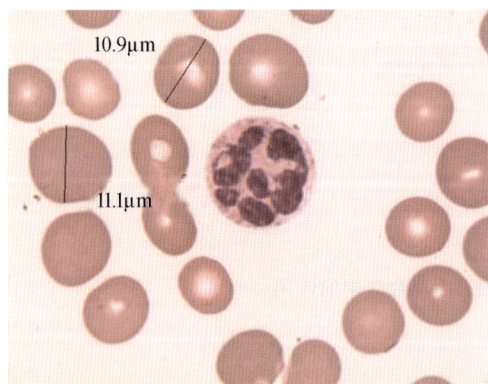

图 8-9　巨幼细胞贫血血象（瑞特染色 ×1000）

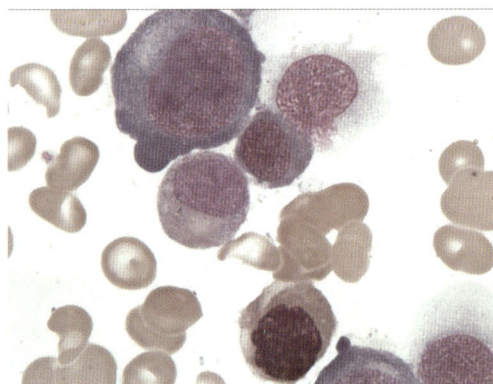

图 8-10　巨幼细胞贫血骨髓象（Wright - Giemsa 染色 ×1000）

（2）粒细胞系统　可略有增生、正常或减低，比例相对降低。中性粒细胞自中幼阶段以后可见巨幼样变，以巨晚幼粒细胞和巨杆状核粒细胞多见。其形态特征为：①胞体增大，可达30μm；②胞质内颗粒减少，着色可呈灰蓝色，可见空泡；③胞核肿大，可不规则，常见马蹄样、染色质疏松，可见染色不良现象；④粒系出现巨幼改变，部分分叶核粒细胞分叶过多，常为5~9叶以上，各叶大小差别甚大，称为巨多叶核中性粒细胞（图8-11）。

（3）巨核细胞系统　数量正常或减少，可见巨核细胞胞体过大，胞质内颗粒减少，细胞核分叶过多（正常在5叶以下），核染色质疏松细致，可见核碎裂。血小板生成障碍，可见巨大和形态不规则的血小板（图8-12）。

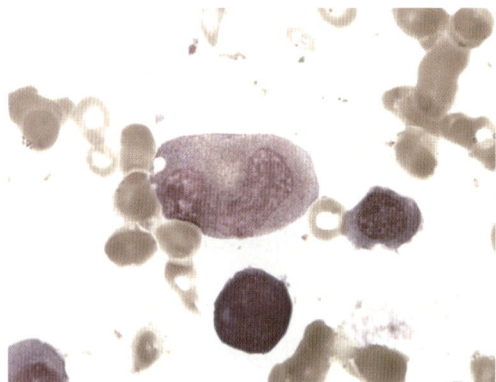

图8-11　巨幼细胞贫血骨髓象（Wright-Giemsa 染色×1000）

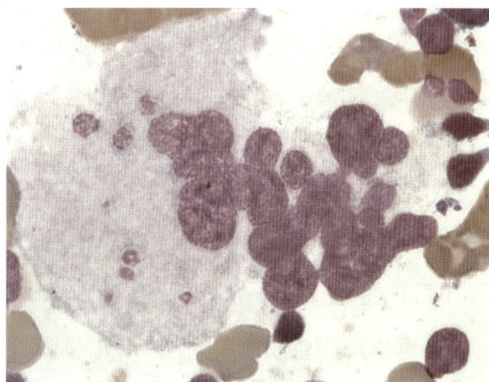

图8-12　巨幼细胞贫血骨髓象（Wright-Giemsa 染色×1000）

3. 细胞化学染色　骨髓铁染色：细胞外铁与细胞内铁均增高；过碘酸-雪夫反应（糖原染色）：幼红细胞阴性，偶见弱阳性。

4. 叶酸和维生素 B_{12} 的检测　①叶酸测定：血清叶酸 <6.91nmol/L，红细胞叶酸 <227nmol/L 为叶酸缺乏。红细胞叶酸不受叶酸摄入情况的影响，能反映机体叶酸的总体水平，诊断价值较大。②血清维生素 B_{12} 测定：血清维生素 B_{12} <74pmol/L 为缺乏。因其测定影响因素多，结果应结合临床及其他检测综合分析判断。③血清维生素 B_{12} 吸收试验：尿中排出量减少，MgA <7%，恶性贫血 <5%。此试验主要用于钴胺缺乏的病因诊断而非用于确定是否存在钴胺缺乏，如内因子缺乏，加入内因子可使结果正常。④甲基丙二酸测定：维生素 B_{12} 缺乏患者血清和尿中甲基丙二酸含量增高，可用于早期诊断维生素 B_{12} 缺乏。⑤血清内因子阻断抗体测定：内因子阻断抗体能阻断内因子与维生素 B_{12} 的结合，从而影响维生素 B_{12} 的吸收，引起 MgA 或恶性贫血。⑥其他相关检测如脱氧尿嘧啶核苷酸抑制试验，血清高半胱氨酸测定，组氨酸负荷试验等。

四、诊断及鉴别诊断

（一）诊断

1. 叶酸缺乏的巨幼细胞贫血诊断标准

（1）临床表现　①贫血的症状；②常见消化道症状，如食欲缺乏、恶心、腹泻及腹胀等；舌质红、舌痛、舌乳头萎缩、表面光滑；③可有轻度溶血表现，如皮肤、巩膜黄染。

（2）实验室检查　①大细胞性贫血：MCV >100fl，多数红细胞呈大卵圆形，网织红细胞常减少。②白细胞和血小板亦常减少：中性粒细胞核分叶过多（5叶者 >5% 或 6叶者 >1%）。③骨髓增生明显活跃：红细胞系呈典型巨幼红细胞生成，巨幼红细胞 >10%。粒细胞系及巨核细胞系亦有巨型变，特别是晚幼粒细胞改变明显，核质疏松、肿胀。巨核细

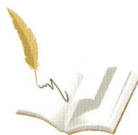

核分叶过多，血小板生成障碍。④血清叶酸测定（化学发光法）＜4ng/ml，红细胞叶酸测定（化学发光法）＜100ng/ml。

具有临床表现的①伴或不伴②、③项，加上实验室检查①、③或②及④项者，诊断为叶酸缺乏的巨幼细胞贫血。

2. 维生素 B_{12} 缺乏的巨幼细胞贫血诊断标准

（1）临床表现　①、②及③同"叶酸缺乏的巨幼细胞贫血"；④神经系统症状：主要为脊髓后侧束变性，表现为下肢对称性深部感觉及震动觉消失，严重的可有平衡失调及步行障碍，亦可同时出现周围神经病变及精神抑郁。

（2）实验室检查　①、②及③同"叶酸缺乏的巨幼细胞贫血"；④血清维生素 B_{12} 测定（化学发光法）＜180pg/ml。

血清维生素 B_{12} ＜180pg/ml，诊断为维生素 B_{12} 缺乏；若同时伴有贫血临床表现，伴或不伴消化道症状，加上实验室检查①及②或③项，诊断为维生素 B_{12} 缺乏的巨幼细胞贫血。

（二）鉴别诊断

1. 再生障碍性贫血　部分 MgA 患者外周血三系减少，需与再生障碍性贫血进行鉴别。再障多为正细胞性贫血，骨髓象增生减低，非造血细胞增多，且叶酸和维生素 B_{12} 治疗无效。

2. 急性红白血病（红血病期）　骨髓象红系极度增生，常大于50%，伴有明显的病态造血（类巨幼样变），常与 MgA 混淆。急性红白血病 PAS 染色幼红细胞呈阳性或强阳性，叶酸和维生素 B_{12} 治疗无效。

3. 骨髓增生异常综合征（MDS）　部分 MDS 患者可有红系细胞的显著增生，伴有明显的病态造血（类巨幼样变），可类似 MgA。骨髓铁染色异常（环形铁粒幼细胞常＞15%）；PAS 染色幼红细胞可阳性；叶酸和维生素 B_{12} 治疗无效；可通过染色体检查及骨髓活检进行鉴别。

（赵　臣）

第四节　造血功能障碍性贫血

造血功能障碍性贫血是多种原因引起的造血干细胞增殖、分化障碍和（或）造血微环境发生异常或被破坏，导致以贫血为主要表现的疾病。常见的有再生障碍性贫血、纯红细胞再生障碍性贫血及再生障碍危象。

一、再生障碍性贫血

再生障碍性贫血（aplastic anemia，AA），简称再障，是一种因物理、化学、生物及某些不明原因使骨髓造血组织减少引起造血功能衰竭的疾病。其特征是造血干细胞和（或）造血微环境功能损伤，导致全血细胞减少，进行性贫血、感染、出血，无肝脾及淋巴结肿大。

（一）病因与发病机制

1. 病因　按发病原因，再障分为先天性再障和获得性再障两种。先天性再障又称范科尼贫血（Fanconi anemia，FA），系常染色体隐性遗传性疾病，少见，有家族性，约10%患

扫码"学一学"

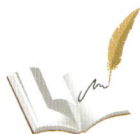

儿双亲有近亲婚配史。通常所说的再障是指获得性再障，又分为原因未明的原发性再障和继发性再障两类。继发性再障常见原因如下。

（1）化学因素 包括药物和化学物质，其中与再障发病高度相关的是苯及其衍生物、抗肿瘤药物、氯霉素等。化学物质引发的骨髓增生不良有的与剂量有关，有的与个体敏感性相关。

（2）物理因素 骨髓是射线敏感组织。高能 γ 和 X 射线产生的离子辐射能导致 DNA 的损伤而致再障。其骨髓抑制程度与放射呈剂量依赖性效应。

（3）生物因素 流行病学资料显示，再障的发生可能与多种病毒感染有关，其中以肝炎病毒最重要，多发于乙型肝炎或丙型肝炎的恢复期，预后较差。其他可疑相关病毒还有EB 病毒、微小病毒和人类免疫缺陷病毒等。

2. 发病机制 再障的发病机制仍未完全阐明。其发病呈明显的异质性，可能存在如下缺陷。

（1）免疫功能紊乱 第 46 届美国血液学年会明确提出，再障是一种自身免疫性疾病，造血组织免疫损伤是再障的主要病理机制。临床研究显示，约半数患者 T 细胞亚群异常，辅助 T 细胞/抑制 T 细胞比值倒置，去除 T 细胞后，体外培养可见细胞集落增加；部分患者造血负调控因子异常，如干扰素 - γ、肿瘤坏死因子 - α 等水平升高，抑制自身或正常人骨髓造血细胞的增殖；免疫抑制治疗有确切疗效。

（2）造血干细胞缺陷 体外细胞培养技术显示再障患者的造血干/祖细胞数量减少，质量异常，增殖分化障碍，造血干/祖细胞减少的程度与病情相关。

（3）造血微环境缺陷 动物模型的研究证明缺乏干细胞因子的 Sl/Sld 小鼠出现了再障；研究还发现再障骨髓基质细胞分泌的多种细胞因子出现紊乱，影响造血干细胞的增殖与分化。

（二）临床特征

进行性贫血、出血和感染（伴发热）。根据其病程及表现将再障分为急性再障和慢性再障两型。①急性再障：又称重型再障 - I 型。多见于儿童，发病急，进展迅速。常伴有严重的皮肤、黏膜出血及内脏出血，严重者可发生败血症。治疗效果差，常在一年内死亡。②慢性再障：又称轻型再障。起病缓慢，病程较长，一般在 4 年以上，有的可长达十余年。以贫血为主，出血和感染较轻，经恰当的治疗，病情可缓解或治愈。如病情恶化，转为重型再障，称为重型再障 - II 型。各型再障罕有淋巴结和肝脾肿大。先天性再障（Fanconi anemia）多发生在 5～10 岁，面色萎黄，伴有智力发育缓慢，体格发育障碍。多数病例伴有先天畸形，特别是骨骼系统。

（三）实验室检查

1. 血象 以全血细胞减少为主要特征，三系减少的程度和先后顺序各病例有所不同。贫血多为正常细胞性，少数为轻、中度大细胞性。网织红细胞绝对值明显减少。中性粒细胞明显减少，淋巴细胞比例相对增多。血小板不仅数量减少，而且体积小、颗粒减少，同时伴有功能减低。急性再障：血红蛋白呈进行性下降，网织红细胞 <1%，绝对值 <15 × 10^9/L；中性粒细胞绝对值常 <0.5 × 10^9/L；血小板 <20 × 10^9/L。慢性再障：血红蛋白下降较缓慢，网织红细胞、中性粒细胞和血小板数常较急性再障高。

2. 骨髓象

（1）急性再障 骨髓液稀薄，红髓脂肪变是再障的特征性病理改变，骨髓涂片可见脂肪滴明显增多。多部位穿刺均显示有核细胞增生极度减低。造血细胞（粒系、红系、巨核系）明显减少，特别是巨核细胞减少，常缺如；早期阶段的幼稚细胞少见或不见，无明显

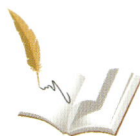

病态造血；非造血细胞（淋巴细胞、浆细胞、肥大细胞等）易见，淋巴细胞比例可高达80%。如有骨髓小粒，染色后镜下为空网状结构（图8-13）。骨髓小粒中造血细胞极少，大多为非造血细胞，又称为"非造血细胞团"。

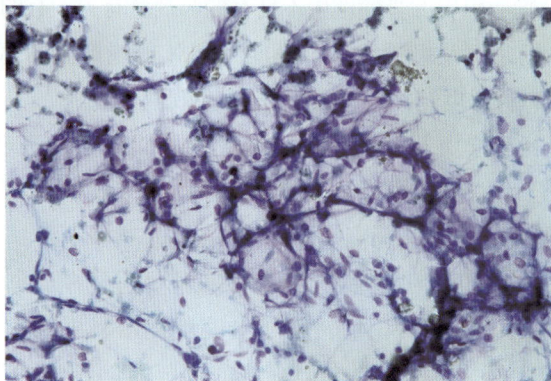

图8-13　再生障碍性贫血骨髓小粒
（Wright-Giemsa染色×400）

（2）慢性再障　病程中骨髓呈向心性损害，胸骨和棘突的骨髓增生程度要好于髂骨。因骨髓拥有代偿能力可存在散在的增生灶，故不同的穿刺部位，骨髓象表现不一致，需多部位穿刺或进行骨髓活检，才能获得较明确的诊断。多数患者骨髓增生减低，三系减少，其中幼红细胞和巨核细胞减少明显；非造血细胞比例增加，常大于50%。如穿刺到增生灶，骨髓可表现增生良好，红系代偿性增生，以核高度固缩的"炭核"样晚幼红细胞多见，这可能是红系成熟停滞、晚幼红细胞脱核障碍所致；粒系减少，主要见到的是晚期及成熟型粒细胞；骨髓小粒改变与急性再障相似，但以脂肪细胞较多见。

3. 骨髓病理组织学检查　骨髓活检对再障的诊断具有重要价值，其可用来判断骨髓增生程度，了解残余造血情况，并在排除骨髓异常浸润极为重要。活检显示：骨髓增生减低，造血组织和脂肪组织容积比降低（< 0.34）（图8-14）；切片内造血细胞减少，红系、粒系、巨核系以及窦状隙均减少。在典型病例中可检出残存的孤立性幼红细胞灶，即所谓"热点"，常于静脉窦附近分布，为成熟受阻表现；非造血细胞比例增加，淋巴细胞呈散在或聚集分布，浆细胞沿毛细血管排列；可见间质水肿、网状纤维轻度增加、出血甚至液性脂肪坏死。

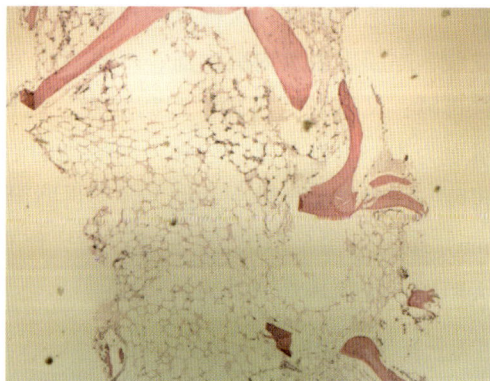

图8-14　再生障碍性贫血骨髓活检
（HE染色×50）

4. 其他检查　主要用于不典型病例的诊断。①体外造血祖细胞培养出现细胞集落明显减少或缺如；②中性粒细胞碱性磷酸酶活性增加；③骨髓铁染色可见细胞内、外铁均增加；④外周血红细胞生成素水平增加；⑤骨髓核素扫描判断其整体造血功能下降。

（四）诊断及鉴别诊断

1. 再生障碍性贫血诊断标准

（1）血象　全血细胞，网织红细胞减少，淋巴细胞比例增高。

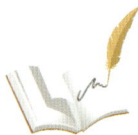

（2）骨髓象 ①骨髓穿刺：多部位（不同平面）骨髓增生减低或重度减低；小粒空虚，非造血细胞（淋巴细胞、网状细胞、浆细胞、肥大细胞等）比例增高；巨核细胞 明显减少或缺如；红系、粒系细胞均明显减少；②骨髓活检（髂骨）：全切片增生减低，造血组织减少，脂肪组织和（或）非造血细胞增多，网硬蛋白不增加，无异常细胞。

（3）除外先天性和其他获得性、继发性骨髓造血衰竭（BMF），如阵发性睡眠性血红蛋白尿症（PNH）、低增生骨髓异常综合征或白血病（MDS/AML）、急性造血功能停滞、骨髓纤维化、恶性淋巴瘤、严重的营养性贫血、分枝杆菌感染等。

根据上述诊断标准诊断为再生障碍性贫血后，再进一步分为急性型或慢性型。

2. 分型 再障是一组异质性疾病，不同类型的再障治疗原则和预后不同。所以诊断确立后应进行分型（表8-9）。

表8-9 获得性再障分型

	急性再障	慢性再障	
	重型 I	轻型	重型 II
发病	急	缓慢	慢性突变
症状	重	较轻	重
血象			
网织红细胞（%）	<1.0	>1.0	<1.0
粒细胞（$\times 10^9$/L）	<0.5	>0.5	<0.5
血小板（$\times 10^9$/L）	<20	>20	<20
骨髓增生程度	极度减低	减低	极度减低
预后	差	较好	差

3. 鉴别诊断

（1）PNH 是一组获得性的克隆性疾病，与再障关系最为密切，可相互转化。但本病特征为间歇性发作的血红蛋白尿，而出血及感染较轻，有静脉血栓形成，中性粒细胞碱性磷酸酶积分不增高，网织红细胞绝对值常增高，骨髓中红系增生较明显，细胞内、外铁均减少，酸溶血试验阳性和CD55和CD59表达缺陷。

（2）骨髓增生异常综合征 一种造血干细胞克隆性疾病，某些亚型的外周血象可呈全血细胞或二系、一系减少。但以病态造血现象为主要特征，结合染色体核型异常有助于与AA的鉴别诊断。

（3）再生障碍危象 在多种原发病的基础上，由于病毒感染或药物而致骨髓造血功能暂时性的急性停滞。以网织红细胞减少或缺如，骨髓出现巨大的原始红细胞为特征；如粒系和巨核系受到影响时，可伴有全血性或两系细胞减少，骨髓可见巨大的早幼粒细胞；反应性的异型淋巴细胞和组织细胞增多。B19微小病毒DNA检测阳性及相应的IgM型抗体增高对其有辅助诊断意义。病情自限性，在支持治疗下，4~6周完全恢复。

（4）其他疾病 骨髓纤维化、急性白血病、巨幼细胞贫血、骨髓转移癌、脾功能亢进等疾病虽可有外周血的三系减少，但体征中可有肝脾肿大或淋巴结肿大、骨压痛；外周血可有幼稚红细胞和幼稚白细胞；骨髓象特征与再障明显不同。

二、单纯红细胞再生障碍性贫血

单纯红细胞再生障碍性贫血（pure red cell aplasia，PRCA）是以单纯红细胞系统造血障

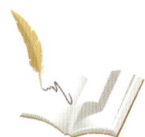

碍为特征的一组异质性综合征。本病的主要特征是贫血、网织红细胞明显减少，白细胞和血小板计数正常。

（一）病因与发病机制

按其病因学分为先天性和获得性两大类。PRCA 的病因可分为先天性和获得性。先天性又成为 Diamond – Blackfan 综合征，遗传基因异常，部分病例有家族史可伴有先天性畸形，特点为出生后即发病，红系发育障碍，研究发现红细胞系的定向干细胞存在质的异常。获得性可见于特发性（原因不明）和继发性。继发性常见于：①肿瘤，如胸腺瘤、恶性淋巴瘤、慢性淋巴细胞白血病等；②免疫性疾病，如 SLE、类风湿性关节炎、多发性内分泌腺功能不全等；③感染，如 EB 病毒、肝炎病毒、成人 T 淋巴细胞白血病病毒、B19 微小病毒及细菌等；④药物，如苯妥英钠、硫唑嘌呤、氯霉素、普鲁卡因胺、异烟肼等。获得性PRCA 由于病因不同，其发病机制各异，研究发现可能和免疫介导、药物毒性作用和病毒感染等因素导致 BFU – Es 和 CFU – Es 的损伤有关。其中免疫介导性损伤是本病的主要病理机制。

（二）临床特征

PRCA 患者贫血呈逐渐发展的缓慢过程，有贫血的一般症状，无出血、发热和肝脾肿大。获得性患者有原发病的症状，起病急骤，迅速出现贫血。先天性患者，多于出生后 2 ~ 3 个月出现明显的贫血，病儿中约 25% 合并先天性畸形如拇指三指节畸形、先天性心脏病、尿道畸形、斜视或表现为 Turner 综合征患者的外貌。

（三）实验检查

1. 血象　正细胞性贫血，网织红细胞显著减少（<1%）或缺如。白细胞和血小板正常或依原发病变化。

2. 骨髓象　有核细胞增生多活跃，红细胞系极少（<3% ~ 5%）或缺如。粒细胞系和巨核细胞系正常，粒红比值明显增高。三系细胞形态均正常。

3. 其他检测　骨髓祖细胞培养 BFU – E 及 CFU – E 减少；血清铁、总铁结合力和铁蛋白增加；Ham 试验和 Coombs 试验阴性；Rous 试验阴性（频繁输血者可呈阳性反应），血及尿中 EPO 增多，血清中含多种抗体。

（四）诊断与鉴别诊断

PRCA 诊断主要依据血象、骨髓象及临床表现，血象及骨髓象中粒系和巨核细胞系正常，红系减少是主要依据；无病态造血和髓外造血；有关溶血性贫血的实验室检查均为阴性。依据以上标准，本病诊断并不困难，但极个别 MDS 以幼红细胞再障形式出现，应注意鉴别。诊断后须积极寻找原发病及诱因，注意发病年龄及有无先天畸形，父母是否近亲结婚等，以考虑是否为先天性因素所致。

三、再生障碍危象

再生障碍危象（aplastic crisis），简称再障危象，是由于多种原因所致的自限性、可逆性的急性骨髓造血功能衰竭的疾病。可以是某一系细胞，也可全血细胞暂时停滞。一旦诱因去除，危象也可随之消失。

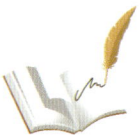

（一）病因及发病机制

常见的诱因有各种遗传性慢性溶血性贫血、营养性贫血，或在其他基础疾病上合并感染，如微小病毒 B19 感染，病毒感染可能是本病的主要原因。另外，免疫功能紊乱、某些药物也可引起，如氯霉素、磺胺类药物、苯妥英钠、秋水仙碱等。

（二）临床特征

再障危象来势凶险，常以发热起病，有咽部肿痛，可有出血或贫血，常呈重或极重度贫血。这和三系减少直接相关，类似急性再生障碍性贫血，但仍有原发疾病的症状。本病预后良好，多数患者在 4~6 周内恢复。治疗的目的在于帮助患者度过危象期，及时、正确的诊断很重要。

（三）实验室检查

1. 血象　①Hb、RBC、Hct 明显减少，网织红细胞急剧下降或缺如，恢复期可上升。红细胞形态由原发病决定。②当伴有粒细胞减少时，淋巴细胞比例相对升高，可见异型淋巴细胞。粒细胞胞质内可见中毒颗粒。③当伴有巨核细胞造血停滞时，血小板可明显减少。诱因去除后，以上血象可逐渐恢复，先是网织红和粒细胞上升，Hb 恢复较慢。

2. 骨髓象　多数增生活跃，少数增生减低或极度减低。当只有红系造血停滞时，正常幼红细胞难见，粒红比值明显增高，可见巨大原始红细胞（giant proerythroblast）是其突出特点（图 8-15）。该细胞圆形或椭圆形，直径为 30~50μm，核大，圆形或椭圆形，染色质疏松呈网状结构，核仁 1~2 个。形态颇似巨大的原始红细胞。粒系和巨核系大致正常。当伴有粒系造血停滞时，粒系明显减少，可见巨大早幼粒细胞。当伴血小板减少时，巨核细胞数量减少，多为颗粒型巨核细胞，无血小板形成，有退行性变。当患者三系均造血停滞时，骨髓增生重度减低，造血细胞明显减少，非造血细胞比例可见增高，与急性 AA 相似。部分病例可见异型淋巴细胞和反应性组织细胞增多，偶见早期粒系、红系细胞。

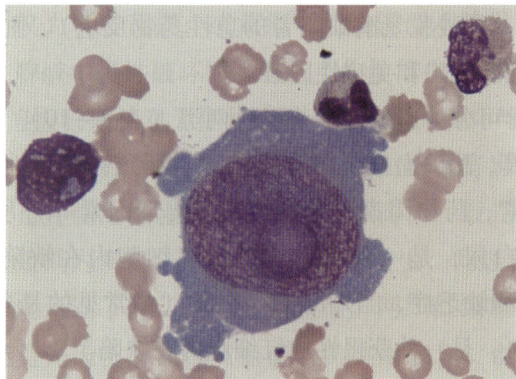

图 8-15　再生障碍危象骨髓象（Wright-Giemsa 染色 ×1000）

（四）诊断及鉴别诊断

结合患者的病史、用药史、血象、骨髓象进行综合分析，如见到特征性的巨大原始红细胞、巨大早幼粒细胞、反应性异型淋巴细胞和组织细胞增多等，具有提示性诊断价值。B19 微小病毒 DNA 检测阳性及相应的 IgM 抗体增高，有助于诊断。

（王　侠）

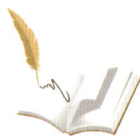

（三）实验诊断

首先，实验室检查有贫血发生的证据；再检查是否是溶血性贫血，确定是血管内溶血还是血管外溶血；最终，结合病史、临床表现和病因学等综合分析得出诊断。

1. 确定溶血性贫血的存在 以红细胞寿命缩短或破坏过多与骨髓红细胞造血代偿性增加同时并存为特征。依据病史，有贫血、黄疸，网织红细胞计数增加，考虑为溶血性贫血的可能。溶血性贫血的诊断主要应寻找的证据有：①红细胞寿命缩短或破坏过多，红细胞寿命测定明显缩短，血红蛋白浓度降低，异形红细胞出现较多，血中游离血红蛋白浓度增加，血清间接胆红素增加，尿胆原阳性，尿含铁血黄素试验阳性等；②骨髓红细胞系统代偿性增生，网织红细胞明显增多，骨髓红系增生明显活跃。

2. 确定主要的溶血部位 血管内溶血多为急性发作，以获得性溶血性贫血为主，常见血红蛋白尿，少见肝脾肿大和红细胞形态学的改变；血管外溶血为红细胞被单核－吞噬细胞系统清除增加，多为慢性经过，常伴脾大，常出现红细胞形态学的改变，急性加重时骨髓可出现再障危象。据临床特征和实验室检查分析可对两者进行鉴别。

3. 确定溶血病因明确诊断 通过病史和临床检查提供的第一手资料注意患者的年龄、种族、职业、病史、饮食、药物史、家族遗传史、婚姻史、生育史等，以及贫血、黄疸、肝脾肿大的严重程度。如幼年时发病，家庭成员中有贫血、黄疸或脾大提示遗传性溶血性贫血，成年以后起病多考虑获得性的溶血性贫血；当溶血与服用药物有时间上的关系时，应考虑酶缺乏所致的先天性溶血性贫血；获得性溶血性贫血中最多见的是自身免疫性溶血性贫血。结合以上患者的临床证据，有目的地选择筛选试验和确诊试验，可对不同类型的溶血性贫血进行确诊。溶血相关试验主要分为显示溶血的检测、检测红细胞膜和红细胞酶、血红蛋白异常的相关病因诊断试验等。遗传性溶血性贫血的实验室诊断所选检查见表8－11。

表8－11 常见遗传性溶血性贫血的实验室检查项目选择

疑似溶血性贫血疾病	筛选/排除试验	确诊试验
红细胞膜缺陷性疾病	红细胞形态检查 红细胞渗透脆性试验	红细胞膜蛋白分析 家系调查 异常膜功能检测
红细胞酶缺陷性疾病		
G－6－PD缺乏症	高铁血红蛋白还原试验 G－6－PD荧光斑点试验	红细胞G－6－PD活性测定 基因分析
PK缺乏症	PK荧光斑点试验	PK活性定量测定
血红蛋白病	红细胞形态检查 红细胞渗透脆性试验 异丙醇沉淀试验 红细胞包涵体试验	血红蛋白电泳 基因分析 珠蛋白肽链分析 热变性试验

注：G－6－PD：葡萄糖－6－磷酸脱氢酶；PK：红细胞丙酮酸激酶。

下面对常见的各类型溶血性贫血进行阐述，其中血红蛋白病详见本章第六节。

二、遗传性球形红细胞增多症

当红细胞膜的结构发生变化时，红细胞的性能亦发生改变，易于解体或被吞噬细胞清除，缩短红细胞的生存期。红细胞膜缺陷引起的溶血性贫血种类很多，分原发性和继发性。

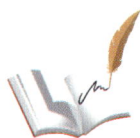

继发性膜缺陷的原发病不在膜本身，而是红细胞的酶或血红蛋白缺陷，或一些外在因素影响膜的组分、结构和功能所致。原发性膜缺陷又分先天性与后天获得性。获得性红细胞膜缺陷导致的溶血较少见，目前较典型的有阵发性睡眠性血红蛋白尿症。先天性膜缺陷常见的遗传病有遗传性球形细胞增多症、遗传性椭圆形红细胞增多症、遗传性口形红细胞增多症等，其中以遗传性球形细胞增多症最多见。

遗传性球形红细胞增多症（hereditary spherocytosis，HS）是一种红细胞膜异常的家族遗传性溶血性疾病。可见于世界各地，中欧和北欧居民中最常见，国内各地均有报道。大多在儿童期发病，轻型患者到成年才得以诊断，多数病例有阳性家族史。

（一）病因与发病机制

本病系常染色体显性遗传，有 8 号染色体短臂缺失。红细胞膜蛋白基因异常，主要涉及膜收缩蛋白（spectrin）、锚蛋白（ankyrin）区带 4.2 蛋白和区带 4.1 蛋白。由于红细胞膜收缩蛋白自身聚合位点及其结构的区域有异常，影响收缩蛋白四聚体（SPT）的形成及与其他骨架蛋白的结合，因而引起膜结构与功能的异常，出现红细胞的膜蛋白磷酸化及钙代谢缺陷，钠泵功能亢进，钠、水进入细胞增多，红细胞呈球形变。球形红细胞需要消耗更多的 ATP 加速过量钠的排出，细胞内的 ATP 相对缺乏。同时，钙–ATP 酶受抑制，钙易沉积于膜上，使膜的柔韧性降低，红细胞变形能力随之降低，通过脾脏时被截留后在巨噬细胞内破坏，即出现溶血性贫血。

（二）临床特征

贫血、黄疸和脾大为主要临床表现，轻重程度不一。感染或持久的重体力活动也可诱发溶血加重，甚至发生再障危象。少数患者新生儿期就出现核黄疸，轻型患者可到成年时才有临床表现。偶尔可以表现为急性溶血或溶血危象。

（三）实验室检查

1. 血象骨髓象　血红蛋白和红细胞量正常或轻度降低，红细胞 MCHC 增高。红细胞呈球形，胞体小、染色深、中心淡染区消失（图 8–16），数量可从 1%～2% 到 60%～70%，但有约 20% 的患者缺乏典型的球形红细胞。血涂片红细胞的形态改变及阳性家族史有决定性诊断价值。骨髓象红细胞系统增生活跃，呈增生性贫血骨髓象。

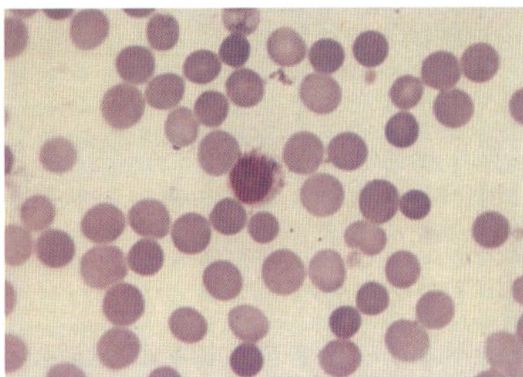

图 8–16　HS 外周血象（瑞特染色 ×1000）

2. 渗透脆性试验　HS 红细胞渗透脆性增高，孵育后脆性更高，加葡萄糖或 ATP 能够

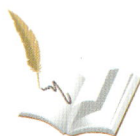

纠正。本症多于低渗盐水浓度 0.50%～0.75%（正常 0.42%～0.46%）时开始溶血，完全溶血在 0.40%（正常 0.28%～0.32%）。如开始溶血在 0.50% 以下但高于对照管 0.08% 以上亦有诊断意义。如常温检验结果正常，24 小时温育后渗透脆性增加，开始溶血浓度较正常人对照高出 0.08% 以上，亦可认为有诊断意义。

3. 其他溶血试验　自身溶血试验（48 小时）：溶血 >5%，温育前先加入葡萄糖或 ATP 可明显减少溶血。酸化甘油溶血试验：阳性。

4. 红细胞膜电泳分析　SDS－PAGE 电泳可得到红细胞膜蛋白各组分的百分率，80% 的患者可发现异常。

5. 分子生物学技术　目前，应用分子生物学技术如用单链构象多态性分析（SSCP）、聚合酶链反应（PCR）结合核苷酸测序等可检出膜蛋白基因的突变位点。

（四）诊断及鉴别诊断

HS 的诊断应结合病史、临床表现和实验室检查综合分析。若外周血有较多（>10%）小球形红细胞，红细胞渗透脆性增加，有阳性家族史，无论有无症状，HS 诊断可成立；若外周血有较多小球形红细胞，红细胞渗透脆性增加，但家族史阴性，须除外免疫性溶血性贫血、不稳定血红蛋白病等原因产生的球形红细胞增多，方可确定诊断；若有阳性家族史，但外周血小球形红细胞不多（5% 左右），需做渗透脆性试验、自溶试验、酸化甘油溶血试验等加以证实；若外周血小球形红细胞不多，又无阳性家族史，则诊断需借助较多试验，包括红细胞膜蛋白组分析、基因分析等，需除外先天性非球形红细胞溶血性贫血等方可确诊。

三、遗传性椭圆形红细胞增多症

遗传性椭圆形红细胞增多症（hereditary elliptocytosis，HE）是一组由于红细胞膜蛋白异常引起的异质性家族遗传性溶血病，特点是外周血中含有大量的椭圆形红细胞。大多为常染色体显性遗传，极少数为常染色体隐性遗传。

（一）病因与发病机制

本病红细胞膜收缩蛋白结构的缺陷，使得膜骨架稳定性降低。红细胞在通过微循环时由于切变力的作用变成椭圆形且不能恢复正常，同时，由于红细胞膜骨架稳定性的降低容易被破坏，大多数椭圆形红细胞在脾脏被吞噬。

（二）临床特征

贫血程度轻重不一，常见肝脾肿大。隐匿型无症状，无贫血和明显的溶血证据；溶血代偿型有慢性溶血过程，因骨髓可代偿而无贫血；纯合子症状严重，因感染等因素可诱发溶血加重，甚至出现再障危象。

（三）实验室检查

1. 血象骨髓象　有轻重不等的贫血。外周血中红细胞呈椭圆形、卵圆形、棒状或腊肠形，红细胞横径与纵径之比小于 0.78，中心淡染区消失。椭圆形红细胞的比例大于 25%。骨髓象红系增生活跃，呈增生性贫血骨髓象。

2. 红细胞渗透脆性试验和自身溶血试验　多阳性。

3. 红细胞膜蛋白电泳分析及低离子强度非变性凝胶电泳膜收缩蛋白分析　其异常结果

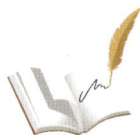

有助于膜分子病变的确定。

4. 分子生物学方法 检测某些膜蛋白基因突变。

（四）诊断及鉴别诊断

依据临床表现、家族调查和相关实验室检查多数病例可确诊，无阳性家族史时若椭圆形红细胞大于50%也可明确诊断。本病应与其他外周血可出现少数椭圆形红细胞的贫血，如缺铁性贫血、巨幼细胞贫血、骨髓纤维化、骨髓病性贫血、骨髓增生异常综合征、珠蛋白生成障碍性贫血等相鉴别。

四、葡萄糖－6－磷酸脱氢酶缺陷症

红细胞酶缺乏症多由遗传因素所致，是由于基因突变导致的酶活性或性质改变所引起的溶血及（或）其他表现的疾病。主要涉及糖代谢相关酶的缺乏，存在于红细胞三种代谢途径中。①糖酵解途径的酶缺乏：如己糖激酶、葡萄糖磷酸异构酶、丙酮酸激酶、磷酸果糖激酶等缺乏；②戊糖磷酸旁路代谢的酶缺乏：如葡萄糖－6－磷酸脱氢酶、6－磷酸葡萄糖酸脱氢酶（6－PGD）等缺乏；③核苷酸代谢的酶缺陷：如嘧啶5'核苷酸酶和腺苷酸激酶缺乏等。最常见的为葡萄糖－6－磷酸脱氢酶缺陷症、丙酮酸激酶缺陷症。

葡萄糖－6－磷酸脱氢酶缺陷症（glucose－6－phosphate dehydrogenase deficiency，G－6－PD deficiency）是由于G－6－PD基因突变所致红细胞G－6－PD活性降低和（或）酶性质改变而引起的溶血性疾病。主要分布于非洲、亚洲和有此两种血统的人群中，地中海区域也较常见。国内以南方各省多见。突变基因位于X染色体（Xq28），是一种X性连锁隐性或不完全显性遗传性疾病，携带疾病基因的男性和纯合子女性为疾病患者，对于杂合子女性，细胞G－6－PD的表达可从正常到明显缺乏不等。除少数变异型外，一般都需要有氧化剂的刺激才会发生溶血。

（一）病因与发病机制

红细胞中的G－6－PD酶有递氢功能，使氧化型辅酶Ⅱ（$NADP^+$）还原为还原型辅酶Ⅱ（NADPH）。NADPH是红细胞内重要还原物质，可使氧化型谷胱甘肽（GSSG）还原为还原型谷胱甘肽（GSH），GSH有维持血红蛋白以及其他酶类中的巯基免受氧化损害，保护红细胞的功能。G－6－PD基因突变可引起G－6－PD酶活性减低。红细胞膜受到氧化损伤，可表现为膜脂质和膜蛋白巯基的氧化，导致高铁血红素和变性珠蛋白包涵体Heinz小体生成，分布在红细胞膜上，含有这种小体的红细胞脆性增加，易被巨噬细胞破坏，导致溶血。

（二）临床特征

由于G－6－PD基因突变的差异以及引起红细胞破坏的诱因不同，G－6－PD缺陷症可分为以下几种临床类型。

1. 先天性非球形红细胞溶血性贫血（congenital nonspherocytic hemolytic anemia，CNSHA） 是一组红细胞酶缺陷所致的慢性自发性血管外溶血性贫血。至少有29种变异酶与本型有关，以G－6－PD缺乏最为常见。其共同特点为酶活性降低，一般有贫血、黄疸、脾大，感染或某些药物可加重溶血，引起溶血危象或再障危象。

2. 蚕豆病（favism） 是指G－6－PD缺乏的患者食用蚕豆、蚕豆制品或接触蚕豆花粉后引起的急性溶血性贫血。蚕豆中的蚕豆嘧啶葡糖苷和异戊氨基巴比妥葡糖苷等具有强

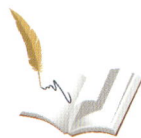

氧化作用，可致 G-6-PD 缺乏的红细胞破坏。本病多发于小儿，男性为主，有明显的季节性。患者食蚕豆后数小时或数天内发生急性溶血，出现寒战、惊厥、血红蛋白尿、黄疸、贫血，甚至全身衰竭、昏迷等症状。解除诱因溶血可呈自限性。本病在国内广东、四川、云南等多见。

3. 新生儿高胆红素血症（neonatal hyperbilirubinemia） 出生后一周内患儿出现黄疸，并进行性加重。

4. 药物性溶血 服用具有氧化性的药物后引起急性血管内溶血。已知伯氨喹等抗疟药、磺胺类药、解热止痛药、呋喃类药、水溶性维生素 K 等可诱发该病。患者服药后 1~3 天出现溶血，临床症状与蚕豆病相似。

5. 感染性溶血 可诱发溶血的感染性疾病有细菌性肺炎、病毒性肝炎、伤寒、传染性单核细胞增多症、水痘、腮腺炎等，患者多在感染后数日内出现血管内溶血，一般溶血症状较轻。

（三）实验室检查

1. 血象、骨髓象 红细胞形态一般无明显异常，可有少数异形或破碎的红细胞。各型均具有典型的增生性贫血骨髓象。

2. 溶血的检查 红细胞酶缺陷症除遗传性非球形红细胞溶血性贫血具有慢性血管外溶血的实验室特征外，其他各型患者平时都无明显异常改变，在诱因的作用下出现急性溶血时，可表现出血管内溶血共同的实验室特征。

3. G-6-PD 缺乏的筛查试验 目前国内常用的有高铁血红蛋白还原试验、荧光斑点试验、硝基四氮唑纸片法和 Heinz 包涵体试验（表 8-12）。高铁血红蛋白还原试验敏感性最高，荧光斑点试验特异性最高。Heinz 包涵体试验主要在溶血期间呈阳性。而要有效地检出女性杂合子只有进行酶的定量检测。

表 8-12 G-6-PD 活性筛选试验及结果

试验名称	正常	中等缺乏	严重缺乏
高铁血红蛋白还原试验 （还原率）	≥75% 脐血≥血	31%~74% 脐血 41%~77%	≤30% 脐血≤血≤7
荧光斑点试验（显荧光）	<10 分钟	10~30 分钟	>30 分钟
硝基四氮唑蓝纸片法	紫蓝色	淡紫蓝色	红色
Heinz 包涵体试验 （≥5 个包涵体的 RBC）	<30%	>40%	>45%

4. G-6-PD 缺乏的确诊试验 G-6-PD 活性定量检测能准确反映酶的活性。检测多应用 WHO 推荐的改良 Zinkham 法、国际血液学标准化委员会推荐的 Glok 与 McLean 法，Chapman-Dean 法和硝基四氮唑蓝定量法。由于 G-6-PD 杂合子患者酶活性的变化范围较宽，活性定量测定的方法对其检出率不高，可通过同时测定 G-6-PD/6-PGD 比值的变化较敏感地反映 G-6-PD 的缺乏，提高杂合子的检出率。

5. 分子生物学方法 目前编码 G-6-PD 的 DNA 一级分子结构已完全清楚，利用分子生物学技术可进行核苷酸序列分析。利用限制性内切酶研究 G-6-PD 基因片段长度多态性，对分析变异型很有帮助。采用聚合酶链反应也可确诊基因的酶缺陷型，用于找出突变位点。

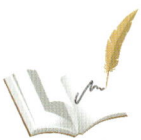

（四）诊断

1. 患者存在溶血诱因　如新生儿黄疸、食蚕豆、服用可疑药物史或近期有感染性疾病，存在血管内或血管外溶血的指征。

2. 筛选试验　主要有 3 种，适宜男性半合子和女性纯合子的诊断和大样本的筛查，对女性杂合子多不敏感。包括荧光斑点试验、硝基四氮唑纸片法和高铁血红蛋白还原试验。

3. 酶活性定量检测　是 G－6－PD 缺乏症确诊的金标准。正常人酶活力为（12.10 ± 2.00）EU/g Hb（37℃）；（8.34 ± 1.95）EU/g Hb（37℃ G－6－PD 校正）。

4. 基因型鉴定　在酶活力测定的基础上，聚合酶链反应应用于已知突变型的鉴定和产前诊断。

五、红细胞丙酮酸激酶缺陷症

红细胞丙酮酸激酶缺陷症（pyruvate kinase deficiency, PK deficiency）是由于机体 PK 基因缺陷导致红细胞内无氧糖酵解途径中常见的 PK 酶活性减低或性质改变引起的溶血性贫血。属常染色体隐性遗传，男女均可发病，纯合子型症状明显，杂合子无症状或极轻。发病率仅次于 G－6－PD 缺陷症。

（一）病因与发病机制

丙酮酸激酶缺陷时，红细胞糖酵解途径的各种中间产物堆积，2，3－DPG 的产生比正常多 2~3 倍，而 ATP 产生减少，维持膜泵功能丧失，K^+ 的丢失超过 Na^+ 的摄入，细胞内钠水减少，细胞体积变小，外形出现棘状突起，细胞相互间黏度增加，膜钙增加，变形性降低，引起血管外溶血。

（二）临床特征

临床多表现为慢性溶血性贫血，可出现贫血、黄疸、脾大。新生儿常见高胆红素血症。成人代偿完全者不出现贫血，只出现黄疸和肝脾肿大。在感染后溶血加重甚至发生再障危象，部分患者常并发胆石症。

（三）实验室检查

1. 筛选试验　红细胞自溶血试验阳性，加 ATP 可完全纠正，加葡萄糖不能纠正。PK 荧光斑点试验，正常者 25 分钟内荧光消失，中等缺乏者（杂合子型）25~60 分钟荧光消失，严重缺乏者（纯合子型）60 分钟荧光仍不消失。

2. 酶活性定量试验　PK 活性检测，ISCH 推荐 Blumeif 法健康人为（15.0 ± 1.99）IU/g Hb（37℃）；中等缺乏者（杂合子型）为正常活性的 25%~35%，严重缺乏者（纯合子型）为正常活性的 25% 以下。

3. ATP 测定　参考范围（4.32 ± 0.29）μmol/g Hb，PK 缺乏时低于正常 2 个标准差以上。

4. 中间代谢产物测定　①2，3－二磷酸甘油酸（2，3－DPG）：参考范围（12.27 ± 1.87）μmol/g Hb，PK 缺乏时较正常增加 2 个标准差以上；②磷酸烯醇式丙酮酸（PEP）：参考范围（12.2 ± 2.2）μmol/L RBC，PK 缺乏时较正常增加 2 个标准差以上；③2－磷酸甘油酸（2－PG）：参考范围（7.3 ± 2.5）μmol/L RBC，PK 缺乏时较正常增加 2 个标准差以上。

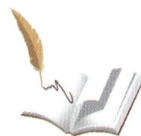

（四）诊断

本病诊断的金标准为酶活性测定。PK 活力测定值下降并符合临床特征者可以诊断丙酮酸激酶缺陷症，疑诊者加做 PK 酶动力学分析和家系分析有助于确诊。

1. 特异性确诊指标　①PK 荧光斑点法初筛试验：为定性筛查试验，正常人 20 分钟内荧光消失。②PK 酶活力定量测定：为定量确诊试验，杂合子患者残余酶活力在正常人的 50% ~75%，纯合子患者多低于正常人的 50%。③基因型分析：用分子生物学分析的方法鉴定 PK 基因突变类型和多态性连锁关系，经酶活力测定和家系验证后，结合临床诊断指标，可以确诊丙酮酸激酶缺陷症。

2. 辅助诊断指标　①红细胞形态学：部分患者外周血涂片可见小棘球形红细胞，切脾后棘形红细胞明显增多。②中间代谢产物：PK 缺乏时可导致催化底物蓄积、产物减少，如三磷酸腺苷、2，3－二磷酸甘油酸、磷酸烯醇丙酮酸、2－磷酸甘油酸。

六、自身免疫性溶血性贫血

免疫性溶血贫血（immune anemia）是由于多种原因引起红细胞表面抗原与相应抗体发生特异性结合，或在补体参与下，导致红细胞聚集或破坏而引起的溶血性疾病。本病为外在因素所致，为较常见的一类获得性溶血性贫血。引起免疫性溶血的因素很多，可以是病原生物感染、药物作用等诱发，也可以继发于其他免疫系统疾病或同种免疫性溶血。溶血可发生在血管外，也可发生在血管内。临床症状依病因不同而有差异。根据溶血原因不同，免疫性溶血性贫血分为三类：自身免疫性溶血性贫血（autoimmune hemolytic anemia，AIHA）（温抗体型和冷抗体型）、同种免疫性（血型不合输血和新生儿溶血病）溶血性贫血和药物诱发的免疫性溶血性贫血（drug－induced immune hemolytic anemia，DIHA）（自身抗体型、免疫复合物型和半抗原型）。

AIHA 是由于机体免疫功能异常，产生抗自身红细胞的抗体，导致红细胞破坏加速造成的获得性溶血性贫血。本病根据抗体作用于红细胞的最适温度不同可分为温抗体型和冷抗体型。温性抗体作用于红细胞的最适温度为 37℃，主要为 IgG，是不完全抗体，多吸附于红细胞表面使红细胞致敏，之后在单核－巨噬细胞系统发生血管外溶血。其免疫实质分为三型：抗 IgG 型（占 35%）、抗 IgG 加抗 C3d 型（占 56%）和抗 C3d 型（占 9%）。占自身免疫性溶血的大多数，称为温抗体型自身免疫性溶血性贫血（warm autoimmune hemolytic anemia，WAIHA）。冷性抗体在 20℃以下作用最活跃，主要为 IgM，是完全抗体，主要通过激活补体导致溶血。冷凝集素综合征（cold agglutinin syndrome，CAS）抗体多见冷凝集素性 IgM。阵发性冷性血红蛋白尿症（paroxysmal cold hemoglobinuria，PCH）的抗体为冷热抗体（D－L 抗体）。

（一）病因与发病机制

AIHA 分原发性和继发性两类，原发性者多为女性，发病原因不明，继发性者原因很多，如淋巴系统恶性增生性疾病、病毒、支原体等病原生物感染、自身免疫性疾病、免疫缺陷性疾病等均可导致 AIHA。

AIHA 是由于免疫调节功能发生变异产生了针对自身红细胞的抗体，抗体产生的机制可能与以下几方面因素有关：①病毒、细菌等感染可激活多克隆 B 细胞导致自身抗体的产生；②病原微生物的毒素或化学物质等作用于细胞表面，使红细胞抗原性改变，表面负电荷减

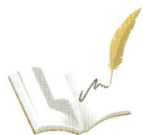

少，出现自身凝集；③淋巴组织系统的病变，使免疫组织丧失识别自身红细胞的能力，有助于产生自身抗体；④T细胞平衡失调，抑制性T细胞减少和功能下降，辅助T细胞中特定亚群活化，使相应B细胞反应过强，产生自身抗体。

自身免疫性溶血的机制可归纳为由单核-巨噬细胞系统介导的血管外溶血和由补体介导的血管内溶血。血管外溶血主要见于WAIHA，其溶血的机制是红细胞吸附不完全抗体（温抗体）或补体而被致敏，抗体的Fc段暴露，易与吞噬细胞结合，部分红细胞膜被吞噬或消化，红细胞形态逐渐成球形易被破坏，终致溶血。冷凝集素综合征患者亦多表现为血管外溶血。补体介导的血管内溶血常见于阵发性冷性血红蛋白尿，较少见于冷凝集素综合征，在温性抗体中极罕见。其血管内红细胞破坏机制是冷抗体型自身抗体在低温环境中可附着于红细胞表面，并激活补体，使红细胞肿胀、溶解。在温度升高时，抗体可从红细胞表面脱离，故其为冷性抗体。阵发性冷性血红蛋白尿症患者血清中的冷性抗体，在低温环境下能与红细胞结合，同时吸附补体，但不发生溶血。当温度上升至37℃时，激活补体，破坏红细胞，从而发生急性血管内溶血。

（二）临床特征

根据抗体类型的不同，AIHA的临床表现、发病速度、溶血程度和病程均有所不同。WAIHA可见于各年龄段，临床表现轻重不等，轻者可无症状，多数病例表现为慢性溶血，少数病例为急性溶血。主要表现为贫血相关症状，半数左右病例可出现黄疸、肝脾肿大。继发性者除有溶血的表现外，还有原发病症状。慢性型病例可有淋巴结肿大、出血和血小板减少性紫癜（称为Evans综合征）。

冷凝集素综合征常见于寒冷季节，中年患者多见，患者除贫血和黄疸外，在冷环境下因红细胞大量凝集致微循环障碍，出现手足发绀，复温后消失。本病以血管外溶血为主，少数可有血红蛋白尿和含铁血黄素尿等血管内溶血表现。

阵发性冷性血红蛋白尿症主要继发于某些感染，受冷后突然发病，出现寒战、发热、腰背酸痛、血红蛋白尿及肝脾肿大等急性血管内溶血的表现。

（三）实验室检查

1. 血象和骨髓象 红细胞减少，血红蛋白降低，网织红细胞增高，血片上红细胞大小不等，常见球形红细胞和有核红细胞。冷抗体型可见红细胞凝集现象。骨髓象呈增生性贫血表现。

2. 溶血相关检测 具有溶血性贫血共同的实验室检查特征。

3. Coombs试验 是诊断自身免疫性溶血性贫血的重要实验依据。患者直接试验多阳性，少数患者有间接试验阳性。应用单价抗IgG或抗C_3的抗血清作抗球蛋白试验、采用放射免疫或酶联免疫的方法测定红细胞上的IgG量等方法可提高检测敏感性。

4. 冷凝集素试验 冷抗体型自身免疫性溶血性贫血为阳性。

5. 冷热溶血试验 阵发性冷性血红蛋白尿症患者为阳性。

（四）诊断及鉴别诊断

1. 温抗体型自身免疫性溶血性贫血 临床表现除溶血和贫血外无特殊症状，半数患者有脾大，1/3有黄疸和肝大。实验室检查：贫血程度不一，可暴发急性溶血危象，外周血可见多数球形红细胞及数量不等的幼红细胞，网织红细胞增多；骨髓涂片呈幼红细胞增生象，

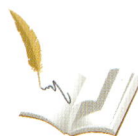

再生障碍危象时呈再生障碍骨髓象；抗球蛋白试验直接试验阳性，主要为抗 IgG 和抗补体 C3 型，间接试验可阳性或阴性。

近 4 个月无输血或特殊药物史，如直接抗球蛋白试验阳性，结合临床表现和实验室检查可确诊。如抗球蛋白试验阴性，但临床表现较符合，肾上腺皮质激素或切脾术有效，除外其他溶血性贫血可诊断为抗球蛋白试验阴性的 AIHA。

2. 冷凝集素综合征　临床表现以寒冷诱发的肢端发绀可见，除贫血和黄疸外，其他体征很少。实验室检查为冷凝集素试验阳性，4℃时效价高至 1∶1000，30℃在白蛋白或生理盐水内凝集效价仍高；直接抗球蛋白试验阳性几乎均为补体 C3 型。诊断时应注意与 C3 阳性的其他免疫性溶血进行鉴别。冷凝集素几乎都是 IgM。

3. 阵发性冷性血红蛋白尿症　具有典型的临床表现，多数于受寒后即有急性发作，表现为寒战、发热、腰背酸痛，随后出现血红蛋白尿。实验室检查：发作时贫血严重，进展迅速，周围血红细胞大小不一有畸形，可见球形红细胞、红细胞碎片、嗜碱性点彩细胞及幼红细胞；冷热溶血试验阳性；反复发作者有含铁血黄素尿；直接抗球蛋白试验为补体 C3 型阳性。应注意与阵发性睡眠性血红蛋白尿症、行军性血红蛋白尿症及肌红蛋白尿症相鉴别。

七、阵发性睡眠性血红蛋白尿症

阵发性睡眠性血红蛋白尿症（paroxysmal noctural hemoglobinuria，PNH）是一种获得性造血干细胞基因突变引起的良性克隆缺陷性疾病。其血细胞（红细胞、粒细胞、血小板）膜对补体异常敏感而被破坏的一种血管内溶血性疾病。临床表现以与睡眠有关的、间歇性发作的血红蛋白尿为特征。

（一）病因与发病机制

本病为造血干细胞的 X 染色体上磷脂酰肌醇聚糖 A 类（phosphatidyl inositol glycan－class A，PIG－A）基因突变，引起细胞膜上糖化肌醇磷脂锚（glycosyl phosphatidyl inositol，GPI）合成障碍，使 GPI 锚蛋白减少或缺失。多种调节细胞对补体敏感性的蛋白（如 CD59、CD55）都属于 GPI 锚连接蛋白，需 GPI 锚磷脂才能连接于细胞膜上。PNH 时，由于 GPI－锚磷脂缺乏，CD59 和 CD55 等补体调节蛋白不能连接于细胞膜上，使细胞对补体的敏感性增加。这种补体敏感的异常细胞不断增殖、分化，形成一定数量的细胞群时即发病。PNH 患者的 GPI 锚连膜蛋白部分或全部丧失可同时发生在红细胞、粒细胞、单核细胞及淋巴细胞上，提示本病为造血干细胞水平基因突变所致。

（二）临床特征

血红蛋白尿为首发症状者占 1/4，尿液外观为酱油或红葡萄酒样；伴乏力、胸骨后及腰腹疼痛、发热等。轻型血红蛋白尿仅为隐血阳性尿。血红蛋白尿多与睡眠有关，早晨较重，下午较轻。很多因素可诱发血红蛋白尿，如感染、月经、手术、输血、应激和某些药物。本病多为慢性血管内溶血性贫血，可伴有全血细胞减少，称为再障－PNH 综合征。还可有反复血栓形成及相应的临床表现，血栓主要累及静脉系统，包括肝静脉、肠系膜静脉、门静脉、脾静脉和脑静脉及肢体静脉等。

（三）实验室检查

1. 血象　贫血为几乎所有患者的表现，呈正色素性或低色素性贫血，半数患者为全血

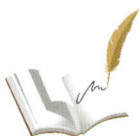

细胞减少，网织红细胞增高，血涂片可见有核红细胞及红细胞碎片。

2. 骨髓象 半数以上的患者三系增生活跃，尤以红系造血旺盛。随病情变化表现不一，不同穿刺部位增生程度可明显差异，故增生低下者应注意穿刺部位，必要时做病理活检。

3. 溶血相关检测 尿含铁血黄素试验（Rous test）阳性。血清游离血红蛋白可升高，结合珠蛋白可降低，提示血管内溶血。

4. 检测补体敏感的红细胞存在的试验 酸化血清溶血试验（Ham test）特异性高，多数患者为阳性，是诊断的重要依据。蔗糖溶血试验（sucrose hemolysis test）是 PNH 的初筛试验，PNH 患者可为阳性，本试验较酸溶血试验敏感，但特异性较差。热溶血试验阳性，其敏感性高，阴性结果一般可排除诊断。流式细胞术检测发现 GPI 锚连接蛋白（CD55 和或 CD59）低表达的异常细胞群，目前国际上多采用 Flaer 联合 CD59 来检测 PNH 克隆，诊断 PNH。Flaer 检测是利用 Alexa－488 标记的无活性的嗜水气单胞菌溶素前体的变异体，能特意地与胞膜上 GPI 锚连接蛋白结合，在细胞膜上形成通道，从而溶破正常细胞，而 PNH 患者红细胞因 GPI 的缺乏而不受影响，故细胞完好。通过流式细胞仪检测，区分 GPI⁻ 和 GPI⁺ 细胞。对临床高度怀疑而 CD55 和 CD59 检查不能确诊的 PNH 病例结合 Flaer 检查可获得明确诊断。

（四）诊断

临床表现符合 PNH 的特征。实验室检查结果如下。

（1）酸化血清溶血试验、糖水试验、蛇毒因子溶血试验、尿隐血（或尿含铁血黄素）试验等两项试验以上阳性，或一项试验阳性，但结果可靠有肯定的血管内溶血的直接或间接证据，并能除外其他溶血。

（2）流式细胞仪检查发现外周血中 CD59 或 CD55 阴性的中性粒细胞或红细胞大于 10%（5%～10% 为可疑）。

实验室检查结果具备 1 项或 2 项均可诊断，而 1、2 两项可相互佐证。

八、其他溶血性贫血

其他溶血性贫血是指由于非免疫因素引起的获得性红细胞膜受损所致的溶血性贫血。主要由红细胞周围环境异常，不利于红细胞正常生存，红细胞发生某种改变而破坏，与红细胞自身无关。病因包括物理因素、化学因素和生物因素等，主要通过病史、临床表现、溶血性贫血实验室检查结果诊断。

（一）机械性损伤所致的溶血性贫血

红细胞在血循环中受外力作用的拍打、冲击或通过比红细胞直径狭窄的小血管时，或流动中受纤维蛋白细丝的切割等原因而发生破坏，出现血管内溶血，血片中出现各形红细胞碎片（图 8－17）是诊断此类溶血性贫血的主要依据。机械性溶血主要分为以下三大类型：①心源性创伤性溶血性贫血。少数心脏瓣膜狭窄、心脏瓣膜成形术、人工瓣膜置换术及大血管手术后的患者，由于心脏瓣

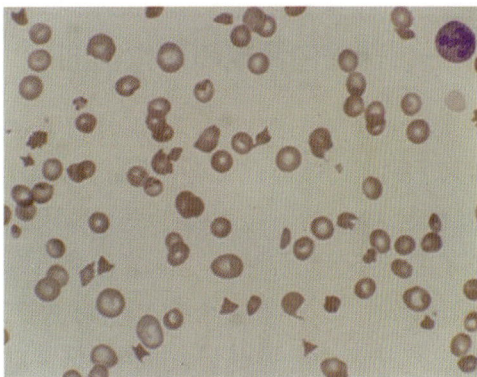

图 8－17 MHA 外周血象（瑞特染色×1000）

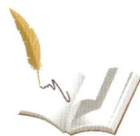

膜和大血管异常导致血流动力学改变，红细胞受到机械摩擦及撞击等机械性损伤，出现溶血性贫血。②微血管病性溶血性贫血（microangiopathic hemolytic anemia，MHA）：是一组继发性疾病，主要原因是由于微血管内血栓形成或血管壁有病变而使微血管管腔变窄，或有纤维蛋白网形成，红细胞通过时受到过多推挤、摩擦或撕裂等机械性损伤而发生血管内溶血。常见于溶血尿毒综合征（hemolytic uremic syndrome，HUS）、血栓性血小板减少性紫癜（Thrombotic thrombocytopenic purpura，TTP）、弥散性血管内凝血和肿瘤等。③行军性血红蛋白尿：直立姿势的运动，特别是长途行军、马拉松赛跑等，足底与硬而粗糙的地面长时间摩擦而使足底浅表毛细血管内红细胞受撞击损伤，出现血管内溶血。

（二）感染因素所致的溶血性贫血

多种微生物及寄生虫感染可引起溶血性贫血，有些微生物的生物毒素有直接溶血作用。常见引起感染性溶血的细菌有产气荚膜杆菌、溶血性链球菌等；病毒性感染可见于柯萨基病毒、巨细胞病毒、EB病毒等；原虫感染常有疟原虫、弓形虫等。

（三）化学物质所致溶血性贫血

许多有毒化学物质和药物可直接引起红细胞破坏或诱发患者出现溶血。根据引起溶血的机制可分为：①有遗传缺陷者因某些药物诱发急性溶血，如 G－6－PD 缺乏症患者服用伯氨喹、不稳定血红蛋白病患者服用磺胺。②药物相关的免疫性溶血性贫血。③铅、砷、铜以及苯类有机物等化学物质大剂量中毒时，机体产生应激反应，使正常红细胞的保护机制受损，引起正常红细胞的破坏。

（张艳超）

扫码"学一学"

第六节　血红蛋白病

血红蛋白病（hemoglobinopathy）是当今人类面临的主要的一组遗传性疾病，由于珠蛋白基因突变，血红蛋白合成异常所导致。根据珠蛋白缺陷的差异可分为珠蛋白生成障碍和珠蛋白肽链结构异常两大类。后者珠蛋白合成数量无异常，而是珠蛋白链中单个氨基酸结构发生了改变，被称为异常血红蛋白病。二者均系遗传因素所致的血红蛋白异常，统称血红蛋白病。另外，也可见由化学药物导致的获得性血红蛋白病。

一、珠蛋白合成障碍性贫血

珠蛋白合成障碍性贫血又称地中海贫血（thalassemia），是由于珠蛋白基因的缺失或突变，引起某种珠蛋白肽链合成减少或完全不能合成，血红蛋白生成异常，导致无效红细胞生成，红细胞寿命缩短的一组遗传性疾病。临床上主要表现为轻重程度不一的小细胞低色素性贫血。该病广泛分布于世界各地，尤以东南亚地区为重，我国广东、广西、四川较多，长江以南地区都有散发，北方少见。珠蛋白合成障碍性贫血可根据珠蛋白肽链缺陷的种类进行分类，α 链缺陷所致者称为 α－珠蛋白合成障碍性贫血，β 链缺陷所致者称为 β－珠蛋白合成障碍性贫血，δ 链和 β 链同时缺陷所致者称为 δβ－珠蛋白合成障碍性贫血，依此类推。

血红蛋白由两对珠蛋白链和四个血红素分子构成四聚体。成人体内由于珠蛋白链的不同而存在三种血红蛋白，主要为血红蛋白 A（$\alpha_2\beta_2$），占 Hb 总量的 95% 以上，其次为血红

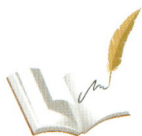

蛋白 A_2（$\alpha_2\delta_2$）占 2%～3%，胎儿血红蛋白（$\alpha_2\gamma_2$）占 1% 左右。珠蛋白 α 链基因位于 16 号染色体，其他 β、γ、δ 链基因位于 11 号染色体，呈连锁关系。正常人从父母双方各遗传 2 个珠蛋白 α 链基因（αα/αα），合成 α 珠蛋白链，这样就构成了每一条 16 号染色体上有 2 个合成 α 链的基因位点，则每对染色体上共有四个 α 链基因位点（由父母双方各继承一条）；从父母双方各遗传 1 个珠蛋白 β 链基因（β/β），合成 β-珠蛋白链。如果遗传的 α 链基因有缺陷则导致 α-珠蛋白合成障碍性贫血；如果遗传的 β 链基因异常，则引起 β-珠蛋白合成障碍性贫血。

（一）α-珠蛋白合成障碍性贫血

1. 病因与发病机制　α-珠蛋白合成障碍性贫血是由于 α-珠蛋白基因的缺失（缺失型）或突变（非缺失型）导致 α-珠蛋白肽链合成减少或完全不能合成所引起的溶血性贫血。发患者群主要集中在东南亚和地中海地区，具有高度遗传异质性，其分子缺陷具有某种程度的种族特异性。据报道，目前全世界发现的 α-珠蛋白合成障碍性贫血基因突变类型至少有 81 种，以缺失型突变最为常见，其缺失的范围可从两个 α-基因均缺失至一些小片段的缺失均可在人群中检出。我国 α-珠蛋白合成障碍性贫血的分子基础主要是大片段基因缺失，其中 $--^{SEA}$，$-\alpha^{3.7}$ 和 $-\alpha^{4.2}$ 为最常见的 3 种基因缺失类型。非缺失型 α-珠蛋白合成障碍性贫血主要是 Hb Constant Spring（Hb CS，为我国南方常见类型）和 Hb Quong Sze（Hb QS）2 种。在很多情况下，非缺失型 α 珠蛋白合成障碍性贫血基因引起的功能缺陷比缺失型更为严重。

由于 α 基因的缺失或突变，α 链的合成速度明显降低或几乎不能合成。在以 HbF 为主的胎儿期，由于 α 链的缺失，过剩的 γ 链聚合形成 γ_4，即 Hb Bart。Hb Bart 与氧的亲和力高，在组织中氧释放极少，常导致胎儿宫内窒息死亡，未死亡的胎儿也因长期缺氧，生长发育受到严重影响，出生后可因胎儿水肿综合征在围产期死亡。出生后，γ 链的合成减少，β 链取而代之，过多的 β 链聚合形成 β_4，即 HbH。HbH 是一种不稳定的血红蛋白，可形成包涵体沉积在红细胞内，使红细胞膜的通透性增高而破碎，红细胞的寿命明显缩短，出现慢性溶血和骨髓造血代偿性增强。同样，HbH 与氧的亲和力是 HbA 的 10 倍，不利于氧的释放。但由于 HbH 含量一般在 30% 以下，不足以危及婴儿生命，婴儿出生后能存活和成长。

大部分 α-珠蛋白合成障碍性贫血是由于 α 基因缺失所致。根据 α 基因缺失的不同，α-珠蛋白合成障碍性贫血可分为四种表型，即：①Hb Bart's 胎儿水肿综合征；②HbH 病；③轻型 α-珠蛋白合成障碍性贫血；④静止型 α-珠蛋白合成障碍性贫血。各型之间的差异主要在于 α 链的表达程度，α 链合成部分缺如称为 α^+ 基因，α 链完全缺如称为 α^0 基因。各表型与基因型之间的关系见表 8-13。

表 8-13　α-珠蛋白合成障碍性贫血基因型与表型（或疾病）的关系

表型/疾病	基因型
胎儿水肿综合征	纯合子 α^0/α^0（$--/--$）
HbH 病	双重杂合子 α^0/α^+（$--/-\alpha$）
轻型 α-珠蛋白合成障碍性贫血	杂合子 α^0/α（$--/\alpha\alpha$）
	纯合子 α^+/α^+（$-\alpha/-\alpha$）
静止型 α-珠蛋白合成障碍性贫血	杂合子 α^+/α（$-\alpha/\alpha\alpha$）

2. 临床特征　由于珠蛋白合成障碍性贫血的分子生物学方面的异质性，其临床严重程

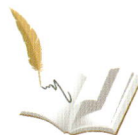

度和实验室结果的差异极大。

（1）Hb Bart's 胎儿水肿综合征（重型）　胎儿常于 30～40 周时流产、死胎或娩出后数小时内死亡，胎儿呈重度贫血、黄疸、水肿、肝脾肿大，胎盘巨大且质脆。

（2）血红蛋白 H 病（中间型）　患儿出生时无明显症状，婴儿期以后逐渐出现贫血、疲乏无力、肝脾肿大、轻度黄疸，年龄较大的患儿可出现头颅变大、额部隆起、颧高、鼻梁塌陷、两眼距离增宽，形成珠蛋白合成障碍性贫血的特殊面容。合并呼吸道感染或服用氧化性药物等可诱发急性溶血而加重贫血，甚至发生溶血危象。

（3）轻型 α - 珠蛋白合成障碍性贫血　患者无症状。

（4）静止型 α - 珠蛋白合成障碍性贫血　患者无症状。

3. 实验室检查

（1）Hb Bart's 胎儿水肿综合征　血象呈小细胞低色素性贫血，有核红细胞和网织红细胞明显增加。血红蛋白中几乎全是 Hb Bart 或同时有少量 HbH，无 HbA 和 HbA_2。

（2）血红蛋白 H 病　血象呈小细胞低色素性贫血，网织红细胞增高；骨髓中红细胞系统增生明显活跃，以中、晚幼红细胞占多数。红细胞渗透脆性降低；HbA_2 和 HbF 含量正常或稍低，出生时血液中约含有 25% Hb Bart 及少量 HbH，随年龄增长，HbH 逐渐取代 Hb Bart，HbH 含量维持在 5%～30% 水平；红细胞包涵体试验阳性。

（3）轻型 α - 珠蛋白合成障碍性贫血　红细胞形态有轻度大小不等和异形；MCV、MCH 轻度降低；红细胞渗透脆性降低；HbA_2 和 HbF 含量正常或稍低，患儿脐血 Hb Bart 含量 5%～15%，于生后 6 个月完全消失至血红蛋白电泳正常；红细胞包涵体试验阳性。

（4）静止型 α - 珠蛋白合成障碍性贫血　红细胞形态正常，无贫血；仅出生时脐带血中 Hb Bart 含量 1%～2%，3 个月后即消失；红细胞包涵体试验阴性。

4. 诊断　珠蛋白合成障碍性贫血的临床诊断主要依据三个方面：①临床表现；②实验室检查，除血液常规检查外，血红蛋白电泳是诊断本病必备条件；③遗传学检查，是最可靠的研究方法，可确定纯合子、杂合子、双重杂合子等。基因分析可确定基因突变类型，可作为确诊和分型的依据。α - 珠蛋白合成障碍性贫血的诊断标准与临床分期标准见表 8 - 14。

表 8 - 14　α - 珠蛋白合成障碍性贫血的诊断与临床分期标准

临床分期		诊断标准
重型（Hb Bart's 胎儿水肿综合征）	临床表现	妊娠 30～40 周时胎儿在宫内死亡或出生后数小时内死亡。皮肤苍白、全身水肿、体腔积液、胎盘巨大，孕妇可有妊娠高血压综合征
	实验室检查	血红蛋白 30～100g/L。MCV 及 MCH、MCHC 显著降低，；红细胞渗透脆性降低。血涂片可见红细胞大小不等、异形及靶形红细胞，可见有核红细胞，网织红细胞显著增多。Hb Bart >70%，少量 Hb Portland，可出现微量 HbH。基因型为 α - 珠蛋白合成障碍性贫血纯合子
	遗传学	双亲均为 α - 珠蛋白合成障碍性贫血
中间型（HbH 病）	临床表现	出生时正常，1 岁后出现轻至中度贫血，可有黄疸、肝脾肿大和骨骼改变，呈珠蛋白合成障碍性贫血面容
	实验室检查	红细胞呈小细胞低色素改变，靶形红细胞易见；血涂片经煌焦油蓝染色后可见红细胞中含有灰蓝色、均匀、圆形的颗粒状 HbH 包涵体。骨髓红系增生极度活跃，有核红细胞红亦可见 HbH 包涵体。血红蛋白电泳出现 HbH 区带，HbH 占 5%～30%，也可出现少量 Hb Bart（出生时 Hb Bart 可达 15% 以上）。基因型为 α - 珠蛋白合成障碍性贫血双重杂合子或 α - 珠蛋白合成障碍性贫血/HbCS
	遗传学	双亲均为 α - 珠蛋白合成障碍性贫血，或一方为 α - 珠蛋白合成障碍性贫血、另一方为 HbCS

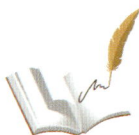

临床分期		诊断标准
轻型	临床表现	无临床症状或仅有轻度贫血
	实验室检查	出生时 Hb Bart 可占 5%～15%，几个月后消失，红细胞有轻度形态改变，可见靶形红细胞，血红蛋白稍降低或正常，MCV<79fl，MCH<27pg，红细胞脆性降低。血红蛋白电泳正常，可检出 ζ 珠蛋白链。基因型为 α-珠蛋白合成障碍性贫血杂合子
	遗传学	双亲中一方或双方为 α-珠蛋白合成障碍性贫血
静止型	临床表现	没有临床症状和体征
	实验室检查	出生时 Hb Bart 为 1%～2%，随后很快消失，无贫血，红细胞形态正常（少部分可见 MCV<79fl，MCH<27pg），红细胞脆性试验阳性。血红蛋白电泳正常。基因型为 α-珠蛋白合成障碍性贫血杂合子
	遗传学	双亲中至少一方为杂合子 α-珠蛋白合成障碍性贫血

临床诊断为 α-珠蛋白合成障碍性贫血后，还应进一步进行基因分析确定基因突变类型，作为 α-珠蛋白合成障碍性贫血基因分型和确诊的依据。基因诊断方法有跨越断裂点 PCR（GAP-PCR）、多重 PCR、长片段 PCR、RT-PCR、限制性片段长度多态性分析（PCR-RFLP）、Southern 杂交等。

（二）β-珠蛋白合成障碍性贫血

1. 病因与发病机制　β-珠蛋白合成障碍性贫血由 β-珠蛋白链基因突变所引起，β 基因的突变以点突变为主，单核苷酸置换是 β-基因的主要突变类型，亦可有碱基的插入和缺失。由于 β-珠蛋白基因突变影响了基因的表达和调节，β 链生成受抑制或缺如，部分 α 链与 γ 链或 δ 链结合，形成的 HbF 和 HbA_2 增多；非结合的 α 链以一种不稳定的单体形式存在，易形成 α 链包涵体，使红细胞僵硬易破坏，红细胞寿命明显缩短，最终引起溶血性贫血。

β-珠蛋白合成障碍性贫血有 $β^+$ 和 $β^0$ 两种基因型，$β^+$ 为杂合子，能合成部分 β 链；$β^0$ 为纯合子，β 链完全缺如。临床上，β-珠蛋白合成障碍性贫血有轻型和重型之分，杂合子往往表现为轻型，纯合子表现为重型，另有介于二者之间的为中间型。其基因型和表型（疾病）之间的关系见表 8-15。

表 8-15　β-珠蛋白合成障碍性贫血基因型和表型的关系

表型/疾病		基因型
静止型 β-珠蛋白合成障碍性贫血	杂合子	$β^+/β$
轻型 β-珠蛋白合成障碍性贫血	杂合子	$β^+/β$，$β^0/β$，$(δβ)^0/β$，$(δβ)^{Lepore}/β$
中间型 β-珠蛋白合成障碍性贫血	纯合子	$β^+/β^+$，$(δβ)^0/(δβ)^0$
	双重杂合子	$β^0/(δβ)^0$，$β^+/(δβ)^0$，$β^0/(δβ)^{Lepore}$，$β^+/(δβ)^{Lepore}$，$(δβ)^0/(δβ)^{Lepore}$
	杂合子	$β^0/β$，$(δβ)^0/β$
重型 β-珠蛋白合成障碍性贫血	纯合子	$β^0/β^0$，$β^+/β^+$，$(δβ)^{Lepore}/(δβ)^{Lepore}$
	双重杂合子	$β^0/β^+$

2. 临床特征

（1）重型 β-珠蛋白合成障碍性贫血　又称 Cooley 贫血。患儿出生时无症状，至 3～6

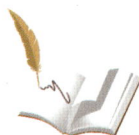

个月开始出现症状，呈慢性进行性贫血，肝脾肿大，发育不良，常有轻度黄疸，上述症状随年龄增长而日益明显。由于骨髓代偿性增生导致骨骼变大，首先发生于掌骨，以后为长骨和肋骨，1岁后颅骨改变明显，表现为头颅变大、额部隆起、颧高、鼻梁塌陷、两眼距离增宽，形成珠蛋白合成障碍性贫血的特殊面容。当并发有含铁血黄素沉着时，因过多的铁沉着于心肌和其他脏器而引起相应脏器损害的表现，其中最严重的是心力衰竭，它是贫血和铁沉着造成心肌损害的结果，是导致患儿死亡的重要原因之一。本病如不治疗，多于5岁前死亡。

（2）中间型β–珠蛋白合成障碍性贫血　多于幼童期（2～5岁）出现症状，其临床表现介于轻型和重型之间，中度贫血，脾脏轻或中度肿大，黄疸可有可无，骨骼改变较轻。

（3）轻型β–珠蛋白合成障碍性贫血　患者无症状或有轻度贫血，脾不大或轻度肿大。病程经过良好，能存活至老年。本型多于重型患者家族调查时被发现。

（4）静止型β–珠蛋白合成障碍性贫血　患者无症状。

3. 实验室检查

（1）重型β–珠蛋白合成障碍性贫血　血象呈小细胞低色素性贫血，网织红细胞增高；骨髓中红细胞系统增生明显活跃，以中、晚幼红细胞占多数；红细胞渗透脆性明显减低；HbF含量明显增高，这是诊断重型β–珠蛋白合成障碍性贫血的重要依据。

（2）中间型β–珠蛋白合成障碍性贫血　血象和骨髓象的改变如重型；红细胞渗透脆性减低；HbF含量增高程度不定，HbA_2含量正常或增高。此型患者的特点是临床症状与实验检查结果往往不同步，一些病例实验检查结果象重型，但临床表现较轻；另一些病例实验检查结果像轻型，但临床表现较重。

（3）轻型β–珠蛋白合成障碍性贫血　成熟红细胞有轻度形态改变；红细胞渗透脆性正常或减低；血红蛋白电泳显示HbA_2含量增高（本型特点），HbF含量正常或轻度增高。

（4）静止型β–珠蛋白合成障碍性贫血　血红蛋白正常，网织红正常，成熟红细胞有轻度形态改变；红细胞渗透脆性正常或减低；血红蛋白电泳显示HbA_2和HbF正常或轻度增高。

4. 诊断　β–珠蛋白合成障碍性贫血的诊断与临床分期标准见表8–16。

表8–16　β–珠蛋白合成障碍性贫血的诊断与临床分期标准

临床分期		诊断标准
重型	临床表现	出生时接近正常，多在3～6个月出现贫血，肝脾肿大，黄疸，骨骼改变，呈特殊珠蛋白合成障碍性贫血面容。患儿发育滞后，智力障碍
	实验室检查	血红蛋白<60g/L，呈小细胞低色素性贫血（MCV、MCH、MCHC降低），红细胞形态不一、大小不均，中央浅染区扩大，出现靶形红细胞（10%以上）和红细胞碎片。网织红细胞增多，外周血出现较多有核红细胞。脾功能亢进时，白细胞和血小板减少。红细胞脆性降低。骨髓中红细胞系统增生明显活跃，以中、晚幼红细胞占多数，成熟红细胞改变与外周血相同。首诊时HbF显著增高，可达30%～90%，HbF不增高应排除近期输血的影响，可在输血后3个月左右复查；HbA_2多大于4%。基因型多为β–珠蛋白合成障碍性贫血纯合子或双重杂合子
	遗传学	双亲均为β–珠蛋白合成障碍性贫血

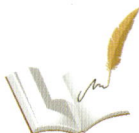

续表

临床分期		诊断标准
中间型	临床表现	多在2岁后出现贫血，症状和体征较重型轻，可有珠蛋白合成障碍性贫血面容
	实验室检查	血红蛋白60~100g/L，呈小细胞低色素性贫血，网织红细胞正常或增高，白细胞数多正常，血小板数常增高，脾功能亢进时白细胞、血小板数减少。红细胞脆性降低。骨髓象呈增生性贫血，红系增生显著，以中、晚幼红细胞占多数，成熟红细胞改变与外周血相同。患者HbA减少而HbF、HbA$_2$增多，HbA$_2$大于4%，HbF占10%~50%，异常血红蛋白ε/β-珠蛋白合成障碍性贫血患者除HbF、HbA$_2$增多外，可出现HbE。基因型可为β-珠蛋白合成障碍性贫血纯合子、双重杂合子、异常血红蛋白ε/β-珠蛋白合成障碍性贫血或β-珠蛋白合成障碍性贫血杂合子
	遗传学	双亲一方或双方为β-珠蛋白合成障碍性贫血，异常血红蛋白ε/β-珠蛋白合成障碍性贫血患者一方为β-珠蛋白合成障碍性贫血、另一方为异常血红蛋白E
轻型	临床表现	可有轻度贫血，无黄疸，偶见脾轻度肿大，无明显骨骼改变
	实验室检查	血红蛋白稍低，但>90g/L。红细胞大小不均，呈小细胞低色素性，可有少量靶形红细胞，红细胞脆性降低。HbA$_2$>35%或正常，HbF正常或轻度增高（<5%）。基因型为β-珠蛋白合成障碍性贫血杂合子
	遗传学	双亲至少一方为β-珠蛋白合成障碍性贫血杂合子
静止型	临床表现	临床上无症状，多为其他疾病做血液学检查时发现
	实验室检查	血红蛋白正常，MCV<79fl，MCH<27pg，网织红细胞正常。红细胞脆性降低。HbA$_2$>35%或正常，HbF正常或轻度增加（HbF<5%）。基因型为β-珠蛋白合成障碍性贫血杂合子
	遗传学	双亲至少一方为β-珠蛋白合成障碍性贫血杂合子

临床诊断为β-珠蛋白合成障碍性贫血后，还应进一步进行基因分析确定基因突变类型，作为β-珠蛋白合成障碍性贫血基因分型和确诊的依据。β-珠蛋白生成障碍性贫血的基因诊断方法主要有PCR结合ASO探针斑点杂交技术，PCR结合限制性内切酶技术，扩增不应突变系统技术（amplification refractory mutation system，ARMS），多重突变引物延伸扩增技术和反向斑点杂交技术等。

5. 鉴别诊断

（1）缺铁性贫血　与珠蛋白合成障碍性贫血同属小细胞性贫血，前者无家族史，靶形红细胞少见，血清铁、血清铁蛋白、运铁蛋白饱和度、骨髓铁储存降低明显，血红蛋白电泳无异常；后者多有家族史，靶形红细胞明显增多，血清铁、血清铁蛋白、运铁蛋白饱和度、骨髓铁增高；可出现异常血红蛋白区带，临床上可通过上述方法进行鉴别。

（2）铁粒幼细胞贫血　红细胞呈双形性改变，部分红细胞出现淡染区扩大，靶形红细胞少见，骨髓铁染色可见环形铁粒幼红细胞（>15%）；珠蛋白合成障碍性贫血主要表现为靶形红细胞增多，血红蛋白电泳出现异常，且有家族史。由此可区分铁粒幼细胞贫血与珠蛋白合成障碍性贫血。

由于珠蛋白合成障碍性贫血在我国分布范围较广，危害大，该病的产前筛查、产前诊断及遗传学调查已得到推广。目前，临床主要用血细胞分析仪检查、红细胞形态观察、红细胞渗透脆性检测及血红蛋白分析等方法进行筛查，血红蛋白分析对该类疾病有一定的诊断价值，但仍存在一定的局限性。基因分析可确定基因突变类型，作为基因分型和确诊的依据。

二、异常血红蛋白病

异常血红蛋白病是由于珠蛋白肽链基因发生突变，组成肽链的氨基酸发生替换、缺失、

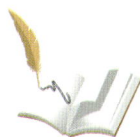

延长或融合而形成结构异常的血红蛋白所产生的疾病。到目前为止，已发现的人类异常血红蛋白超过 700 种，大多数为异常基因携带者，只有少数出现临床表现。异常血红蛋白早期是按照发现的先后依次用英文字母表示，如 HbC、HbD、HbE 等。由于发现的异常血红蛋白种类的不断增多，后来改用发现新品种所在地的地名、医院、实验室来命名。现有更为精准、科学的命名方法，注明异常的肽链、发生异常的位置及氨基酸变异的情况，如 HbS 的新命名法为 $\beta^{6(A3)谷\rightarrow缬}$。但该方法繁琐，目前仍沿用普通命名法。

根据临床表现和异常血红蛋白功能特性，可将异常血红蛋白病分为以下几种类型。①血红蛋白异常基因携带者：无任何临床表现，多在人群普查中被发现；②血红蛋白凝集性异常血红蛋白病：在某些条件下，血红蛋白可凝聚成棒状结晶体，导致红细胞形态改变，如 HbS 和 HbC；③氧亲和性异常的异常血红蛋白病：由于珠蛋白肽链结构改变，导致血红蛋白与氧的亲和力改变，如 HbM；④不稳定血红蛋白病：由于维持血红蛋白分子稳定性的某些氨基酸被替换，导致血红蛋白稳定性下降，并在红细胞内沉淀，引起慢性溶血过程；⑤伴高铁血红蛋白的异常血红蛋白病：由于某种氨基酸的替换，抑制了 Fe^{3+} 还原为 Fe^{2+}，血红蛋白携氧能力降低而表现出发绀。

世界上危害大的异常血红蛋白病是 HbS 病，即镰形细胞贫血（sickle cell anemia）。该病主要见于非洲裔人群，非洲黑人中约有 20% 为杂合子状态，美国黑人中达 8%，在我国尚无报道。我国西南地区以 HbE 最多见，其次报道较多的是 HbC 病和不稳定血红蛋白病。

（一）镰形细胞贫血

1. 病因与发病机制　HbS 是由于 β 基因的第 6 个密码子中的腺嘌呤被胸腺嘧啶所替换，导致 β 链上第 6 位上的谷氨酸被缬氨酸替换所生成的血红蛋白变异体。HbS 在脱氧的条件下形成纤维状多聚体，这种多聚体中 HbS 的 β 链通过与邻近的 β 链以疏水键结合而维持其稳定性，故 HbA（$\alpha_2\beta_2$）容易参与 HbS 多聚体的形成。且多聚体的排列方向与细胞膜平行，并与之紧密接触。当多聚体量达到一定程度时（HbS 超过 50%），红细胞即发生镰形变。镰形变的红细胞失去正常的可塑性和变形能力，易在血管内外被破坏而溶血。镰形变的红细胞也使血液的黏度增加，血流缓慢，引起血管堵塞。堵塞的血管加重组织缺氧和酸中毒，引起的多器官损伤，同时又可导致更多的红细胞镰形变，造成恶性循环，产生严重的临床症状。

2. 临床特征　镰形细胞贫血有纯合子和杂合子两种基因型，还有 HbS 与其他血红蛋白病的双重杂合子，如 Hb SC、Hb SE、Hb SD 等，其临床表现可与镰形细胞贫血相似，统称为镰形变综合征。杂合子患者无临床症状，又称镰形细胞特征；纯合子和双重杂合子可表现出镰形细胞贫血。患者一般在出生以后逐渐发病，其临床症状包括两个方面：①溶血性贫血表现，患者有贫血、黄疸、肝脾肿大等；②血管堵塞引起的多器官损伤的表现，心、肺、肾等脏器都可受损，出现相应器官功能衰竭。其他血管堵塞还可引起视网膜梗死和脑梗死等。当有感染、酸中毒、缺氧等状况发生时，可诱发镰形细胞危象，病情加重，甚至导致死亡。

3. 实验室检查　可见红细胞大小不等，异形明显，可见嗜碱性点彩细胞，严重时可见镰形红细胞；红细胞镰变试验呈阳性；红细胞寿命缩短；血红蛋白电泳可出现明显 HbS 区带，HbF 可轻度增高，HbA 明显减少。

4. 诊断　各型镰形细胞贫血特征见表 8 - 17。

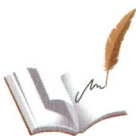

表 8 – 17　镰形细胞贫血分型及各型特征

分型	基因型	临床表现	血红蛋白组成
镰形细胞贫血	纯合子（Hb SS）	半岁以后起病 慢性溶血性贫血 血管栓塞致多器官损伤 镰形细胞危象	HbS > 90% HbF < 10% HbA₂ < 3.2%
镰形细胞特征	杂合子（Hb AS）	无症状，罕见无症状血尿	HbS 35% ~ 45% HbA₂ < 3.2%，余为 HbA

镰形细胞贫血确诊依赖于：①阳性家族史。②血红蛋白电泳或血红蛋白层析，血红蛋白组成见表 8 – 18。③红细胞形态观察，纯合子患者的镰形细胞可在常规血涂片上直接观察到；杂合子患者的镰形细胞则需在血涂片上加 2% 的硫化钠溶液，再加盖玻片诱导低氧环境而产生镰形细胞（镰变试验阳性）。

（二）不稳定血红蛋白病

1. 病因与发病机制　不稳定血红蛋白病（unstable hemoglobinopathy）是由于珠蛋白肽链基因突变，维持血红蛋白稳定性的氨基酸被替换或缺失，生成不稳定血红蛋白所致的一类疾病。不稳定血红蛋白可自发或在氧化性物质诱导下变性沉淀，形成红细胞内的变性珠蛋白小体（也称海因小体，Heinz body），主要是由于珠蛋白肽链氨基酸的替代或缺失，改变了血红蛋白的构型，影响血红素与珠蛋白的结合，导致血红蛋白不稳定而发生沉淀，附着于红细胞膜上，使红细胞的变形性降低，寿命缩短。不稳定血红蛋白种类有很多，但出现不稳定血红蛋白病的非常少见。到目前为止，最常见的是 Hb Köln，分布于全世界。不稳定血红蛋白病的基因型都是杂合子，其遗传方式是常染色体显性遗传，已报道有自发性基因突变。

2. 临床特征　各种不稳定血红蛋白病因其血红蛋白不稳定程度的差异而有不同的临床表现。轻者无任何症状，重者导致严重的溶血性疾病。多数病例可因骨髓的代偿性造血而不表现出贫血，当感染或服用氧化性药物后引起急性溶血的发生。除贫血外，还可以有黄疸及脾大等血管外溶血的临床表现。γ 链异常患者出生时可出现溶血性贫血表现，半年后症状则逐渐消失；而 β 链异常的患者则出生时无症状，半年后开始有慢性溶血性贫血表现。

3. 实验室检查　红细胞大小不等，呈低色素性，可见嗜多色性细胞，有异形和碎片，网织红细胞增高，血红蛋白电泳仅有部分病例出现异常区带，热不稳定试验、异丙醇沉淀试验、变性珠蛋白小体检测阳性，结合临床表现可进行诊断。

4. 诊断　确诊依赖于：①阳性家族史（也有一部分患者无家族史）；②血红蛋白氧亲和力异常；③不稳定血红蛋白的存在，要明确不稳定血红蛋白的存在可进行珠蛋白链组成成分分析。另外，对原因不明的先天性非球形溶血性贫血患者需要排除本病的可能性。

（三）HbE 病

HbE 是由于 β 链第 26 位上的谷氨酸被赖氨酸取代而形成的血红蛋白变异体。HbE 病是我国常见的血红蛋白病类型，主要包括 HbE 纯合子、HbE 杂合子、HbE/β 双重杂合子三种类型，临床表现为轻度的溶血性贫血，与 β - 珠蛋白合成障碍性贫血复合时症状明显加重，与重型 β - 珠蛋白合成障碍性贫血相似。实验检查可见小细胞低色素贫血，红细胞大小不等，靶形红细胞明显增多，网织红细胞增高，红细胞渗透脆性降低。血红蛋白电泳可见明显的 HbE 区带，HbE 含量增高。临床诊断主要依据阳性家族史和血红蛋白电泳。各型 HbE

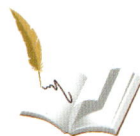

病特征见表 8 - 18。

表 8 - 18 HbE 病分型及各型特征

血红蛋白病	基因型	临床表现	血红蛋白组成
HbE 病	纯合子（Hb EE）	轻度贫血和脾大，易感染，合并感染时贫血加重	HbE 75% ~92%，余为 HbF
HbE 特征	杂合子（Hb AE）	无症状	HbE 20% ~35%，余为 HbA
HbE/β - 珠蛋白合成障碍性贫血	双重杂合子（HbE/β⁰）	与重型 β - 珠蛋白合成障碍性贫血相似	HbE 40% ~60%，余为 HbF
	双重杂合子（HbE/β⁺）	与中间型 β - 珠蛋白合成障碍性贫血相似	以 HbA 和 HbE 为主

（四）血红蛋白 C 病

血红蛋白 C 是由于 β 链上第 6 位上的谷氨酸被赖氨酸取代后的血红蛋白，发病机制类似于 HbS。血红蛋白 C 病在西非黑人中发病率可达 17% ~28%，我国分布较少。纯合子表现出血红蛋白 C 病，血红蛋白 C 氧亲和力低，红细胞变形性降低，可出现慢性溶血性贫血的症状，血片中可见大量靶形红细胞（90% 以上），红细胞内可见结晶体；杂合子无症状，血片中靶形红细胞多见。各型特征见表 8 - 19。诊断依赖于血红蛋白电泳或层析发现 HbC，阳性家族史也很重要，临床表现和红细胞形态学的改变有助于诊断。

表 8 - 19 血红蛋白 C 病各型特征

血红蛋白病	基因型	临床表现	血红蛋白组成
HbC 病	纯合子（Hb CC）	轻到中度贫血，脾肿大靶形红细胞 >90%	HbC >97%
HbC 特征	杂合子（Hb AC）	无症状靶形红细胞 5% ~30%	HbC 30% ~40%

（邹国英）

第七节 继发性贫血

继发性贫血（secondary anemia）是指造血系统以外的全身性疾病导致的贫血。常见的继发性贫血有慢性感染、非造血系统肿瘤、慢性肝脏疾病、慢性肾脏疾病、内分泌疾病所致贫血和骨髓病性贫血等。发病机制为原发病所致的营养摄入不足、储存铁减少、失血、溶血等，同时与多种造血负调节因子过度抑制骨髓的造血功能有关。

一、慢性感染性贫血

慢性感染和炎症可以发生贫血，以结核、类风湿关节炎、克隆恩病、亚急性细菌性心内膜炎、溃疡性结肠炎较为常见。2/3 患者呈正细胞性贫血，1/3 的患者呈小细胞性贫血；血清铁水平降低而储存铁增加。

贫血的主要原因为：①病原微生物和/或炎症组织释放的毒素使红细胞生成素（EPO）释放减少并且骨髓对红细胞生成素反应迟钝；②吞噬细胞固定储存铁，不能与转铁蛋白迅速进行交换，使铁被排除在正常的铁循环之外，而致血红蛋白的合成减少；③某些红细胞

扫码"学一学"

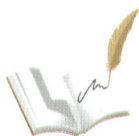

外在因素导致红细胞寿命缩短等。

临床症状主要为原发病的症状。贫血呈中度，且发展缓慢。贫血早期呈正细胞正色素性，后呈小细胞低色素性，网织红细胞大致正常。骨髓粒红比值正常或红细胞系统增生减低；铁粒幼细胞数降低，细胞外铁增多，多存在于吞噬细胞中。血清铁、总铁结合力、转铁蛋白饱和度均降低是本病的特点。

二、慢性肝脏疾病所致贫血

慢性肝炎、脂肪肝和酒精中毒引起的肝硬化均可发生贫血。此类贫血并不少见，一般为大细胞性。主要原因是：①摄入和储存不足致营养性的叶酸或（和）B_{12}缺乏；②脾功能亢进和脂肪代谢障碍使红细胞破坏过多；③凝血因子合成减少所致的出血；④EPO减少使骨髓红细胞系统增生障碍等。

患者以肝病的临床表现为主。贫血多为轻至中度的大细胞性贫血。红细胞大小不均，可见棘形、靶形红细胞。网织红细胞轻度增加。伴有感染、出血者白细胞可增加，血小板计数偏低。骨髓象大致正常，或可见红系增多，出现少量巨幼细胞，浆细胞可增高。肝功能异常，血清维生素B_{12}或叶酸低于正常，出血者血清铁和转铁蛋白饱和度降低。

三、慢性肾脏疾病所致贫血

长期慢性肾炎、肾病综合征、慢性肾盂肾炎、肾结核、肾脏肿瘤等导致慢性肾功能不全时通常伴有贫血（简称肾性贫血），一般呈中度贫血，以肾功能试验异常和EPO减少为特征。本病易于诊断，但也有不少病例长时间被漏诊或误诊。所以，要查明一个原因不明的正细胞性贫血，须测定血清中肌酐和尿素。肾性贫血是非常有特征性的，可以据此估计肾功能不全的时间，如一个患者的肌酐浓度明显升高，而血红蛋白正常，则肾功能不全的时间不会超过2~4周。

贫血发生的机制为肾小管周围细胞EPO的分泌减少和抑制EPO活性的物质增多，二者均导致骨髓红系祖细胞分化增殖障碍。其他因素如红细胞破坏增多、营养不良、出血等也可加重贫血。

临床表现为慢性肾功能不全的症状和体征，贫血程度随病情进展表现不一。贫血呈正细胞正色素性，偶见小细胞低色素性，可见红细胞异形。白细胞计数正常或稍增高，当有感染或其他并发症时可以明显增高。血小板计数大多正常。骨髓缺乏特殊发现，增生可受抑制，骨髓可染铁正常或增多。血清尿素氮、肌酐增加，EPO降低。

四、内分泌疾病所致贫血

内分泌疾病所致贫血临床并不少见，主要见于垂体、甲状腺、肾上腺和性腺等功能减低性疾病。

贫血的原因和如下因素有关：①甲状腺激素有强化EPO刺激骨髓红细胞系统造血的作用；②肾上腺皮质激素减低，将导致机体各个系统的代谢低下，包括肾脏EPO的分泌；③性腺激素，主要是雄激素，是刺激肾脏分泌EPO的激素，雄激素减少导致EPO的减少；④垂体的促激素分泌减少，将影响到上述各个内分泌腺的功能。

甲状腺机能减退（黏液性水肿）、肾上腺皮质功能低下（艾迪生病）、垂体功能减退、性腺功能减退等均抑制骨髓红系造血。表现为轻至中度贫血，主要为正细胞正色素性贫血，

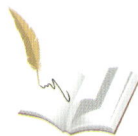

也可见到小细胞性或大细胞性贫血。白细胞和血小板正常。骨髓红系增生低下，脂肪细胞增多。临床表现以相应的内分泌疾病的症状和体征为主。

五、恶性肿瘤所致贫血

贫血为恶性肿瘤常见的症状之一，与贫血发生有关的常见原因有出血、感染、骨髓转移、营养摄入不足、利用不良及放射和化学治疗等。常见的肿瘤有胃癌、肠癌、肺癌、子宫癌、前列腺癌等。恶性肿瘤发生骨髓转移所致的贫血，详见骨髓病性贫血。

临床表现主要为原发肿瘤的症状和体征。贫血的程度轻重不一，有时甚至可以没有贫血，特别在早期。相反，贫血亦可是胃癌、大肠癌等首先引起注意的症状。贫血的程度与肿瘤的大小和范围无直接关联。患者亦可发生 DIC，主要因为坏死组织和感染等毒素作用而引起，即微血管病性溶血性贫血。如中老年人发生原因不明的贫血应考虑消化道或其他系统恶性肿瘤的可能。

贫血呈正细胞正色素性，当出血较多时呈小细胞低色素性，可出现异形、三角和盔形的破碎红细胞。肿瘤细胞转移和浸润到骨髓，使骨髓造血系统受损，可做活检辅助诊断。

六、骨髓病性贫血

骨髓病性贫血（myelopathic anemia）是骨髓被异常组织浸润后，影响造血功能所致的贫血，如骨髓转移癌和骨髓纤维化等，骨髓纤维化的详细内容在第九章论述。

当骨髓被异常组织或细胞浸润后，造血组织被破坏或排挤，异常组织在骨髓恶性增生，释放毒素，争夺或干扰造血物质的利用；异常细胞所分泌的某些物质还有抑制正常造血细胞的功能，遂产生贫血。骨髓是仅次于肺和肝的转移癌好发部位，临床约有 20% 的恶性肿瘤发生骨髓转移。最常见的原发癌有乳腺癌、前列腺癌，其次为肺癌、肾癌、甲状腺癌、胃癌及恶性黑色素瘤等。临床表现为发热、消瘦等一般恶性肿瘤的症状；有明显骨髓浸润所致的全身骨骼疼痛和局部压痛；有贫血和出血症状，约80% 的恶性肿瘤引起贫血症状，常与出血、感染、营养摄入不足和利用不良及放射和化学治疗等因素有关。

骨髓转移癌实验室检查表现为贫血的血象特点，骨髓涂片找到瘤细胞即可确诊骨髓转移瘤。瘤细胞一般胞体较大，常聚集成堆，排列紧密，互相叠压，或胞质彼此融合；核大，核染色质粗糙浓密，分布不均匀；核仁大而突出；胞质多深蓝或灰蓝，边缘不规则，有紫红色颗粒或空泡。在涂片的边缘及尾部最易见到。骨髓活检比涂片更易发现瘤细胞。X 线检查有骨骼浸润和破坏性改变。血清碱性磷酸酶测定常见增高，前列腺癌可见酸性磷酸酶增高。

（张艳超）

扫码"练一练"

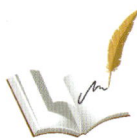

第九章　白细胞疾病检验

👉 **本章要点**

通过本章学习，掌握造血与淋巴系统肿瘤的分类方法，重点掌握急性白血病、骨髓增生异常综合征、骨髓增殖性肿瘤及常见的淋巴细胞肿瘤的实验室检查特点、分型及诊断标准，了解疾病临床相关知识；能够对急性白血病、骨髓增生异常综合征、骨髓增殖性肿瘤、常见的淋巴细胞肿瘤进行实验室诊断与鉴别诊断；掌握类白血病反应与急性白血病的鉴别、传染性单核细胞增多症以及主要几种组织细胞疾病、单核-巨噬细胞系统功能异常疾病的细胞形态学特点；了解造血干细胞移植中的实验技术的应用。

白细胞系统的主要功能是防御机体被病原体入侵，粒细胞、单核细胞、巨噬细胞均具有吞噬异物的功能，而淋巴细胞、浆细胞则与免疫功能有关。其中任何一种细胞出现数量异常或功能障碍都可导致人体发病。

白细胞疾病是血液系统疾病中的重要组成部分，包括造血与淋巴组织肿瘤以及非恶性白细胞疾病，其中白血病是最常见的血液肿瘤。目前，白血病的分型和诊断已从单纯的形态学发展到免疫学、细胞遗传学和分子生物学的综合诊断，为白血病的临床治疗、疗效观察和预后判断以及发病机制的研究提供了重要依据。非恶性白细胞疾病主要包括中性粒细胞减少症和缺乏症、类白血病反应、传染性单核细胞增多症等，这些疾病临床上多有发热、皮疹及肝、脾、淋巴结肿大等症状，需要结合血细胞、骨髓细胞形态学以及其他实验室检查，与血液肿瘤性疾病相鉴别。

第一节　白细胞疾病的分类

白细胞疾病是血液系统疾病中种类最多的一组疾病。按照疾病受累细胞来源的不同，可分为髓系及淋巴组织疾病两大类；按照疾病良性、恶性程度，可分为恶性（肿瘤性）及非恶性疾病两大类，血液肿瘤也称为造血与淋巴组织肿瘤，白细胞疾病诊断的重点主要在肿瘤性疾病。

一、血液肿瘤的分类标准概述

血液肿瘤早期的诊断主要依赖于形态学检查，1976 年，法（F）、美（A）、英（B）三国血液专家组成的协作组以传统的细胞形态学和细胞化学染色为基础制定了血液肿瘤的 FAB 分型方案，并经随后的修订，完善了对急性白血病、骨髓增生异常综合征的分型标准，对血液疾病的诊治及发展起到了非常重要的作用。

1994 年起，WHO 组织欧美国家的血液病学及病理学专家结合细胞形态学（Morphology，M）、免疫学（Immunology，I）、细胞遗传学（Cytogenetics，C）及分子生物学（Molecular，M）特征对造血和淋巴组织肿瘤进行了更全面的分类，1997 年发表了"MICM 分型"

扫码"学一学"

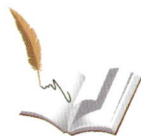

231

草案，于 2001 年正式出版，覆盖了所有的造血和淋巴组织肿瘤性疾病，为全世界广泛接受。随着科学技术日新月异的发展，特别是遗传学及分子生物学的发展，使人们对血液肿瘤的认识不断地提高，WHO 造血与淋巴肿瘤分类标准随后在 2008 年出版了第四版，2016 年进行了修订并于 2017 年正式出版。

形态学检查目前仍然是血液肿瘤实验诊断的基本方法，通常需要同时评价患者的血液涂片和骨髓涂片的细胞形态分类和计数，一些情况下还要进行骨髓活检病理检查。新鲜的血液及骨髓涂片用瑞特或瑞－吉染色，染色良好的涂片用于检查细胞种类、形态及分布是否异常。WHO 标准中建议血片分类 200 个白细胞，骨髓分类 500 个有核细胞，同时应观察多张骨髓涂片以减少由于细胞分布不匀造成的分类比例误差。早期诊断标准主要以骨髓的原始细胞比例为诊断依据，WHO 分类修订后，血涂片原始细胞的比例具有同等的诊断意义。骨髓有核细胞包括各阶段的粒系、红系、淋巴系、单核系和浆细胞系等，一般不包括巨核细胞。诊断造血与淋巴组织肿瘤时，白血病性的"原始细胞"，除原始粒细胞外，还包括原始单核细胞与幼稚单核细胞、原始淋巴细胞与幼稚淋巴细胞、急性早幼粒细胞白血病（acute promyeloblastic leukemial，APL）中的异常早幼粒细胞，以及急性巨核细胞白血病中的原始巨核细胞。如果由于合并骨髓纤维化或细胞比例太高而导致取材或制片困难，也需要做骨髓印片参考。骨髓活检观察到的细胞分布情况更为客观，但因取材的局限性，也结合涂片情况进行评价。细胞化学染色与显微镜细胞形态分析一样，是急性白血病诊断分型的基本手段，常用的细胞化学染色有髓过氧化物酶染色、特异性酯酶染色、非特异性酯酶染色、糖原染色等。

免疫学检查主要是评价造血细胞表面或胞内的分化抗原（clusters of differentiation，CD）表达情况。在造血细胞发育过程中不同阶段 CD 分子表达不同，有一定的分布规律，但血液肿瘤细胞的 CD 分子常存在表达异常。流式细胞仪是目前检测这些 CD 分子的主要手段，特别是现代流式细胞仪能够同时检测多种细胞标记分子，因此流式细胞仪对血液肿瘤的分型具有很强的优势，特别是对于形态学难以鉴别的、混合性急性白血病的诊断；白血病细胞常有特定的抗原表达异常，因此可用于微量残留白血病的随访监测。需要注意的是，初始诊断血液肿瘤的白血病性原始细胞的比例仍然以形态学为主，流式细胞术检测可能因取材稀释、细胞破碎、染色标记等因素，检测的细胞比例常与涂片形态检查结果存在不一致。

细胞遗传学及分子遗传学检查是 WHO 造血与淋巴肿瘤分类中最重要的检查，有助于对疾病本质的认识，特别是对一些特异细胞遗传学或分子遗传学异常的血液肿瘤类别的诊断、靶向治疗、预后判断起到关键作用。随着分子检测技术的快速发展，尤其现代高通量测序技术（NGS）的逐步普及，越来越多的血液肿瘤分子标志被发现和认识。完整的细胞遗传学和分子遗传学检查应该在初诊时进行，对于制定完整的治疗方案、后期的疗效监测、微量残留白血病检测至关重要。

造血与淋巴组织肿瘤的分类是根据形态学、免疫表型、细胞遗传学、分子生物学以及临床特征，界定了某一种疾病本质的诊断"标准"。几种诊断技术各有其优势和缺点，形态学检查是基础，多数情况下根据形态学特征就能做出初步诊断；免疫表型能提供血液肿瘤细胞更客观的分子标记信息，避免了形态学的主观性；细胞遗传学和分子生物学改变，更有助于疾病本质的认识及诊断。这些检查手段互为补充，形成了完整的血液肿瘤分类方案。随着我国实验室检验诊断技术的全面开展和提高，WHO 造血淋巴肿瘤分类标准在国内也广泛应用。

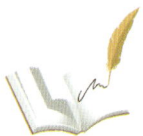

二、髓系肿瘤的分类

WHO 髓系肿瘤的分类主要根据细胞形态学、细胞化学、免疫学及细胞遗传学的特征来判断细胞系列、分化成熟程度及分化形态正常与否。与原始细胞增多的各种类型急性白血病不同，更成熟细胞阶段的髓系肿瘤根据细胞生物学特点将其区分为有效骨髓造血的骨髓增殖性肿瘤及无效骨髓造血的骨髓增生异常性疾病。

急性髓系白血病（acute myeloid leukemia，AML）是一种最主要的髓系肿瘤，约占急性白血病（acute leukemia，AL）的 70%。根据传统的 FAB 分型原则，可将急性髓系白血病分为 8 型，即 M0 ~ M7，诊断急性白血病需满足骨髓中白血病性原始细胞≥30%。不满足该比例的髓系肿瘤根据其病态造血或增殖特点，分别划分为骨髓增生异常综合征或骨髓增殖性肿瘤。

FAB 分型标准中，骨髓增生异常综合征（MDS）分为 5 型，其中慢性粒 – 单核细胞白血病因其兼具有病态造血和骨髓增殖的特点，在 WHO 标准中划归为骨髓增生异常/骨髓增殖性肿瘤（MDS/MPN）一类新的亚类中。WHO 分类标准中，急性白血病诊断标准原始细胞降为 20%（伴重现性染色体异常或融合基因时可小于 20%），因此取消了 FAB 分型中 MDS 的 RAEB – T 亚型。

以前的骨髓增生性疾病，主要包括慢性粒细胞白血病、原发性血小板增多症、真性红细胞增多症和原发性骨髓纤维化。而后在 WHO 分类标准中，将其更名为骨髓增殖性肿瘤（myeloproliferative neoplasms，MPN），更直接表明该类疾病是血液肿瘤，也增加了更多的亚型。

WHO 髓系肿瘤分类标准随着版本更新，也在不断完善中。2017 年出版的第四版修订版中也涉及了较多的变化，其中取消了原始细胞计数的非红系计数，因此，多年来诊断的急性红白血病被取消，根据其原始细胞的比例、红系异常程度，划分到 MDS 的亚类中，保留了纯红血病。新标准除了继续强调形态学检查在诊断中的基础地位，疾病分类的变化更主要因为发现了更多的髓系肿瘤的分子标志物，伴重现性分子标志物的肿瘤类别明显增加，基因突变的检测的地位也越来越重要。

表 9 – 1 中详细列举了最新修订的 WHO 造血肿瘤分类标准中的髓系肿瘤类别，主要包括：骨髓增殖性肿瘤，肥大细胞增多症，伴有嗜酸性粒细胞增多和基因重排的髓系/淋系肿瘤，骨髓增生异常/骨髓增殖性肿瘤，骨髓增生异常综合征，遗传易感性髓系肿瘤，急性髓系白血病及其相关前驱肿瘤，母细胞性浆细胞样树突状细胞肿瘤，系列不明的急性白血病。

表 9 – 1　髓系肿瘤 WHO 分类（2016 年）

骨髓增殖性肿瘤（MPN）
慢性髓细胞白血病，*BCR/ABL*1⁺（CML –*BCR/ABL* 1⁺）
慢性中性粒细胞白血病（CNL）
真性红细胞增多症（PV）
原发性骨髓纤维化（PMF）
原发性骨髓纤维化，纤维化早期
原发性骨髓纤维化，明显纤维化期

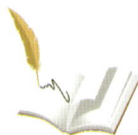

原发性血小板增多症（ET）

慢性嗜酸性粒细胞白血病，非特指（CEL，NOS）

骨髓增殖性肿瘤，不能分类（MPN，U）

肥大细胞增多症

皮肤肥大细胞增多症（CM）

系统性肥大细胞增多症

肥大细胞肉瘤（MCS）

伴有嗜酸性粒细胞增多和基因重排的髓系/淋系肿瘤

伴有 *PDGFRA* 重排的髓系/淋系肿瘤

伴有 *PDGFRB* 重排的髓系/淋系肿瘤

伴有 *FGFR*1 异常的髓系/淋系肿瘤

伴 PCM1 – JAK2 基因的髓系/淋系肿瘤

骨髓增生异常/骨髓增殖性肿瘤（MDS/MPN）

慢性粒单细胞白血病（CMML）

不典型慢性髓细胞白血病，*BCR/ABL*1⁻（aCML）

幼年型粒单细胞白血病（JMML）

伴环形铁粒幼细胞和血小板增多的骨髓增生异常/骨髓增殖性肿瘤（MDS/MPN – RS – T）

MDS/MPN，不能分类（MDS/MPN，U）

骨髓增生异常综合征（MDS）

伴单系发育异常的骨髓增生异常综合征

伴环状铁粒幼细胞的难治性贫血（RARS）

伴多系发育异常的难治性血细胞减少（RCMD）

伴原始细胞过多的难治性贫血（RAEB）

伴原始细胞增多和红系优势的骨髓增生异常综合征

伴原始细胞增多和纤维化的骨髓增生异常综合征

伴单纯（5q）缺失的 MDS

骨髓增生异常综合征，不能分类（MDS，U）

儿童骨髓增生异常综合征

儿童难治性血细胞减少（RCC）

遗传易感性髓系肿瘤

遗传易感性髓系肿瘤，无早先存在的疾病或器官功能障碍

伴遗传性 *CEBPA* 突变的急性髓系白血病

伴遗传性 *DDX*41 突变的髓系肿瘤

遗传易感性髓系肿瘤，有早先存在的血小板疾病

伴遗传性 *RUNX*1 突变的髓系肿瘤

伴遗传性 *ANKRD*26 突变的髓系肿瘤 *

伴遗传性 *ETV*6 突变的髓系肿瘤 *

遗传易感性髓系肿瘤，与其他器官功能障碍有关联

伴遗传性 *GATA*2 突变的髓系肿瘤

遗传易感性髓系肿瘤，与遗传性骨髓衰竭综合征和端粒生物学紊乱有关联

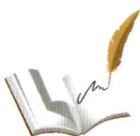

急性髓系白血病及其相关前驱肿瘤

 伴重现性遗传学异常的 AML

  AML 伴 t（8；21）（q22；q22.1）；*RUNX*1 – *RUNX*1*T*1

  AML 伴 inv（16）（p13.1q22）或 t（16；16）（p13.1；q22）；*CBFB* – *MYH*11

  APL 伴 *PML* – *RARA*

  AML 伴 t（9；11）（p21.3；p23.3）；*KMT2A* – *MLLT3*

  AML 伴 t（6，9）（p23；q34.1）；*DEK* – *NUP*214

  AML 伴 inv（3）（q21.3q26.2）或 t（3；3）（q21.3；q26.2）；*GATA2*，*MECOM*

  AML（原巨核细胞性）伴 t（1；22）（p13.3；q13.1）；*RBM*15 – *MKL*1

  AML 伴 *BCR* – *ABL*

  AML 伴基因突变

   AML 伴 *NPM*1 突变

   AML 伴 *CEBPA* 等位基因突变

   AML 伴 *RUNX*1 突变

 伴骨髓增生异常相关改变的 AML

 治疗相关的髓系肿瘤

 AML，非特指（NOS）

  微分化 AML

  无成熟细胞 AML

  伴有成熟细胞 AML

  急性粒 – 单核细胞白血病

  急性原始单核细胞/单核细胞白血病

  纯红系白血病
  纯红系白血病
  红白血病，红系/髓系

  急性原巨核细胞白血病

  急性嗜碱性粒细胞白血病

  急性全髓增殖症伴骨髓纤维化

 髓系肉瘤

 Down 综合征相关的髓系增殖

  Down 综合征相关的一过性异常髓系细胞增生

  Down 综合征相关的髓系白血病

母细胞性浆细胞样树突状细胞肿瘤

系列不明的急性白血病

 急性未分化白血病

 急性混合型白血病，伴有 t（9；22）（q34.；q11.2）；*BCR* – *ABL*1

 急性混合型白血病，伴有 t（v；11q23.3）；*KMY2A* 重排

 急性混合型白血病，B 淋巴/髓系，非特指

 急性混合型白血病，T 淋巴/髓系，非特指

 急性混合型白血病，非特指，罕见型

 系列不明的白血病，非特指

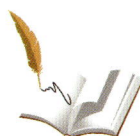

三、淋巴组织肿瘤的分类

淋巴组织肿瘤是一类起源于淋巴结及结外淋巴组织、呈高度异质性的恶性肿瘤。广义上，它包括来自免疫系统组成细胞衍生的所有肿瘤。因此，浆细胞瘤、多发性骨髓瘤、组织细胞肉瘤也包括在内。淋巴组织肿瘤通常分为 B 细胞和 T/NK 细胞肿瘤两大类。NK 细胞与 T 细胞部分免疫表型及功能特性相似，故将两者归在一类。B 淋巴细胞和 T 淋巴细胞肿瘤以正常 B 和 T 淋巴细胞各分化阶段细胞数量作为分类基础。

免疫学表型和遗传学检查足够诊断大多数类型的淋巴组织肿瘤。但是，没有任何一种抗原标志物是某一种肿瘤所特异的。因此，必须将形态学特征和一组抗原标志的检测结合起来才能做出正确的诊断。大多数 B 细胞肿瘤具有特征性的免疫表达谱，有助于分类，而 T 细胞肿瘤缺乏这类特征性的表达谱。同样，遗传学特征在淋巴组织肿瘤分类中的作用日趋重要，多数小 B 细胞淋巴瘤/白血病会出现重现性遗传学改变，但对绝大多数 T 和 NK 细胞肿瘤而言，仍未知。淋巴组织肿瘤分类见表 9 - 2。

表 9 - 2　淋巴组织肿瘤 WHO 分类（2016）

前驱淋巴细胞肿瘤

 B 淋巴母细胞白血病/淋巴瘤，非特指

 B 淋巴母细胞白血病/淋巴瘤，伴重现性遗传学异常

  B 淋巴母细胞白血病/淋巴瘤伴 t（9；22）（q34.1；q11.2）；*BCR - ABL*1

  B 淋巴母细胞白血病/淋巴瘤伴 t（v；11q23.3）；*KMT2A* 重排

  B 淋巴母细胞白血病/淋巴瘤伴 t（12；21）（p13.2；q22.1）；*ETV6 - RUNX*1

  B 淋巴母细胞白血病/淋巴瘤伴超二倍体

  B 淋巴母细胞白血病/淋巴瘤伴亚二倍体

  B 淋巴母细胞白血病/淋巴瘤伴 t（5；14）（q31.1；q32.3）；*IGH / IL3*

  B 淋巴母细胞白血病/淋巴瘤伴 t（1；19）（q23；p13.3）；*TCF3/PBX*1

  B 淋巴母细胞白血病/淋巴瘤，*BCR - ABL*1 样

  B 淋巴母细胞白血病/淋巴瘤伴 *iAMP*21

 T 淋巴母细胞白血病/淋巴瘤

  早期前驱 T 淋巴母细胞白血病

 NK 淋巴母细胞白血病/淋巴瘤

成熟 B 细胞肿瘤

 慢性淋巴细胞白血病/小淋巴细胞淋巴瘤

  单克隆 B 淋巴细胞增多症

 B 细胞幼淋巴细胞白血病

 脾边缘区淋巴瘤

 毛细胞白血病

 脾 B 细胞淋巴瘤/白血病，不能分类

  脾弥漫性红髓小 B 细胞淋巴瘤

  毛细胞白血病变异型

 淋巴浆细胞淋巴瘤

  意义未明的 IgM 单克隆丙种球蛋白病（MGUS）

 重链病

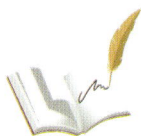

浆细胞肿瘤

　　意义未明的非 IgM 单克隆丙种球蛋白病

　　浆细胞骨髓瘤

　　浆细胞骨髓瘤变异型

　　　　冒烟型（无症状）浆细胞骨髓瘤

　　　　不分泌型骨髓瘤

　　　　浆细胞白血病

　　浆细胞瘤

　　　　骨孤立性浆细胞瘤

　　　　骨外浆细胞瘤

　　单克隆免疫球蛋白沉积病

　　伴有副肿瘤综合征的浆细胞肿瘤

　　　　POEMS 综合征

　　　　TEMPI 综合征

黏膜相关淋巴组织结外边缘区淋巴瘤（MALT 淋巴瘤）

淋巴结边缘区淋巴瘤

滤泡性淋巴瘤

儿童型滤泡性淋巴瘤

伴 IRF4 基因重排的大 B 细胞淋巴瘤

原发性皮肤滤泡中心淋巴瘤

套细胞淋巴瘤

弥漫大 B 细胞淋巴瘤（DLBCL），非特指

富含 T 细胞/组织细胞丰富的大 B 细胞淋巴瘤

原发性中枢神经系统弥漫大 B 细胞淋巴瘤

原发性皮肤弥漫大 B 细胞淋巴瘤，腿型

EBV$^+$的弥漫大 B 细胞淋巴瘤，非特指

EBV$^+$的黏膜与皮肤溃烂

慢性炎症相关的弥漫大 B 细胞淋巴瘤

　　纤维蛋白相关的弥漫大 B 细胞淋巴瘤

淋巴瘤样肉芽肿

原发性纵隔（胸腺）大 B 细胞淋巴瘤

血管内大 B 细胞淋巴瘤

ALK 阳性大 B 细胞淋巴瘤

浆母细胞淋巴瘤

HHV8 相关的淋巴增殖病

　　多中心性 Castleman 病

Burkitt 淋巴瘤

伴 11q 异常的 Burkitt 淋巴瘤

高级别 B 细胞淋巴瘤

　　伴 MYC、BCL2 和/或 BCL6 重排的高级别 B 细胞淋巴瘤

　　高级别 B 细胞淋巴瘤，非特指

B 细胞淋巴瘤，不能分类，具有 DLBCL 和经典霍奇金淋巴瘤中间特征

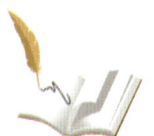

成熟 T 细胞和 NK 细胞肿瘤

  T 幼淋巴细胞白血病

  T 大颗粒淋巴细胞白血病

  慢性 NK 细胞增殖性疾病

  侵袭性 NK 细胞白血病

  儿童 EBV 阳性的儿童 T 细胞和 NK 细胞增殖性疾病

  成人 T 细胞白血病/淋巴瘤

  结外 NK/T 细胞淋巴瘤，鼻型

  肠道 T 细胞淋巴瘤

  肝脾 T 细胞淋巴瘤

  皮下脂膜炎样 T 细胞淋巴瘤

  蕈样肉芽肿 Sézary 综合征

  原发性皮肤 CD30$^+$ T 细胞增殖性疾病

  原发性皮肤外周 T 细胞淋巴瘤，罕见亚型

  外周 T 细胞淋巴瘤，非特指（NOS）

  血管免疫母 T 细胞淋巴瘤及其他 T 滤泡辅助细胞起源的结内淋巴瘤

  ALK$^+$ 间变性大细胞淋巴瘤

  ALK$^-$ 间变性大细胞淋巴瘤

  乳房植入物相关性间变性大细胞淋巴瘤

霍奇金淋巴瘤

  结节性淋巴细胞为主型霍奇金淋巴瘤

  经典型霍奇金淋巴瘤

    结节硬化型经典型霍奇金淋巴瘤

    淋巴细胞丰富型经典型霍奇金淋巴瘤

    混合细胞型经典型霍奇金淋巴瘤

    淋巴细胞消减型经典型霍奇金淋巴瘤

免疫缺陷相关淋巴细胞增殖性疾病

  原发性免疫疾病相关性淋巴细胞增殖病

  HIV 感染相关性淋巴瘤

  移植后淋巴细胞增殖性疾病（PTLD）

    其他医源性免疫缺陷相关的淋巴细胞增殖性疾病

四、组织细胞和树突状细胞肿瘤

既往界定的恶性组织细胞病（malignant histiocytosis）或组织细胞肉瘤，经过深入研究被重新定义，免疫分型结果显示这种恶性疾病大多是大 T 细胞偶尔为 B 细胞的恶性肿瘤。只有很少的病例是组织细胞（吞噬细胞）表型。通常是指活化的吞噬细胞（即组织细胞）聚集在组织、骨髓中，这些细胞具有吞噬细胞的功能，如吞噬红细胞，偶尔也有吞噬白细胞、血小板、原红细胞等。这也是某些炎症性组织细胞增多症的特点，诊断时要通过免疫表型识别某些特异性标志来鉴别，炎症性组织细胞增多症是多克隆性，偏向良性；组织细胞肿瘤是单克隆性，为恶性肿瘤。

WHO 分类中，组织细胞肿瘤来源于单核 – 吞噬细胞（巨噬细胞和树突状细胞）或组织

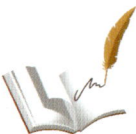

细胞。而树突状细胞肿瘤则与具有抗原提呈功能的树突状细胞有关。

表 9 – 3　组织细胞肿瘤 WHO 分类（2016）

组织细胞和树突状细胞肿瘤
组织细胞肉瘤
朗格汉斯细胞来源的肿瘤
朗格汉斯细胞组织细胞增生症
朗格汉斯细胞肉瘤
不确定性树突状细胞肿瘤
指状突树突状细胞肉瘤
滤泡性树突状细胞肉瘤
炎性假瘤样滤泡/成纤维细胞性树突细胞肉瘤
成纤维细胞性网状细胞肿瘤
弥散性幼年型黄色肉芽肿
Erdheim – Chester 病

五、非恶性白细胞疾病的分类

非恶性白细胞疾病也包括两大类：非恶性的粒细胞与单核细胞疾病和非恶性的淋巴细胞疾病。主要指白细胞数量或功能性异常的疾病。

（一）中性粒细胞疾病

中性粒细胞疾病是指由中性粒细胞数量或者质量异常所致的疾病。

1. 数量的异常　主要是数量减少，包括中性粒细胞减少症和中性粒细胞缺乏症；而中性粒细胞增多，主要为感染或一些药物作用所致。

白细胞减少症（leukopenia）是指各种病因引起的外周血白细胞数量持续低于 $4.0 \times 10^9/L$ 的一组综合征。白细胞减少症主要是由于中性粒细胞减少所致。中性粒细胞减少症（neutropenia）是指外周血中性粒细胞（中性杆状核粒细胞和中性分叶核粒细胞）绝对值计数（ANC）低于 $1.5 \times 10^9/L$。当外周血 ANC 低于 $0.5 \times 10^9/L$ 时称为粒细胞缺乏症（agranulocytosis），是中性粒细胞减少症发展到严重阶段的表现。白细胞减少特别是中性粒细胞减少，临床表现为乏力，易并发感染，感染严重程度与中性粒细胞减少的程度有关。

中性粒细胞减少症的原因如下。

（1）中性粒细胞生成减少　有先天性的原因，也有后天获得性的因素，包括药物、放射线、化学物质、感染、血液系统疾病等。

（2）中性粒细胞破坏增加　主要与免疫因素有关，如系统性红斑狼疮等自身免疫性疾病。

（3）中性粒细胞分布异常　如假性或转移性中性粒细胞减少。

诊断与鉴别诊断时要重点了解既往史、用药史、接触史、发病年龄、家族史及临床特点，明确遗传性、免疫性疾病，药物相关性，病毒感染等原因所致的中性粒细胞减少。

中性粒细胞增多主要是感染等因素，其中类白血病反应（leukomoid reaction）是指某些原因刺激机体造血组织引起的一种酷似白血病的血液学改变，即外周血白细胞显著增多和（或）出现幼稚细胞，一旦病因去除，血象就恢复正常。引起类白血病反应的原因很多，常

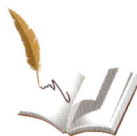

见于各种感染、恶性肿瘤、中毒、急性失血和溶血、免疫性疾病、急性组织损伤等。临床表现主要是原发病的症状和体征。除了中性粒细胞异常的类白血病反应，其他还包括淋巴细胞型、嗜酸性粒细胞型等类型。

2. 质量的异常 指中性粒细胞功能异常性疾病，包括黏附异常、运动及趋化作用异常、吞噬功能异常、杀菌作用异常、胞质或颗粒结构异常等。分为原发性和继发性。原发性中性粒细胞功能的异常，一般为先天性，具有遗传性的家族史，而继发性中性粒细胞功能异常则常由全身性疾病、原发性血液病、药物、免疫性球蛋白和补体缺陷等所致。中性粒细胞功能异常疾病的诊断主要靠实验室检查，包括中性粒细胞形态检查、黏附试验、吞噬试验、四唑氮蓝还原试验等。

（二）单核 - 巨噬细胞系统异常疾病

单核 - 巨噬细胞重要功能是修复组织，抵御微生物侵袭和参与免疫应答。单核细胞疾病的分类较困难，因为只累及单核细胞或巨噬细胞的疾病很少。出现单核细胞增多或减少可能是某些疾病诊断的依据。临床上，要更注重单核细胞的绝对值（$>0.8 \times 10^9$/L）而不是白细胞分类中所占的百分比。单核细胞增多症常由于炎症（包括类风湿性关节炎，系统性红斑狼疮）或肿瘤性疾病。

单核 - 巨噬细胞系统功能的异常，很多疾病都会涉及，单核 - 巨噬细胞系统功能异常疾病见表 9 - 4。

表 9 - 4 单核 - 巨噬细胞系统功能异常疾病

炎症反应性组织细胞增多症
　原发性噬血细胞性细胞增生症：家族性和散发性
　感染相关性噬血细胞性组织细胞增生症
　肿瘤相关的噬血细胞性组织细胞增生症
　药物相关的噬血细胞性组织细胞增生症
　窦性组织细胞增生症伴巨大淋巴结
脂质贮积病
　戈谢病
　尼曼 - 匹克病
　神经节苷脂贮积病
　海蓝组织细胞增生症
　岩藻糖苷贮积病
　其他脂质贮积病
单核 - 巨噬细胞功能异常
　α_1 蛋白酶抑制剂缺乏
　Chédiak - Higashi 综合征
　慢性肉芽肿病
　播散性皮肤黏膜念珠菌病
　糖皮质激素治疗后
　川崎病
　软化斑
　分歧杆菌综合征

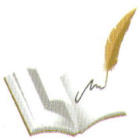

创伤后
脓毒血症性休克
实体瘤
吸烟
Whipple 病

（三）淋巴细胞和浆细胞疾病

淋巴细胞和浆细胞疾病可分为二类。第一类是由于内在缺陷导致 T 细胞、B 细胞或两者功能同时异常的淋巴细胞疾病，这些疾病为先天缺陷，为"原发性"疾病。第二类是由于外界因素导致的淋巴细胞疾病，由此产生免疫系统功能异常，为"获得性"疾病，可由病毒或其他病原体感染引起，也可由于药物或全身性疾病所致。

淋巴细胞增多症（lymphocytosis）指外周血淋巴细胞绝对值大于 $4.0 \times 10^9/L$，可由原发性的因素（如淋系白血病）所致，也可由反应性的因素（如病毒感染、慢性炎症等）所致。淋巴细胞减少症（lymphocytopenia）指外周血淋巴细胞绝对值小于 $1.0 \times 10^9/L$，由先天性或后天获得性（如再生障碍性贫血、病毒感染等）所致。

传染性单核细胞增多症（infectious mononucleosis，IM）是一种常发生于儿童和青少年的急性散发性传染性疾病，多与 EBV 感染有关。临床表现没有特征性，主要为发热、咽痛、颈部或其他部位浅表淋巴结肿大、肝脾肿大等。实验室检查白细胞总数多增高，常出现特征性的异型淋巴细胞（可达 >10%），近期文献建议称之为反应性淋巴细胞，以与肿瘤性的淋巴细胞区别。嗜异性凝集试验曾是诊断 IM 有价值的实验室指标，现在更多的是检测患者血清中属特异性 EBV - IgM 抗体，以及 EBV 的核酸检测等。

非肿瘤性的淋巴细胞和浆细胞疾病见表 9 - 5。

表 9 - 5　非肿瘤性的淋巴细胞和浆细胞疾病

原发性疾病
B 细胞缺陷或功能异常
γ - 球蛋白缺乏症
选择性球蛋白缺乏症 IgM、IgA 或 IgM 并 IgA 缺乏
高 IgA 血症
高 IgD 血症
高 IgE 血症
伴 IgM 升高的免疫缺陷病
X 连锁淋巴细胞增殖性疾病
T 细胞缺陷或功能异常
Digeorge 综合征
T 细胞和 B 细胞联合免疫缺陷
伴胸腺瘤的免疫缺陷
获得性疾病
艾滋病（AIDS）
反应性淋巴细胞增多症或浆细胞增多症
EBV 所致的传染性单核细胞增多症

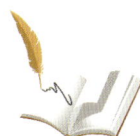

续表

其他病毒感染所致的淋巴细胞增多症
药物性淋巴细胞增多症
多克隆性淋巴细胞增多症
炎症性浆细胞增多症
全身性疾病所致 T 细胞功能异常

（李绵洋）

扫码"学一学"

第二节　急性白血病

急性白血病（acute leukemia，AL）是多能干细胞或已经轻度分化的前体细胞发生基因突变所形成的一类造血系统的克隆性恶性疾病。其主要特征是白血病细胞分化成熟阻滞在较早阶段，增殖失控，凋亡受阻，白血病细胞在骨髓中大量增殖并浸润各种器官、组织，使正常的造血功能受抑；临床表现为出血、感染、贫血及肝、脾和淋巴结肿大等。

一、病因与发病机制

目前 AL 发病的确切病因尚未完全清楚，但许多因素被认为与 AL 发生有关，如病毒感染、电离辐射、化学毒物、药物和遗传因素等。

白血病细胞起源于造血干/祖细胞的恶性变，这种恶变的细胞大量增殖，分化停滞在较早阶段（原始及早期幼稚细胞）。许多造血干细胞克隆性疾病在病程进展中可转变成白血病、骨髓增生异常综合征、骨髓增殖性肿瘤或某些白血病前期疾病如获得性铁粒幼细胞贫血。其发生病变的机制仍不清楚，某些染色体的异常与白血病的发生有直接关系，如染色体的断裂和易位可使癌基因的位置发生移动和被激活，染色体内基因结构的改变可直接引起细胞发生突变。

二、临床特征

AL 临床上主要表现有出血、感染、贫血以及肝、脾和淋巴结肿大等，其发病时的症状和体征包括苍白、疲乏、虚弱、心悸和劳力性呼吸困难。发热是 AL 最常见的症状，热型和发热程度不同，其病因主要是由各种病原体感染引起。出血是 AL 过程中较为严重的一种症状，主要表现为皮肤瘀点、瘀斑、鼻出血、牙龈出血，严重时可表现为消化道、泌尿道和呼吸系统甚至颅内的出血，其中 AML 的 M3 型的出血倾向往往更为严重，容易合并 DIC，引起出凝血障碍。贫血可为首发症状，就诊时症状已较严重的患者往往表现为乏力、心慌、气促、苍白和水肿。此外，白血病细胞的浸润可引起相关器官系统的病变，如肝、脾、淋巴结肿大，绿色瘤常见于儿童及青年 AML 的 M1 型，其好发部位为眼眶，是白血病细胞浸润眼眶骨膜所造成。在 AML 各亚型中，M5 型的浸润症状较明显，其突出的表现为皮肤、黏膜的损害。

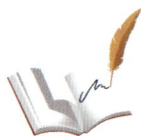

三、实验室检查

临床上实验室检查是进行诊断与分型的重要依据，AL 的实验室检查主要是对外周血和骨髓进行检查。

（一）血象

大多数患者的白细胞数增多，甚至高达 $100 \times 10^9/L$，出现较多的原始细胞及幼稚细胞，此称为"白血性白血病"（leukemic leukemia）；部分患者白细胞计数可正常或减少，未发现幼稚细胞可称为"非白血性白血病"（aleukemic leukemia）。一般 AL 病例均有不同程度的贫血，表现为红细胞和血红蛋白的减少，严重的贫血病例红细胞可减少至 $1 \times 10^{12}/L$，血红蛋白甚至低于 30g/L，贫血多为正细胞正色素性，血片中可见红细胞大小不等。多数 AL 患者血小板呈不同程度的减低，可降低至 $50 \times 10^9/L$，甚至低于 $20 \times 10^9/L$，容易导致继发性出血。

（二）骨髓检查

骨髓细胞形态学检查是诊断 AL 的重要依据。AL 骨髓象有核细胞增生明显活跃或极度活跃，以原始或幼稚白血病细胞为主。白血病细胞大小相差较大，胞质量少，胞核大，形态不规则，常有扭曲、折叠、切迹、多核等；核仁明显，数目多，核质发育不平衡；胞质内易见空泡，篮细胞（basket cell）等退行性变多见；有些白血病细胞胞质中可出现 Auer 小体（或称棒状小体），有助于 AML 的诊断。在 AML 骨髓象中可以出现"白血病裂孔现象"和"白血病断尾现象"，前者指中间阶段细胞缺如，后者指成熟阶段细胞缺如。少数病例骨髓增生低下，但白血病细胞数量达到白血病诊断标准，可称为"低增生性白血病"。细胞化学染色有助于 AL 各亚型的鉴别，1995 年国际血液学标准化委员会推荐以最少细胞化学染色包括髓过氧化物酶、氯乙酸酯酶（CAE）和 α-乙酸萘酚酯酶（α-NAE）为急性白血病诊断第一程序。此外，对骨髓中的白血病细胞进行免疫学、遗传学及分子生物学的检查对 AL 的诊治具有重要意义。各亚型具体骨髓象表现，免疫学、遗传学和分子生物学检查将在相关章节详细叙述。

四、诊断与分型

急性白血病的正确分型对白血病的诊断、治疗方案的制订、疗效与预后的判断十分重要。

（一）FAB 分型

FAB 分型主要依据是骨髓细胞形态学和细胞化学染色的特征，尤其是原始细胞的数量和形态，规定原始细胞≥30% 为急性白血病的诊断标准，并将 AL 分为 ALL 和 AML 或称急性非淋巴细胞白血病（acute non-Lymphocytic leukemia，ANLL）两大类，其中 ALL 有 3 个亚型（$L_1 \sim L_3$），AML 又分为 8 个亚型（M0～M7）。各亚型的特点见表 9-6。

我国于 1986 年在天津召开全国白血病分类、分型讨论会，根据 FAB 分型方法补充：明确原粒细胞根据其形态学特点分为 Ⅰ 型和 Ⅱ 型，强调分型的原始和幼稚细胞百分比是相对的；将 M3 分为 M3a 和 M3b，将 M4 分为 M4a、M4b、M4c、M4Eo，并将我国首次提出的亚急性粒细胞白血病列为急粒细胞白血病部分分化型的另一亚型，即 M2b，已被一些国外学

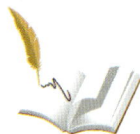

者认可并应用。

FAB 分型使全世界对急性白血病的分型得以基本统一且相互之间有可比性。但因这种分型标准以形态学特征为主，由于白血病细胞的异质性和多态性，在细胞形态的确认存在主观性，故判断符合率低（64%～77%），尽管细胞化学染色补充了单凭形态学对细胞辨认的不足，尤其对 AML 亚型之间的鉴别有很大帮助，但仍不能鉴别 AML－M0、急性混合细胞白血病，且对 ALL 的诊断有明显缺陷。

表 9－6　急性白血病 FAB 分型

类型	分型依据
ALL	
L₁	以小原淋巴细胞为主，胞体小而一致，胞质量极少，核形多规则，染色质呈较粗颗粒，核仁小而不清楚
L₂	以大原淋巴细胞为主，胞体大小不均，胞质量较多，核形不规则，常见凹陷或切迹，染色质颗粒较 L₁ 型细致，易见核仁
L₃	以原淋巴细胞为主，胞质量较多染深蓝色，富含空泡，核形多规则，染色质呈细颗粒状，核仁明显
AML	
M0	急性髓细胞白血病微分化型：原始细胞≥30%，无 T、B 淋巴系标记，至少表达一种髓系抗原，免疫细胞化学或电镜 MPO 阳性
M1	急性粒细胞白血病未成熟型：骨髓中原粒细胞≥90%（非红系细胞分类），早幼粒细胞很少，中幼粒细胞以下阶段不见或罕见
M2	急性粒细胞白血病部分分化型：骨髓中原始粒细胞占 30%～89%（非红系细胞分类），早幼粒细胞及以下阶段粒细胞＞10%，单核细胞＜20%
M3	急性早幼粒细胞白血病：骨髓中异常早幼粒细胞≥30%（非红系细胞分类），胞质内有大量密集甚至融合的粗大颗粒，常有成束的棒状小体（Auer body）。M3v 为变异型急性早幼粒细胞白血病，胞质内颗粒较小或无
M4	急性粒－单核细胞白血病：按粒系和单核细胞系形态不同，包括下列 4 种类型：①M4a，原始和早幼粒细胞增生为主，原、幼单核和单核细胞≥20%（非红系细胞分类）；②M4b，原、幼稚单核细胞增生为主，原始和早幼粒细胞＞20%（非红系细胞分类）；③M4c，原始细胞既具粒细胞系，又具单核细胞系形态特征者＞30%（非红系细胞分类）；④M4Eo，除上述特点外，骨髓非红系细胞中嗜酸性粒细胞＞5%，这些嗜酸性粒细胞较异常，除有典型的嗜酸性颗粒外，还有大的（不成熟）嗜碱性颗粒
M5	急性单核细胞白血病：根据细胞分化成熟程度分为 2 种亚型，即①M5a（未分化型），骨髓中原始单核细胞≥80%（非红细胞系分类）；②M5b（部分分化型），骨髓中原始和幼稚单核细胞（非红系细胞分类）＞30%，原单核细胞＜80%
M6	急性红白血病：骨髓中红细胞系＞50%，且常有形态学异常，骨髓非红细胞系原粒细胞（或原始＋幼稚单核细胞）Ⅰ＋Ⅱ型＞30%；若血片中原粒细胞或原单核细胞＞5%，骨髓非红系细胞中原粒细胞或原始＋幼稚单核细胞＞20%
M7	急性巨核细胞白血病：骨髓中原巨核细胞≥30%，电镜下血小板过氧化酶（PPO）阳性，外周血中有原巨核（小巨核）细胞，血小板膜糖蛋白Ⅰb、Ⅱb/Ⅲa 或因子Ⅷ相关抗原（vWF）阳性

注：原始细胞指不包括原始红细胞及小巨核细胞，原始细胞包括Ⅰ型和Ⅱ型，Ⅰ型为典型原始细胞，Ⅱ型为胞质可出现少许细小嗜天颗粒。核质比例稍低，其他同Ⅰ型原始细胞。非红系细胞分类（NEC）是指不包括浆细胞、淋巴细胞、组织嗜碱细胞、巨噬细胞及所有有核红细胞的骨髓有核细胞分类。

（二）免疫学分型

白血病细胞的表面或胞质内有大量的蛋白抗原，可以用单克隆抗体来识别，这些抗原和抗体根据分化簇（CD）的号码来区分。由于白血病是造血细胞的某一克隆被阻滞在某一分化阶段上并异常增殖的结果，故白血病细胞往往停滞在细胞分化的某一抗原表达阶段。因此，用单克隆抗体技术检测这些抗原有助于对 AL 各亚型的诊断与鉴别，从而指导治疗、判断疗效与预后。临床检验诊断多采用 AL 的一线单抗来筛查 AML 及 T、B 淋巴系白血病，

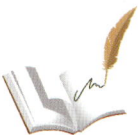

用二线单抗进一步确定亚型。表9-7列出了 AL 免疫分型常用的一线和二线单抗；表9-8为 AML 及 T、B 淋巴系白血病的免疫表型特征。

表9-7 急性白血病常用免疫诊断标志

	一线单抗	二线单抗
髓系	CD13，CD117，Anti－MPO*	CD33，CD14，CD15，CD11，CD61，CD41，CD42，血型糖蛋白 A
B 淋巴系	CD22*，CD19，CD10，CD79a*	CD20，CD42，Cyu，SmIg
T 细胞系	CD3*，CD7，CD2	CD1，CD4，CD5，CD8
非系列特异性	TdT**，HLA－DR	CD34

注：*胞质表达；**胞核表达。

表9-8 筛查急性白血病的免疫标记

	CD10	CD19	CD22（c/m*）	TdT	HLA－DR	CD3（c/m）	CD7	CD13	CD33	MPO	CD117
B－ALL	+①	+/－	+/－	+②	+	－	－	－	－	－	－
T－ALL	－	－	－	+	－③	+/－	+/－	－	－	－	－
AML	－	－	－	－④	+⑤	－	－⑥	+/－	+/－	+⑦	+

注：c/m*为胞质或胞膜。①急性早期 B 前体细胞白血病 CD10 为阴性；②B－ALL 为阴性（SmIg 阳性）；③近 10% 的 T－ALL 具有 HLA－DR 表达；④某些 AML－M1 型 TdT 可阳性；⑤AML－M3 型 HLA－DR 阴性；⑥<10% 的 AML 患者 CD7 阳性；⑦AML－M7 型 MPO 阴性。

1. ALL 的免疫学分型 淋巴细胞表面标志抗原的检测对 ALL 免疫分型诊断具有很重要的作用。常用一线标志抗体（T 细胞系 cCD3、CD7、CD2，B 细胞系 cCD22、cCD79a、CD19、CD10）将 ALL 分为 T 细胞系（占 20%）和 B 细胞系（80%）两大型；再结合二线标志抗体（T 细胞系 CD1、CD4、CD5、CD8，B 细胞系 CD20、CD24、CyIg、SmIg）又可将 B 细胞系和 T 细胞系 ALL 各分为 4 个亚型（表9-9 和表9-10）。有 10%～30% 的 ALL 可同时表达髓系抗原，常见的髓系表达抗原有 CD13 和（或）CD33，这种 ALL 患者一般预后较差。

表9-9 B系－ALL 免疫学分型

	CD10	CD19	CD20	CD22	CyIg	SmIg	TdT	cCD79a	FAB 形态学
Pro－B－ALL	－	+	－	－	－	－	+	+	L₁L₂
Common－B－ALL	+	+	－/+	－/+	－	－	+	+	L₁L₂
Pre－B－ALL	+/－	+/－	+/－	+	+	－	+	+	L₁
B－ALL	－/+	+	+	+	－/+	+	+	+	L₃

注：+/－表示多数阳性，－/+表示多数阴性。

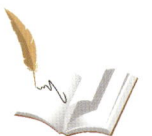

表9-10 T系－ALL 免疫学分型

	cCD3	CD2	CD7	CD1a	CD5	CD34	TdT	FAB 形态学
Pro－T－ALL	+	－	+	－	+	+/－	+	
Pre－T－ALL	+	+	+	－	+	+/－	－/+	L₁L₂
cortical T	+	+	+	+	+	－	+	L₁L₂
medullary T	+	+	+	－	+	－	+	

注：+/－表示多数阳性，－/+表示多数阴性。

2. AML 的免疫学分型 髓系相关抗原的表达反映了细胞的起源，在 AML 中，各亚型的细胞表面上也有粒细胞、单核细胞或其他细胞的抗原，当形态学、细胞化学的检查结果不明确时，这些标记有助于各亚型的诊断，并有助于混合白血病的诊断。现已初步确立了了 AML FAB 分型与免疫学标志二者的关系（表 9 - 11），并在以下方面达成共识：①CD34 为造血干细胞标志，CD34 抗原表达与低分化形式的 AML 相关，在 M0、M1 和 M5a 型中有较高表达率，而白血病细胞较成熟的亚群 M2b、M3 及 M5b 则极少表达或不表达；②CD13、CD15 和 CD33 与分化程度相对较高的 AML 相关，50% 的 M3 可阳性；③CD14 与单核细胞白血病（M4、M5）相关；④MPO 为 AML 所特有，比 CD33、CD13 更敏感；⑤单抗 CD117 对髓系的特异性比 CD13 和 CD33 更好，且敏感性高；⑥抗血型糖蛋白 A 或 H 单抗和抗血小板 GPⅡb/Ⅲa（CD41a）、Ⅱb（CD41b）、Ⅱa（CD61）、Ⅰb（CD42b）的单抗是分别鉴别 M6、M7 的敏感而特异的单抗，但通常不表达 CD11b、CD14、CD15。研究这些抗原表达与判断临床疗效与预后有密切的关系，如 CD34 阳性的 AML 缓解率明显低于阴性的 AML，CD13 阳性的预后差，生存期短，AML 白血病细胞表达淋巴系相关抗原如 CD2、CD7、CD4 和 CD10，预后差。

免疫分型与 FAB 分型相比，避免了主观臆断性，提高了白血病各亚型诊断准确性，重复性好，还可鉴别白血病细胞的起源、分化阶段及基因克隆，能将 99% 的 AML 与 ALL 区分开，可对 ALL 进行免疫分型，可确定形态不能或很难区分的白血病类型及亚型，如 M0、M7、混合细胞白血病等，已成为白血病诊断、治疗及基础研究的重要手段，但免疫分型不能取代形态学分型。由于白血病细胞具有"异质性"和非"同步性"，且伴有抗原表达紊乱现象，有时免疫分型的分化抗原在单抗表达上会出现一些差异，故免疫学分型诊断需要综合分析。

表 9 - 11　AML 免疫学标志与 FAB 分型

	M0	M1	M2	M3	M4	M5	M6	M7
HLA - DR		+	+	-	+	+	+/-	+/-
CD34		+	+/-	-	+/-	+/-	-	+/-
CD33	+	+	+	+	+	+	+/-	+/-
CD13	+	+/-	+	+	+	+	-	未报告
CD14		-	+/-	-	+	+	-	未报告
CD15		-	+	+/-	+	+	+/-	未报告
血型糖蛋白 A		-	-	-	-	-	+	-
血小板 GPⅠb 或Ⅱb/Ⅲa		-	-	-	-	-	-	+

（三）细胞遗传学分型

细胞遗传学的发展，特别是高分辨分带技术和分子生物学技术的应用，已发现多数急性白血病患者有特异的染色体异常（如异位、缺失、倒位），AML 核型异常检出率达 93%。AML 核型异常可分为两类：一类是平衡型畸变，是与 FAB 亚型相关的特异性染色体结构重排，主要是染色体相互易位或倒位，其结果是产生融合基因，约占 60%，如 t（15；17）；另一类与 FAB 亚型不相关，为染色体数目异常的不平衡畸变，表现为染色体整条或部分增加或丢失，最多见的是 +8，其次是 -5/del（5q），-7/del（7q）和 +21。大约 90% 以上

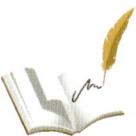

ALL 患者可检出克隆性核型异常，包括数量和结构的异常，以假二倍体最常见，其次是超二倍体，其中 66% 为特异性染色体重排，染色体异常表现与急性白血病的关系已渐明确。因此，国际上结合白血病细胞形态学（M）、免疫学（I）和遗传学（C）特点提出 AML 的 MIC 分类法（表 9-12）。遗传学的改变往往与预后有关。预后较好的有 t（8；21）、inv（16）、t（15；17）；如有 5q、7q 缺失或单倍体，3 号染色体易位或倒位，t（6；9）、t（9；22）及染色体 11q23 异常，均提示 AML 化疗后预后差。白血病细胞对化疗的反应与细胞核型有关，特异性染色体异常可以作为监测病情缓解和复发的重要指标。但由于细胞数低、中期分裂象少、原始细胞正常分裂象掩盖等原因易出现染色体分析困难，加之该方法敏感性低、耗时长，使其临床应用受到限制。

表 9-12　部分 AML 的细胞遗传学与 FAB 分型

核型	发生率（%）	MIC 建议名称	FAB 分型
t（8；21）（q22；q22）	12	M2/t（8；21）	M2
t（15；17）（q22；q12）	10	M3/t（15；17）	M3、M3v
t/del（11）（q23）	6	M5a/t（11q）	M5a（M5b；M4）
inv/del（16）（q22）	5	M4Eo/inv（16）	M4Eo
t（9；22）（q34；q11）	3	M1/t（9；22）	M1（M2）
t（6；9）（p23；q34）	1	M2/t（6；9）	M2 或 M1 伴嗜碱性粒细胞增多
inv（3）（q21；q26）	1	M1/inv（3）	M1（M2，M4，M7）伴血小板增多
t（8；16）（p11；p13）	<0.1	M5b/t（8；16）	M5b 伴吞噬细胞增多
t/del（12）（p11～13）	<0.1	M2Baso/t（12p）	M2 伴嗜碱性粒细胞增多
+4	<0.1	M4/+4	M4（M2）

（四）分子生物学分型

白血病的基因改变、基因重排及融合基因的形成与白血病的发病机制、治疗及预后等关系极为密切，在 AML 中，如 AML-M3 型，90% 以上患者可见到 t（15；17）（q22；q12）的染色体异常，17q 上的维 A 酸 α 受体和 15q 上的早幼粒细胞白血病基因发生易位，形成 *PML-RARα* 融合基因，是其特异性分子标志，用维 A 酸治疗效果好；约 90% 的 AML-M2b 有 t（8；21）（q22；q22），这种易位导致 21q 的急性粒细胞白血病基因（*AML*1）重排和 8q 上的 *MTG8*（*ETO*）基因融合形成 *AML*1-*MTG8* 融合基因，是 M2b 的基因标志，这种白血病细胞对化疗反应较好。在 ALL 中，如有 t（1；19）伴 *E2A-PBX*1 融合基因或有 t（4；11）伴 *MLL/AF4* 融合基因的 ALL 患者预后差。免疫球蛋白重链（IgH）基因重排可作为 B 系 ALL 的特异标志，TCR 基因重排或缺失见于 80% 的 T 系 ALL。PCR 技术的发展，使白血病的基因诊断方法更为准确、灵敏、快速。二代测序技术的应用，能够发现白血病更多的基因突变，也能够更好的判断预后和指导治疗。所以 MIC 加分子生物学的 MICM 分型诊断（表 9-13）已得到国际广泛的认可，为白血病诊疗的突破奠定了基础。

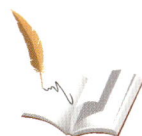

表 9 – 15　常用 MRD 的检测方法

方法	灵敏度	主要优点	主要缺点
细胞遗传学	1% ~ 5%	可发现异常核型	不敏感
细胞原位杂交（FISH）	1%	可用于间期细胞	不敏感，受分裂期影响
多参数流式细胞法	$10^{-4} \sim 10^{-2}$	快速，可定量，较敏感	需特殊探针，有时难与正常细胞区别
分子生物学方法（PCR，RT – PCR）	$10^{-6} \sim 10^{-4}$	高敏感度，可定量及自动分析	假阴性或假阳性可能

五、急性髓细胞白血病各亚型的特征及诊断

（一）急性髓细胞白血病微分化型（M0）

1. 临床特征　急性髓细胞白血病微分化型（minimally differentiated acute myeloid leukemia）是 1991 年 FAB 协作组补充的一特殊亚型，占 AML 中的 2% ~ 3%，其特点为细胞形态学缺乏分化特点，不能分型，常规细胞化学染色阴性，原始细胞在光镜下类似 ALL – L_2 型细胞。多见于老年人，肝、脾、淋巴结肿大不明显，治疗效果差，生存期短。

2. 实验室检查

（1）血象　白细胞数常较低，可低至 $0.6 \times 10^9 / L$，也可高达 $100 \times 10^9 / L$ 者，分类原始细胞比例较低，形态似原始淋巴细胞，未见 Auer 小体，多伴有贫血及血小板减少。

（2）骨髓象　有核细胞增生明显活跃或极度活跃，原始细胞≥30%，可达 90% 以上。其细胞形态多数较小，较规则，染色质细致，核仁 1 ~ 2 个，大而清楚，胞质量少，大多呈透亮或中度嗜碱，无嗜天青颗粒及 Auer 小体（图 9 – 1），易误诊为 ALL – L_2 型。红系、巨核系有不同程度的增生减低。

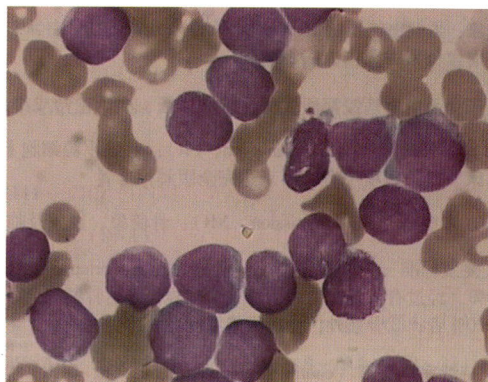

（3）细胞化学染色　MPO 及 SBB 染色阴性或阳性率 <3%；PAS 染色呈阴性。

（4）细胞免疫学和电镜检测　髓系分化

图 9 – 1　M0 骨髓象（×1000）

抗原 CD13 、CD33 、CD14 、CD15、CD11b 中至少有一种阳性。可表达无系列特异性未成熟标志 CD34 、TdT 、HLA – DR，不表达 T、B 系特异性抗原。电镜检测髓过氧化物酶（myeloperoxidase，MPO）抗体反应多呈阳性。

（5）细胞遗传学和分子生物学检测　大多有染色体异常，但无特异性核型，常见 –5/5 q⁻ 、–7/7q⁻ 等异常核型，提示预后不良，多药耐药糖蛋白（gp170）的表达水平可增高。

3. 实验室诊断要点　骨髓中原始细胞≥30%，胞质大多透亮或中度嗜碱，无嗜天青颗粒及 Auer 小体，细胞化学染色 MPO 及 SBB 阳性率 <3%，PAS 染色呈阴性。单纯依靠骨髓细胞形态学及细胞化学特点做出诊断比较困难，应结合免疫表型分析确诊，其白血病细胞常表达 CD34 和 CD13 或 CD33，而不表达淋系抗原；可有 CD7 、TDT 阳性；电镜髓过氧化物酶（MPO）阳性对本型诊断有重要意义。

（二）急性粒细胞白血病未成熟型（M1）

1. 临床特征　急性粒细胞白血病未成熟型（acute myeloblastic leukemia without matura-

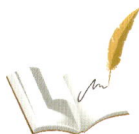

tion）成人多见，约占 AML 的 10%，临床上除有发热、出血、贫血及髓外浸润表现外，尚有以下特点：①多数患者起病急骤，进展迅速，病情凶险，伴有口腔黏膜和咽喉炎症、溃疡或坏死；②多数肝、脾及淋巴结肿大的程度较轻，且较急淋少见。③绿色瘤（chloroma）常见于此型，典型表现为骨膜下绿色肿瘤，多见于儿童及青年。

2. 实验室检查

（1）血象 多数患者白细胞升高，多在（10 ~ 50）×10⁹/L，原始粒细胞占 30% ~ 60%，有时高达 90% 以上，可见畸形原始粒细胞。贫血显著，大多数患者血红蛋白 <60g/L，可见幼红细胞，血小板中度至重度减少。

（2）骨髓象 有核细胞增生极度活跃或明显活跃，少数病例可增生活跃甚至减低。原始粒细胞（Ⅰ型+Ⅱ型）≥90%（NEC），以Ⅰ型原始粒细胞为主，其细胞形态与淋巴细胞相似，胞质量较少，无颗粒，呈深蓝色，可见 Auer 小体，胞核较规则，呈圆形，核染色质细致，核仁 1 ~ 3 个，清楚，可有伪足（图 9 - 2）。早幼粒细胞少，中幼粒细胞及以下各阶段粒细胞罕见或不见而呈白血病裂孔现象。

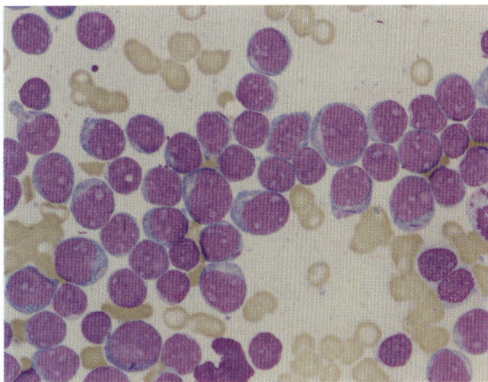

图 9 - 2 M1 骨髓象（×1000）

（3）细胞化学染色 原始粒细胞 MPO 及 SBB 染色阳性率 ≥3%，呈（+）~（++）。

（4）免疫学检查 至少表达髓系抗原 CD13、CD33、CD117 和（或）MPO 中 2 种，CD34 常阳性，一般不表达 CD11、CD14、CD15，淋系抗原阴性。CD33 阳性者 CR 率高，CD13 阳性、CD33 阴性者 CR 率低。

（5）细胞遗传学与分子生物学检查 部分可检测到 Ph 染色体、*BCR/ABL* 融合基因阳性，均不具有特异性。

3. 实验室诊断要点 骨髓中原始粒细胞（Ⅰ型+Ⅱ型）≥90%（NEC），早幼粒细胞及以下各阶段粒细胞或单核细胞 <10%，MPO 及 SBB 染色阳性率 ≥3%，本型根据骨髓细胞形态学及细胞化学特点可基本确诊。

（三）急性粒细胞白血病部分成熟型（M2）

1. 临床特征 急性粒细胞白血病部分成熟型（acute myeloblastic with partially maturation）可见于各年龄患者，占 AML 的 30% ~ 45%。临床上多以贫血为首发症状，少数患者以发热起病，出血发生率较低，程度也较轻，治疗效果好，完全缓解率高。1986 年天津会议根据白血病细胞分化程度将 M2 型分为 M2a 和 M2b 两种亚型，M2b 是我国提出的急粒亚型，曾称亚急性粒细胞白血病（subacute myeloblastic leukemia），此与 FAB 分型稍有不同。

2. 实验室检查

（1）血象 M2a 患者白细胞数多增高，以原始粒细胞及早幼粒细胞为主，其细胞形态异常、多变；中度或重度贫血，血小板中至重度减少，个别患者早期可见血小板正常或增多。M2b 患者多表现为全血细胞减少，易被误诊为再生障碍性贫血。

（2）骨髓象 有核细胞增生多为极度活跃或明显活跃，M2a 原始粒细胞占 30% ~ 89%（NEC），早幼粒细胞以下阶段至中性分叶核粒细胞 >10%，单核细胞 <20%，其白血病细

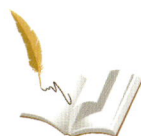

胞的特征是形态变异及核质发育不平衡，表现为细胞大小异常，形态多变，胞体畸形有瘤状突起，核形畸变，呈凹陷、折叠、扭曲、肾形等，其胞质出现少数嗜苯胺蓝颗粒（图9-3），约半数患者可见 Auer 小体。有些病例出现小原始粒细胞，易误认为原始淋巴细胞。M2b 以异常的中性中幼粒细胞为主，比例≥30%（NEC），原始粒细胞及早幼粒细胞也增多（不一定>30%）；其白血病细胞形态明显异常，胞体较大，胞质丰富，有较多细小而分布较密集的特异性中性颗粒，易见空泡；Auer 小体少见。胞核发育明显落后于胞质，核不规则，染色质细致、疏松，可有1~2个核仁，在核凹陷区常有一淡染区（图9-4）。红细胞系及巨核细胞系增生均减低。

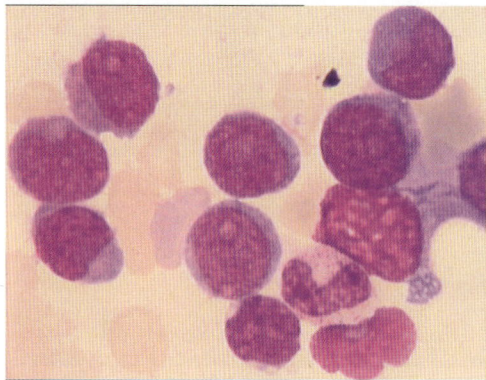

图9-3 M2a 骨髓象（×1000）

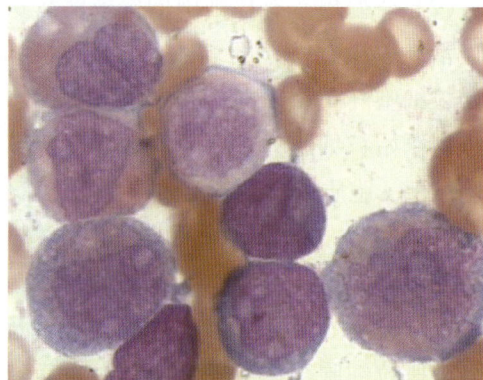

图9-4 M2b 骨髓象（×1000）

（3）细胞化学染色　MPO 染色呈阳性反应，PAS 染色示多数原始细胞呈阳性反应，早幼粒细胞多数为弱阳性反应，氯乙酸 AS-D 萘酚酯酶（NAS-DCE）染色多数阳性，NAP 积分明显降低。

（4）免疫学检验　M2a 至少表达髓系抗原 CD13、CD15、CD33 中的一种，CD11b、MPO、HLA-DR 亦可阳性。M2b 表达 HLA-DR、MPO、CD11b、CD13、CD33 和 CD57，成熟的髓系抗原 CD15 和 CD11b 阳性率较 CD33、CD13 高。

（5）细胞遗传学与分子生物学检查　M2a 可见异常核型如 t（6；9）（p23；q34），t/del（12）（p11~13）或 t（9；22）（q34；q11）。M2b 患者 t（8；21）（q22；q22）染色体检出率高达90%以上，其易位导致 AML1 基因重排形成的 AML1/ETO 融合基因，可作为 M2b 的特异性遗传学标志。常伴有性染色体丢失，也可伴有其他核型异常，如-9、-15、-18 等。

3. 实验室诊断要点　M2a 患者骨髓中原始粒细胞占30%~89%(NEC)，其他粒细胞>10%，单核细胞<20%；M2b 患者骨髓中异常的中性中幼粒细胞≥30%（NEC），原始粒细胞及早幼粒细胞增多不一定>30%，细胞化学染色如 MPO、SBB 均呈阳性反应，NAS-DCE 染色呈阳性反应。

（四）急性早幼粒细胞白血病（M3）

1. 临床特征　急性早幼粒细胞白血病（APL）常常起病急，临床上除有发热、贫血和浸润等急性白血病症状外，容易并发弥散性血管内凝血（DIC）。常有广泛而严重的出血是本病主要临床特点。出血以皮肤黏膜明显，其次为胃肠道、泌尿道、呼吸道及阴道出血，颅内出血是死亡原因之一。出血除与血小板减少和功能异常有关外，与本病易并发 DIC（亦可发生原发性纤溶亢进）有关。染色体 t（15；17）形成的 PML/RARα 融合基因是本病

扫码"看一看"

最特异的基因标志。

2. 实验室检查

（1）血象　常表现为全血细胞减少，分类以异常早幼粒细胞为主，可见少数原粒及其他阶段的粒细胞，易见 Auer 小体。

（2）骨髓象　有核细胞增生极度活跃，个别患者增生减低。分类以异常早幼粒细胞增多为主，比例≥30%（NEC），可见到一定数量的原始细胞，早幼粒与原始粒细胞之比在3:1以上。异常早幼粒细胞胞体大小不一，外形多不规则，胞核相对较小，常偏位，核形不规则，常有凹陷、折叠或分叶，染色质细致，核仁 1～3 个，胞质丰富，淡蓝色，含有大量、密集的不典型嗜苯胺蓝颗粒，常位于核的另一端，有些细胞可见内质、外质，内质含大量颗粒，外质呈透明蓝色而无颗粒，常形成伪足状或瘤状突起，Auer 小体易见，可见多根 Auer 小体呈柴捆样排列的细胞，称为"柴捆细胞"（faggot cell）（图 9 - 5），是本病形态学的主要特征之一。根据胞质中颗粒的大小又将 M3 型分为 2 种亚型：①M3a（粗颗粒型）：颗粒粗大，密集或融合，呈深紫色，可掩盖核周围甚至整个胞核，Auer 小体多见（图 9 - 6）；②M3b（细颗粒型）：胞质中嗜苯胺蓝颗粒密集而细小，核扭曲、折叠等，易与急单混淆（图 9 - 7）。

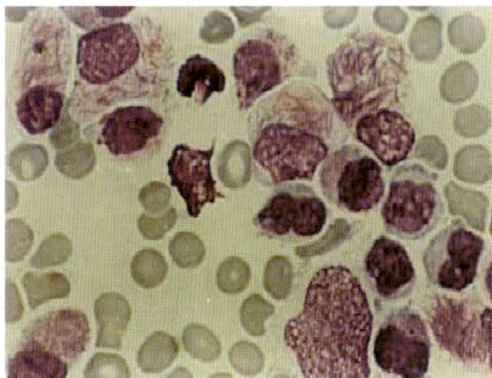
图 9 - 5　Auer 小体（×1000）

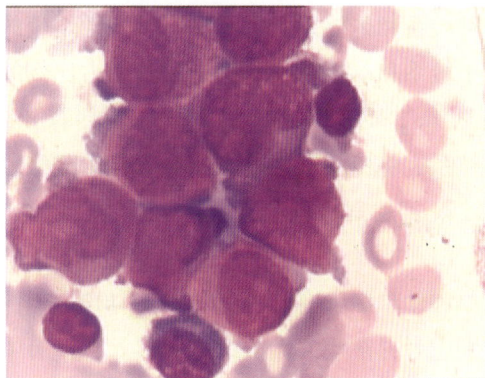
图 9 - 6　M3a 骨髓象（×1000）

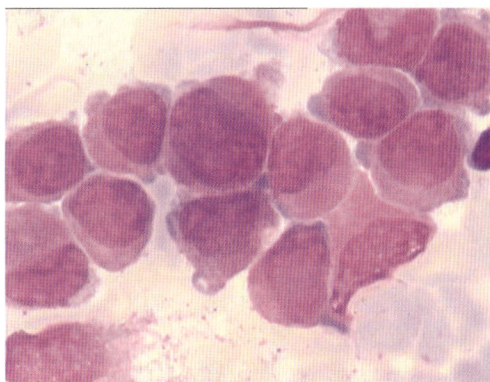
图 9 - 7　M3b 骨髓象（×1000）

（3）细胞化学染色　MPO 染色及 SBB 染色呈强阳性反应，NAS - DAE 染色呈强阳性，不被氟化钠抑制。

（4）免疫学检查　典型的免疫表型呈 CD13、CD33 阳性，CD34、HLA - DR 阴性，故

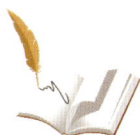

以髓系标志为主而 HLA - DR 为阴性者 M3 型的可能性大。CD34 阳性者细胞颗粒小而少，易出现外周血白细胞数增高，预后差。

（5）细胞遗传学与分子生物学检查　70%～90% 的 APL 具有特异性的染色体易位 t（15；17），是 APL 特有的遗传学标志，t（15；17）使 17 号染色体上的维 A 酸受体 α（RARα）基因发生断裂，与 15 号染色体上的早幼粒细胞白血病基因（PML）发生融合，形成 PML - RARα 融合基因，此类白血病细胞可被全反式维 A 酸（all trans retinoic acid，AT-RA）诱导分化成熟，还可以被砷剂诱导凋亡。此外，还可见异常核型如 + 8、i（17q⁻）等。PML - RARα 融合基因是 APL 最特异的基因标志。

3. 实验室诊断要点　骨髓中异常早幼粒细胞≥30%（NEC），胞质中嗜苯胺蓝颗粒粗大，密集或融合，"柴捆细胞"易见者为 M3a，而颗粒密集而细小者为 M3b。细胞化学染色如 MPO、SBB 呈阳性反应，NAS - DAE 染色呈强阳性，不被氟化钠抑制。不典型 M3b 易被误诊为急单，可结合细胞化学、细胞遗传学及分子生物学检查进一步分型和确诊。

（五）急性粒-单核细胞白血病（M4）

1. 临床特征　急性粒-单核细胞白血病（acute myelomonocytic leukemia，AMMOL）是一种粒系和单核系两个系统同时恶性增生的急性白血病，占 AML 的 15%～25%。根据其骨髓中粒系和单核系细胞形态及其所占比例的不同，将其分为四个亚型，即 M4a、M4b、M4c 和 M4Eo，M4Eo 占 M4 的 20%，常伴有肝、脾、淋巴结肿大，脑膜白血病发生率相对较高，除粒系、单核系增生外，还伴有异常嗜酸性粒细胞增多。

2. 实验室检查

（1）血象　患者白细胞计数多增高，亦有正常或减少者，可见粒及单核两系早期细胞，原单和幼单细胞有时可达 30%～40%，且有较活跃的吞噬现象，粒系各阶段细胞均可见，个别患者异常嗜酸性粒细胞增多。常伴有中至重度贫血，血小板重度减少。

（2）骨髓象　有核细胞增生极度活跃或明显活跃，粒、单核两系同时增生，红系、巨核系增生受抑。本病是异质性很强的疾病，至少包括两种类型：①异质性白细胞增生型，白血病细胞分别具有粒系、单核系形态特征；②同质性白细胞增生型，白血病细胞同时具有粒系及单核系特征。原始粒细胞形态类似 M1，原单、幼单细胞胞体一般较原始粒细胞大，核呈圆形、椭圆形或不规则形，胞核多不规则，呈扭曲、凹陷、折叠等，染色质疏松、细致，

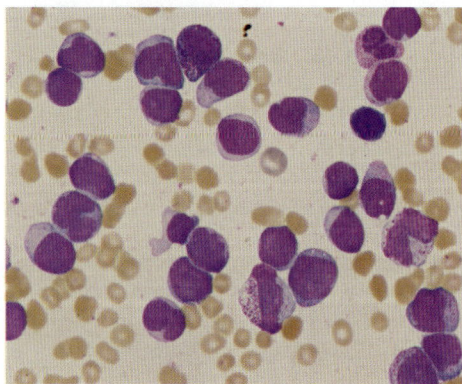

图 9 - 8　M4a 骨髓象（×1000）

核仁有 1 个至多个，大而清楚；胞质丰富，呈灰蓝色，原始单核细胞胞质一般无颗粒，幼稚单核细胞胞质可出现细而小颗粒，有的可见空泡，部分细胞可见到 Auer 小体（图 9 - 8）。红系、巨核系增生均受抑。

（3）细胞化学染色　①MPO、SBB 染色：原、幼粒细胞呈阳性或强阳性反应，而原单及幼单细胞呈阳性或弱阳性反应；②NAS - DAE 染色：原始和幼稚细胞呈阳性反应，其中原粒细胞不被氟化钠（NaF）抑制，而原单细胞可被 NaF 抑制；③酯酶双重染色：M4a 和

M4b 骨髓片中可见两群细胞，一群为特异性酯酶阳性细胞，另一群为非特异性酯酶阳性细胞；M4c 只见一细胞群，同一细胞可见特异性和非特异性酯酶阳性，此方法对 M4 的分型具有重要意义。

（4）免疫学检查　白血病细胞主要表达粒、单核系抗原，如 MPO、HLA－DR、CD33、CD13、CD14、CD15 等。

（5）细胞遗传学与分子生物学检查　常累及 11 号染色体长臂的异常，包括易位和缺失，前者以 t（9；11）（p21；q23）多见。M4Eo 有 16 号染色体的倒置和其他异常表现，主要为 inv（16）、del（16）和 t（16；16）三种类型，有 inv（16）的 M4Eo 患者 CR 率较高。

（6）其他检查　血清和尿液溶菌酶可增高。

3. 实验室诊断要点　骨髓中粒、单核两系同时增生，根据其增生细胞的形态特征及其所占比例，将其分为四个亚型。①M4a：骨髓中以原始、早幼粒细胞为主，幼稚及成熟单核细胞 > 20%（NEC）；②M4b：以原单、幼单核细胞为主，原始粒、早幼粒细胞 > 20%（NEC）；③M4c：既具有粒细胞又具有单核细胞形态特征的原始细胞 > 30%（NEC）；④M4Eo：除以上特点外，嗜酸性粒细胞占 5% ~ 30%（NEC），其胞质中存在粗大而圆的嗜酸性颗粒常伴着色较深的嗜碱性颗粒（图 9 －

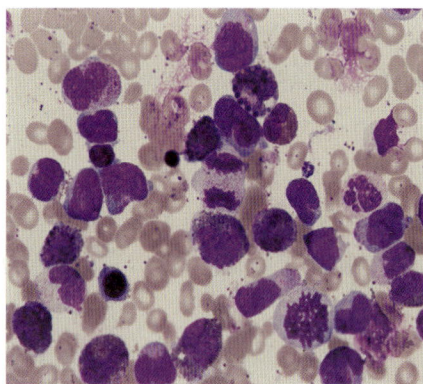

图 9 － 9　M4Eo 骨髓象（×1000）

9）。本病结合细胞化学染色一般可做出诊断，不典型者可结合细胞免疫学、细胞遗传学及分子生物学检查做出诊断。

（六）急性单核细胞白血病（M5）

1. 临床特征　急性单核细胞白血病（acute monocytic leukemia，，AMOL）简称急单，根据细胞分化情况分为 M5a 和 M5b 两个亚型。多见于儿童和青少年，临床上除具有一般急性白血病的症状外，髓外浸润症状较为明显，以皮肤黏膜损害突出，伴牙龈肿胀、增生及溃疡等表现。

2. 实验室检查

（1）血象　大多数患者白细胞数偏低，分类原单和幼单细胞增多，血红蛋白和红细胞数中度至重度减少，血小板明显减少。

（2）骨髓象　有核细胞增生极度活跃或明显活跃，原始单核细胞（Ⅰ型 + Ⅱ型）＋幼单核细胞≥20%。M5a 原始单核细胞≥80%（NEC），M5b 原始单核细胞 < 80%（NEC）。其白血病细胞形态学特点有：原单及幼单细胞体积较大，形态变化多端，胞核相对较小，不规则形，呈扭曲、折叠、凹陷，常偏一侧，核仁清楚，多为 1 个，核染色质疏松，着色较淡；胞质丰富，常出现内外双层胞质，有明显伪足突出，边缘清晰，颗粒的粗细及数量不一，外层胞质呈淡蓝色，透明，无或很少颗粒，内层胞质呈灰蓝色并略带紫色，不透明，似有毛玻璃样感（图 9 － 10）。胞质内常有空泡或被吞噬的细胞，可见 Auer 小体，较细长。

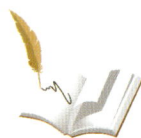

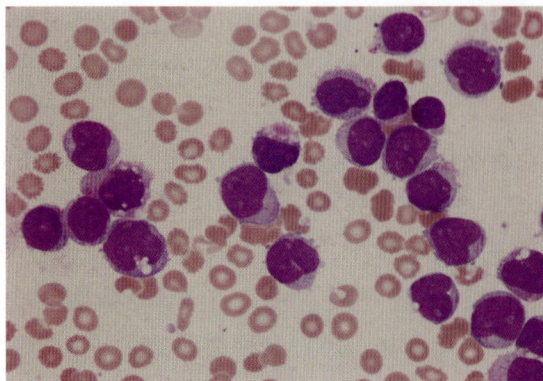

图 9 – 10 M5 骨髓象（×1000）

（3）细胞化学染色　①MPO 和 SBB 染色：原单细胞呈阴性或弱阳性，而幼单细胞多数为阳性；②NAS – DAE 染色：原单及幼单细胞多数呈阳性或强阳性反应，能被 NaF 抑制。

（4）免疫学检验　白血病细胞常表达 CD11、CD13、CD14、CD15、CD33、CD34、HLA – DR，以 CD14 最明显。

（5）细胞遗传学与分子生物学检查　无特异性遗传学异常，t（9；11）易位致 *MLL – AF*9 融合基因及 t（11；19）易位致 *MLL – ENL* 融合基因多见，部分患者可见 t/del（11）（q23）。

（6）其他检查　血清和尿液溶菌酶活性明显增高。

3. 实验室诊断要点　骨髓中原始单核细胞＋幼单核细胞≥20%，MPO 和 SBB 染色原单细胞呈阴性或弱阳性，而幼单细胞多数为阳性，NAS – DAE 染色原单细胞和幼单细胞呈阳性反应，能被 NaF 抑制，根据细胞形态及细胞化学特点一般均可做出形态学诊断。

（七）红白血病（M6）

1. 临床特征　2016 年 WHO 分型中，原始粒细胞数被计入总有核细胞百分数，绝大多数总原始粒细胞 < 20% 的 AML 诊断为骨髓增生异常综合征（MDS）亚型；如果骨髓中幼稚红细胞 ≥ 50%，原始粒细胞 ≥ 20% 且符合 AML 伴 MDS 相关改变的标准，诊断为 AML 伴骨髓增生异常相关改变；原始粒细胞 ≥ 20%，但不符合 AML 伴骨髓增生异常相关改变或 AML 伴重现性遗传学异常的诊断标准，诊断为 AML 非特殊类型的其他亚型。AML 非特殊类型中的急性红白血病仅保留了纯红白血病（骨髓中幼稚红细胞比例 > 80%，原始粒细胞 < 20%）的类型。

2. 实验室检查

（1）血象　贫血轻重不一，随疾病的进展而加重，可见各阶段的幼红细胞，红血病期以原红和早幼红为主，幼红细胞形态奇特并有巨幼样变。红白血病期以中幼、晚幼红细胞为主，可见嗜碱点彩、靶形及巨幼样变等；白细胞数可偏低或正常或升高，可见到原粒及早幼粒细胞；血小板常随着病程的发展而减少。

（2）骨髓象　有核细胞增生明显活跃或极度活跃，红系异常增生为主，或红系和粒系（或单核系）同时呈恶性增生。红细胞系≥80%，伴有形态异常。大多数患者红系以中、晚幼红细胞为主，也可见原、早幼红细胞占优势者，幼红细胞常有明显的类巨幼样改变（胞体巨大、核染色质细致、胞质丰富、常有突起）和副幼红细胞改变（核形不规则、核扭曲、巨型多核、核发育幼稚、核分叶、碎核）等（图 9 – 11）。粒系细胞可有巨幼样变和形态学改变，应与骨髓增生异常综合征、巨幼细胞贫血相鉴别（表9－16）。巨核细胞显著减少。

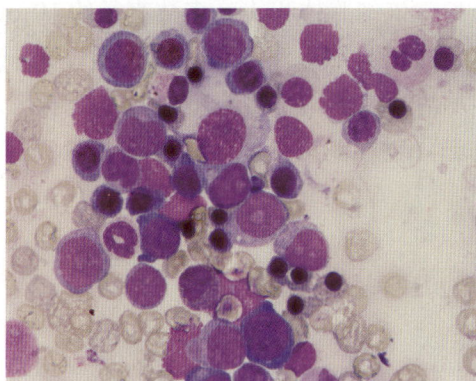

图9－11　M6骨髓象（×1000）

表9－16　红白血病、MDS与巨幼细胞贫血骨髓细胞形态的鉴别

	红白血病	骨髓增生异常综合征	巨幼细胞贫血
巨幼样改变			
细胞形态	类巨幼红细胞	类巨幼红细胞	典型巨幼红细胞
细胞大小	大小相差悬殊	大小相差悬殊	大而比较一致
核染色质	粗细不匀，排列紊乱	粗细不匀，排列紊乱	细致，排列疏松
红系比例	≥50%	不一定	增多
副幼红细胞变	明显	明显	少见
有核红细胞PAS反应	阳性，可见强阳性	阳性	阴性
病态粒细胞	可见	易见	少见
病态巨核细胞	较易见	较易见	偶见

　　（4）细胞化学染色　几乎所有病例幼红细胞PAS呈阳性反应，有的强阳性，红色颗粒呈块状、环状分布，淋巴细胞PAS反应增强。

　　（5）免疫学检查　幼红细胞可表达血型糖蛋白A，抗血红蛋白抗体和抗人类红白血病细胞系抗体阳性。

　　（6）细胞遗传学与分子生物学检查　无特异性改变，可见5q－/－5、7q－/－7、－3、dup（1）、+8等异常核型。

　　3. 实验室诊断要点　骨髓中红系异常增生≥80%，PAS染色幼红细胞呈阳性或强阳性反应。

　　（八）急性巨核细胞白血病（M7）

　　1. 临床特征　急性巨核细胞白血病（acute megakaryocytic leukemia，AMKL）是巨核细胞系恶性增生性疾病，骨髓中常有纤维组织增生，穿刺时往往"干抽"，M7临床上很少见，有一般白血病所具备的特点，主要特征为：①常以贫血及发热为首发症状；②多数患者无肝、脾及淋巴结肿大；③对化疗不敏感，预后不良。

　　2. 实验室检查

　　（1）血象　常见全血细胞减少，血红蛋白减低，呈正细胞正色素性贫血。白细胞数大多减低，少数正常或增高，可见到类似淋巴细胞的小巨核细胞（图9－12），血小板减少，少数病例正常，易见到畸形和巨型血小板，亦可见到有核红细胞。

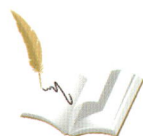

（2）**骨髓象** 有核细胞增生活跃或明显活跃，巨核细胞系异常增生，原始巨核细胞≥30%，小巨核细胞易见，该细胞体积小，多数直径约10μm，胞体圆形，边缘不整齐，呈云雾状或毛刺状，胞质量少，着深蓝色，不透明，无颗粒，周围可有伪足样突起，染色质较粗，核仁多不清楚，偶尔可见原始细胞中小堆状分布（图9-13）。幼稚巨核细胞也增多，巨核细胞分裂象多见，成熟巨核细胞少见，粒系及红系细胞增生均受抑制。

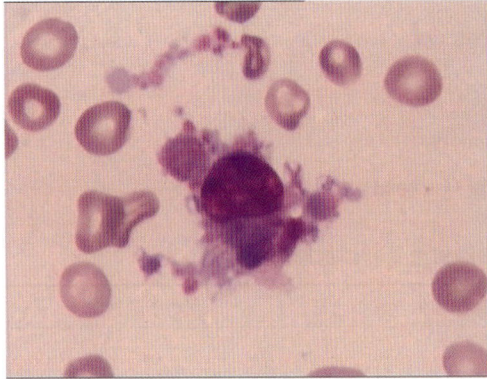

图9-12 M7外周血中小巨核细胞（×1000）

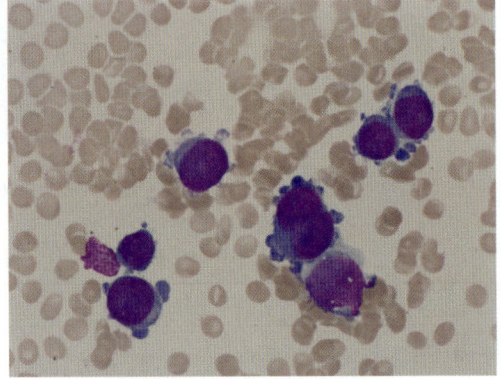

图9-13 M7骨髓象（×1000）

（3）**细胞化学染色** 较有价值的细胞化学染色是5'-核苷酸酶阳性，PAS阳性，呈大小、粗细不等的阳性颗粒；α-NAE染色呈阳性反应，可被氟化钠抑制；MPO、SBB染色均呈阴性反应。

（4）**免疫学检查** 原始巨核细胞特异性表达CD41（Ⅱb/Ⅲa）、CD61（Ⅲa）或较成熟的血小板相关标记CD42（Ⅰb），CD34、CD45和HLA-DR常阴性。

（5）**细胞遗传学与分子生物学检查** 无特异性改变，可见inv（3）或del（3）、+8、+21异常核型，t（1；22）者，常伴骨髓纤维化。

（6）**电镜检查** 原始巨核细胞呈血小板过氧化物酶阳性反应。

3. 实验室诊断要点 骨髓中原始巨核细胞≥30%，根据细胞形态及其细胞化学特点一般只能做出提示性诊断意见，本病的确诊需结合免疫学检查或电镜PPO阳性。骨髓活检，可发现原始巨核细胞增多，网状纤维增加。

六、急性淋巴细胞白血病的特征及诊断

ALL简称急淋，是由起源于T或B系的原始和幼稚淋巴细胞在造血组织中异常增殖并可浸润各组织脏器的一种造血系统恶性克隆性疾病。WHO（2008）分类认为急性淋巴细胞白血病与淋巴母细胞淋巴瘤生物学本质并无区别，只是临床表现不同，故将ALL并入淋巴瘤分类，包括B淋巴母（原始淋巴）细胞性白血病/淋巴瘤和T淋巴母（原始淋巴）细胞性白血病/淋巴瘤。当只表现为瘤块不伴或仅有轻微血液和骨髓受累时应诊断为淋巴瘤，当存在广泛骨髓和血液受累时则诊断为白血病，沿用急性淋巴细胞白血病的名称和诊断，分为B-ALL和T-ALL。本病可发生在任何年龄，但多见儿童与青壮年。

（一）临床特征

临床表现除有急性白血病的贫血、出血、发热和浸润四大表现外，还有如下主要特点：①本病以儿童及青少年多见，是小儿时期最常见的白血病类型，而成人较少些；②常有全

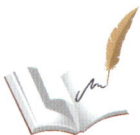

身无痛性淋巴结及肝脾肿大，且儿童患者较成人明显；③骨、关节疼痛明显，疼痛以肢体长骨及关节多见，且儿童常见；④易侵犯脑膜并发中枢神经系统白血病，尤其在完全缓解期发病率高；⑤易并发睾丸白血病及高尿酸血症。

（二）实验室检查

1. 血象　多数病例白细胞总数增多，常大于 $50 \times 10^9/L$，约 1/3 的成人患者白细胞数可正常或减少。分类中原始及幼稚淋巴细胞增多，多数大于 20%，可高达 90%；涂抹细胞（篮细胞）易见，此为 ALL 形态学特征之一；中性粒细胞减少或缺如。大多数患者有不同程度的红细胞数和血红蛋白量的减少，常为正细胞正色素性贫血。血片中偶见红细胞大小不等、嗜碱性点彩或呈多染性，可见到少数幼红细胞。血小板常减少，约半数病例低于 $50 \times 10^9/L$，其大小、形态和染色均可表现异常，亦可有功能异常。

2. 骨髓象　增生极度或明显活跃，少数病例增生活跃或增生减低，以原始和幼稚淋巴细胞增生为主，≥25%，可为 80%～90%，常伴有形态异常。原始淋巴细胞的形态学特征为：胞体呈小至中等大小，胞核多较规则，呈圆形或不规则凹陷，核染色质细致，可见核仁；胞质量较少，色浅蓝或灰蓝，可有空泡，约 10% 的病例中有嗜天青颗粒，棒状小体未见，篮细胞多见是 ALL 的特征之一，成熟淋巴细胞较少见。粒系、红系细胞增生受抑，巨核系细胞显著减少或无（图 9-14）。

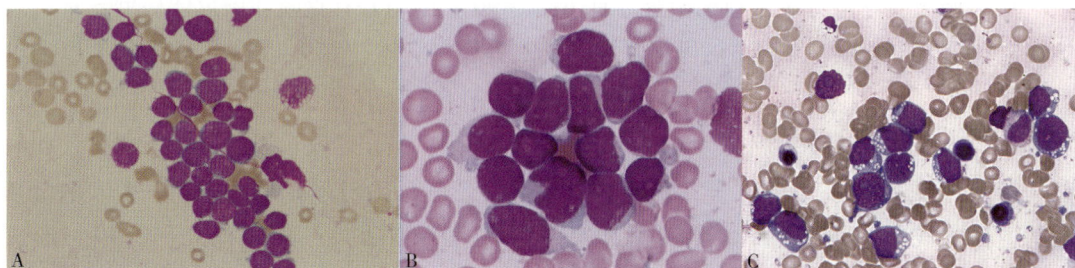

图 9-14　ALL 骨髓象

A. L_1；B. L_2；C. L_3

FAB 协作组根据外周血及骨髓细胞形态学特征，将 ALL 分为 L_1、L_2 和 L_3 共 3 个亚型，具体特征见表 9-17。

表 9-17　ALL FAB 分型的细胞形态学特征

细胞形态学特征	L_1	L_2	L_3
细胞大小	小细胞为主	大细胞为主，大小不均匀	大细胞为主，大小较均匀
核染色质	较粗，结构较一致	较疏松，但结构较不一致，或细而分散，或粗而浓集	呈细点状，均匀一致
核形	规则，偶有凹陷或折叠	不规则，常有凹陷和折叠	较规则
核仁	小而不清楚，少或不见	清楚，1 个或多个，较大	明显，1 个或多个，呈小泡状
胞质量	少	不定，常较多	较多
胞质嗜碱性	轻或中度	不定，有些细胞深染	深蓝
胞质空泡	不定	不定	常明显，呈蜂窝状

注：小细胞直径≤12μm；大细胞直径＞12μm。

3. 细胞化学染色　FAB 规定 ALL 的 MPO 阳性率＜3%，阳性为残留的原粒细胞所致；

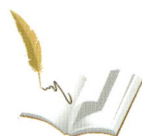

PAS 阳性特点有助于细胞系的判断，但有时结果不典型。综合各项细胞化学染色，有助于协助形态学鉴别各类白血病，常用的白血病细胞化学染色反应见表 9 - 18。

表 9 - 18　急性白血病常用的细胞化学反应鉴别

	急性淋巴细胞白血病	急性粒细胞白血病	急性单核细胞白血病
髓过氧化物酶（MPO）	（-）	分化差的原始细胞（-）～（+） 分化好的原始细胞（+）～（+++）	（-）～（+）
糖原染色（PAS）	（+）成块或颗粒状	（-）或（+），弥漫性淡红色	（-）或（+）呈弥漫性淡红或颗粒状
非特异性酯酶（NSE）	（-）	（-）～（+），NaF 抑制不敏感	（+），能被 NaF 抑制
中性粒细胞碱性磷酸酶（NAP）	增加	减少或（-）	正常或增加

4. 免疫学检查　淋巴细胞表面标志抗原的检测对急性淋巴细胞白血病免疫分型及诊断具有很重要的作用。急性淋巴细胞白血病的免疫标志检测临床应用较多，推荐 cCD3、CD7、CD2 作为 T 细胞系一线标志；推荐 cCD22、cCD79a、CD19、CD10 作为 B 细胞系一线标志；二线标志为：T 细胞系 CD1、CD4、CD5、CD8；B 细胞系 CD20、CD24、Cyμ、SIg。常用一线单克隆抗体鉴别 AML 与 T 或 B 系 ALL，再用二线单克隆抗体确定 ALL 各亚型（表 9 - 7）。

5. 细胞遗传学与分子生物学检查　有 70% ~ 90% 的 ALL 有克隆性染色体核型异常，包括数量和结构的异常，以假二倍体最常见，其次是超二倍体（表 9 - 13）。同时 60% 以上出现特异性基因重排，研究发现，80% ~ 90% 的 B - ALL 有 *IgH* 基因重排，90% 以上 T - ALL 有 *TCRβ*、*γ* 基因重排。细胞遗传学、分子生物学分型与 ALL 疗效、预后有一定联系，如具有多倍体的患者比假二倍体、亚二倍体预后要好；存在 t（9；22）形成 *BCR - ABL* 融合基因的患者常规化疗不敏感，缓解期短，易早期复发，预后差；又如有 t（1；19）形成 *E2A - PBX*1 融合基因或有 t（4；11）伴 *MLL/AF*4 融合基因的患者疗效、预后差。但是随着治疗手段的改进，如针对 t（9；22）的 ALL 采用酪氨酸酶抑制剂，t（1；19）的 ALL 采用大剂量化疗，预后都得到了改善。

（三）诊断及鉴别诊断

具有急性白血病的临床表现，外周血、骨髓涂片检查及细胞化学染色结果符合淋巴细胞系列的，可做出"提示急性淋巴细胞白血病"的诊断，但必须进行免疫学检查来证实形态学的诊断并分型。若能结合细胞遗传学、分子生物学等检查与其免疫学亚型相关的染色体特异性基因结构重排及其分子生物学异常，对 ALL 诊断、疗效和预后判断具有重要意义。

ALL 分型标准有：FAB 协作组于 1976 年制定 ALL 分型标准，即根据骨髓细胞形态学特征，将 ALL 分为 L$_1$、L$_2$ 和 L$_3$ 共 3 个亚型；1985 年由 Van den Bergh 等组成的 MIC 研究协作组制定的 MIC 分型；1994 年欧洲白血病免疫学分型协作组（EGIL）提出四型 21 类法（裸体、纯型、变异型及多表型四型 21 亚型）。2001 年 WHO 在造血和淋巴组织恶性肿瘤分类中，认为急性淋巴细胞白血病和前体淋巴细胞肿瘤是同一疾病的两种临床表现，形态学的 L$_1$、L$_2$ 与免疫表型、遗传学异常和临床特点无明显相关，没有必要继续保留该分类。在骨髓中幼稚细胞 >25% 时，诊断采用急性淋巴细胞白血病这一名称，如以淋巴结肿大或结外肿块为主要表现，而外周血或骨髓无受累或极少受累，骨髓幼稚细胞 ≤25% 时称为原始淋巴细胞淋巴瘤。与 AML 不同，当幼稚细胞低于 25% 时，不能诊断急性淋巴细胞白血病。根

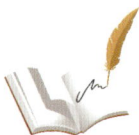

据细胞来源，将急性淋巴细胞白血病分为前体 B 急性淋巴细胞白血病/原始淋巴细胞淋巴瘤（lymphoblastic leukemia/lymphoma，前体 B - ALL/B - LBL）和前体 T - 急性淋巴细胞白血病/原始淋巴细胞淋巴瘤（前体 T - ALL/T - LBL）。将 ALL - L₃ 命名为 Burkitt 淋巴瘤/白血病，归入成熟 B 细胞肿瘤。目前，临床上逐渐接受和采用 WHO 分类法，但是还存在一定争议。

在诊断急性淋巴细胞白血病时，还要与急性粒细胞白血病特别是 M0 相鉴别，需要结合免疫分型等才能明确诊断。

（童向民）

第三节　骨髓增生异常综合征

扫码"学一学"

骨髓增生异常综合征（myelodysplastic syndrome，MDS）是一组造血干细胞克隆性疾病，以髓系中一系或多系血细胞减少或发育异常、无效造血以及急性髓系白血病发病风险增高为特征。MDS 是一种高度异质性的疾病，其发病机制尚不清楚，MDS 患者骨髓细胞增生而外周血细胞减少，出现这种无效病态造血可能与髓系细胞分化能力缺陷及细胞过度凋亡有关，细胞凋亡在 MDS 早期阶段更明显，但晚期进展阶段可能与 MDS 克隆细胞的凋亡减少有关。临床特点主要有贫血，且对一般抗贫血药物治疗无效呈慢性进行性，有时出现感染和出血，血象示全血细胞减少，或其中一、二系血细胞减少，骨髓增生活跃或明显活跃，少数患者增生低下，常有一系或多系的细胞形态异常，有些 MDS 亚型可伴有原始细胞增多。

一、临床特征

MDS 多发生于中、老年人，偶见于青年及儿童，男性多于女性。大多数患者找不到原因为原发性 MDS，少数患者常与烷化剂、放射性核素及有机溶剂等密切接触有关，为继发性 MDS，多为年轻人。主要症状是不明原因的难治性贫血，少数患者有反复感染、皮肤紫癜，或其他出血现象，发热、乏力者较多，部分患者有肝脾肿大、胸骨压痛，少数患者有关节疼痛。1/3 以上的患者在数月至数年或更长时间转化为急性髓系白血病。有的患者病情虽未发展为白血病，但可因感染、出血而死亡。

二、分类

MDS 的形态学分类非常复杂，主要依据其外周血及骨髓中原始细胞的比例、发育异常的类型及程度，以及环形铁粒幼红细胞的数量等进行诊断。细胞遗传学对评价 MDS 的预后，认识形态学、细胞遗传学与临床的关系以及确定其克隆性质具有重要意义。国际 MDS 研究小组将 MDS 细胞遗传学改变分成了三个危险组。①好（低危险组）：细胞遗传学正常、孤立的 del（5q）、孤立的 del（20q）及 - Y；②差（高危组）：复杂的细胞遗传学异常，即 >3 个重现性异常，或 7 号染色体异常；③中（中危组）：其他细胞遗传学异常。

1. FAB 协作组分型　FAB 协作组于 1982 年提出了基于形态学的 FAB 分型建议，主要根据骨髓及外周血中原始细胞的多少及环形铁粒幼红细胞的数量将 MDS 分为 5 个类型，即难治性贫血（refractory anemia，RA）、环形铁粒幼细胞难治性贫血（refractory anemia with

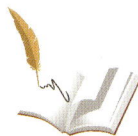

ringed sidero blast，RARS）、原始细胞过多难治性贫血（refractory anemia with excess blasts，RAEB）、转化中的原始细胞过多难治性贫血（RAEB in transformation，RAEB – T）、慢性粒 – 单核细胞白血病（chronic myelomonocytic leukemia，CMML）（表 9 – 19）。

表 9 – 19　FAB 协作组对 MDS 的分类

类型	原始细胞（%）		环状铁粒幼红细胞	外周血单核细胞 $< 1 \times 10^9/L$
	骨髓	外周血		
RA	<5	<1	<15	–
RARS	<5	<1	>15	–
RAEB	5~20	<5	不定	–
RAEB – T	21~29 或 Auer 小体	≥5	不定	+ / –
CMML	≤20	<5	不定	+

2. WHO 的分类　2001 年 WHO 对原有的 FAB 分类作了修订，其后又几经修改，表 9 – 20 为 2008 年修订的 WHO 对 MDS 分类的外周血及骨髓标准。与 FAB 分类相比，WHO 分类体现了知识更新、理念更新、更加合理、更接近疾病本质。其与 FAB 分型中不同的主要点有：①由于诊断 AML 标准中骨髓原始细胞比例由 30% 减低至 20%，故删除了 FAB 分类中 RAEB – T 型，WHO 认为 RAEB – T 与 AML 的临床反应和预后相似。②对于那些有重现性细胞遗传学异常，如 t（8；21）（q22；q22），*AML1/ETO*；t（15；17）（q22；q11 – 22），*PML/RARa*；inv（16）（p13；q22）或 t（16；16）（p13；q22）等异常者，尽管骨髓原始细胞 <20%，在以前的 FAB 分类中为 MDS，现应诊断为相应的 AML。③新增"难治性血细胞减少伴多系发育异常（refractory cytopenia with multilineage dysplasia，RCMD）。④将 RAEB 按骨髓原始细胞的比例分为两个亚型。⑤将 5q – 综合征确认为一个独特的病种。⑥将 CMML 归纳入骨髓增生异常/骨髓增殖性肿瘤（MDS/MPN）。⑦将缺乏 RA、RARS、RCMD、RAEB 分类特征，外周血与骨髓原始细胞不增多，病态造血细胞数量 <10% 的，归于"骨髓增生异常综合征，无法分类（myelodysplastic syndrome，unclassifiable，MDS – U）亚型。

表 9 – 20　WHO 对 MDS 的分类及其标准（2008 年修订版）

类型	外周血	骨髓
难治性血细胞减少症伴单一型发育异常（RCUD）：RA；RN；RT	单一系或两系血细胞减少（偶见），无原始细胞或罕见（< 1%）	单系发育异常的细胞 ≥10%，原始细胞 <5%，环状铁粒幼细胞 <15%
难治性贫血伴环状铁粒幼细胞（RARS）	贫血，无原始细胞	仅有红系发育异常，原始细胞 <5%，环状铁粒幼细胞 ≥15%
难治性血细胞减少伴多系发育异常（RCMD）	血细胞减少（两系减少或全血细胞减少），无原始细胞或罕见（< 1%），无 Auer 小体，单核细胞 $< 1 \times 10^9/L$	髓系中 ≥2 个细胞系中发育异常的细胞 ≥10%，原始细胞 <5%，无 Auer 小体，环状铁粒幼细胞 <15%
RCMD – RS	血细胞减少（两系减少或全血细胞减少），无原始细胞或罕见（< 1%），无 Auer 小体，单核细胞 $< 1 \times 10^9/L$	髓系中 ≥2 个细胞系中发育异常的细胞 ≥10%，原始细胞 <5%，无 Auer 小体，环状铁粒幼细胞 ≥15%

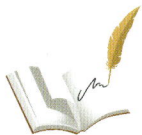

续表

类型	外周血	骨髓
难治性贫血伴原始细胞增多 - 1（RAEB - 1）	血细胞减少，原始细胞 <5%，无 Auer 小体，单核细胞 <1×10⁹/L	1 系或多系发育异常，原始细胞 5% ~ 9%，无 Auer 小体
难治性贫血伴原始细胞增多 - 2（RAEB - 2）	血细胞减少，原始细胞 5% ~ 9%，有或无 Auer 小体，单核细胞 <1×10⁹/L	1 系或多系发育异常，原始细胞 10% ~ 19%，有或无 Auer 小体
MDS，不能分类（MDS - U）	血细胞减少，原始细胞 ≤ 1% 无 Auer 小体	单系或多系发育异常的细胞 < 10% 伴一种 MDS 的细胞遗传学异常原始细胞 <5%，无 Auer 小体
MDS 伴单纯 del（5q）	贫血，无原始细胞或罕见（< 1%），血小板计数正常或增高	巨核细胞数正常或增加伴有核分叶减少，原始胞 <5%，无 Auer 小体，单纯 del（5q）

2016 年 WHO 在 2008 版的 MDS 分型诊断基础上再次进行了修订，提出了最新的分型与诊断标准（表 9 - 21）。2016 年修订版 MDS 的病名变化很大，体现了诊断与分型思路，即先确定罹患的是 MDS，然后再分型。因此，成人 MDS 分型名称此次取消了既往所谓的"难治性贫血""难治性血细胞减少"，代以 MDS 伴各类病态造血或其他特征。在形态学解释和血细胞减少评估上有了改进，同时增加了累积的遗传学信息对 MDS 的影响。在形态学上 MDS 病态造血阈值仍为任一造血系列中病态造血细胞≥10%；原始细胞数量与病态造血比例是通过形态学鉴定计算的比例，而非流式免疫表型鉴定的细胞百分比；原始细胞实行 ANC 分类，以前符合急性红白血病（acute erythroleukemia，AEL），即粒红型 AML 标准的病例常可成为 MDS - EB。血细胞减少的界定为血红蛋白 <100g/L，中性粒细胞计数 <1.8×10⁹/ L 和血小板计数 <100×10⁹/ L，同时规定单核细胞绝对值 <1×10⁹/ L。

表 9 - 21 MDS 的分型诊断标准（2016 年修订版）

分型命名	病态造血系列	血细胞减少系列	环形铁粒幼红细胞比例	外周血与骨髓原始细胞	常规核型、染色体
MDS 伴单系发育异常（MDS - SLD）	1 系	1 或 2 系*	<15% 或 <5%**	骨髓 <5%，外周血 <1%，无 Auer 小体	任何核型，但不符合伴孤立 del（5q）MDS 标准
MDS 伴多系发育异常（MDS - MLD）	2 或 3 系	1 ~ 3 系	<15% 或 <5%**	骨髓 <5%，外周血 <1%，无 Auer 小体	任何核型，但不符合伴孤立 del（5q）MDS 标准
伴环形铁粒幼细胞的 MDS（MDS - RS）MDS - RS - SLD 亚型	1 系	1 或 2 系	≥15% 或 ≥5%**	骨髓 <5%，外周血 <1%，无 Auer 小体	任何核型，但不符合伴孤立 del（5q）MDS 标准
MDS - RS - MLD 亚型	2 或 3 系	1 ~ 3 系	≥15% 或 ≥5%**	骨髓 <5%，外周血 <1%，无 Auer 小体	任何核型，但不符合伴孤立 del（5q）MDS 标准
MDS 伴原始细胞增多 - 1（MDS - EB - 1）	0 ~ 3 系	1 ~ 3 系	任何比例	骨髓 5% ~ 9% 或外周血 2% ~ 4%，无 Auer 小体	任何核型
MDS 伴原始细胞增多 - 2（MDS - EB - 2）	0 ~ 3 系	1 ~ 3 系	任何比例	骨髓 10% ~ 19% 或外周血 5% ~ 19% 或有 Auer 小体	任何核型
MDS 伴单纯 del（5q）（MDS - 5q⁻）	1 ~ 3 系	1 或 2 系	任何比例	骨髓 <5%，外周血 <1%，无 Auer 小体	仅有 del（5q），可以伴有 1 个其他异常，但 - 7 或 del（7q）除外

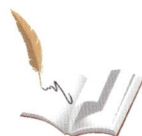

分型命名	病态造血系列	血细胞减少系列	环形铁粒幼红细胞比例	外周血与骨髓原始细胞	常规核型、染色体
MDS，不能分类（MDS－U）					
外周血中有1%的原始细胞	1~3系	1~3系	任何比例	骨髓<5%，外周血=1%***，无Auer小体	任何核型
单系病态造血并全血细胞减少	1	3	任何比例	骨髓<5%，外周血<1%，无Auer小体	任何核型
根据定义的细胞遗传学异常	0	1~3系	<15%△	骨髓<5%，外周血<1%，无Auer小体	有定义MDS的核型异常

*非病态系也可出现细胞减少；**如果存在SF3B1突变；***外周血1%的原始细胞必须有两次不同场合检查的记录；△若环形铁粒幼细胞≥15%的病例有红系明显病态造血，则归类为MDS－RS－SLD

MDS/MPN包括初诊时骨髓同时具有发育不良和异常增殖特点，但归入MDS或MPN类都比较困难的一类髓系疾病，主要包括：①慢性粒－单核细胞白血病（CMML）；②不典型慢性粒细胞白血病（aCML）；③幼年型单核细胞白血病（JMML）。目前对CMML究竟应归属于MPD还是MDS尚存在争议，但WHO分类对其诊断标准没有很大的修改。

三、实验室检查

1. 血象 患者的血象为全血细胞减少，亦可为一系或两系血细胞减少。

（1）红细胞 贫血程度表现不一，可为正细胞正色素性，也可为大细胞或小细胞及双形性贫血。红细胞的形态多有异形，大小不均，可见巨红细胞、大红细胞、嗜多色性红细胞、点彩红细胞、靶形红细胞及有核红细胞等。网织红细胞正常、减少或增高。

（2）白细胞 有不同程度的质与量的变化。白细胞数减少、正常或增多，有少量幼稚粒细胞。分类计数中性粒细胞多减少，中性粒细胞胞质内颗粒减少、缺如或异常粗大且分布不均，核分叶过多或减少（假Pelger－huët畸形），且有异形粒细胞样变。单核细胞可以增多，可见不典型单核细胞，内含空泡。

（3）血小板 多数患者减少，少数病例可增多，主要见于5q⁻综合征。血涂片上血小板多大小不均，可见巨大血小板、火焰状血小板、颗粒减少的血小板。个别患者血涂片出现淋巴样小巨核细胞或单圆核小巨核细胞。

2. 骨髓象 多数病例骨髓增生明显活跃，少数增生正常或减低，伴明显病态造血（见图9－15）。

（1）红细胞系 多为明显增生，少数增生减低，除原始红细胞外，各阶段均有巨幼样变，可见核碎裂、核畸形、核分叶、核出芽、双核或多核幼红细胞，核质发育不平衡，胞质嗜碱着色不均或空泡形成等。

（2）粒细胞系 增生活跃或减低，原粒和早幼粒细胞可不同程度增高，伴成熟障碍，有的早幼粒细胞核仁明显，颗粒粗大，有的类似单核细胞，核凹陷或折叠。原粒和早幼粒细胞中可见Auer小体。可见多核或畸形核中幼粒细胞，巨形或双核晚幼粒、杆状核、分叶过多的中性粒细胞或中性粒细胞分叶过少（假Pelger－huët核）。假Pelger－huët核、奇数多核在MDS中诊断意义较大。

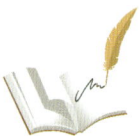

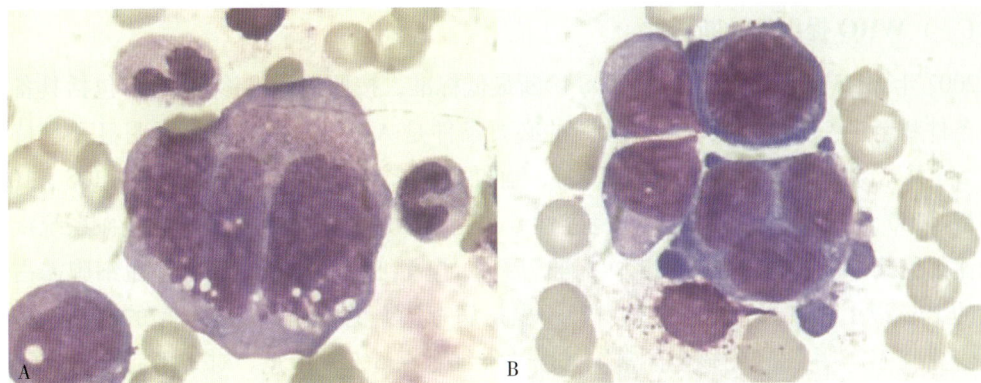

图 9 - 15　骨髓增生异常综合征骨髓象

A. 粒系巨幼变、多核；B. 红系巨幼变、多核

（3）巨核细胞系　巨核细胞数量可正常、增多或减少，异常巨核细胞主要为小巨核细胞，单圆核或多个分散核巨核细胞。小巨核细胞可小至淋巴细胞大小，核圆占细胞的绝大部分，染色质致密粗糙，结构不清，偶可见 1～2 个不清晰的小核仁，胞质淡蓝略带灰色，不透明而呈云雾状，周边不整齐，可有血小板形成现象。淋巴样小巨核在 MDS 诊断中意义较大。

3. 骨髓活检　多数病例骨髓造血组织过度增生，有原粒和早幼粒细胞的异常定位。正常人骨髓原粒和早幼粒细胞常单个散在定位于小梁旁区，MDS 时，可以出现 3～5 个以上幼稚细胞聚集成簇，位于小梁间区和中央区，称为幼稚前体细胞异常定位（abnormal localization of immature precursor，ALIP）。每张骨髓切片上有≥3 处者为 ALIP 阳性，多见于 RAEB。此外，亦可见巨核系病态造血、网状纤维增生等改变。

4. 骨髓铁染色　细胞外铁丰富（＋＋＋），铁粒幼红细胞多在 50% 以上，少数病例可见环形铁粒幼红细胞增多。环形铁粒幼红细胞是指铁染色涂片上≥5 个铁颗粒环绕胞核 1/3 周以上的幼红细胞。

5. 细胞遗传学　约半数 MDS 患者有染色体异常，最常见的核型改变为 $-5/5q^-$、$-7/7q^-$、$+8$、del（20q）、$-Y$ 等，此外还有 $11q^-$，$13q^-$，$17q^-$ 等。孤立性 $5q^-$ 异常是 MDS 的一个特殊类型，主要见于中老年妇女，常见明显的大细胞性贫血，巨核细胞分叶过少，血小板可以增多。

6. 体外造血祖细胞培养　多数患者细胞集落（CFU - GM）形成能力减低或不生长，形成许多小细胞簇，集簇/集落比值升高，集落细胞成熟障碍。能形成集落和小簇者预后较好，无集落或形成大簇者易演变为白血病。

四、诊断及鉴别诊断

血细胞发育异常的形态学改变和原始细胞的多少是确立 MDS 诊断的最重要依据，在考虑诊断时，不但要分析血细胞病态造血的类型，还要对发育异常的各系血细胞进行量化。WHO 分型对 MDS 亚型考虑了异常细胞的比率，是一个进步。一些其他疾病也可出现发育异常的血细胞，如巨幼细胞贫血、骨髓增殖性疾病、PNH、再障治疗好转期、某些感染性疾病、苯及铅中毒等。MDS 的诊断须能排除这些疾患。

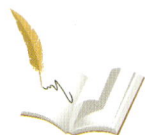

（一）WHO 提出的诊断标准

2007 年 MDS 工作组会议提出 MDS 诊断最低标准，按照该标准诊断 MDS 包括具备两个必要条件和至少一条决定性标准。诊断的必要条件是 A：血三系至少一系明显并且持续减少（≥6 月，除非细胞遗传学提示 MDS），血红蛋白 < 110 g/L，中性粒细胞 < 1.5×10^9/L，血小板 < 100×10^9/L；B：除外其他克隆性或非克隆性造血系统疾病，或非造血系统疾病导致的血细胞减少和病态造血。决定性标准为：① 骨髓细胞涂片中，病态造血细胞需占该系细胞的 10% 以上（环形铁幼粒细胞 > 15% 也是病态造血的依据）；② 典型的细胞遗传学异常（经常在 MDS 中出现的核型异常）；③ 幼稚细胞在 5% ~ 19%。对于不完全符合①~③这三个决定性标准（如非典型染色体核型异常，病态造血细胞小于 10%，原始细胞占 4% 等），但又具有典型 MDS 相关的临床表现（如输血依赖的大细胞性贫血）的患者，应进行其他检查（协同诊断标准），以得出诊断。这些检查包括流式细胞术、HUMARA 分析、基因芯片、克隆形成检测和突变分析（如 *RAS* 突变）。对于原始细胞增加的 MDS 患者必须认真随访，因为部分患者会很快进展 AML。

（二）国内提出的 MDS 诊断标准（2014 年）

1. 诊断标准　MDS 诊断需满足两个必要条件和一个确定标准。

（1）必要条件　①持续一系或多系血细胞减少：红细胞（HGB < 110 g/L）、中性粒细胞 [中性粒细胞绝对计数（ANC）< 1.5×10^9/L]、血小板（PLT < 100×10^9/L）；②排除其他可以导致血细胞减少和发育异常的造血及非造血系统疾患。

（2）确定标准　①发育异常：骨髓涂片中红细胞系、粒细胞系、巨核细胞系中发育异常细胞的比例≥10%；②环状铁粒幼红细胞占有核红细胞比例≥15%；③原始细胞：骨髓涂片中达 5% ~ 19%；④MDS 常见染色体异常。

（3）辅助标准　①流式细胞术检查结果显示骨髓细胞表型异常，提示红细胞系和（或）髓系存在单克隆细胞群；②遗传学分析提示存在明确的单克隆细胞群；③骨髓和（或）外周血中祖细胞的 CFU（±集簇）形成显著和持久减少。

当患者符合必要条件、未达确定标准（不典型的染色体异常、发育异常细胞 < 10%、原始细胞比例≤4% 等）、存在输血依赖的大细胞性贫血等常见 MDS 临床表现或临床表现高度疑似 MDS 时，应进行 MDS 辅助诊断标准的检测。符合者基本为伴有骨髓功能衰竭的克隆性髓系疾病，此类患者诊断为高度疑似 MDS。若辅助检测未能够进行，或结果呈阴性，则对患者进行随访，或暂时归为意义未明的特发性血细胞减少症（idiopathic cytopenia of undetermined significance，ICUS）。部分 ICUS 可逐渐发展为典型 MDS，因此应严密监测，随访过程中如患者出现典型的细胞遗传学异常，即使仍然缺乏原始细胞增加及细胞发育异常的表现，应诊断为 MDS。

2. MDS 的鉴别诊断　MDS 的诊断依赖于骨髓细胞分析中所发现细胞发育异常的形态学表现、原始细胞比例升高和细胞遗传学异常。MDS 的诊断一定程度上仍然是排除性诊断，应首先排除其他可能导致反应性血细胞减少或细胞发育异常的因素或疾病，常见需要与 MDS 鉴别的因素或疾病如下。

（1）维生素 B_{12} 和叶酸缺乏。

（2）接受细胞毒性药物、细胞因子治疗或接触有血液毒性的化学制品或生物制剂等。

（3）慢性病性贫血（感染、非感染性炎症或肿瘤）、慢性肝病、HIV 感染。

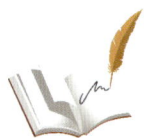

（4）自身免疫性血细胞减少、甲状腺功能减退或其他甲状腺疾病。

（5）重金属中毒、过度饮酒。

（6）其他可累及造血干细胞的疾病，如再生障碍性贫血、原发性骨髓纤维化（尤其需要与伴有纤维化的 MDS 相鉴别）、大颗粒淋巴细胞白血病（LGL）、阵发性睡眠性血红蛋白尿症（PNH）、急性白血病尤其是伴有血细胞发育异常的形态学特点的患者或急性髓系白血病（AML）–M7 及其他先天性或遗传性血液病（如先天性红细胞生成异常性贫血、遗传性铁粒幼细胞性贫血、先天性角化不良、范可尼贫血、先天性中性粒细胞减少症和先天性纯红细胞再生障碍性贫血等）。

（王剑超）

扫码"学一学"

第四节　骨髓增殖性肿瘤

骨髓增殖性肿瘤（myeloproliferative neoplasm，MPN）原称骨髓增殖性疾病（myeloproliferative disease，MPD），是指分化相对成熟的一系或多系骨髓细胞过度异常增殖所引起的一组疾病的统称。此组疾病以往包括慢性髓细胞白血病、真性红细胞增多症、原发性血小板增多症及原发性骨髓纤维化，临床有一种或多种血细胞质和量的异常、肝、脾或淋巴结肿大、出血倾向、血栓形成及髓外化生（extramedullary metaplasia）。

本组疾病发病、临床表现、病情转归有某些共同特征：①病变发生在多能造血干细胞；②以骨髓某系细胞恶性增殖为主，同时均有不同程度累及其他系造血细胞的表现；③疾病之间可共同存在或相互转化，如真性红细胞增多症可转变为骨髓纤维化；④血细胞增殖还可发生于肝、脾、淋巴结等髓外组织，即髓外化生。

2008 年 WHO 将骨髓增殖性疾病修订为骨髓增殖性肿瘤，强调了其肿瘤性特征。骨髓增殖性肿瘤除包括上述 4 种典型的疾病外，WHO 还将慢性中性粒细胞白血病、慢性嗜酸性粒细胞白血病（非特指型）、肥大细胞病及不能分类的 MPN 也归入骨髓增殖性肿瘤。

一、慢性粒细胞白血病

慢性粒细胞白血病（chronic myelocytic leukemia，CML）是起源于造血干细胞的克隆性增殖性疾病，除主要累及粒系外，红系、巨核系亦可受累。临床特征为持续性进行性外周血白细胞增高，分类中有不同分化阶段的粒细胞，以中、晚幼、杆状核阶段的粒细胞为主，多数伴有脾肿大，90% 以上患者骨髓细胞中有特征性的 Ph 染色体或 *BCR/ABL*1 融合基因。

本病在亚洲发病率较高，占成人白血病总数的 40%。各年龄均可发病，以 20～50 岁多见。

（一）病因与发病机制

本病病因复杂，较为公认的因素有电离辐射或接触染发剂等化学制品，暴露于辐射的人群有较高的 CML 发病率。

90%～95% 的 CML 患者的血细胞中出现 Ph 染色体，Ph 染色体是 Nowell 和 Hungerford 在 1960 年首次在美国费城（Philadelphia，Ph）发现的 CML 血细胞中特征性染色体。1973

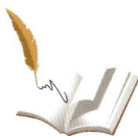

年 Rowley 证实 Ph 染色体系第 9 号与 22 号染色体长臂末端相互平衡易位形成。Ph 染色体不仅出现于粒细胞中，也出现于幼红细胞、幼稚单核细胞、巨核细胞及 B 细胞中，少部分急性淋巴细胞白血病患者中也可出现，这表明本病的病变起源于多能干细胞，是干细胞克隆发生突变和肿瘤转化所致。

分子生物学研究证明，9 号染色体长臂 q34 带的断裂使得细胞中原癌基因 *ABL* 转移到 22 号染色体 q11 带上一个被称为断裂点丛集区（breakpoint cluster region，BCR）基因的位点（*BCR* 基因断裂点在不同患者中可有所不同，但在同一患者中所有细胞中却完全相同），产生一种新的融合基因（*BCR/ABL*1）（图 9 – 16）。表达一种 8.5kb 的新的杂合 mRNA，进而编码翻译出一种新的分子量为 210kD（P210）的融合蛋白，且有较强的酪氨酸激酶活性，具有触发 CML 细胞增殖失常而致病的作用。研究还提示 *BCR/ABL*1 基因具有抗凋亡的功能，进一步造成粒细胞在体内的积聚。

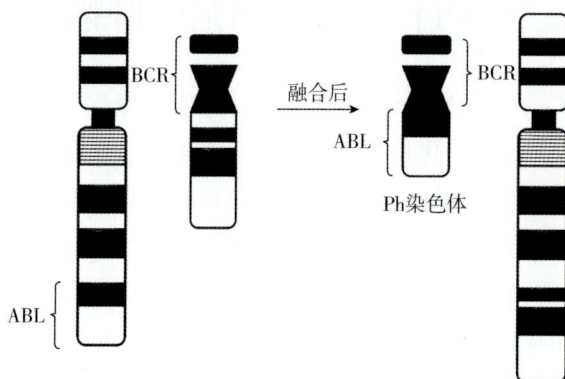

图 9 – 16　Ph 染色体及 *BCR/ABL*1 融合基因形成模式图

（二）临床特征

CML 在各年龄组均可发病，以中年多见，男性多于女性。大多数患者在诊断时处于慢性期，自觉症状不明显，患者多因健康体检或因其他疾病就医时才发现血象异常或脾大而被确诊。可有低热、乏力、多汗、食欲减退等症状。脾大最为突出，往往在就诊时已达脐或脐以下，质硬、无压痛。肝可轻至中度肿大，淋巴结肿大者少见，部分患者有胸骨中下段压痛。当白细胞极度增高（$>200 \times 10^9/L$）时可发生"白细胞淤滞症"，表现为呼吸困难、言语不清、中枢神经系统出血、阴茎异常勃起等。疾病晚期可有贫血和由于血小板减少和功能障碍所致的皮肤出血、鼻出血、月经过多等出血症状。多数患者最终转化为急性白血病（急性变）而死亡，中位生存期为 3～4 年。

（三）实验室检查

1. 血象

（1）白细胞　数量显著增高，常超过 $20 \times 10^9/L$，多数在（100～300）$\times 10^9/L$，分类以粒细胞系为主，常 >90%，出现大量未成熟粒细胞，以中性中、晚幼粒增多尤为突出，伴随嗜酸性粒细胞与嗜碱性粒细胞增多，嗜碱性粒细胞可达 10%～20%，是 CML 的特征之一，有助于其诊断，且是与其他粒细胞增多的疾病相鉴别的依据之一。淋巴细胞和单核细胞的比率减少，少数患者单核细胞也增高。随着病程进展，原始粒细胞可增多，加速期 ≥10%，急变期 ≥20%。

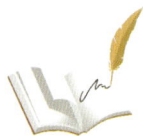

（2）红细胞和血红蛋白　在疾病早期，红细胞数正常或增多，以后逐渐出现贫血，一般为正常细胞性贫血，可有红细胞大小不均和异形，嗜多色性红细胞、点彩红细胞或有核红细胞。

（3）血小板　早期血小板正常或增多，可高达$1000 \times 10^9/L$，加速期及急变期，血小板可减少。血小板形态可发生异常改变，可见巨核细胞碎片或裸核。

2. 骨髓象　慢性期 CML 骨髓有核细胞增生明显或极度活跃（图 9 - 17A），以粒细胞为主，中性中幼、晚幼及杆状核粒细胞明显增多（原始粒细胞 < 5%），嗜酸、嗜碱性粒细胞明显增多（图 9 - 17B）；红系细胞相对减少或受抑制，粒、红比值可达（10 ~ 50）:1；巨核细胞正常或增多，晚期减少，体积正常或偏小，可见小巨核细胞。部分可出现类戈谢细胞和海蓝细胞等组织细胞。

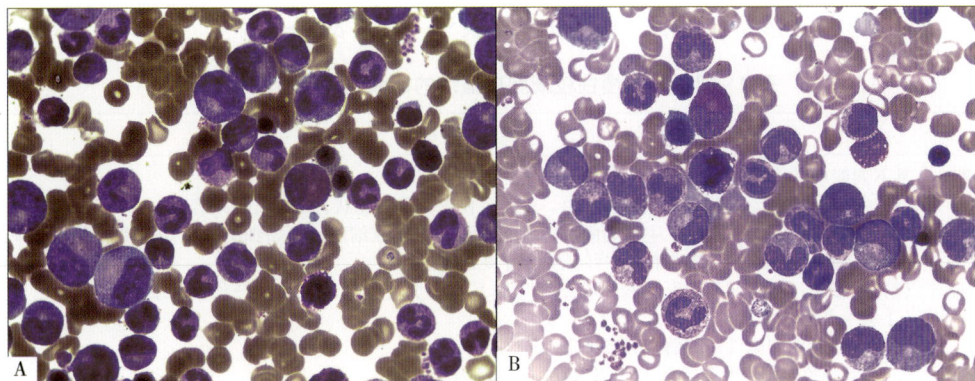

图 9 - 17　慢性粒细胞白血病骨髓象（瑞 - 吉染色 ×1000）

本病的晚期可发生急性变（慢粒急变），又称原始细胞危象（blast crisis）。大多数病例发展为急粒变，占 50% ~ 60%，其次为急淋变，占 20% ~ 30%，少数患者可急变为单核细胞、巨核细胞等类型的急性白血病。此时的骨髓象特点为原始细胞明显增高，因慢粒急变时可发展成为任何类型的急性白血病，故骨髓中原粒细胞（Ⅰ型 + Ⅱ型）或原淋 + 幼淋，或原单 + 幼单等相应类型的原始和幼稚细胞增高，≥20%，嗜碱性粒细胞增高，红系、巨核系细胞均受抑制或减少。

骨髓活检病理切片见骨髓组织几乎完全为白血病细胞所浸润，而无脂肪组织。在疾病后期，部分病例出现局灶性骨髓纤维化。

3. 细胞化学染色　NAP 阳性率及积分明显减低，甚至为 0 分。慢粒合并感染、妊娠及急变期时，NAP 积分可升高。治疗获得完全缓解时，若 NAP 活力恢复正常，提示预后较好。

4. 免疫学检查　CML 急变后免疫标志表达较复杂，CML 急变后髓细胞多表现为 cMPO、CD33、CD13、CD15、CD14、CD117 及 HLA - DR 阳性；B 淋巴细胞为 cCD79a、CD19、CD20、CD22 及 HLA - DR 阳性；T 淋巴细胞为 cCD3、CD2、CD5、CD7 及 CD10 阳性；巨核细胞为 CD41a、CD41b 及 TPO 阳性。

5. 血液生化　血清维生素 B_{12} 浓度及其结合力显著增加，且与白血病细胞增多程度呈正比。血清及尿中尿酸浓度增高，血清钾亦增高，主要是化疗后大量白细胞破坏所致。血清乳酸脱氢酶、溶菌酶亦增高。

6. 细胞遗传学与分子生物学检查　90% ~ 95% 以上的慢性粒细胞白血病可检出 Ph 染色

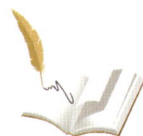

体，少数 CML 可有变异移位，如 22 号与非 9 号（2、10、13、17、19、21 号）染色体易位等。

约有 5% 的 CML 患者细胞遗传学检测为 Ph（−），但在分子水平可检测到 *BCR/ABL*1 融合基因，从而可以确诊为 Ph（−）*BCR/ABL*1（+）的 CML。在 CML 慢性期，出现新增加的染色体异常，如 2Ph、i（17q）、+16、+8、+19、+21 等常预示急变，核型改变可以在临床急变前 2~4 个月、甚至 18 个月之前出现，并发现急变类型与 BCR 断点亚区有关，BCR 断点亚区 2 多见于急粒变，断点亚区 3 多见于急淋变。有报道降钙素（calcitonin，CT）基因甲基化异常同 CML 的进展有关，如 CT 基因高度甲基化，则易发生急变。

（四）诊断及鉴别诊断

1. 诊断与分期　根据 CML 的临床表现特征、血象、骨髓象、染色体核型分析及分子生物学标记对此病进行诊断与分期，具体标准见表 9−22 和表 9−23。

表 9−22　国内慢性粒细胞白血病的诊断与临床分期标准

分期	诊断标准
慢性期	具下列四项者诊断成立： （1）临床表现：无症状或有低热、乏力、多汗、食欲减退等症状，可有贫血或脾大 （2）血象：白细胞数增高，主要为中性中、晚幼和杆状核粒细胞，原始细胞（Ⅰ型＋Ⅱ型）＜10%。嗜酸性粒细胞和嗜碱性粒细胞增多，可有少量有核红细胞 （3）骨髓象：增生明显活跃至极度活跃，以粒系增生为主，中、晚幼和杆状核粒细胞增多，原始细胞（Ⅰ型＋Ⅱ型）≤10% （4）中性粒细胞碱性磷酸酶积分极度降低或消失 （5）Ph 染色体阳性及分子标志 *BCR/ABL*1 融合基因 （6）CFU−GM 培养示集落或集簇较正常明显增加
加速期	具下列之二者，可考虑为本期： （1）不明原因的发热、贫血、出血加重和（或）骨骼疼痛 （2）脾进行性肿大 （3）非药物引起的血小板进行性降低或增高 （4）原始细胞（Ⅰ型＋Ⅱ型）在血中和（或）骨髓中占 10%~19% （5）外周血嗜碱性粒细胞≥20% （6）骨髓中有显著的胶原纤维增生 （7）出现 Ph 以外的其他染色体异常 （8）对传统的抗慢粒药物治疗无效 （9）CFU−GM 增殖和分化缺陷，集簇增多，集簇和集落的比值增高
急变期	具下列之一者可诊断为本期： （1）原始细胞（Ⅰ型＋Ⅱ型）或原淋＋幼淋，或原单＋幼单在外周血或骨髓中≥20% （2）外周血中原始粒＋早幼粒细胞≥30% （3）骨髓中原始粒＋早幼粒细胞≥50% （4）有髓外浸润 此期临床症状、体征比加速期更恶化，CFU−GM 培养呈小簇生长或不生长

表 9−23　WHO 慢性粒细胞白血病的诊断与临床分期标准

分期	诊断标准
慢性期	具下列四项者诊断成立： （1）临床表现：无症状或有低热、乏力、多汗、食欲减退等症状，可有贫血或脾大 （2）血象：白细胞数增高，主要为中性中、晚幼和杆状核粒细胞，原始细胞＜2%。嗜酸性粒细胞和嗜碱性粒细胞增多，单核细胞一般＜3%，血小板正常或增多，多数患者有轻度贫血 （3）骨髓象：明显增生，以粒系为主，中、晚幼粒和杆状核粒细胞增多，原始细胞（Ⅰ型＋Ⅱ型）＜5%。红系比例常减少，巨核细胞可明显增生或正常或轻度减少 （4）中性粒细胞碱性磷酸酶积分极度降低或消失 （5）Ph 染色体阳性及分子标志 *BCR/ABL*1 融合基因

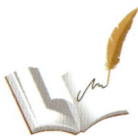

续表

分期	诊断标准
加速期	具下列之一者，可考虑为本期： （1）治疗无效的进行性白细胞数增加（$<10\times10^9$/L）和脾大 （2）与治疗无关的的血小板进行性降低（$<100\times10^9$/L）或增高（$>1000\times10^9$/L） （3）原始细胞在血中和（或）骨髓中占 10%～19% （4）外周血嗜碱性粒细胞≥20% （5）诊断时有 Ph 附加染色体异常（2Ph、+8、17q 单体、19 三体）、复杂核型或 3q26.2 异常 （6）治疗期间出现新的 Ph 异常克隆
急变期	具下列之一者可诊断为本期： （1）原始细胞在外周血或骨髓中≥20%，约 70% 患者为急性髓细胞变，原始细胞可以是中性粒细胞、嗜酸性粒细胞、嗜碱性粒细胞、单核细胞、红细胞、巨核细胞。20%～30% 为急性淋巴细胞变 （2）髓外浸润 （3）骨髓活检显示原始细胞局灶性大量聚集。即使其余部位骨髓活检显示为慢性期，仍可诊断为急变期

2. 鉴别诊断　本病主要与骨髓纤维化、类白血病反应、慢性中性粒细胞白血病进行鉴别（表 9 - 24）。

表 9 - 24　慢性粒细胞白血病与骨髓纤维化、类白血病反应、慢性中性粒细胞白血病的鉴别

	慢性粒细胞性白血病	骨髓纤维化	类白血病反应	慢性中性粒细胞白血病
病因	原因未明	原因未明	感染、中毒、出血、外伤等，去除病因，血象恢复正常	原因未明
发热	常见急变期	不常见	不一致	不常见
贫血	明显	不一致	无或少见	明显
脾大	更明显	明显	不大或轻度	更明显
异形红细胞	不明显	明显，见泪滴状红细胞	不明显	不明显
有核红细胞	无或少见	常见，量多	无或少见	无或少见
白细胞计数	增多	正常，减少或增多	增多	增多
嗜碱细胞	增多	正常或增多	正常	正常
NAP（积分）	降低或为 0，急变可增高	正常，增多或减少	增高	明显增高，达 300 分以上
骨髓涂片	以中、晚、杆粒细胞增生	多为干抽	以中、晚、杆粒细胞增生	以中性分叶核粒细胞增生
骨髓活检	粒系增生与脂肪组织取代一致	为纤维组织取代；有新骨髓组织形成，巨核细胞增多	粒系增生	粒系增生与脂肪组织取代一致
Ph 染色体	90% 阳性	阴性	阴性	阴性
*BCR/ABL*1 融合基因	阳性	阴性	阴性	阴性

二、真性红细胞增多症

真性红细胞增多症（polycythemia vera，PV）是一种起源于造血干细胞的以红细胞异常增生为主的慢性骨髓增殖性疾病。本病除红细胞系显著增生外，常有粒细胞系及巨核细胞系异常增生，红细胞容量和全血总容量绝对增多。临床特征为皮肤黏膜红紫，脾大。该病病程缓慢，生存期多在 10 年以上。

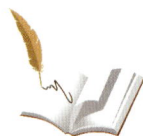

（一）病因与发病机制

本病病因及发病机制尚未明了。PV 为造血干细胞疾病，发病与 EPO 无密切关系，患者血清 EPO 水平往往明显降低或缺如。但 90%～95% 患者可发现 $JAK2V617F$ 基因突变。研究发现，正常情况下，无 EPO 时，促红细胞生成素受体（EpoR）与野生型 $JAK2$ 结合，形成无活性二聚体，不产生信号，红系祖细胞不增生；存在 EPO 时，EPO 与 EpoR 结合，诱导其发生构象变化，促使 $JAK2$ 和 EpoR 胞质尾部发生磷酸化，继而导致 EpoR 信号通过 $JAK2STAT$ 等组成的通路进行传导，红系祖细胞随之增生。$JAK2V617F$ 突变导致 JAK2 激酶活性增强，发生自我磷酸化激活，进而激活信号传导及转录激活因子等下游信号传导途径，即使无 EPO 时上述信号传导也能持续增强而发生 PV。

（二）临床特征

多见于中老年人，男性多于女性，临床特征为皮肤、黏膜红紫，尤以面颊、唇、舌、耳、鼻、颈部和四肢末端为甚，因血液黏滞度增高，常有头晕、头痛、乏力、眼花、心慌、怕热、多汗、皮肤瘙痒和体重下降，部分患者肝大、脾大，可有不同部位的出血。

病程分为：①多血前期，红细胞轻度增高；②多血期，红细胞明显增多；③多血期后骨髓纤维化期，出现血细胞减少、骨髓纤维化、髓外造血和脾功能亢进。

（三）实验室检查

1. 血象 血液呈暗红紫色，黏稠。多次检查红细胞数量、血红蛋白含量及血细胞比容均高于正常水平，多数男性血红蛋白 >185g/L，红细胞 $>6.5\times10^{12}$/L，女性血红蛋白 >165g/L，红细胞 $>6.0\times10^{12}$/L；成熟红细胞形态大致正常，或有轻度小细胞低色素表现，偶见幼红细胞；网织红细胞百分比正常，而绝对值增高；多数患者白细胞数为（11～30）$\times10^9$/L，一般不超过 50×10^9/L。粒细胞核左移，偶见中晚幼粒、嗜碱性粒细胞增多。中性粒细胞碱性磷酸酶积分显著增高，有助于与慢性粒细胞白血病相鉴别。血小板数增多，伴巨型和畸形血小板。

2. 骨髓象 增生明显或极度活跃。粒、红、巨核三系增生，红细胞增多明显。巨核细胞增生，可成堆出现。各系各阶段有核细胞比值及形态大致正常（图 9-18）。骨髓可"干抽"。铁染色显示骨髓细胞外铁减少。骨髓活检显示三系细胞均增生，脂肪细胞为造血细胞所替代，网状纤维增加。

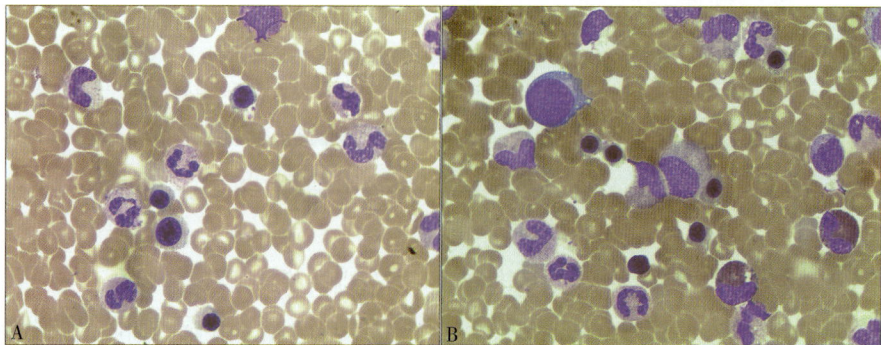

图 9-18　真性红细胞增多症骨髓象（瑞-吉染色×1000）

3. 其他检查 全血容量、红细胞容量均增加，血液比重增加至 1.070～1.080，全血黏度增加，可达正常的 5～8 倍。血沉减慢。血小板黏附、聚集功能可降低或正常。维生素 B_{12} 水平和尿酸水平增高，血清铁正常或减低，未饱和铁结合力正常或增高，铁转换率增加。细胞染色体分析，少数可见染色体核型异常，如非整倍体、超二倍体、多倍体等。分子生物学检查 90%～95% 患者可发现 $JAK2V617F$ 基因突变。

（四）诊断及鉴别诊断

目前国内诊断 PV 的标准如下。

1. 主要标准

（1）血红蛋白及血细胞比容增加（男性血红蛋白 >185g/L，女性血红蛋白 >165g/L）。

（2）出现 $JAK2V617F$ 或其他功能相似的突变（如 $JAK2$ 第 12 外显子突变）

2. 次要标准

（1）骨髓活检：相对高度增生，以红系、粒系和巨核系增生为主。

（2）血清 EPO 水平低于正常参考区间。

（3）骨髓细胞体外培养有内源性红系集落形成。

符合 2 条主要标准和 1 条次要标准或第（1）条主要标准和 2 条次要标准则可诊断。

2016 年 WHO 真性红细胞增多症诊断标准需要同时符合下述 3 个主要标准或前 2 个主要标准和 1 个次要标准。

1. 主要标准　①男性血红蛋白 >165g/L，女性血红蛋白 >160g/L，或血细胞比容男性 >0.49，女性 >0.48 或血细胞容量超过平均正常预测值 25% 以上。②出现 $JAK2V617F$ 或 $JAK2$ 基因第 12 外显子突变。③骨髓活检示相对于同年龄水平三系过度增殖，包括红系、粒系、巨核系显著增殖。

2. 次要标准　①血清促红细胞生成素水平低于正常。

本病的诊断应注意与继发性红细胞增多症和相对性红细胞增多症相鉴别。继发性红细胞增多症主要是缺氧和促红细胞生成素分泌增多所致，常见的原发病有低氧血症，先天性心脏病，慢性肺部疾病如肺心病、高原病、异常血红蛋白病、某些肿瘤等。相对性红细胞增多症为因大量出汗、严重呕吐、腹泻、休克等引起的暂时性红细胞增多（表 9-25）。

表 9-25　PV 与继发性及相对性红细胞增多症的鉴别

	真性红细胞增多症	继发性红细胞增多症	相对性红细胞增多症
血细胞比容	增加	增加	正常
血细胞容量	增加	增加	正常
动脉血氧饱和度	正常	正常或减少	正常
血清维生素 B_{12} 含量	增加	正常	正常
血小板计数	增加	正常	正常
白细胞计数	增加	正常	正常
脾肿大	有	无	无
中性粒细胞碱性磷酸酶积分	增加	正常	正常
骨髓象	三系均增生	红系增生	正常
促红细胞生成素	减少或正常	增加	正常
内源性 CFu-E 生长	生长	不生长	不生长

三、原发性血小板增多症

原发性血小板增多症（essential thrombocythemia，ET）是一种原因不明的以巨核细胞异

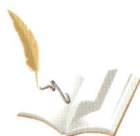

常增生，血小板持续增多为特征的骨髓增殖性疾病。

（一）病因与发病机制

本病病因尚未明确。ET 为造血干细胞疾病。约 50% 患者发现 *JAK2V617F* 基因突变。

（二）临床特征

本病病程一般较缓慢，多见于 40 岁以上的中老年人，早期症状不明显，中后期主要表现为疲劳、乏力，血小板增多、出血和血栓形成。出血可为自发性或因外伤、手术引起异常出血。自发性出血以鼻、牙龈及消化道黏膜最为常见，皮肤出血大多表现为瘀斑。约80% 以上的病例有脾大。血栓形成以指（趾）小血管、中枢神经血管和肢体血管的栓塞为主。

（三）实验室检查

1. 血象 血小板计数显著增多，多为（1000~3000）×10^9/L，血小板形态多数正常，可出现小血小板、巨大血小板及畸形血小板，常自发形成聚集。白细胞计数多为（10~30）×10^9/L，偶可达到（40~50）×10^9/L，分类以中性分叶核粒细胞为主，偶见幼粒细胞。中性粒细胞碱性磷酸酶积分增高。血红蛋白一般正常或轻度增多，但可因出血导致低色素性贫血。

2. 骨髓象 增生活跃或明显活跃，巨核细胞系增生尤为显著，巨核细胞形态异常，体积增大，胞质丰富，产板量增多，出现核分叶过多（图 9-19）。红细胞和粒细胞系统增生正常。

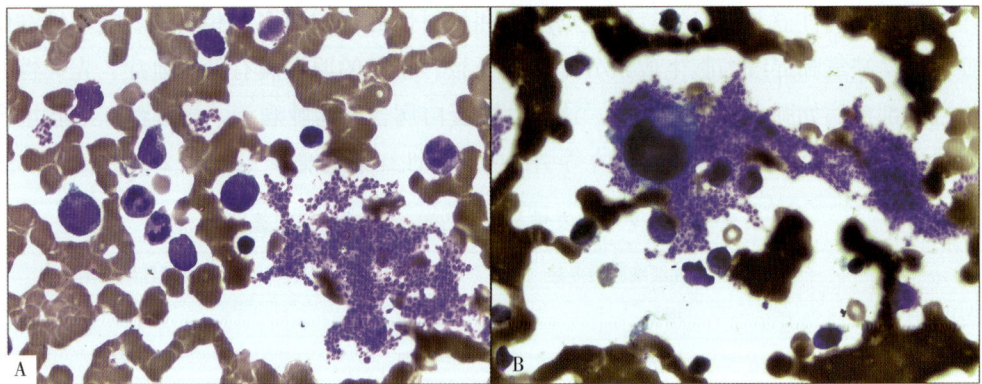

图 9-19 原发性血小板增多症骨髓象（瑞-吉染色×1000）

3. 细胞化学染色 小巨核细胞在光学显微镜下不易辨认，细胞化学染色有重要的鉴别意义，常用的方法有 5′-核苷酸酶、非特异性酯酶、酸性磷酸酶、糖原染色等。

4. 血小板功能检测

（1）血小板聚集功能试验 60%~80% 的患者血小板缺乏对肾上腺素和二磷酸腺苷的聚集反应。45%~72% 的患者有自发性血小板聚集性增高，其原因不明。

（2）获得性贮存池病 患者血小板致密颗粒减少，其内含物如 ADP、ATP、5-HT 的摄取和贮存量减少；α 颗粒中 β-TG、PF4、TSP 的含量也减少，但血浆中的浓度增高。

（3）血小板膜受体异常 患者血小板膜 α-肾上腺素能受体及 PGD_2 受体减少或缺如，致使 cAMP 生成减少，血小板聚集活性可以增强。

（4）**花生四烯酸代谢异常** 约有40%的患者缺乏脂氧酶，而环氧酶代谢途径增强，导致 TXA_2 增多，cAMP减少，易诱发血栓形成。

5. 出凝血试验 出血时间正常或稍延长，凝血酶原时间多正常，个别病例延长。可有 APTT 和 PT 延长，因子Ⅷ、Ⅸ、Ⅴ、Ⅶ活性减低，纤维蛋白原含量正常。90%患者的血栓弹力图最大振幅增高。

6. 其他检查 血清钙、磷、钾、酸性磷酸酶均增高，血尿酸、乳酸脱氢酶及溶菌酶可升高。超微结构细胞化学染色血小板过氧化物酶（PPO）阳性。染色体核型分析示大部分核型正常，少数出现超二倍体，亚二倍体等，出现 Ph 染色体倾向诊断慢性粒细胞白血病。分子生物学检查约50%患者可发现 *JAK2V617F* 基因突变，30%患者可出现 *CALR* 基因突变，3%出现 *MPL* 突变。

（四）诊断及鉴别诊断

诊断本病的基本条件是血小板计数增高，并须除外其他引起血小板增多的疾病，即可诊断。

2016 年 WHO 原发性血小板增多症诊断标准需要同时符合下述 4 个主要标准或前 3 个主要标准和 1 个次要标准。

1. 主要标准 ①血小板计数≥450×10^9/L；②骨髓活检示巨核细胞增殖、胞体增大，无粒系或红系显著增殖与左移；③不符合 CML、PV、PMF、MDS 或其他髓系肿瘤的 WHO 诊断标准；④证实存在 *JAK2V617F*、*CALR* 或 *MPL* 突变。

2. 次要标准 无反应性血小板增多的证据。

原发性血小板增多症应与继发性血小板增多症相鉴别，后者是继发于多种疾病的反应性血小板增生性疾病，临床上较为常见，其主要病因有感染、贫血、肿瘤、脾切除术后及骨髓增殖性疾病等，与原发性血小板增多症的鉴别要点见表 9 – 26。

表 9 – 26 原发性与继发性血小板增多症的鉴别要点

鉴别点	原发性血小板增多症	继发性血小板增多症
病因	原因未明	感染、肿瘤、脾切等
病期	持续性	常为暂时性
血栓和出血	常见	不常见
脾大	80% 肿大	常无
血小板计数	$>1000 \times 10^9$/L	$<1000 \times 10^9$/L
血小板功能和形态	多不正常，血小板巨大、伴巨核细胞碎片	均正常，但脾切除后血小板黏附性增高
白细胞计数	90% 增高	正常
巨核细胞总数	明显增多	轻度增多
巨核细胞体积	明显增大	正常或减小
急性时相反应物：IL – 6、CRP、Fg	通常正常	常明显增高
骨髓网状纤维	可见	无
细胞遗传学异常	可有	无

四、骨髓纤维化

骨髓纤维化（myelofibrosis，MF）是指骨髓造血组织被纤维组织所代替，而影响造血功

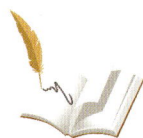

能所产生的病理状态。其特点为骨髓纤维化、髓外化生、脾大、幼稚粒及红细胞性贫血、红细胞异形性及泪滴形红细胞增多。本病根据病因分为原发性和继发性，本节主要介绍原发性骨髓纤维化。

（一）病因与发病机制

原发性骨髓纤维化的病因未明，但约50%患者发现 *JAK2V617F* 基因突变。继发性骨髓纤维化可由各种病因所致。

（二）临床特征

本病多见于60岁以上老年人，起病隐匿，进展缓慢，许多患者常于症状出现数月或数年后才确诊。常见的症状有乏力、衰弱、贫血等，体重减轻、发热、皮肤紫癜也常见。本病晚期有严重贫血和出血。巨脾是本病的特征之一，常平脐，质多坚硬，半数病例肝大，多为轻到中度。

（三）实验室检查

1. 血象

（1）红细胞 一般为中度贫血，疾病晚期或伴溶血时可出现严重贫血，多为正细胞正色素性，如有明显出血时，可为低色素性，也可呈大细胞性，网织红细胞一般在3%以上，血片中可见有核红细胞，多为中、晚幼红细胞，大小不均，可见嗜碱性点彩和嗜多色性红细胞及泪滴形红细胞（图9-20）。

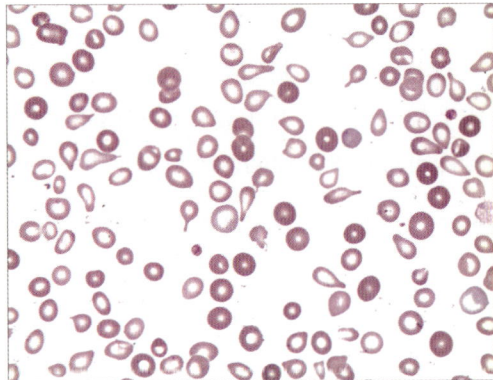

图9-20 骨髓纤维化血象（瑞-吉染色×1000）

（2）白细胞 多数正常或中度增高，少数病例可达 $100 \times 10^9/L$，大多为成熟中性粒细胞，也可见中、晚幼粒细胞，偶见原始粒细胞，嗜酸和嗜碱性粒细胞也有增多。

（3）血小板 约1/3病例增多，晚期减少，形态可有异常，巨型血小板甚为常见，有时可见到巨核细胞碎片。

2. 骨髓象 由于骨髓中纤维组织大量增生，骨质坚硬，骨髓常呈"干抽"，穿刺不易成功，或抽出的骨髓液含有核细胞很少，而含有大量纤维组织及凝集的血小板，少数病例骨髓细胞呈灶性增生。

3. 骨髓活检 骨髓活体组织病理切片检查为本病确诊的重要依据，根据骨髓中保留的造血组织和纤维组织增生的程度不同，骨髓病理改变可分为三期。①早期（全血细胞增生伴轻度骨髓纤维化期）：骨髓细胞呈程度不一的增生，红系、粒系、巨核细胞系均增生，以巨核细胞系最明显。脂肪空泡消失，网状纤维增多，造血细胞占70%以上。②中期（骨髓萎缩和纤维化期）：纤维组织增生突出，占骨髓的40%～60%，可见大量嗜银纤维和胶原纤维增生，呈束状排列或网状排列，造血细胞占30%，巨核细胞仍增生。③晚期（骨髓纤维化和骨质硬化期）：以骨质的骨小梁增生为主，占骨髓的30%～40%，纤维及骨质硬化组织均显著增生，髓腔狭窄，除巨核细胞仍可见外，其他系造血细胞显著减少。

4. 细胞遗传学与分子生物学检查　约半数患者出现造血细胞染色体异常，其中65%染色体异常为13号或20号染色体长臂片段缺失，其他异常可见1、5、7、8、9、13、21号染色体，也可出现超二倍体，亚二倍体等。约50%患者可发现 *JAK2V617F* 基因突变。

5. 其他检查　出血时间延长，血块退缩不良，血小板黏附性及聚集性降低。约1/3病例凝血酶原时间延长，凝血时间延长，毛细血管脆性试验阳性。中性粒细胞碱性磷酸酶活性增高，血尿酸含量增高。

（四）诊断及鉴别诊断

目前国内诊断 MF 的标准如下：①脾明显肿大；②外周血象出现幼稚粒细胞和/或有核红细胞，有数量不一的泪滴状红细胞，病程中可有红细胞、白细胞及血小板的增多或减少；③骨髓穿刺多次"干抽"或呈"增生低下"；④脾、肝、淋巴结病理检查示有造血灶；⑤骨髓活检病理切片显示纤维组织明显增生。上述第⑤项为必备条件，加其他任何2项，并能排除继发性 MF 及急性 MF 者，可诊断为慢性 MF。

2016 年 WHO 原发性骨髓纤维化诊断标准需要同时符合下述 3 个主要标准和至少 1 个次要标准。

1. 主要标准　①巨核细胞增殖，且有形态异常伴有网硬蛋白和/或胶原纤维化。无网硬蛋白或胶原纤维化时，巨核细胞改变必须伴有骨髓细胞增多，粒细胞增殖，并常有红细胞生成减少；②不符合 CML、PV、PMF、MDS 或其他髓系肿瘤的 WHO 诊断标准；③证实存在 *JAK2V617F*、*CALR* 或 *MPL* 突变。

2. 次要标准　①白细胞≥11×10⁹/L；②血清乳酸脱氢酶升高；③贫血；④可触及的脾大；⑤外周血幼稚细胞增多。

在确诊本病时应排除慢粒、急性白血病、骨髓转移癌、多发性骨髓瘤及淋巴瘤等，尤其是与慢粒鉴别（见慢性粒细胞白血病部分表9-22）。

五、嗜酸性粒细胞增多综合征

嗜酸性粒细胞增多综合征（hypereosinophilic syndrome，HES）是由不同病因引起以外周血和组织中嗜酸性粒细胞持续明显增多，并可排除继发性或反应性原因的一组异质性很大的疾病。HES 是一种少见病，可见于任何年龄，以20～50岁多见。男性多见。临床表现由嗜酸性粒细胞浸润器官所致，表现为发热、咳嗽、心悸、精神神经症状、关节和肌肉酸痛、皮疹及肝、脾、淋巴结肿大等。

（一）病因与发病机制

病因尚未明确。目前已知部分患者有4q12缺失产生的 *FIP1L1-PDGFRA* 融合基因；或有 t（8；13）（p11；q12）易位或变异易位产生的 *ETV6-PDGFRB* 融合基因或其他 *PDG-FRB* 基因重排；或有 t（5；12）（q31-33；p12）易位或变异易位产生的 *ETV6-PDGFRB* 融合基因或其他 *PDGFRB* 基因重排；或有促嗜酸性粒细胞生长因子（IL-5）的增多；部分

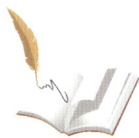

患者出现表型异常 T 细胞克隆性增生。

一些患者对伊马替尼敏感，提示伊马替尼敏感的酪氨酸激酶在 HES 发病机制中具有重要作用。

（三）临床特征

由于累及脏器及病情轻重等不同，出现的症状、体征及实验室异常结果可不同。

1. 心血管系统表现 心悸、心前区疼痛、体循环淤血的表现等，可闻及心包摩擦音、二尖瓣或三尖瓣杂音。在缺乏早期诊断及新方法治疗之前，心脏病变为 HES 患者的主要死亡原因。

2. 呼吸系统表现 咳嗽、胸痛、呼吸困难。

3. 神经系统表现 包括三种不同类型并发症。

（1）血栓所致脑卒中或一过性脑缺血、偏瘫等。

（2）不明原因的弥漫性中枢神经系统功能障碍，可有不同程度的精神和意识异常，如妄想、昏迷、精神错乱、共济失调、视物模糊、语言不清、轻度偏瘫等。

（3）进行性外周神经病变，包括对称性或非对称性感觉神经病变，如感觉缺失、偏身痛或混合性感觉运动病变。

4. 消化系统表现 腹泻、便秘、腹腔积液、肝大、脾大、胰腺增大。

5. 皮肤表现 颜面、躯干、四肢为主的反复发作的皮肤损害，血管神经性水肿、荨麻疹、红斑、风团、水疱、结节红斑、黏膜溃疡。

（三）实验室检查

1. 血象 白细胞总数增多，$(10 \sim 30) \times 10^9/L$，个别可超过 $100 \times 10^9/L$。大约50%的 HES 患者伴有贫血，可见有核红细胞。脾大者可有血小板减少。嗜酸性粒细胞占30% ~ 70%，多为大致正常的成熟嗜酸性粒细胞，嗜酸性幼稚粒细胞少见，少数可见到形态学异常，如细胞体积增大、胞质浅染、颗粒减少、核分叶过多。

2. 骨髓象 增生活跃，以成熟嗜酸性粒细胞为主，原始细胞多在正常范围。

3. 影像学检查 心脏一般轻度增大，肺部有局限性或弥漫性点片状、结节状、毛玻璃样片状阴影

4. 心电图 非特异性 ST – T 压低、T 波倒置及各种类型的心律失常。

5. 细胞遗传学与分子生物学检查 部分病例可检测到染色体异常，多为 4、5、8 号染色体与其他染色体易位。部分病例可检测到 *FIP*1*L*1 – *PDGFRA* 融合基因、*ETV*6 – *PDGFRB* 融合基因或 *FGFR*1 基因重排。

（四）诊断及鉴别诊断

1. HES 的诊断标准 目前仍采用 1975 年制定的 3 个标准。

（1）外周血嗜酸性粒细胞 $> 1.5 \times 10^9/L$，持续 6 个月以上，或出现临床症状后于 6 个月以内死亡。

（2）未发现导致嗜酸性粒细胞增多的原因。

（3）有多系统器官受累的症状和体征。

由于较难将 HES 和慢性嗜酸性粒细胞白血病（chronic eosinophilic leukemia，CEL）鉴别，WHO 建议将二者合并在一起，即 HES/CEL，除非能找到有助于 CEL 诊断的克隆性依据。2001 年，WHO 诊断 CEL 的标准是：①外周血原始细胞 >2%；②骨髓中原始细胞 5% ~ 19%；

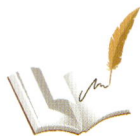

③髓系存在克隆性异常。

2. HES 亚型　HES 是一组异质性很大的疾病，以往知道的亚型如下。

（1）骨髓增生性改变　主要见于男性，应用伊马替尼治疗前死亡率高达 50% 以上，转化为急性白血病少见。确诊依据包括：①RT－PCR 或 FISH 方法发现 *FIP1L1－PDGFRA* 融合基因；②染色体核型分析或其他方法发现异常嗜酸性粒细胞克隆。支持诊断依据（≥4项下述改变）：①血清类胰蛋白酶水平升高；②血清维生素 B_{12} 水平升高；③脾大；④贫血、血小板减少；⑤外周血髓系前体细胞增加；⑥病态造血改变的嗜酸性粒细胞；⑦骨髓纤维化；⑧骨髓中梭形肥大细胞增多。

（2）淋巴增殖性改变　此型男女发病率相等，临床表现不一致，大多数有皮肤、胃肠、肺部受累表现，而心血管系统症状少见，死亡率较低，但转化为 T 细胞淋巴瘤很常见。确诊依据包括：①表型异常的 T 细胞群体（流式细胞仪检测 $CD3^-CD4^+CD8^-$）；②克隆性 T 细胞受体基因重排；③T 细胞产生的促嗜酸性粒细胞生长因子（IL－5）增多。支持诊断依据：①血清胸腺激活相关细胞因子水平升高；②血清 IgE 水平升高；③主要累及皮肤的临床表现；④异位性皮炎病史；⑤激素治疗有效。

（3）其他少见的 HES　①Gleich 综合征：表现为每月发作的嗜酸性粒细胞增多和血管神经性水肿；②家族性嗜酸性粒细胞增多症：多为常染色体显性遗传，嗜酸性粒细胞增生与 5q31－q33 基因易位有关。

2008 年，WHO 介绍了 MPN 三个亚型的诊断标准。

（1）诊断与 *FIP1L1－PDGFRA* 融合基因相关的 MPN 标准是：①MPN 伴有明显嗜酸性粒细胞增多。②出现 *FIP1L1－PDGFRA* 融合基因。

（2）诊断与 *ETV6－PDGFRB* 融合基因或其他 *PDGFRB* 基因重排相关的 MPN 标准是：①MPN 伴有嗜酸性粒细胞增多，也可伴有中性粒细胞增多或单核细胞增多；②出现 t（5；12）（q31－33；p12）易位或变异易位，或伴有 *ETV6－PDGFRB* 融合基因或其他 *PDGFRB* 基因重排。

（3）诊断与 *FGFR*1 基因重排相关的 MPN 标准是：①MPN 伴有嗜酸性粒细胞增多，也可伴有中性粒细胞增多或单核细胞增多；②髓系、淋系或髓系、淋两系细胞出现 t（8；13）（p11；q12）易位或变异易位导致 *FGFR*1 基因重排。

3. 鉴别诊断

（1）继发性嗜酸性粒细胞增多　继发性因素包括寄生虫感染、过敏反应、肿瘤及与免疫调节异常相关的疾病（表 9－27）。对患者要详细询问病史和进行认真的体格检查，还应做如下相应的检查帮助进行诊断及鉴别诊断：血细胞计数和分类、大便虫卵或成虫检查、常规生化检查、血清 IgE 和维生素 B_{12} 水平、HIV 检查、心电图、胸和腹部 CT、骨髓穿刺、寄生虫特异性血清学检查等。

表 9－27　继发性嗜酸性粒细胞增多症的原因

疾病	原因
感染性疾病	蠕虫感染，外寄生虫感染（如疥疮），原虫感染，真菌感染，HIV 感染等
过敏性疾患	哮喘和／或异位性皮炎（罕见），药物过敏反应等
肿瘤	白血病，淋巴瘤，腺癌
与免疫调节异常相关的疾病	肉芽肿，炎症性肠病，结缔组织病
其他	肾上腺皮质功能减退症，放射线照射，嗜酸性粒细胞性胆囊炎

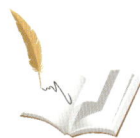

（2）急性嗜酸性粒细胞白血病　细胞形态变异较大，嗜酸性粒细胞胞质内可见大小不一，分布不匀，较粗大的嗜酸性颗粒，髓过氧化物酶染色呈阳性反应，胞质内有空泡，细胞核呈哑铃状或不规则形；在骨髓、组织或外周血中可见各阶段嗜酸性幼稚粒细胞增多，骨髓呈急性白血病改变（原始细胞＞20%）。

（3）过敏性肉芽肿性血管炎　以女性多见，常先出现支气管哮喘，继而出现躯干和四肢多形性红斑、出血性和结节性皮肤损害、中小动脉坏死性血管炎，常反复发作。血抗中性粒细胞胞质抗体阳性。

（4）嗜酸性粒细胞性胃肠炎　常有食物过敏史，除胃肠外，一般无其他脏器受累。白细胞及嗜酸性粒细胞计数、IgE水平不及HES显著。避免过敏食物及糖皮质激素治疗有一定效果。

（杨　峥）

第五节　成熟淋巴细胞肿瘤

扫码"学一学"

在WHO造血与淋巴细胞肿瘤的分类中，淋巴细胞肿瘤主要包括前体细胞淋巴肿瘤、成熟淋巴细胞肿瘤，以及霍奇金淋巴瘤。其中前体细胞淋巴肿瘤，即淋巴母细胞性白血病/淋巴瘤，和急性淋巴细胞白血病本质上同一类疾病，在前文急性白血病章节中已作介绍。而传统的恶性淋巴瘤（malignant lymphoma）根据其病理特点分为霍奇金淋巴瘤和非霍奇金淋巴瘤两大类，2018年出版的第四版《血液病诊断及疗效标准》中非霍奇金淋巴瘤分类主要采用了2016年WHO分类标准，包含各类成熟淋巴细胞肿瘤，如慢性淋巴细胞白血病、幼淋巴细胞白血病、毛细胞白血病、多发性骨髓瘤、浆细胞白血病，以及成人T细胞白血病等。

该类疾病以淋巴细胞或浆细胞在血液、骨髓、淋巴结或淋巴组织中不断恶性增殖、聚集为特征，并引起相应受累器官组织的局部症状及某些全身症状，主要有淋巴结、肝、脾肿大和贫血、出血、黄疸等临床表现。实验室检查除了血象及骨髓象有淋巴组织细胞的增殖和形态学改变外，淋巴结或淋巴组织病理学检查、免疫学检查和细胞遗传学检查是淋巴肿瘤重要的诊断和分型依据。

一、霍奇金淋巴瘤

霍奇金淋巴瘤（hodgkin lymphoma，HL），是恶性淋巴瘤的一种类型，由淋巴结或其他淋巴组织中的淋巴细胞发生恶性增殖而引起的，于1832年Thoma Hodgkin首次报道，1865年被命名为霍奇金病（hodgkin disease，HD）。在我国HL占恶性淋巴瘤的2.2%~21.6%。

1. 病因与发病机制　HL的病因与发病机制尚不明确，现有的研究结果显示，主要发病因素仍为EB病毒，但未有肯定的证据。某些细菌感染、免疫缺陷、遗传因素可能与其有关。

2. 临床特征　HL多见于青年，男性多于女性。临床特征主要有：①进行性、无痛性淋巴结肿大，此为本病的首发临床表现。以颈部或锁骨上淋巴结肿大最为常见，其次是腋下，深部淋巴结肿大少见，且往往由颈部或锁骨上淋巴结病变播散引起，如纵隔淋巴结肿大；

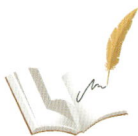

②淋巴结肿大引起相应或邻近器官的压迫症状；③可出现不明原因的持续性或周期性发热，常与病情进展所致腹膜后淋巴结群受累有关；④可伴乏力、盗汗、消瘦、皮肤瘙痒等全身症状，后者是 HL 的重要表现，多见于年轻女性患者；⑤淋巴结外病变常见于脾、肝、肺、骨骼和骨髓，每种各占 5%～10%。常有肝脾肿大。

3. 分类标准 淋巴瘤的分类较为复杂，主要根据病理组织学分型。目前霍奇金淋巴瘤的分类普遍采用 1965 年 Rye 会议的分类方法（表 9-28），这些经典型 HL 的分类一直沿用持续多年没有改变。在 WHO 的 HL 分型标准中，增加了结节性淋巴细胞为主型（表 9-29）。我国患者中混合细胞型最为常见，结节硬化型次之，其他各型较少见。

表 9-28 霍奇金病组织学分型（Rye 会议，1965）

类型	病理组织学特点	临床特点
淋巴细胞为主型	结节性浸润，主要为中小淋巴细胞，R-S 细胞少见	病变局限，预后较好
结节硬化型	交织的胶原纤维将浸润细胞分隔成明显结节，R-S 细胞较大，呈腔隙型。淋巴细胞、浆细胞、中性及嗜酸性粒细胞多见	年轻发病，诊断时多为 I、II 期，预后相对较好
混合细胞型	纤维化伴局限性坏死，浸润细胞明显多形性，伴血管增生和纤维化。淋巴细胞、浆细胞、中性及嗜酸性粒细胞与较多的 R-S 细胞混同存在	有播散倾向，预后相对较差
淋巴细胞消减型	主要为组织细胞浸润，弥漫性纤维化及坏死，R-S 细胞数量不等，多形性	多为老年，诊断时已达 III、IV 期，预后极差

表 9-29 HL 的 WHO 分类

WHO 分类
结节性淋巴细胞为主型 HL
经典型 HL
结节硬化型
富含淋巴细胞型
混合细胞型
淋巴细胞消减型

4. 实验室检查

（1）血象 多数患者早期无贫血，少部分有轻度到中度贫血，一般为正细胞正色素性，也可为小细胞低色素性或大细胞性。白细胞正常或轻度增高，伴中性粒细胞、单核细胞增高，晚期淋巴细胞减少，尤其是病变浸润骨髓后或脾亢时，可发生全血细胞减少；嗜酸性粒细胞可增多，多见于有皮肤特异性损害的患者；血小板正常或增高，晚期可减少。

（2）骨髓象 骨髓未浸润时可正常，有时可见嗜酸性粒细胞、单核细胞及浆细胞增多。少部分患者骨髓涂片可找到 Reed-Sternberg（R-S）细胞（图 9-21），阳性率仅约 3%。找到 R-S 细胞为骨髓浸润的依据，有助于诊断。骨髓浸润多见于淋巴细胞消减型，其次为混合细胞型，其他型少见。

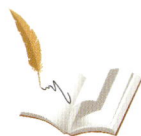

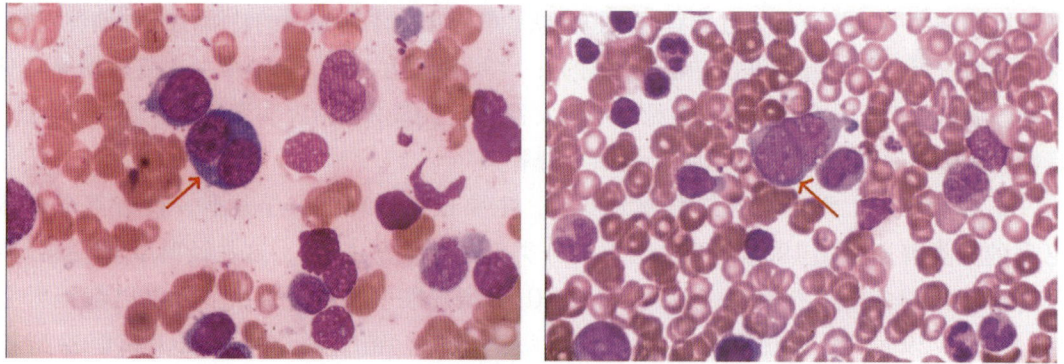

图9-21 霍奇金淋巴瘤骨髓象（↑示R-S细胞）

（3）组织病理学 淋巴结活检发现R-S细胞及变异细胞是诊断HL的主要依据。骨髓活检发现R-S细胞阳性率可达9%~22%。典型的R-S细胞为巨大的双核细胞，胞体大，直径30~50μm，最大可达100μm，细胞呈圆形、椭圆形、肾形或不规则形。胞核较大，直径15~18μm，呈圆形，分叶状或扭曲状，多为2个，也有单个或多个者。呈对称性双核者，称为"镜影核"，核膜清晰，核仁一至多个，嗜酸性，大而明显，染色质呈颗粒状或网状，胞质较为丰富，染蓝色或淡紫色，有不规则的胞质突起，无或有少数嗜天青颗粒。R-S细胞的变异型主要有霍奇金细胞（H细胞），为单核的大细胞；"爆米花"或L/H细胞，体积大，胞质少，有空泡、分叶、大核，核仁小而明显，位于核外周。典型的R-S细胞对HL的诊断有重要意义，但若病理组织已证实其他条件符合，而缺乏R-S细胞，结合临床亦可做出HL的诊断。

（4）免疫学检查 免疫标记分析有助于HL亚型的鉴别。如结节性淋巴细胞为主型霍奇金淋巴瘤（NLPHL）的免疫表型呈CD15$^-$、CD30$^-$、CD20$^+$、CD45$^+$、CD79a$^+$、L/H细胞Oct2和Bol1共表达。而经典型HL的特殊免疫表型为CD15$^+$、CD30$^+$、CD45$^-$，T和B细胞相关抗原通常呈阴性。Oct2和Bol1仅有一种表达或均不表达。

（5）细胞遗传学检查 多数HL有常见染色体的异倍体和多倍体，此与R-S细胞的多核特性相一致，但未发现特异性染色体异常。此外，CD30$^+$的R-S细胞多数存在Ig基因重排，提示R-S细胞主要来源于B细胞。

（6）其他检查 疾病活动期血沉增快、血清铁蛋白升高，缓解期正常，可作为病情活动、早期复发和预后不良指标；血清碱性磷酸酶和血清钙升高，提示骨骼浸润或破坏；结核菌素试验、淋巴细胞转化或玫瑰花瓣形成试验均可阴性，提示患者免疫功能低下，病情进展或复发；少数患者可并发Coombs试验阳性或阴性溶血性贫血；部分患者EBV抗体阳性，还有血清β₂微球蛋白、结合珠蛋白及血清铜浓度增高；晚期有低丙种球蛋白血症和C3增高。

5. 诊断及鉴别诊断 对有淋巴瘤临床征象的疑似病例，尤其是无明显感染因素的进行性、无痛性浅表淋巴结肿大者，应尽早进行相应检查，包括淋巴结病理印片、切片、针吸活检、骨髓穿刺涂片、骨髓活检、免疫学、影像学、血象等其他检查。确诊主要依靠病理组织学检查。根据病理组织学特点，结合免疫学分析等，按照WHO的分型标准进行诊断和分型，并根据淋巴瘤的侵犯范围等进行临床分期。

值得注意的是，R-S细胞并非HL所特有，某些疾病如传染性单核细胞增多症、EB病毒感染等亦可能出现R-S细胞；其他疾病，如淋巴结炎、恶性肿瘤转移等亦有淋巴结肿大，应结合临床特点和实验室检查结果进行全面分析做出诊断。

二、非霍奇金淋巴瘤

非霍奇金淋巴瘤（non – hodgkin lymphoma，NHL）是一组具有高度异质性的疾病，包括临床表现、形态、免疫表型、生物学规律、发展速度和治疗反应各不相同。

1. 病因与发病机制　NHL 的病因与发病机制仍不清楚，有研究表明，人类 T 细胞白血病/淋巴瘤病毒（HTLV Ⅰ）是成人 T 细胞白血病/淋巴瘤的病因；反转录病毒 HTLV Ⅱ 与 T 细胞皮肤淋巴瘤（蕈样肉芽肿）的发病有关。此外，有毒物质、使用免疫抑制剂、射线和 HIV 感染可能是部分原因。

2. 临床特征　NHL 可见于任何年龄，以老年人多见。临床特征主要有：①原发病灶可在淋巴结，也可在结外的淋巴组织，结外淋巴组织原发病变较 HL 多见，还可以多中心起源。②以进行性、无痛性颈部或锁骨上淋巴结肿大为首发表现较 HL 少见，也可以发热为首发表现。特点为侵犯较广，扩散部位无规律；结外病变多见，一般以多系统症状发病，常见部位为扁桃体、鼻咽部、胃肠道、脾、骨髓等。③临床表现具有多样性，依疾病类型、所处时期及病变的部位而定，如累及胃肠道可有腹痛、腹泻、腹部肿块等临床表现，累及口、鼻咽部，可出现吞咽困难、鼻塞、鼻出血等。全身症状见于部分恶性程度高的患者和晚期患者，全身皮肤瘙痒者少见。④瘤组织成分单一，以一种细胞类型为主，为 NHL 分型基础。

3. NHL 的分类　甚为复杂，病理分类以 1982 年美国国立癌症研究所制定的"国际工作分型（IWF）"为基础，再加以免疫分型。我国采用的是 1985 年成都会议上拟定的 NHL 工作分类。1995 年开始，WHO 在世界范围内组织病理学家，在 1994 年提出的"修订的欧美淋巴系肿瘤分类方案"（REAL 分类法）的基础上进行修订，并在 2001 年和 2008 年公布了造血系统肿瘤的世界卫生组织分类法（WHO 法），该分类法也是目前较为公认的分类方法，并在 2016 年再次进行修订，目前国内血液病诊断与疗效标准中推荐采用此标准，详细分类参见本章第一节白细胞疾病分类中的表 9 – 2 淋巴细胞肿瘤 WHO 分类（2016）中的成熟淋巴细胞肿瘤类别。

WHO 新的分类法综合了 20 多年来淋巴瘤各种分类的优点，充分考虑了形态学、免疫学和细胞遗传学的特征，并结合了临床特点，是人类对淋巴系恶性肿瘤认识上一个新的进展。

4. 实验室检查

（1）血象　未受累时，白细胞可无明显异常，可见嗜酸性粒细胞增多。血象受累时，白细胞可明显增加，可见形态各异的淋巴瘤细胞，多者可类似白血病。退化细胞较易见。骨髓浸润或脾亢时，可发生血细胞减少。

（2）骨髓象　增生活跃或明显活跃。淋巴瘤细胞比例低或未浸润骨髓时，骨髓象可无明显异常。瘤细胞侵犯骨髓时，绝大多数患者淋巴瘤细胞明显增多，可达90%以上，形态类似于正常的成熟小淋巴细胞、幼稚淋巴细胞、恶性组织细胞等，很难与淋巴细胞白血病区分。

（3）组织病理学检查　病理组织活检，尤其是淋巴结活检，是 NHL 诊断及分型的关键性依据。瘤细胞有以下四种类型：①淋巴细胞型，肿瘤性淋巴细胞分化良好，与成熟的小淋巴细胞相似，胞体小，多呈圆形或卵圆形。胞质量少；胞核圆，有凹陷、切迹或不规则；

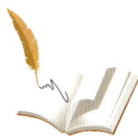

核染色质呈粗颗粒状，分布不均，多无核仁。分化不良者，瘤细胞似原淋及幼淋细胞，胞体较大，呈圆形或椭圆形，常有凹陷，切迹、分叶、折叠、结节及花瓣状等畸形，核仁1~2个，核染色质常凝集，呈粗颗粒状，分布较均匀，胞质染深蓝色或浅蓝色，胞质量增多。②组织细胞型，即所谓的"网状细胞肉瘤"，以肿瘤性组织细胞为主，其特征是胞体大小不等，直径15~25μm，呈多形性，如圆形、椭圆形、锤形及不规则形等，核型多样化，胞核有凹陷、切迹、扭曲、折叠、多叶或双核等。核染色质疏松呈网状分布均匀或不均，核仁一至多个，亦可隐约不显，核分裂象易见，胞质较丰富，着色浅蓝或灰蓝，常不均匀，可有小空泡或紫红色颗粒出现。③混合细胞型，兼有淋巴细胞型及组织细胞型特征。④未分化型，瘤细胞形态较为特殊。常见 NHL 亚型的组织学见表 9 - 30。

表 9 - 30　常见 NHL 亚型的组织学、免疫学和细胞遗传学特点

NHL 常见亚型	组织学特点	免疫学特点	细胞与分子遗传学特点
慢性淋巴细胞白血病/小淋巴细胞淋巴瘤（SLL/CLL）	淋巴结和骨髓中形态均一的小圆淋巴细胞，可见幼淋巴细胞形成的假滤泡	CD19$^+$，CD23$^+$，CD5$^+$；CD10$^-$，Cyclin Dl$^-$	+12，l3q$^-$；TP5、NOTCH1、SF3B1、ATM、BIRC3 突变
淋巴浆细胞淋巴瘤（LPL）	淋巴结、骨髓和脾中有小淋巴细胞、浆细胞和淋巴 - 浆细胞；无边缘带或单核样淋巴细胞，无假滤泡形成	CD14$^+$，CD20$^+$；CD23$^-$，CD5$^-$；胞质 IgM 或 IgG 阳性	t（9；14），PAX - 5 基因重排；MYD88 L265P 突变
脾边缘区淋巴瘤（SMZL）	小 B 淋巴细胞包绕或取代脾白髓生发中心，越过外套区与边缘区大细胞融合，红髓细胞浸润；外周血可见有绒毛的淋巴细胞	CD20$^+$，CD79$^+$；CD23$^-$，D5$^-$，CD43$^-$，CD103$^-$，Cyclin Dl$^-$	IgH 基因重排
黏膜相关淋巴组织淋巴瘤（MALT Lymphoma）	异形性小 B 淋巴细胞，包括边缘区细胞、单核样细胞、小淋巴细胞和散在的免疫母细胞。瘤细胞包绕反应性滤泡，可呈空状；瘤细胞侵犯上皮组织形成淋巴上皮样病变	CD20$^+$，CD79$^+$；CD5$^-$，D10$^-$，CD23$^-$，CD43$^\pm$	t（11；18）
滤泡型淋巴瘤（FL）	有滤泡；外套区消失；细胞形态包括小至中等大小的生发中心细胞和大的无核裂中心母细胞	CD10$^+$，CD19$^+$，CD20$^+$，CD79a$^+$；CD5$^-$，CD43$^-$；bcl - 2$^+$	t（14；18）；BCL - 2 重排
套区细胞淋巴瘤（MCL）	正常结构破坏；瘤细胞为小或中等大的淋巴样细胞，形态一致，核不规则，类似有核裂滤泡中心细胞，但无中心母细	SmIgM$^+$，CD19$^+$，CD5$^+$，CD43$^+$，CD23$^\pm$；CD10$^-$；bcl - 2$^+$，Cyclin D1$^+$	t（11；14）
弥漫大 B 细胞淋巴瘤（DLBCL）	大 B 淋巴细胞弥漫性浸润，胞核约为正常淋巴细胞 2 倍，形态变异较大，可分为：中心母细胞型、免疫母细胞型、富含 T 细胞/组织细胞型、间变细胞型（与 T - 间变大细胞淋巴瘤无关）	SmIg$^+$，CD19$^+$，CD20$^+$，CD22$^+$，CD79$^+$；CD5$^{-/+}$，CD3$^-$；bcl - 2$^{+/-}$，Ki - 67$^+$；Cyclin D1$^-$	20% ~ 30% 有 t（14；18），MYC 基因重排
纵隔（胸腺）大 B 细胞淋巴瘤	胸腺 B 细胞来源，类似 DLBL 组织学特点	SmIg$^{-/+}$，CD19$^+$，CD20$^+$，CD45$^+$；CD5$^-$，CD10$^-$	IgH 重排，9q$^+$
血管内大 B 细胞淋巴瘤	为结外 DLBCL 的少见类型，瘤细胞仅分布于小血管内	CD19$^+$，CD20$^+$，CD22$^+$，CD79$^+$，FVIII$^{+/-}$	
原发性渗出型淋巴瘤（PEL）	离心后的样本可见免疫母细胞或原浆细胞及退化细胞，呈多形性。多与 HIV 感染相关	CD45$^+$，CD38$^+$，CD138$^+$；CD19$^-$，CD20$^-$，CD79$^-$，SmIg$^-$	IgH 基因重排；可查知 HHV - 8/KSHV 基因组

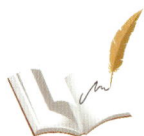

续表

NHL 常见亚型	组织学特点	免疫学特点	细胞与分子遗传学特点
Burkitt 淋巴瘤（BL）	形态一致的，中等大小的 B 淋巴细胞，胞质嗜碱性，易见分裂象	$SmIgM^+$，$CDIO^+$，$CD19^+$，$CD20^+$，$Ki-67^+$；$CD5^-$，$CD23^-$，TdT^-；$bcl-2^-$，$bcl-6^+$	t（8；14）；t（2；8）；TCF3 或 ID3 突变
成人 T 细胞淋巴瘤（ATLL）	瘤细胞为多形性淋巴样细胞，核染色质浓聚，核仁清晰	$CD2^+$，$CD3^+$，$CD4^+$，$CD25^+$；$CD8^-$，GmB^-	TCR 基因重排，HTLV-I 基因阳性
结外 NK/T 细胞淋巴瘤，鼻型	鼻黏膜明显溃疡和坏死，瘤细胞大小不等，浸润呈血管中心性，可见凝固性坏死和凋亡	$CD2^+$，$CD56^+$，$CD43^+$，$CD45RO^+$，$CD95^+$；$CD3^-$，$CD4^-$；CmB^+，EBV^+	未发现特殊染色体易位
蕈样肉芽肿和 Sezary 综合征	表皮和皮肤浸润；小或中等大小的 T 淋巴细胞，胞核呈脑回状	$CD2^+$，$CD3^+$，$CD5^+$，$CD4^+$；$CD7^-$，$CD8^-$	TCR 基因重排
血管免疫母细胞性 T 细胞淋巴瘤（AILT）	淋巴结结构部分消失，滤泡退化。小至中等大小淋巴细胞弥漫性浸润副皮质区，混有嗜酸性粒细胞、浆细胞、树突细胞等。大量内皮静脉增生	$CD3^+$，$CD4^+$，$CD8^+$，$CD21^+$	+3 或 +5 或 +X；TCR 基因重排
间变大细胞淋巴瘤（ALCL）	瘤细胞体积大，有大量胞质，胞核形态多样，典型者呈马靴状	$CD30^+$，ALK^+，$CD2^+$，$CD3^{-/+}$，$CD5^-$；$CD45$ 和 $CD45RO$ 可为阳性	t（2；5）；TCR 基因重排
NK 母细胞淋巴瘤	瘤细胞中等大小，形态均一，类似淋巴母细胞	$CD56^+$，$CD4^+$，$CD43^+$；$CD3^-$，$CD68^-$；MPO^-	TCR 基因重排

（4）免疫学检查　免疫标记分析不但可确定 NHL 淋巴细胞的来源，而且有助于其亚型的鉴别，常见 NHL 亚型的免疫学特点见表 9-30。

（5）细胞遗传学检查　部分淋巴瘤患者有染色体的改变，如染色体的畸变、易位等。常见 NHL 亚型的细胞遗传学特点见表 9-30。

（6）其他检查　酸性磷酸酶染色有助于 T 细胞淋巴瘤的诊断；乳酸脱氢酶和血清 β_2 微球蛋白增高；部分 B 细胞淋巴瘤患者 Coombs 试验阳性。

5. 诊断　NHL 诊断依据如下。

（1）临床表现　以无痛性淋巴结肿大为主，结外病变时，可表现为局部肿块、压迫、浸润或出血等症状。部分患者有发热、体重减轻、盗汗等全身症状。

（2）实验室检查　骨髓受累时，可发生血细胞减少；某些类型易侵犯中枢神经系统，表现为脑脊液异常。血清乳酸脱氢酶水平升高可作为预后不良的指标。

（3）组织病理学检查　系确诊本病的依据。其特点为淋巴结正常结构消失，为肿瘤组织所取代；恶性增生的淋巴细胞形态呈异形性，无 R-S 细胞；淋巴结包膜被侵犯。根据组织学特征、细胞来源和免疫表型以及预后，可将 NHL 分为不同类型。

（4）免疫表型、染色体异常及基因重排等检查　可协助判断淋巴细胞增生的单克隆性，证实 NHL 的诊断。

三、非霍奇金淋巴瘤主要亚型及其诊断

（一）慢性淋巴细胞白血病

慢性淋巴细胞白血病（chronic lymphocytic leukemia，CLL）简称"慢淋"，是一种恶性淋巴细胞增殖性疾病，以小淋巴细胞在血液、骨髓和淋巴组织中不断增殖、聚集为主要表

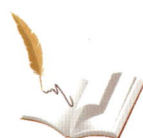

现。欧美 95% 以上 CLL 为 B 细胞性（B - CLL），T 细胞性（T - CLL）不到 2%，但在亚洲 T - CLL 占 10% ~ 15.7%。在新的 WHO 分类里，认为 B - CLL 和小淋巴细胞淋巴瘤是同一疾病的不同阶段，归类为 B - CLL/SLL；认为 T - CLL 是 T 幼淋细胞白血病的前驱表现，归入 T 幼淋细胞白血病。本病在欧美各国发病率高，平均为 2.7/10 万，占所有白血病的 30%，我国较少见，约占成人白血病比例的 3%。

1. 病因与发病机制 CLL 确切的发病机制不明，可能与遗传因素、染色体、细胞癌基因和抑癌基因的改变有关。

2. 临床特征 本病主要发病于 60 岁以上的男性。临床表现为起病缓慢，早期可无症状，以后有乏力、疲倦、消瘦、盗汗。较为突出的体征是全身淋巴结进行性肿大，肝脾肿大，约半数病例有皮肤病变。晚期有贫血和出血表现。10% ~ 20% 的患者可并发自身免疫性溶血性贫血。患者因正常免疫球蛋白产生减少，易并发各种感染，以支气管和肺部感染多见，感染是常见的死亡原因。病程长短悬殊，短至 1 ~ 2 年，长至 5 ~ 10 年，甚至 20 年。本病很少发生急变（< 2%）。

3. 实验室检查

（1）血象 白细胞 > 10×10^9/L，淋巴细胞 ≥ 50%，晚期可达 90% 以上，淋巴细胞绝对值 ≥ 5×10^9/L，以类似成熟的小淋巴细胞为主，其形态无明显异常，偶见大淋巴细胞型。可见少量幼稚淋巴细胞或不典型淋巴细胞，幼稚淋巴细胞核染色质疏松，核仁较明显。篮细胞明显增多为其特点之一。红细胞和血小板减少为晚期表现，伴发自身免疫性溶血性贫血时，贫血可加重。

（2）骨髓象 骨髓有核细胞增生明显活跃或极度活跃。淋巴细胞显著增多，常 ≥ 40%。幼稚淋巴细胞较少见（5% ~ 10%）。白血病性淋巴细胞形态学特点为：形态无明显异常，胞体略大，易碎，篮细胞易见；核可有深裂隙或切迹，核染色质稠密，核仁不明显或无；多数胞质丰富、嗜碱、无颗粒，少数胞质量少，仅在核裂隙或切迹处见到，无 Auer 小体（图 9 - 22）。在疾病早期，骨髓中各类造血细胞都可见到，但至后期，几乎全为淋巴细胞。粒系和红系细胞都减少，晚期巨核细胞也减少。当发生溶血时，幼红细胞明显增加。

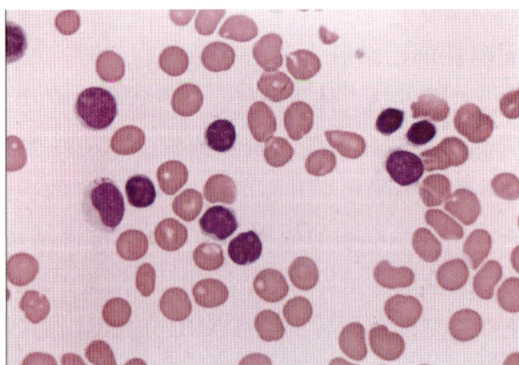

图 9 - 22 慢性淋巴细胞白血病骨髓象（瑞 - 吉染色 × 1000）

（3）细胞化学染色 PAS 染色可见 80% ~ 90% 的 B - CLL 呈红色颗粒状阳性反应，但 T - CLL 多为阴性反应。NAP 积分多增高。

（4）免疫学检查 大多数为 B 细胞性（B - CLL）：SmIg 或 IgM 和 IgD 弱阳性，呈 κ 或 λ 单克隆轻链型；CD5、CD19、CD23 阳性，CD20、FMC - 7、CD22 弱阳性或阴性，CD10 和 Cyclin D1 阴性。少数为 T - CLL，主要表达成熟 T 细胞标记：CD2、CD3、CD7 阳性，

TdT 和 CD1a 阴性。膜 CD3 弱阳性。无免疫球蛋白重链基因重排突变，ZAP70 和 CD38 表达率高者预后不良。CLL 与幼淋巴细胞白血病（PLL）、毛细胞白血病（HCL）免疫表型的区别见表 9 - 31。直接抗球蛋白试验有 20% ~30% 的病例为阳性。

表 9 - 31 CLL、PLL、HCL 的免疫表型

病种	SmIg	CD5	CD10	CD11c	CD19	CD20	CD22	CD23	CD25	CD103
CLL	+／-	++	-	-／+	+	+／-	-／+	++	+／-	-
PLL	++	-／+	-／+	-／+	+	+／-	+	+／-	-	-
HCL	+／-	-／+	-	++	+	+	++	-／+	+	++

注：CLL：慢性淋巴细胞白血病；PLL：幼淋巴细胞白血病；HCL：毛细胞白血病

（5）细胞遗传学与分子生物学检查 约半数 B - CLL 有染色体核型异常，以 12 号三体（+12）检出率最高。单纯 +12 多见于早期，+12 伴额外异常或 14q 多见于晚期，以 t（11；14）（q13；q32）、t（14；18）（q32；q21）和 t（14；19）（q32；q13）三种较多见，14q32 是 IgH 基因位点。20% 的 CLL 可见 13q14 异常，13q14 带是 Rb 抑癌基因所在位点，提示 Rb 基因可能参与慢淋的发病机制。核型异常与预后及生存期也有关，17p⁻ 和 11q⁻ 预后不良，而 13q⁻ 预后较好。

4. 诊断 1988 年，美国癌症研究所 CLL 协作组（NCI）及 1989 年 CLL 国际工作会议（IWCLL）及 WHO 采用的标准如下。

（1）外周血淋巴细胞绝对值 $>5 \times 10^9/L$，至少持续 4 周以上（NCI）；或 $>10 \times 10^9/L$，持续存在（IWCLL，WHO）。

（2）以成熟的小淋巴细胞为主，形态分型包括：典型 CLL，不典型淋巴细胞≤10%；CLL/PL，外周血幼淋细胞占 11% ~54%；不典型 CLL，外周血中有不同比例不典型淋巴细胞，但幼淋细胞 <10%。

（3）B - CLL 免疫分型 SmIg +／-，呈 κ 或 λ 单克隆轻链型；CD5⁺、CD19⁺、CD23⁺、CD20⁺／⁻、FCM7⁺／⁻、CD22⁺／⁻。

（4）骨髓 至少进行一次骨髓穿刺和活检，涂片显示增生活跃或明显活跃，淋巴细胞 >30%（我国标准≥40%）；活检呈弥漫或非弥漫浸润。

同时，CLL 应与 PLL、HCL 相鉴别，并排除病毒感染、结核、伤寒、传染性单核细胞增多症等其他引起淋巴细胞增多的疾病（常为 T 淋巴细胞反应性增多，T 细胞无 TCR β、γ 链基因重组），可结合临床、血象、骨髓象、免疫分型、细胞遗传学等改变诊断。

（二）幼淋巴细胞白血病

幼淋巴细胞白血病（prolymphocytic leukemia，PLL）是一种慢性淋巴细胞白血病的变异型，临床上很少见，约占慢淋的 10%，大部分幼稚淋巴细胞来源于 B 细胞。

1. 病因与发病机制 本病的病因与发病机制不明，可能与遗传、染色体异常、感染等因素有关。

2. 临床特征 本病以 50 岁以上男性居多，男女之比约为 4:1，半数以上患者年龄超过 70 岁。临床特点为起病较缓慢，病程较慢淋短，可无明显的自觉症状，部分患者可因消瘦、纳差、盗汗、乏力及上腹部不适就诊，一般无明显淋巴结肿大，但脾大较为突出，多为巨脾，肝肿大者少见，可轻度肿大。

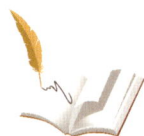

（4）细胞化学染色　MPO、NAP 和 SBB 染色呈阴性反应，α-NAE 呈阴性或弱阳性，但不被 NaF 抑制，半数病例 PAS 染色阳性。具有特征性的染色是 ACP 染色阳性，不被左旋（L）酒石酸抑制（TRAP），阳性率达 41%～100%，但 ACP 阴性也不能排除 HCL 可能。

（5）免疫学检查　多数病例表现为一致和独特的 B 细胞表型，即 SmIg 大部分阳性，并有 $CD19^+$、$CD20^+$、$CD22^+$、$CD11c^+$、$CD25^+$、$CD103^+$ 和 $CD21^-$，其中 $CD103^+$ 具有很高的灵敏度和特异性，CD11c 阳性程度明显高于其他慢性淋巴细胞增殖性疾病。少数具有 T 细胞的特征（能和绵羊红细胞形成花环），也有 B、T 杂交型毛白的报道。

（6）细胞遗传学与分子生物学检查　无特异性克隆异常，常见 $14q^+$、$6q^-$、del（14）（q22；q23）、IgH 基因重排等异常。

（7）骨髓活检　几乎所有患者有骨髓浸润，其典型表现为：浸润呈弥散性或灶性。灶性浸润区域可呈小结节或有规则的边缘，毛细胞呈"油煎蛋"样表现，胞质丰富、透明、胞核间距宽，呈"蜂窝"状。银染色示弥漫的网硬蛋白纤维增多，而无胶原纤维增多。

4. 诊断及鉴别诊断　临床上有不明原因的脾大、消瘦、反复感染，尤其是巨脾伴全血细胞减少（也可表现为两系或一系细胞减少）、骨髓干抽、外周血和骨髓中见到毛细胞，ACP 阳性加酒石酸不被抑制，免疫分型为 B 型者应考虑本病，再结合电镜检查和病理活检等可做出诊断。

此外，HCL 变异型（HCL-V）的诊断标准为：①年龄较高（中位发病年龄 70 岁）；②通常白细胞计数 $>10 \times 10^9/L$；③不典型的毛细胞，具有幼淋巴细胞形态特点；④$CD25^-$，有时 $CD103^-$，TRAP（-）；⑤疗效不佳。

有时需做免疫球蛋白和 T 细胞受体基因重排协助诊断。诊断 HCL 时还应与慢性淋巴细胞白血病（CLL）、幼淋巴细胞白血病（PLL）相鉴别（表 9-33）。

表 9-33　HCL 与 CLL、PLL 的鉴别

	毛细胞白血病	慢性淋巴细胞白血病	幼淋白血病
发病年龄（岁）	>40	>60	>60
全身症状	少见	少见	常有
淋巴结肿大	少不明显	多有明显	稍大或不大
脾大	巨大	有	巨大
血象	全血细胞减少，毛细胞出现	50%轻度贫血，白细胞计数增高，淋巴细胞增高	轻度贫血，白细胞增高，幼淋巴细胞增高
骨髓象	毛细胞增多浆细胞增多	淋巴细胞增多，浆细胞少或无	幼淋巴细胞增多
耐酒石酸酸性磷酸酶染色	（+）	（-）	（-）

（四）多发性骨髓瘤

多发性骨髓瘤（multiple myeloma，MM）是骨髓内单一浆细胞株异常增生的一种浆细胞疾病（plasma cell disorders），属于成熟 B 细胞肿瘤。其特征是单克隆浆细胞过度增生并产生单克隆免疫球蛋白或其轻链或重链，即 M 蛋白（monoclonal protein）或 M 成分；骨髓中单克隆浆细胞增生并侵犯骨髓等，引起骨质破坏、骨痛或骨折、贫血、感染、出血、高钙

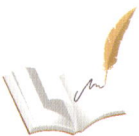

血症、高黏滞血症、肾功能不全及免疫功能异常。

1. 病因与发病机制　MM 的病因迄今尚未完全明确，电离辐射、长期接触化学毒物、慢性炎症、自身免疫性疾病、遗传因素、病毒感染等可能与本病的发生有关，但缺乏足够依据。目前认为，尽管 MM 细胞主要表达 B 细胞－浆细胞特点，却是源于较前 B 细胞更早的造血前体细胞的恶变。IL－6 是 B 细胞－浆细胞的生长因子和分化因子，在进展性 MM 患者骨髓中的水平异常增高，推测 IL－6 等细胞因子分泌的调节异常可能与 MM 发病有关。有研究显示，IL－6 可通过信号转导蛋白 gp130 激活下游信号通路，上调抗凋亡蛋白的表达，使浆细胞凋亡减少，异常增殖。

2. 临床特征　我国 MM 的发病率约为 1/10 万，发病年龄主要在 50~60 岁，男性居多。常见的临床表现有：①骨痛和病理性骨折。疼痛是本病最主要的症状之一，主要由于骨质疏松所致。疼痛部位以腰骶部最常见，胸肋骨次之，当溶骨导致椎体压缩性骨折时疼痛加剧。局部疼痛也可由肿块向脊髓和神经根生长引起。②贫血，为本病另一常见症状，随着病情进展而加重。③肾损害，为常见临床表现之一，主要由轻链沉淀、高钙血症、高黏血症、高尿酸血症及淀粉样变所致。肾衰竭是导致 MM 死亡原因之一。④易反复感染，为正常免疫球蛋白减少、免疫功能缺陷所致。以肺炎多见，其次是尿路感染和败血症，感染亦为 MM 致死的主要原因。⑤高黏滞血症，与单克隆免疫球蛋白增多及 Ig 类型有关，以 IgM 最明显。因血液黏滞血流不畅而引起头晕、头痛、眼花、视力障碍、肾损害、意识障碍等临床表现。⑥少数患者有皮肤、黏膜出血，为血小板减少和凝血障碍所致。⑦其他，可有神经系统损害；免疫球蛋白轻链沉淀引起组织器官淀粉样变；部分患者有肝脾肿大，淋巴结一般不肿大。

3. 实验室检查

（1）血象　绝大多数患者都有不同程度的贫血，多属正常细胞正色素性，贫血随病情的进展而加重。红细胞常呈"缗线"状排列，血沉加快明显。白细胞数正常或偏低，分类中淋巴细胞相对增多，可占 40%~55%。可见到少数骨髓瘤细胞，多为 2%~3%，若瘤细胞 >20% 或绝对值 $>2 \times 10^9$/L，应诊断为浆细胞白血病。血小板计数正常或偏低。晚期患者三系受抑制，可全血细胞减少。

（2）骨髓象　增生活跃或明显活跃，浆细胞异常增生，当浆细胞 >10% 以上，并伴有形态异常，应考虑骨髓瘤可能。瘤细胞在骨髓内可呈弥漫性分布，也可呈灶性、斑片状分布，故有时需多部位穿刺才能诊断。骨髓活检可提高检出率。骨髓瘤细胞形态具有多态性，瘤细胞的大小、形态和成熟程度有明显的异常，其形态特点与分型如下。

1）形态特点　瘤细胞与浆细胞极为相似，但前者有下列特征：①瘤细胞大小不一，一般较大，可如巨核细胞大小，形态呈明显的多变性，呈圆形、椭圆形或不规则形，多呈堆集分布。②胞核长圆形，偏位，核染色质疏松，排列紊乱，可有 1~2 个大而清楚的核仁。③胞质较为丰富，呈中等量，染嗜碱性深蓝色，或呈火焰状不透明，常含有少量嗜天青颗粒和空泡；有些瘤细胞含红色粗大的包涵体（Russel 小体）、大量空泡（桑葚细胞）及排列似葡萄状的浅蓝色空泡（葡萄状细胞）（图 9－25）。④骨髓瘤细胞髓过氧化物酶染色呈阴性反应。

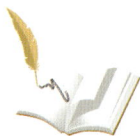

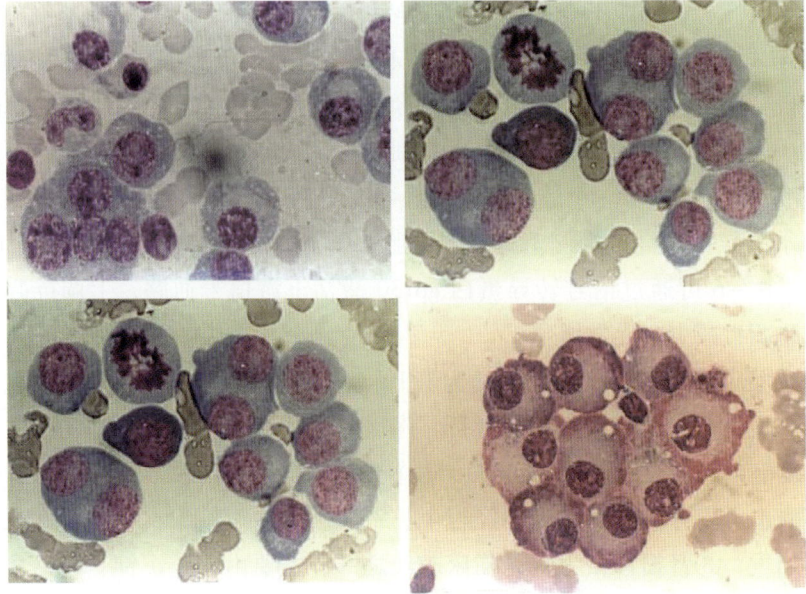

图9-25 多发性骨髓瘤骨髓象（瑞-吉染色×1000）

2）分型 1957年欧洲血液学会议将瘤细胞分为四型（表9-34）。但该分型对指导临床治疗和判断预后等意义不大，MM骨髓检查时，一般不需做出细胞形态分型结果。

表9-34 欧洲血液学会议将瘤细胞分型及形态特点

分型	瘤细胞形态特点
Ⅰ型（小浆细胞型）	细胞较成熟，染色质致密，核偏位，胞质较丰富，此型分化良好的形态与正常成熟浆细胞相似
Ⅱ型（幼稚浆细胞型）	胞核染色质较疏松，细胞外形尚规整，核偏位，核/质比例1:1
Ⅲ型（原始浆细胞型）	核染色质疏松，如网状细胞，核可居中，有核仁，核/质比例显示核占优势
Ⅳ型（网状细胞型）	细胞形态非常多样化，核仁较大，较多，细胞分化不良者，则恶性程度高

（3）血清及尿液蛋白检查 由于MM时恶变克隆浆细胞（骨髓瘤细胞）无节制地增生并产生大量单克隆免疫球蛋白或其轻链或重链片断，因此，患者血清总蛋白增高，可达80～120g/L，人血蛋白正常或轻度下降，球蛋白明显增高。大多数患者的血清或尿液中可找到结构均一、在蛋白电泳时呈现基底较窄的单峰，称为M蛋白。M蛋白有三种类型：①完整的免疫球蛋白分子，其分子结构均相同，其轻链也仅具一种抗原性，或者是κ链或者是λ链；②游离的κ链或λ链，如从尿中排出即称为本周蛋白（B-J蛋白）；③某种重链的片断。

1）血清蛋白电泳 血清醋酸纤维素薄膜电泳：大多数MM患者可见特征性染色浓而密集的单峰突起的免疫球蛋白带，即M蛋白（图9-26）。各M蛋白电泳速率不一样，IgG常出现在γ区，IgA在β区，IgM、IgD和IgE多在β与γ区带之间，单独出现轻链者占11%，不足1%患者血清中不能分离出M蛋白，称为非分泌型骨髓瘤。

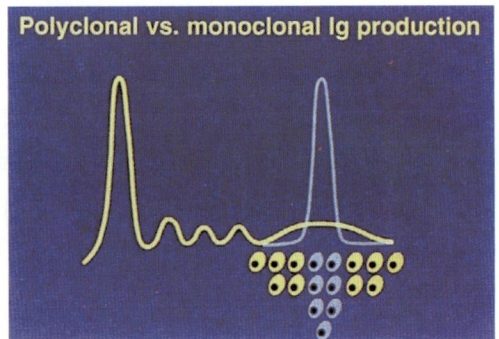

2）尿蛋白电泳 90%的患者出现蛋白

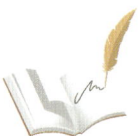

图9-26 血清蛋白电泳出现M蛋白

尿，约70%患者可检出 B-J 蛋白，为 MM 时产生过多单一轻链，其分子量小从尿中大量排出所致。尿中出现大量单一的轻链，而另一种轻链含量很低甚至检测不到，此为 MM 特征之一，对 MM 具有诊断意义。既往用酸加热法测定 B-J 蛋白，其阳性率不到60%，且有假阳性。近年采用速率散射比浊法可进行单克隆免疫球蛋白和轻链的定量；应用免疫电泳可进行 κ 链和 λ 链的鉴别，提高了检测的灵敏度和特异性。根据 M 成分的多发性骨髓瘤分型及特点见表9-35。

表9-35 根据 M 成分的多发性骨髓瘤分型及特点

分型	大致比例	临床表现及实验室检查特点
IgG 型	50%~60%	常有典型 MM 的临床表现
IgA 型	15%~20%	具有 MM 的临床表现外，M 成分出现在 α2 区，骨髓有火焰状瘤细胞、高血钙、高胆固醇；髓外骨髓瘤较多见
轻链型	15%~20%	骨髓瘤细胞仅合成和分泌轻链，尿中出现大量 B-J 蛋白，而血清无 M 成分；瘤细胞生长快，分化差，病情进展迅速；常有骨损害，较易出现肾功能不全
IgD 型	8%~10%	具有 MM 的临床表现外，多见于50岁以下男性；IgD 含量低，不易在电泳中出现，应采用 IgD 定量或免疫电泳诊断；B-J 蛋白尿多，常为 λ 链；髓外骨髓瘤、髓外浸润较多见，可见骨质硬化；常有高钙、肾损害及淀粉样变性
双克隆型 多克隆型	1%	瘤细胞分泌双克隆或多克隆免疫球蛋白，其可来自单一克隆瘤细胞的分泌，或多个克隆的分泌。多为 IgM 与 IgG（IgA）。多克隆型罕见
不分泌型	1%	具有典型 MM 的临床表现，但血清中无 M 成分，尿中无 B-J 蛋白。瘤细胞内无 Ig 为不合成型，瘤细胞内有 Ig 但不分泌为不分泌型
IgM 型	少见	具有 MM 的临床表现外，由于 IgM 分子量大，高黏滞综合征明显，应注意与巨球蛋白血症相鉴别
IgE 型	罕见	骨损害少见，外周血浆细胞增多，易并发浆细胞白血病

（4）其他检查 见表9-36。

表9-36 多发性骨髓瘤实验室其他检查

其他检查项目	检查结果
血清钙、磷和碱性磷酸酶	血钙升高，血磷一般正常，肾功能不全时，血磷可增高。碱性磷酸酶可正常、降低或升高
血清 β_2-M 及 LDH	骨髓瘤浆细胞膜的 β_2-M 脱落到血清中可致 β_2-M 增高，其水平高低与肿瘤活动程度成正比，国际骨髓瘤基金会将 β_2-M 和白蛋白作为 MM 临床分期和预后指标，于2005年提出最新 MM 国际分期标准（ISS），即Ⅰ期：β_2-M <3.5mg/L，白蛋白 >3.5 g/L；Ⅱ期：介于Ⅰ期和Ⅲ期之间；Ⅲ期：β_2-M >5.5mg/L。LDH 亦增高，且与疾病的严重程度相关
肾功能检查	B-J 蛋白沉淀于肾小管上皮细胞及蛋白管型阻塞导致肾功能受累，酚红排泄试验、放射性核素、肾图、血肌酐及尿素氮测定多有异常，晚期可出现肾衰，为致死常见原因之一
IL-6 及可溶性 IL-6 受体	血清 IL-6 及可溶性 IL-6 受体（SIL-6）水平增高
凝血检查	骨髓瘤最常见的凝血异常为骨髓瘤球蛋白的抗体片段（Fab）与纤维蛋白（Fb）结合抑制了 Fb 降解引起纤溶减低。单克隆球蛋白还可抑制蛋白 C 的活性导致高凝

（5）免疫学检查 CD38、CD138 和 CD79a 均有高表达，对 MM 具有诊断参考价值；少数病例可表达 B 细胞抗原，如 CD10、CD19、CD20 等。CD45 呈弱阳性或阴性。

（6）细胞遗传学与分子生物学检查 30%~60%的患者存在染色体异常，以1、14号染色体重排最常见［如 14q+、del（14）、t（11；14）等］，其次为3、5、7、9、11、15、

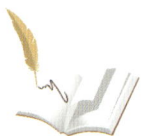

19号三倍体和13、17、8、6号染色体部分缺失。采用 PCR 或 FISH 技术可检测出 MM 患者免疫球蛋白重链基因重排，以作为单克隆浆细胞恶性增殖的标记和微小残留病灶的检查。

（7）X 线检查　对本病诊断具有重要意义。本病的 X 射线表现有下述四种：①弥漫性骨质疏松，脊椎骨、肋骨、骨盆、颅骨常表现明显，也可见于四肢长骨；②溶骨性病变，骨质疏松病变的进一步发展即造成溶骨性病变。多发性圆形或卵圆形，边缘清晰锐利似穿凿样溶骨性病变是本病的典型 X 射线征象，常见于颅骨、脊椎骨、肋骨、骨盆、偶见于四肢骨骼（图9-27）；③病理性骨折，最常见于下胸椎和上腰椎，多表现为压缩性骨折，其次见于肋骨、锁骨、骨盆，偶见于四肢骨骼；④骨质硬化，此病变少见，一般表现为局限性骨质硬化，出现在溶骨性病变周围。有骨痛而 X 线摄片未见异常，应进行 MRI、PET、PET-CT 检查，以便尽早发现骨质病变。

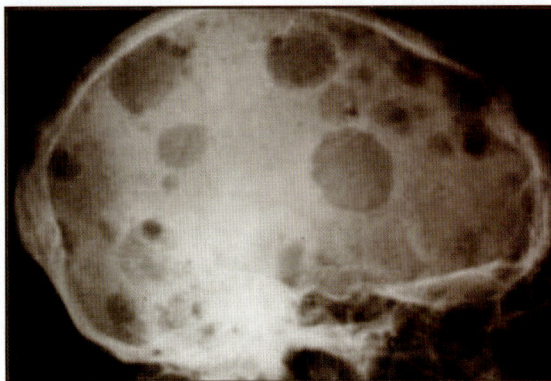

图9-27　头颅 X 线多发溶骨性改变

4. 诊断　对本病的诊断，主要根据 2014 年国际骨髓瘤工作组更新的 MM 诊断标准（IMWG，2014）。

（1）骨髓克隆性浆细胞比例≥10% 或组织活检证实为骨髓内或骨髓外浆细胞瘤。

（2）由于浆细胞的增殖性病变引起的下列中 1 项或 1 项以上情况：高钙血症；肾功能不全；贫血、X 线、CT 或 PET-CT 显示溶骨性损伤；骨髓克隆性浆细胞比例≥60%；受累血清游离轻链与未受累血清游离轻链比值≥100，并且受累血清游离轻链浓度≥10mg/dl；MRI 检查发现 1 处以上局灶性病变。

同时符合上述（1）项和（2）项，可确定 MM 的诊断。

（五）浆细胞白血病

浆细胞白血病（plasma cell leukemia，PCL）是少见类型的白血病之一。临床上呈白血病或多发性骨髓瘤的表现；外周血和骨髓中出现大量异常浆细胞，并广泛浸润各组织器官；外周血白细胞分类中浆细胞 >20% 或绝对值≥2.0×10^9/L。WHO 分类将 PCL 归入成熟 B 淋巴细胞白血病范畴，认为是浆细胞骨髓瘤的一个亚型。根据临床上有无多发性骨髓瘤病史，将其分为原发性浆细胞白血病（primarily PCL，PPCL）和继发性浆细胞白血病（secondary PCL，SPCL）。PPCL 是一种独立细胞类型的白血病，发生于无浆细胞骨髓瘤病史的患者，起病时外周血浆细胞即 >20% 或绝对值≥2.0×10^9/L，且有形态异常。

1. 病因与发病机制　PCL 病因未明，PPCL 多数可见克隆性染色体异常，但尚未发现其特异性异常。SPCL 继发于 MM，与 MM 的病因可能相关。

2. 临床特征　PPCL 发病年龄较 MM 轻，临床表现类似急性白血病，起病急，有贫血、

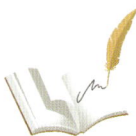

高热、皮肤及黏膜出血症状，其特征为异常白细胞广泛浸润全身各组织，引起多脏器浸润，肝脾肿大，并常伴有出血和淀粉样变。若病变侵犯胸膜，可有胸腔积液，胸腔积液内可见大量浆细胞，若侵犯心脏可发生心律不齐、心力衰竭等，预后差，中位生存期不到一年。SPCL 主要发生在浆细胞骨髓瘤晚期，占 MM 患者的 1% ~2%，少数继发于慢性淋巴细胞白血病、淋巴瘤、巨球蛋白血症等，其白血病病理改变和临床表现与原发性浆细胞白血病基本相似。

3. 实验室检查

（1）血象　大多数病例有中度贫血，多为正细胞正色素性贫血，少数是低色素性贫血。白细胞总数多升高，为（10 ~90）×10^9/L，浆细胞明显增多，分类 >20% 或绝对值≥2.0 × 10^9/L，包括原始和幼稚浆细胞，伴形态异常（图 9 -28）。血小板计数多减少。

（2）骨髓象　增生极度活跃或明显活跃，各阶段异常浆细胞明显增生，包括原浆细胞、幼浆细胞、小型浆细胞和网状细胞样浆细胞。浆细胞成熟程度和形态极不一致，形态一般较小，呈圆形或卵圆形，胞核较幼稚，核仁明显，核染色质稀疏，核质发育不平衡（图 9 -29）。红系、粒系及巨核系细胞常因受抑制而减少。

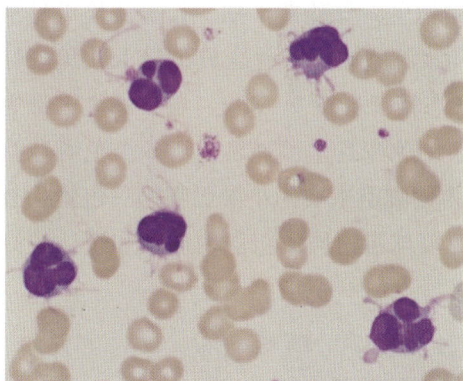

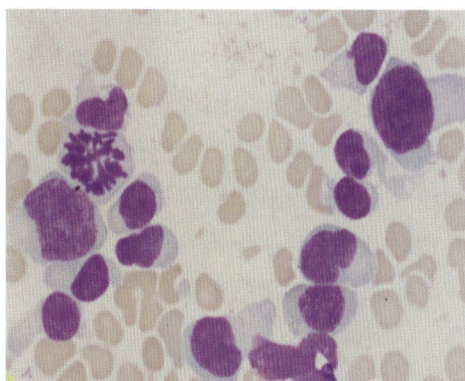

图 9 -28　浆细胞白血病血象（瑞 -吉染色 ×1000）　　图 9 -29　浆细胞白血病骨髓象（瑞 -吉染色 ×1000）

（3）免疫学检查　除具有浆细胞相关抗原 CD38、CD138、PCA -1 强阳性外，还可有早期 B 细胞和相关抗原，如 CD10、CD19、CD20 及 SmIg 阳性。

（4）细胞遗传学检查　部分患者可出现染色体数量和结构异常的复杂核型，可出现 1 号染色体异常（多倍体或缺失），t（11；14），14q$^+$。尚未发现特异性的染色体异常。

（5）其他　血沉明显增高。血清中出现异常免疫球蛋白，以 IgG、IgA 型多见。多数患者尿 B -J 蛋白阳性。血清 β_2 -微球蛋白及乳酸脱氢酶水平明显升高。骨髓 X 片有半数患者可见骨质脱钙及溶骨现象。

4. 诊断　浆细胞骨髓瘤患者发生外周血浸润较少见（2%），而外周血浆细胞持续明显增多是诊断浆细胞白血病的主要依据之一。诊断时首先应满足浆细胞骨髓瘤的标准，并根据临床上有无浆细胞骨髓瘤的病史，再分为原发性或继发性。国内诊断标准具体如下。

（1）临床上呈现白血病或多发性骨髓瘤的表现。

（2）外周血白细胞分类中浆细胞 >20% 或绝对值≥2.0 ×10^9/L。

（3）骨髓中浆细胞明显增生，原始与幼稚浆细胞明显增多，伴形态异常。

（六）Waldenstrom 巨球蛋白血症

Waldenstrom 巨球蛋白血症（Waldenstrom's macroglobulinemia，WM）是 B 淋巴细胞恶性

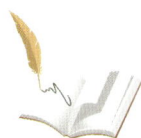

增生性疾病，以恶变细胞合成并分泌大量单克隆免疫球蛋白，血中 IgM 增高为特征。1944年 Jan Waldenstrom 首先描述本病特征，故称 Waldenstrom 巨球蛋白血病（WM），其又称为原发性巨球蛋白血症（primary macroglobulinemia），是最常见的巨球蛋白血症。最近 WHO 将 WM 归属于淋巴浆细胞淋巴瘤（lymphoplasmacytic lymphoma，LPL），认为是同一个疾病的不同阶段。

1. 病因与发病机制　未明，但部分患者有家族史。

2. 临床特征　本病好发于老年人，病程进展缓慢，可多年无症状，呈惰性过程。单克隆 IgM 可引起严重损害，如高黏滞表现、神经病变、淀粉样变、肾功能不全、冷凝集素病、冷球蛋白血症。还可以表现为视力障碍、易感染、淋巴结肿大、雷诺现象、关节痛、瘙痒、肝脾肿大等。但很少出现 MM 患者的溶骨性病变。

3. 实验室检查

（1）血象　绝大多数患者有不同程度的贫血，属正细胞正色素性贫血，白细胞计数正常或减少，分类中性粒细胞减低，淋巴细胞增多，血小板计数正常或减少。可见明显的红细胞缗线状排列及吞噬红细胞现象。

（2）骨髓象　由于组织液黏稠和骨髓细胞异常增生，骨髓常干抽。骨髓活检可见细胞高度增生，常见小淋巴细胞、淋巴细胞样浆细胞和浆细胞浸润，并合成过量 IgM 免疫球蛋白，导致成熟红细胞呈缗线状排列，为该病突出形态特征（图 9 - 30）。典型的淋巴细胞样浆细胞介于浆细胞与成熟淋巴细胞之间，胞质较浆细胞少且呈嗜碱性，PAS 染色有球状阳性颗粒（Dutcher 小体），胞核具有 1 ~ 2 个核仁。淋巴细胞主要为小淋巴细胞。电镜检查可见异常淋巴细胞样浆细胞具有丰富的合成和分泌免疫球蛋白质的粗面内质网和发达的高尔基体。粒系和巨核细胞系无异常。

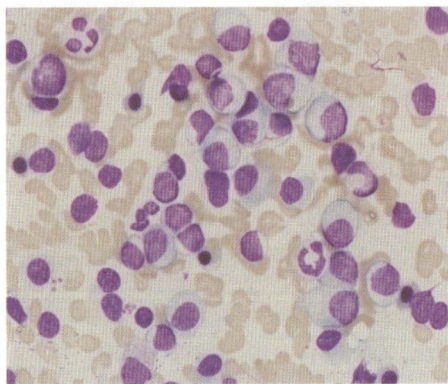

图 9 - 30　巨球蛋白血症骨髓象（瑞 - 吉染色 × 1000）

（3）血清免疫学检查　异常球蛋白增高是本病主要特点之一。血清蛋白电泳显示 γ 区或 β 与 γ 区间出现 M 成分，免疫电泳确定为单克隆 IgM。轻链以 κ 型更常见。血清 IgM 多数 >30g/L，可 10 ~ 120g/L 不等，占总蛋白的 20% ~ 70%。

（4）其他检查　①血沉明显增快，但 IgM 含量太高时，血沉反而减慢；②抗球蛋白试验偶见阳性；③凝血酶原时间延长；④部分患者有高尿酸血症；⑤全血（浆）黏滞度普遍增高；⑥血小板功能低下。

4. 诊断及鉴别诊断　目前仍采用 2002 年 WM 国际工作组制定的诊断标准：骨髓中小淋巴细胞，浆细胞和浆细胞样淋巴细胞浸润，单克隆 IgM 血症（IgM 浓度不限）；免疫表型特点为 sIgM 、CD19 、CD20（起源于 B 细胞）、CD38、CD138（起源于浆细胞）阳性，而 CD5、CD10、CD23 大多为阴性，但有 10% ~ 20% 的患者可能为阳性。2008 年 WHO 制定新的诊断标准：淋巴浆细胞性淋巴瘤并骨髓侵犯、单克隆 IgM 血症（IgM 浓度不限）。2017 年美国梅奥 WM 分层指南，对于临床可疑但组织病理学难以确诊的 WM，可以评价 MYD88 L265P 突变进行辅助诊断。

该疾病须与多发性骨髓瘤、慢性淋巴细胞白血病、意义未明的单克隆免疫球蛋白血症等进行鉴别。

（七）意义未明单克隆免疫球蛋白血症

意义未明单克隆免疫球蛋白血症（monclonal gammopathy of unknown significance, MGUS）是一种原发性单克隆免疫球蛋白血症（essential monoclonal gammopathy）。其特点是患者无恶性浆细胞病或可引起免疫球蛋白增多的疾病，单克隆免疫球蛋白水平升高有限，且不引起任何临床症状，但可能转化为 MM 或 WM。其中，非 IgM 型 MGUS 易转化为 MM，IgM 型 MGUS 易转化为 WM。本病过去也称为良性单克隆免疫球蛋白血症（benign monoclonal gammopathy），现认为不确切。

1. 病因与发病机制　未明。

2. 临床特征　本症在临床上较多见，多发于老年人，发病率随年龄增长而增高，50 岁以上和 70 岁以上者分别有 1% 和 3% 者可患此症。患者一般无临床症状，多因体检或患其他无关疾病进行检查时发现单克隆免疫球蛋白增多。有些患者因血沉增快而做进一步检查时发现本症。本症须与继发性免疫球蛋白血症、恶性浆细胞病鉴别，尤其应与 MM 相鉴别（表 9 – 37）。MGUS 进展为 MM 等恶性疾病的概率约每年 1%，因此患者虽不需治疗，但必须长期随诊。患者的 M 蛋白水平和骨髓浆细胞数量是预后的重要指标。

表 9 – 37　意义未明单克隆免疫球蛋白血症与多发性骨髓瘤的鉴别

	意义未明单克隆免疫球蛋白血症	多发性骨髓瘤
血红蛋白	一般 >120g/L	常 <120g/L
骨质破坏	无	有
肾衰竭	无	有
本周蛋白	常无	常有
骨髓中浆细胞	<10%，形态正常	>10%，骨髓瘤细胞
血清单克隆免疫球蛋白	IgG <30g/L IgA <15g/L IgM <15g/L 本周蛋白 <1g/24h	IgG >30g/L IgA >15g/L IgM >15g/L 本周蛋白 >1g/24h
血清白蛋白	正常	降低
正常多克隆免疫球蛋白	正常	降低
血浆黏滞度	正常	增高

3. 实验室检查　M 蛋白水平增高但升高水平有限，多为 IgG，其次是 IgM、IgA 及轻链型；血沉增快；骨髓浆细胞增多，但少于骨髓有核细胞的 10%，形态与正常浆细胞类似，无核仁。

4. 诊断　MGUS 的诊断，主要依据 2014 年 IMWG 更新的标准，即符合以下全部 3 项标准，方可诊断为 MGUS。

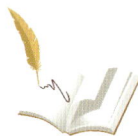

（1）M蛋白<30g/L。

（2）骨髓克隆性浆细胞<10%。

（3）无浆细胞增殖性病变引起高钙血症、肾功能不全、贫血、溶骨性骨损伤或淀粉样变性。

（八）成人T细胞白血病

成人T细胞白血病（adult T-cell leukemia, ATL）是一种少见的特殊类型的T细胞受累的淋巴细胞白血病。本病有明显地区性，主要在日本西南部、加勒比海地区和非洲中部三大地区流行，我国于1985年首次报道在福建东南沿海地区流行。

1. 病因与发病机制　与人类T细胞白血病病毒Ⅰ型（human T cell leukemia virus type Ⅰ，HTLV Ⅰ）感染密切相关。

2. 临床特征　本病好发于成年人，以中、老年为主，男性多于女性。ATL典型病例呈急性或亚急性过程，少数慢性经过，根据不同的临床表现，分为四型：隐袭型、慢性型、淋巴瘤型、急性型。急性型最常见，临床特点为广泛的淋巴结和肝、脾肿大，有皮肤损害和肺部浸润，常有高钙血症和（或）溶骨性病变。

3. 实验室检查

（1）血象　白细胞总数增高，多为（10~500）×10^9/L。淋巴细胞增多，其中花瓣核淋巴细胞（花细胞）增多>10%，可达90%以上。花细胞特点为：大小不等，核呈多形性改变，如扭曲、畸形或分叶状，核凹陷很深呈二叶或多叶，或折叠呈花瓣状（图9-31）。贫血及血小板减少程度较轻。

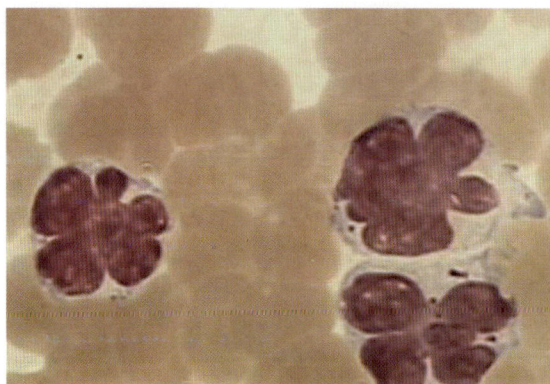

图9-31　成人T细胞白血病血象（瑞-吉染色×1000）

（2）骨髓象　增生明显活跃，以淋巴细胞增生为主，其中花细胞增多>10%，可高达80%以上。三系细胞常减少。

（3）细胞化学染色　ATL细胞MPO呈阴性；ACP及β-葡萄糖醛酸酶均呈阳性；非特异性酯酶阳性，但不被NaF抑制。

（4）免疫学检查　ATL细胞表达成熟T细胞标志，主要为CD5$^+$、CD2$^+$、CD3$^+$、CD4$^+$、CD25$^+$、CD7$^-$、CD8$^-$。

（5）病毒学检查　血清抗HTLV Ⅰ抗体阳性或RT-PCR方法检测肿瘤HTLV Ⅰ病毒RNA表达，是诊断ATL重要依据。

（6）分子生物学检查　有TCRβ基因重排，整合的HTLV Ⅰ原病毒基因序列的检出可确诊。

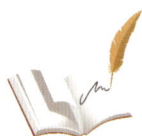

4. 诊断及鉴别诊断　对本病的诊断，主要根据以下标准。

（1）白血病的临床表现　发病于成年人；有浅表淋巴结肿大，无纵隔或胸腺肿瘤。

（2）实验室检查　外周血白细胞数常增高，多形核淋巴细胞（花细胞）占 10% 以上，属 T 细胞型，有成熟 T 细胞表面标志，血清抗 HTLV I 抗体阳性，并可检出整合的 HTLV I 原病毒基因序列。

诊断本病时应注意与皮肤 T 细胞淋巴瘤、周围 T 细胞淋巴瘤及 T–CLL 相鉴别。病毒学检查是最可靠的方法。

（杨再兴）

扫码"学一学"

第六节　非恶性白细胞疾病检验

一、中性粒细胞减少和缺乏症

白细胞减少症（leukopenia）是由多种原因所致的外周血白细胞计数持续低于 $4.0 \times 10^9/L$ 的一组综合征。大多数情况下，白细胞减少症最常见的是由中性粒细胞减少所致，故又称为粒细胞减少症（granulocytopenia）。当外周血中性粒细胞绝对值在成人低于 $2.0 \times 10^9/L$，儿童低于 $1.5 \times 10^9/L$ 时称为中性粒细胞减少症（neutropenia）；如果中性粒细胞严重减少，低于 $0.5 \times 10^9/L$ 时称为粒细胞缺乏症（agranulocytosis），此时常伴有严重的感染。粒细胞缺乏症是粒细胞减少症发展到严重阶段的表现，故它们的病因和发病机制基本相同，因而在一起讨论。

（一）病因与发病机制

引起粒细胞减少的病因分为两类，即外在的获得性因素导致的中性粒细胞减少和造血干/祖细胞内在缺陷引起中性粒细胞减少，其中获得性因素多见。粒细胞减少的发病机制如下：①粒细胞生成减少和成熟障碍。生成减少主要见于某些致病因素（如化学药物、电离辐射、严重感染等）引起的骨髓损伤；成熟障碍主要见于维生素 B_{12} 或叶酸缺乏、骨髓增生异常综合征、急性粒细胞白血病等疾病的早期粒细胞发生成熟障碍而在骨髓内死亡，骨髓分裂池细胞可以正常或增多，但成熟池细胞则减少，因此也称为无效增生。粒细胞生成减少和成熟障碍是临床上中性粒细胞减少最常见的原因。②粒细胞破坏或消耗过多。包括各种原因引起的脾功能亢进时粒细胞破坏过多、粒细胞在抗感染中消耗或破坏过多以及免疫性机制的破坏。③粒细胞分布异常。大量粒细胞由循环池转移到边缘池，造成假性粒细胞减少；粒细胞滞留于肺血管内，如血液透析开始后 2~15 分钟，粒细胞暂时性的减少；粒细胞滞留于脾，如脾功能亢进。④粒细胞释放障碍。粒细胞不能由骨髓正常释放进入血液循环。此类型极罕见，见于惰性白细胞综合征（lazy leukocyte syndrome）。

（二）临床特征

中性粒细胞减少的临床表现随其减少的程度和发病原因而异，按其减少程度可分为轻度 $[(1.0\sim1.95)\times10^9/L]$、中度 $[(0.5\sim0.95)\times10^9/L]$ 和重度 $(<0.5\times10^9/L)$，重度即粒细胞缺乏症。一般轻度减少患者起病较缓慢，少数患者可无明显症状，检查血象时发

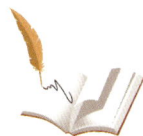

现。多数患者可有头晕、乏力、疲倦、食欲减退、低热等非特异性症状，很少合并感染。当继发感染时，则出现畏寒、寒战、高热、头痛等症状。常见的感染部位是口腔、舌和咽部，可出现坏死性溃疡，在肺、泌尿系、肛周皮肤等处发生炎症或脓肿。由于粒细胞减少或缺乏，易发生脓毒血症或败血症，死亡率可高达25%。

（三）实验室检查

1. 血象 外周血白细胞呈不同程度减少，白细胞数常在 $4.0 \times 10^9/L$ 以下，中性粒细胞绝对值低于 $2 \times 10^9/L$，严重者可低于 $0.5 \times 10^9/L$，粒细胞尤其是中性粒细胞百分率极度减少，淋巴细胞相对增多，有时单核细胞及浆细胞亦相对增多。中性粒细胞重度减少时，其细胞核常固缩，胞质内出现空泡，中性颗粒染色不明显或出现粗大颗粒。当恢复期时，血涂片中可出现中幼或晚幼粒细胞。感染时，粒细胞可出现中毒颗粒或空泡。红细胞、血红蛋白及血小板大致正常。

2. 骨髓象 骨髓检查是必要的，对确定诊断和明确病因有重要意义。其主要表现为粒系细胞明显减低，缺乏成熟阶段的中性粒细胞，可见原粒及早幼粒细胞，表明粒细胞系成熟障碍，同时幼粒细胞可伴退行性变化。淋巴细胞、浆细胞、网状细胞可相对增加。红细胞系及巨核细胞系多正常。当病情恢复时，所缺乏的粒细胞相继恢复正常（图9-32）。

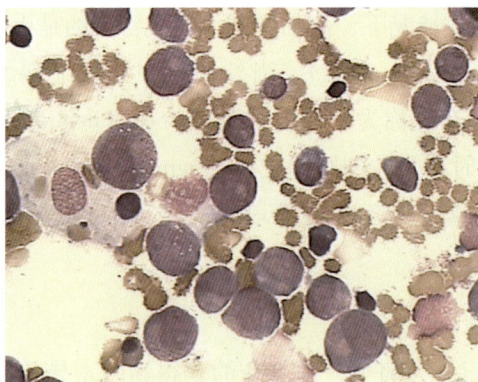

图9-32 粒细胞缺乏症骨髓象（瑞-吉染色×1000）

3. 其他实验室检查

（1）粒细胞储备池的检测 有以下几种方法（表9-38）。其中氢化可的松试验是较为常见的测定骨髓粒细胞储备功能的方法。

表9-38 中性粒细胞储备池检验的方法与正常升高值

促释放剂	每次剂量	应用途径	中性粒细胞上升升高峰时间（小时）	中性粒细胞正常升高值（×10⁹/L）
内毒素				
伤寒杆菌	0.5 ml	皮下注射	24	>1.0
Lipexal	0.1μg	静脉注射	3～5	>2.0
Piromen	8μg	静脉注射	3～5	>2.0
本胆烷醇酮	0.1 mg/kg	肌内注射	14～18	>2.0
伤寒杆菌脂多糖	5μg	皮下注射	24	>1.0
肾上腺类固醇				
泼尼松	40 mg	口服	5	>2.0
氢化可的松	200 mg	静脉注射	3～6	>5.0

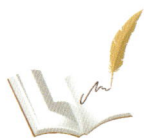

按上述方法检查患者外周血中性粒细胞的数值，检测结果若低于中性粒细胞正常升高值，则提示骨髓储备功能低下。

（2）粒细胞边缘池的检测　一般采用皮下注射 0.1% 肾上腺素溶液 0.1 ml，中性粒细胞从边缘池进入循环池，其作用时间持续 20～30 分钟。粒细胞上升值一般低于（1～1.5）$\times 10^9$/L，若超过此值或增加一倍，则提示患者粒细胞分布异常，即边缘池增多，循环池减少，如无脾大，则可考虑为"假性中性粒细胞减少"现象。此试验用以了解粒细胞分布是否异常。

（3）粒细胞破坏增多的检验　患者血清中溶菌酶浓度及（或）溶菌酶指数，是反映粒细胞破坏是否增加的指标，其临床意义见表 9-39。但本法假阳性和假阴性较多，故临床较少应用。

表 9-39　血清溶菌酶及溶菌酶指数检测的意义

粒细胞减少的类型	血清溶菌酶浓度	溶菌酶指数
单纯生成不良	↓	正常
粒细胞破坏增加骨髓代偿	↑	↑
骨髓再生不良	正常或↓	↑

4. 中性粒细胞特异性抗体测定

（1）白细胞聚集反应　主要测定中性粒细胞同种抗体。

（2）免疫荧光粒细胞抗体测定法　用荧光标记抗免疫球蛋白血清及流式细胞仪测定。

（3）^{125}I 葡萄球菌 A 蛋白结合法　葡萄球菌 A 蛋白能与 IgG 亚型 1、2、4 的 Fc 段结合，从而可对粒细胞结合的 IgG 抗体进行定量测定。

（4）依赖抗体的淋巴细胞介导粒细胞毒测定。

（5）骨髓 CFU-GM 培养及粒细胞集落刺激活性测定　可鉴别干细胞缺陷或体液因素异常。

（6）DF^{32}F 标记中性粒细胞动力学测定　可了解中性粒细胞的细胞动力学，测定各池细胞数、转换时间及粒细胞寿命，有助于粒细胞减少的发病机制分析及病因诊断。

（四）诊断

1. 诊断标准　粒细胞减少症的诊断标准为：成人外周血白细胞绝对值低于 4.0×10^9/L，儿童 ≥10 岁者低于 4.5×10^9/L，<10 岁者低于 5.0×10^9/L；成人外周血中性粒细胞绝对值低于 2.0×10^9/L，儿童 ≥10 岁者低于 1.8×10^9/L，<10 岁者低于 1.5×10^9/L 为中性粒细胞减少症；外周血中性粒细胞绝对值低于 0.5×10^9/L 为粒细胞缺乏症。

粒细胞减少症和粒细胞缺乏症的诊断，由于白细胞数的生理性变异较大，在白细胞或粒细胞降低不显著时，应定期反复检查血象方能确定有无白细胞的减少。采血部位及采血时间要固定，手工或自动细胞计数器应每天进行质量控制检查。骨髓检查可观察粒细胞增生程度，以除外其他血液病。

2. 鉴别诊断

（1）粒细胞减少症和粒细胞缺乏症的鉴别　应结合临床及检验。粒细胞减少症和粒细胞缺乏症的鉴别要点见表 9-40。

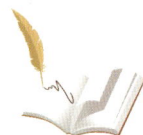

（2）急性粒细胞缺乏症应与白细胞不增多的白血病、急性再生障碍性贫血相鉴别　后两者常伴有贫血及血小板减少，骨髓检查具有鉴别价值。

表 9 - 40　粒细胞减少症和粒细胞缺乏症的鉴别要点

	粒细胞减少症	粒细胞缺乏症
起病	缓慢	急骤
症状	头晕、乏力、食欲减退、神衰或无症状	寒战、头痛、口腔咽峡等处感染
病情进展	缓慢	快速
中性粒细胞计数	$< 2.0 \times 10^9 / L$	$< 0.5 \times 10^9 / L$
骨髓象	粒系增生不良或成熟障碍	粒系几乎消失（再生障碍型），原粒、早幼粒增多，粒细胞缺乏（成熟障碍型）

二、类白血病反应

类白血病反应（leukomoid reaction，LR）简称类白反应，是指机体受某些刺激因素所激发后，造血组织出现的一种异常反应，其血象类似白血病但非白血病，患者外周血白细胞总数显著增高（少数正常或减少）及（或）出现幼稚细胞，有些病例还可伴有贫血和血小板减少。

（一）病因与发病机制

类白血病反应是一种暂时性的白细胞增生反应，发生常与各种感染、中毒、恶性肿瘤、变态反应性疾病，甚至急性失血、溶血性贫血、组织损伤等有关，其具体发病机制不一致，目前有以下几种观点。

1. 细胞调控机制改变　微生物或内毒素进入机体，被巨噬细胞吞噬后，巨噬细胞和 T 细胞被激活，产生各种造血生长因子，如 G - CSF、GM - CSF、M - CSF，并可释放细胞因子、淋巴因子（如 IL - 1、IL - 3、TNF 等）。G - CSF、GM - CSF、IL - 3 等可刺激骨髓造血干细胞和前体细胞的增生、分化，促使贮存池中的中性粒细胞大量释放至边缘池、循环池，使外周血白细胞计数明显增高，同时也可出现一些早幼粒及原粒等幼稚细胞，呈现白血病样的变化。

2. 髓外造血　骨髓纤维化症、肿瘤晚期及慢性严重贫血均可出现肝、脾等处的髓外造血灶，外周血中可出现中性中幼粒细胞及有核红细胞。

3. 血细胞的再分布　传染性淋巴细胞增多症、传染性单核细胞增多症时外周血淋巴细胞明显增多，还可出现幼淋巴细胞，可能与淋巴细胞的重新分布有关。

另外，在一些感染恢复期患者，由于组织中需要的中性粒细胞减少，致中性粒细胞在外周血中积聚，出现类似白血病的反应。

（二）临床特征与分类

类白血病反应的特点：①血象类似白血病表现，白细胞数显著增高，或有一定数量的原始和幼稚细胞出现；②绝大多数病例有明显的致病原因，以感染和恶性肿瘤多见，其次是某些药物的毒性作用或中毒；③在原发疾病好转或解除后，类白反应也迅速自然恢复；④本病预后良好。

类白血病反应按病程可分为急性、慢性两类；按外周血白细胞计数可分为白细胞增多性和不增多性两类；按细胞形态可分为以下几种类型。

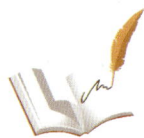

1. 中性粒细胞型　最常见。可进一步分为以下几种情况：①白细胞显著增多，总数 $>50 \times 10^9/L$，幼稚细胞较少，也无其他白血病的表现；②白细胞不同程度增高，明显核左移，血象中常见杆状核、晚幼粒细胞，并可出现中幼粒、早幼粒甚至是原粒细胞出现，类似慢性粒细胞白血病，NAP 积分增高；③急性粒细胞白血病样类白血病反应，多为骨髓粒细胞储备缺乏，致外周血白细胞减少，并伴有不同程度的核左移，骨髓恢复时即可出现类白血病反应。中性粒细胞型类白血病反应时，中性粒细胞常见中毒改变，如中毒颗粒、核固缩、玻璃样变性和空泡等。本型见于各种感染、恶性肿瘤骨髓转移、淋巴瘤、有机农药或 CO 中毒等，其中以急性化脓性感染最常见，尤其多见于儿童。

2. 淋巴细胞型　白细胞增多，常为（20～30）$\times 10^9/L$，也有超过 $50 \times 10^9/L$ 者。分类淋巴细胞超过 40%，可见幼稚淋巴细胞和异型淋巴细胞。常见于某些病毒感染，如传染性单核细胞增多症、百日咳、水痘等，也可见于粟粒性结核、猩红热、先天性梅毒等。本型原淋巴细胞和篮细胞增多不明显，是与急性淋巴细胞白血病相区别的指标之一。

3. 嗜酸性粒细胞型　白细胞计数 $>20 \times 10^9/L$，嗜酸性粒细胞显著增多，超过 20%，甚至达 90%，但基本上均为成熟型嗜酸性粒细胞。骨髓中嗜酸性粒细胞增多和核左移，多有嗜酸性中幼粒和晚幼粒比例增高。常由寄生虫病、变态反应性疾病所致。

4. 单核细胞型　白细胞计数 $>30 \times 10^9/L$，一般不超过 $50 \times 10^9/L$，其中单核细胞常大于 30%，偶见幼单核细胞，表示单核－吞噬细胞系统受刺激或活性增强。见于粟粒性结核、感染性心内膜炎、细菌性痢疾、纵隔肿瘤、斑疹伤寒等。对单核细胞增高的病例，需长期随访观察。

5. 红白血病型　外周血白细胞及有核红细胞总数 $>50 \times 10^9/L$，并出现幼稚粒细胞。最常见于溶血性贫血，如蚕豆病、珠蛋白生成障碍性贫血等。另外，Banti 综合征脾切除术后、Jaksch 贫血以及有些骨髓肿瘤、播散性肿瘤（尤其是有髓外造血者）也可出现。

6. 浆细胞型　外周血白细胞总数正常或增多，浆细胞 $>2\%$，较少见。曾报道结核病患者出现浆细胞型类白血病反应。

白细胞不增多性类白血病反应指粒细胞型、淋巴细胞型、单核细胞型类白血病反应中，白细胞小于 $10 \times 10^9/L$，外周血中出现较多的幼稚细胞者，曾报道见于结核、败血症和恶性肿瘤等。由于其外周血中有较多的该种类型的幼稚细胞，故有必要做骨髓检查，以排除相应细胞类型的急性白血病。

（三）实验室检查

1. 血象　外周血白细胞计数多显著增加，常大于 $50 \times 10^9/L$，一般不超过 $120 \times 10^9/L$，也有少数病例白细胞不增多。按细胞类型分为中性粒细胞型、淋巴细胞型、嗜酸性粒细胞型、单核细胞型等。不同类型的白细胞呈现形态异常如胞质中出现中毒颗粒、核固缩、空泡等。红细胞和血红蛋白无明显变化，血小板正常或增多。

2. 骨髓象　类白反应患者骨髓象变化不大，除增生活跃及核左移外，常有毒性颗粒改变。少数病例原始和幼稚细胞增多，但形态正常。通常红细胞系和巨核细胞系无明显异常（图 9－33）。

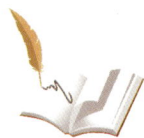

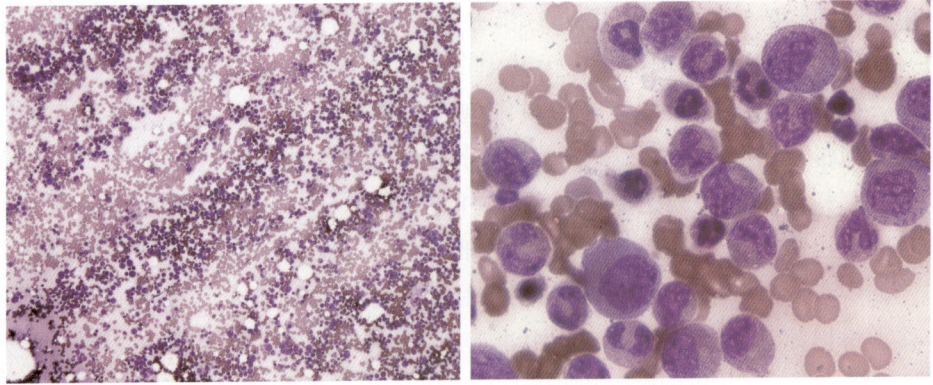

图9-33 类白血病反应骨髓象（瑞-吉染色 左图×100，右图×1000）

3. 其他检查 中性粒细胞碱性磷酸酶活性和积分明显增高（图9-34），Ph染色体阴性以及组织活检、病理学检查有助于排除白血病。

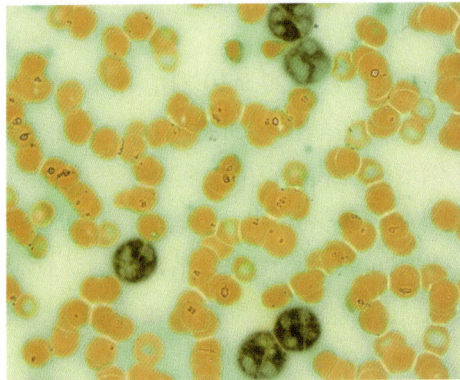

图9-34 类白血病反应外周血NAP染色（卡式偶氮偶联法×1000）

（四）诊断及鉴别诊断

类白血病反应的诊断应综合考虑以下几点：①有明显的病因，如感染、中毒、恶性肿瘤等；②原发病治愈或好转后，类白血病反应可迅速消失；③红细胞、血红蛋白、血小板计数大致正常。

根据白细胞计数和分类情况，各型类白血病反应诊断标准如下。①粒细胞型：白细胞计数 $>50 \times 10^9$/L 或外周血白细胞计数 $<50 \times 10^9$/L，但出现原粒、早幼粒细胞，成熟中性粒细胞胞质中常出现中毒颗粒和空泡，碱性磷酸酶积分明显增高。骨髓象除了有粒细胞增生和核左移现象外，没有白血病细胞的形态异常。②淋巴细胞型：白细胞数明显增多，超过 50×10^9/L，其中40%以上为淋巴细胞；若白细胞 $<50 \times 10^9$/L，其中异型淋巴细胞应超过20%，并出现幼淋巴细胞。③单核细胞型：白细胞 $>30 \times 10^9$/L，单核细胞 $>30\%$；若白细胞 $<30 \times 10^9$/L，幼单核细胞应 $>5\%$。④嗜酸性粒细胞型：外周血嗜酸性粒细胞明显增加，但无幼稚嗜酸性粒细胞；骨髓中原始细胞比例不高，嗜酸性粒细胞形态无异常。⑤红白血病型：外周血白细胞及有核红细胞总数 $>50 \times 10^9$/L，并有幼稚粒细胞；若白细胞总数 $<50 \times 10^9$/L，原粒细胞应大于2%。骨髓中除原粒细胞系增生外，尚有红细胞系增生。⑥浆细胞型：白细胞总数增多或不增多，外周血浆细胞 $>2\%$。⑦白细胞不增多型：白细胞计数不增多，但血象中出现幼稚细胞。

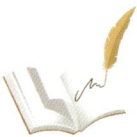

类白血病反应的诊断必须要除外造血系统恶性肿瘤如白血病及骨髓增生异常综合征。其与白血病的鉴别见表 9 – 41。

表 9 – 41　类白血病反应与白血病的鉴别

临床特点	类白血病反应	白血病
原发病灶	多有原发病灶及相应的临床表现	无
贫血	无，或轻度贫血	有，进行性加重
出血	一般无	常见
肝、脾、淋巴结肿大	一般无	多数有
治疗反应	治疗原发病或去除病因后可恢复正常，不存在复发问题	抗白血病治疗，可缓解或好转，易复发
血象		
白细胞分类	原始、幼稚细胞可见，形态无异常	原始、幼稚细胞比例高，形态异常
血小板	计数和功能正常	一般减少，常有功能异常
骨髓	增生活跃或明显活跃，常有核左移现象	增生多明显活跃或极度活跃，有大量幼稚细胞
特殊检查		
中性粒细胞碱性磷酸酶	积分一般增高	急、慢性粒细胞白血病积分减低。ALL 可增高
Ph 染色体	一般无特异性染色体异常	常伴有特异的染色体异常
活检	肝、脾、淋巴结中无或仅有少量幼稚细胞浸润，组织结构完整	可见大量原始、幼稚粒细胞浸润，组织结构破坏

三、传染性单核细胞增多症

传染性单核细胞增多症（infectious mononucleosis，IM）简称传单，是 EB 病毒（Epstein – Barr virus，EBV）引起的一种急性或亚急性的感染性疾病。好发于青少年，以 15 ~ 30 岁的年龄组为多，6 岁以下多呈不显性感染。我国各地均有发病，以南方较多。

（一）病因与发病机制

EB 病毒为本病的病原，病毒携带者和患者是本病的传染源，主要通过经口的密切接触或飞沫传播，也可通过性传播及血液传播，病毒侵入体内，经 5 ~ 15 天的潜伏期后发病。本病传染性低，甚少引起流行，病程具有自限性。其发病机制尚未完全阐明。目前可知，EB 病毒感染人体后，可引起机体的免疫反应。细胞介导免疫反应中，可产生大量的 $CD8^+$ 细胞，以及少量的 $CD4^+$ 辅助细胞和 NK 细胞，此三者及少量转化的 B 细胞（占循环中单个核细胞的 1% 左右）构成本病急性期的异常淋巴细胞；体液介导免疫反应产生的抗体，有 EBV 特异性抗体（包括抗 EB 病毒核抗原抗体、抗早期抗原抗体、抗病毒壳抗原抗体以及抗膜抗原抗体）、嗜异性抗体及自身抗体。

（二）临床特征

传染性单核细胞增多症临床上以发热、咽炎、淋巴结肿大，外周血淋巴细胞和异型淋巴细胞增多为典型表现，但其变化多样，根据其主要表现不同，又可将其划分为很多类型，常见的有咽炎型、发热型、淋巴结肿大型，其他尚有肺炎型、肝炎型、胃肠型、皮疹型、脑炎型、心脏型、生殖腺型、伤寒型、疟疾型及腮腺炎型等。

（三）实验室检查

1. 血象　白细胞数正常或增加，多在 $20 \times 10^9/L$ 以下，部分患者可高达（30 ~ 60）×

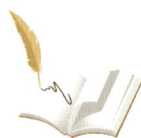

10^9/L，少数白细胞数可减低。病程早期中性分叶核粒细胞增多，以后则淋巴细胞增多，占 60%～97%，并伴有异型淋巴细胞。异型淋巴细胞于疾病第4～5天开始出现，第7～10天 达高峰，大多超过20%。在小儿，年龄越小，异型淋巴细胞的阳性率越高。白细胞增多可 持续数周或数月。红细胞、血红蛋白和血小板多属正常（图9-35）。

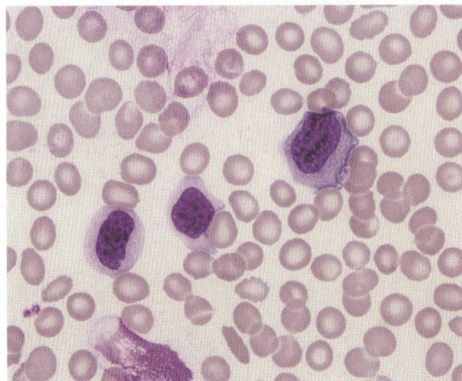

图9-35 传染性单核细胞增多症血象（瑞-吉染色×1000）

Downey 将本病的异型淋巴细胞分为三型（图9-36）。①Ⅰ型（泡沫型或浆细胞型）： 细胞中等大学，多呈圆形，部分为不规则形或阿米巴形，核偏位，椭圆、肾形或分叶形， 染色质粗网状或成堆排列。胞质少，嗜碱性，呈深蓝色，含有大小不等的空泡或呈泡沫状， 可有少量细的嗜苯胺蓝颗粒。②Ⅱ型（不规则型或单核细胞样型）：胞体较Ⅰ型大，形态不 规则，胞核圆形、椭圆形或不规则形，核染色质较Ⅰ型细致，亦成网状，胞质丰富，呈淡 蓝色，无空泡，可有少数嗜天青颗粒。③Ⅲ型（幼稚型或幼淋巴样型）：胞体较大，直径 15～18μm，核圆形或卵圆形，染色质细致均匀，呈网状排列，无浓集现象，可见核仁1～2 个，胞质蓝色，一般无颗粒，可有分布较均匀的小空泡。

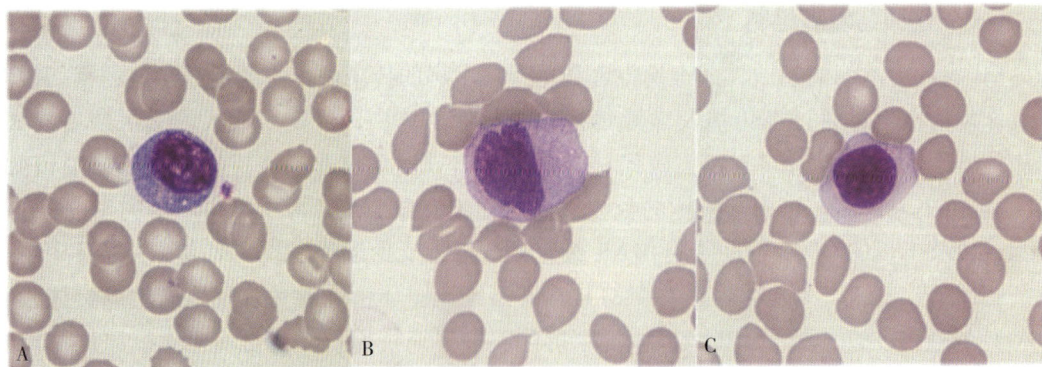

图9-36 异型淋巴细胞（瑞-吉染色×1000）
A. Ⅰ型异型淋巴细胞；B. Ⅱ型异型淋巴细胞；C. Ⅲ型异型淋巴细胞

周围血中的异型淋巴细胞，主要是T细胞（83%～96%），少数为B细胞（4%～ 17%）。血象改变至少持续两周，常为1～2个月。

2. 骨髓象 多数骨髓无特异性改变，淋巴细胞增多或异常，可见异型淋巴细胞，但不 及血象中改变明显，原淋巴细胞不增多，组织细胞可增多。由于骨髓无特异性改变，故一 般无需做骨髓检查，只有在诊断难以确定，为排除白血病等血液系统肿瘤时需要做骨髓检

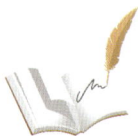

查（图9-37）。

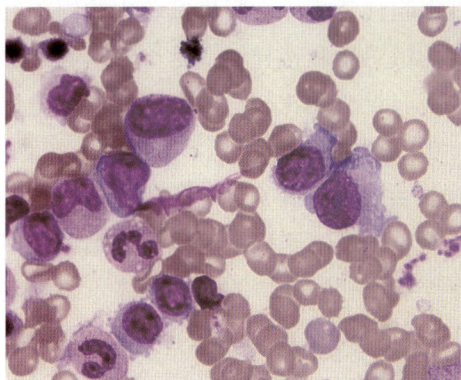

图9-37 传染性单核细胞增多症骨髓象（瑞-吉染色×1000）

3. 血清学检查 抗体属于IgM，能使绵羊和马的红细胞凝集，故称嗜异性凝集素。它不被含有Forssman抗原组织（如豚鼠肾、马肾）所吸收，因而与正常血清中的嗜异性Forssman抗体不同。患者嗜异性凝集素阳性反应在起病后第1~2周出现，第2~3周凝集素滴定度最高，一般能在体内保持3~6个月或更长时间。

（1）嗜异性凝集试验（pall-bunell test，P-B试验） 属非特异性血清学试验，用于检测受检者血清中绵羊红细胞凝集的滴定度。传单患者试验的阳性率达80%~95%，抗体出现的时间通常在发病1周内，第2~4周效价最高，第5周以后迅速下降。若效价在1:64以上则可疑为传单，结合临床及异型淋巴细胞的出现，具有诊断价值；效价在1:224以上则可诊断为传单。少数（约10%）病例嗜异性抗体出现时间较晚或持续时间过短，而且接受皮质类固醇治疗后该反应可消失，故阴性者不能排除此病。然而，在其他某些疾病（如血清病、病毒性肝炎、风疹、结核病）患者也可呈阳性反应，此时应进一步做鉴别吸收试验。

（2）鉴别吸收试验 传单患者的红细胞凝集素不被或不全被Forssman抗原吸收，但可被牛红细胞吸收。而其他疾病及血清病的绵羊红细胞凝集素可被Forssman抗原吸收。根据这一原理进行鉴别吸收试验，用豚鼠肾吸收Forssman抗体，牛红细胞吸收本病的嗜异性抗体。若经豚鼠肾吸收后，凝集试验仍阳性，滴度>1:56，经牛红细胞吸收后不产生凝集或其滴度低于4个稀释度，即可诊断本病。试验结果见表9-42。

表9-42 嗜异性凝集素的鉴别吸收试验

血清来源	嗜异性凝集效价		
	未吸收前	豚鼠肾组织吸收后	牛红细胞悬液吸收后
传染性单核细胞增多症	++	+	-
血清病等	++	-	-
正常人	+	-	±

注：+，未被吸收；-，已被吸收；±，部分吸收。

本试验的应用范围：①临床高度怀疑本病，但嗜异性凝集试验的滴度过低者；②临床无本病征象，但嗜异性凝集试验的滴度过高者；③新近接受过马血清注射者。

本试验有一定数量假阴性，但很少出现假阳性（1%），假阳性为白血病、淋巴瘤、肝炎及类风湿患者等。

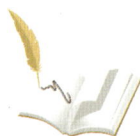

（3）单斑试验（monospot test）　为测定嗜异性抗体的快速玻片凝集法，仅用一滴血即可。本试验中以甲醛化马红细胞代替嗜异性凝集试验中的绵羊红细胞，以牛红细胞抗原取代牛红细胞。此试验具更高的敏感性和特异性，是诊断本病最常用的快速筛选试验。有报道将数百例单斑试验与鉴别吸收试验相比较，未发现假阳性。但为避免假阳性，仍以再用豚鼠肾及牛红细胞吸收进一步鉴别为好。

（4）EBV 抗体测定　通过免疫荧光试验及电子显微镜检查血清中 EBV 特异性抗体是诊断该病的重要依据，尤其是对鉴别巨细胞病毒所致单核细胞增多症者有意义。该方法较复杂，但具有特异性。抗病毒壳抗原（VCA）的 IgM 抗体于急性期阳性率高，是传单患者急性期诊断的重要指标；而 VCA 的 IgG 抗体在发病 2 周时达高峰，以后以低水平持续存在终身，IgG 抗体不能作为近期感染指标，可用于流行病学调查。

4. EB 病毒分离　EBV 不能用一般动物细胞培养，可用受检物接种脐带血淋巴细胞（未经 EBV 感染的 B 细胞）检测。外周血如能建成抗 EB 核抗原（EBNA）阳性的原淋巴样细胞也可证实 EBV 存在，但不能鉴别新近感染或以往感染。急性期受累组织或受染血用 PCR 方法检测 EB 病毒基因组或用免疫学方法检测 EBV 抗原现被认为是较多采用的证实该组织中有 EBV 的方法。

5. 其他检查　本病若累及肝脏，可有肝功能异常，如 ALT、总胆红素、碱性磷酸酶等改变；若累及肾脏，可有暂时性尿液异常，如出现蛋白尿、红细胞、白细胞、管型尿等；若累及中枢神经系统，则脑脊液可有相应改变，如脑脊液中蛋白质轻度增高，细胞数也可增加，多为淋巴细胞。

（四）诊断及鉴别诊断

1. 传染性单核细胞增多症的诊断依据

（1）临床表现　①发热：热型不定，持续 1~2 周或 3~4 周后骤退或渐退；②咽峡炎：常有咽痛、咽部充血；③淋巴结肿大：常见，全身淋巴结均可累及，颈后三角区受累最常见；④肝脾肿大：30%~60% 病例有肝大，多伴有肝功能损害；⑤皮疹：多为斑疹或丘疹。

（2）实验室检查　①血象：患者在病程不同阶段的白细胞数可增加、正常或减少。淋巴细胞比例增高，异型淋巴细胞 >10%。②嗜异性凝集试验：本病患者呈阳性，阳性时需做牛红细胞及豚鼠肾吸附试验。本病患者血清中存在嗜异性凝集抗体可被牛红细胞吸附而不被豚鼠肾吸附，正常人血清中存在一种嗜异性凝集抗体（Forssman 抗体）可被豚鼠肾吸附而不被牛红细胞吸附。③抗 EB 病毒抗体检查：抗病毒壳抗原的 IgM 抗体出现早，阳性率高，是传单急性期重要的诊断指标。

（3）除外传染性单核细胞增多综合征　传染性单核细胞增多综合征是由其他病毒（如巨细胞病毒、人免疫缺陷病毒、单纯疱疹病毒、风疹病毒、腺病毒、肝炎病毒等）、某些细菌、原虫等感染以及某些药物引起的，外周血中可出现异型淋巴细胞，但嗜异性凝集试验一般为阴性。

具备上述（1）中任何 3 项，（2）中任何 2 项，再加上（3），即可诊断为传染性单核细胞增多症。临床上，本病须与急性淋巴细胞白血病、传染性淋巴细胞增多症相鉴别。

2. 鉴别诊断　传单患者典型临床特点为发热、咽痛、乏力、淋巴结肿大，部分患者可出现脾肿大、皮疹等。根据异型淋巴细胞浸润器官的先后顺序及程度的不同，临床表现也是多种多样的。

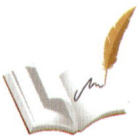

（1）β 链球菌感染性急性扁桃体炎、流行性感冒、伤寒、巨细胞病毒等疾病　患者临床上与本病相似，可用血片找异型淋巴细胞、嗜异性凝集试验和鉴别吸收试验以及 EB 病毒抗体检测加以鉴别。

（2）病毒性肝炎、流行性感冒、过敏反应以及某些免疫性疾病　患者外周血片中均可出现异型淋巴细胞，然而嗜异性凝集试验阴性或抗体能被豚鼠肾所吸附，抗 EB 病毒抗体呈阴性对本病具有鉴别价值。

（3）急性感染性淋巴细胞增多症　多见于儿童，大多有上呼吸道感染症状，少见淋巴结肿大，无脾肿大。外周血白细胞总数增多，主要为成熟淋巴细胞。嗜异性凝集试验及抗 EB 病毒抗体测定为阴性。

（4）巨细胞病毒所致单核细胞增生症及其他疾病　可进行抗 EB 病毒特异性抗体的测定。

（5）血清病和正常人的血清中均可存在嗜异性抗体，并能被豚鼠肾所吸附，因此在诊断传单时，标本必须经豚鼠肾吸附后嗜异性抗体效价仍达 1∶28 以上方可与前者鉴别。

四、朗格汉斯细胞组织细胞增生

朗格汉斯细胞组织细胞增生（Langerhans cell histiocytosis，LCH）原称为组织细胞增生症 X，是一组原因未明的组织细胞增生性疾病，以朗格汉斯细胞（Langerhans cell，LC）组织增生造成多种组织器官损害为特征。WHO 造血与淋巴肿瘤分类标准中将该病归类于组织细胞与树突细胞肿瘤中的 LC 细胞来源的肿瘤，本节仍按照习惯放在此处叙述。LCH 可见于任何年龄，从出生到老年均可发病，但 50% 以上病例发病年龄在 1～15 岁。此病起病情况不一，临床表现呈多样性，轻重差异甚大，常出现有皮疹、溶骨性损害，并可侵犯淋巴结、骨髓、胸腺、肝、脾、肺和中枢神经系统。LCH 主要的病理改变为病变组织存在数量不等的病理性 LC，同时伴有泡沫淋巴细胞、巨噬细胞及嗜酸性粒细胞。

（一）病因与发病机制

LC 是 1868 年 Paul Langerhans 用氯化金染色在皮肤切片中发现表皮内存在的一种树突细胞，故而命名。LC 源于骨髓源性巨噬细胞，电镜下以胞质 Birbeck 颗粒为特征，正常主要存在于皮肤的表皮内，其次作为辅助性淋巴细胞位于其他脏器中，为 HLA – DR 阳性且表达 CD1a 抗原。

（二）临床特征

临床类型可分为三型：①莱特勒 – 西韦病（Letterer – Siwe disease，LSD），多见于儿童，一岁以内为发病高峰，最多见症状为皮疹和发热；②汉 – 许 – 克病（Hand – Schüller – Christian disease，HSCD），以头部肿物、发热、突眼和尿崩症为多见，也可伴有皮疹、肝脾大及贫血；③骨嗜酸性肉芽肿（eosinophilic granuloma of bone，EGB），多表现为单发或多发性骨损害，或伴有低热和继发症状。三种类型在组织学上均为朗格汉斯细胞病理性增生的结果。国际组织细胞协会在 1983 年将 LCH 分为单系统疾病和多系统疾病两大类型：单系统疾病分为单部位型（单骨损害；孤立的皮肤病变；孤立的淋巴结受累）和多部位型（多部位骨损害；多部位淋巴结受累）；多系统疾病，指多器官受累。

（三）实验室检查

1. 血象　可一系或全血细胞减少，呈正色素正细胞性贫血，其中多于半数为中度或重

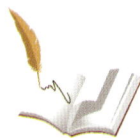

度贫血，网织红细胞可见轻度升高；66%患者白细胞数 >10×10⁹/L，少数病例可降低，患者血小板常减少。

2. 骨髓检查 LCH患者大多数骨髓增生正常，少数可增生活跃或减低。

3. 组织病理学检查 此病确诊的关键在于病理检查发现朗格汉斯细胞（图9-38）的组织浸润，可做皮疹、淋巴结活检或病灶局部穿刺物或刮出物病理检查，含Birbeck颗粒的LC出现是诊断的主要依据，S100蛋白阳性（图9-38）、CD1a抗原阳性。苏木精-伊红染色的LC在光镜下为单个核细胞，平均直径12μm，胞体不规则，胞质中细小的粉红色颗粒，胞质空泡和吞噬现象少见，胞核常有折叠或切迹，或呈多叶状，核染色质不规则，可见1~3个核仁。电镜观察，胞质内含有一种特殊的细胞器——Birbeck颗粒，其在胞质内呈板状，中央有纹状体，有时末端有囊状扩张，呈网球拍样。Birbeck颗粒为LC所特有。

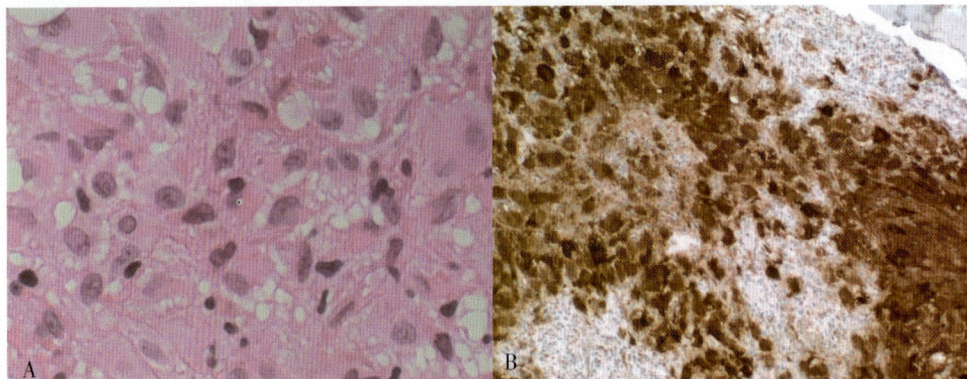

图9-38 LCH骨髓组织

A. LC细胞；B. S100阳性

4. X射线检查 骨骼X射线可见单个或多个部位骨质缺损，表现为溶骨性损害，长骨和扁骨皆可受累。胸部X射线可见肺部有网点状阴影，重者可见囊状气肿、蜂窝样肺，极易发生肺气肿、气胸等。

（四）诊断及鉴别诊断

此病传统的诊断方法是以临床、X射线和病理检查结果为主要依据，即经过普通病理检查发现病灶内有组织细胞浸润即可确诊。根据对朗格汉斯细胞特有的免疫表型及超微结构的认识，国际组织细胞协会于1987年建议将此病的确诊可信度分为三级。Ⅰ级为拟诊，指常规病理检查发现朗格汉斯细胞浸润。Ⅱ级为临床病理诊断，病变组织在光镜下见有组织特征的细胞，并且具有以下2种或2种以上特征：①ATP酶染色阳性；②S100蛋白阳性；③α-D-甘露糖苷酶阳性；④病变细胞与花生凝集素特殊结合。Ⅲ级为最终确诊，须光镜检查阳性，加透射电镜下发现Birbeck颗粒及（或）病变细胞表面CD1a抗原阳性。

LCH主要与以下几类疾病相鉴别：①其他组织细胞增生性疾病，如噬血细胞综合征等；②皮肤病变，如脂溢性皮炎、脓皮病、皮肤念珠菌感染等；③淋巴网状系统疾病，如结核、霍奇金淋巴瘤、窦性组织细胞增生伴巨大淋巴结病、白血病和免疫缺陷病（如慢性肉芽肿病）；④骨骼系统，如骨髓炎、Ewing肉瘤、成骨肉瘤和神经母细胞瘤的骨、骨髓转移。

五、类脂质沉积病

类脂质沉积病（lipoid storage disease）是一类较罕见的类脂质代谢异常的遗传代谢性疾

病，大多是由溶酶体中参与类脂质代谢过程的某些酶不同程度缺乏所致。不同酶的缺乏导致鞘脂类不能分解而以各种神经酰胺衍生物沉积于肝、脾、淋巴结及中枢神经等全身各组织而引起各种疾病，大多有肝脾肿大、中枢神经系统症状及视网膜病变。患者多为儿童，少数至青春期或青春期以后才症状明显。至今已知有 10 种类脂质沉积病，其中较为常见的有戈谢病和尼曼－匹克病。

（一）戈谢病

戈谢病（Gaucher disease）又称葡萄糖脑苷脂病，是一种家族性糖脂代谢病，属常染色体隐性遗传。是由于 β－葡萄糖脑苷脂酶（β－glucocerebrosidase）减少或缺乏，引起类脂质代谢紊乱，导致葡萄糖脑苷脂（glucocerebroside）不能分解成半乳糖脑苷脂或葡萄糖和N－酰基鞘氨醇，而在脾、肝、骨髓及中枢神经等处大量沉积。本病由 Gaucher 于 1882 年最先报道，在犹太人中发病率最高。国内自 1948 年钟氏首次报道以来，各地均有病例报告。

1. 病因与发病机制　葡萄糖脑苷脂是一种可溶性的糖脂类物质，是细胞的组成成分之一，在体内广泛存在。生理情况下，来源于衰老死亡的细胞的葡萄糖脑苷脂被单核－巨噬细胞吞噬后，在溶酶体内经葡萄糖脑苷脂酶作用下生成葡萄糖和神经酰胺。脑组织中蓄积的葡萄糖脑苷脂主要来自神经节苷脂。此外尚可来自体内如肝、肾和肌肉等各种组织。由于编码葡萄糖脑苷脂酶的 *GBA* 基因突变导致体内无葡萄糖脑苷脂酶生成或生产的葡萄糖脑苷脂酶无活性，造成单核－巨噬细胞吞噬的葡萄糖脑苷脂不能被有效水解，因而大量在肝、脾、骨骼、骨髓、肺和脑组织的单核－巨噬细胞中蓄积，形成典型的戈谢细胞（Gaucher cell）。此外，葡萄糖脑苷脂常与鞘脂激活蛋白 saposin C 聚集在一起，后者能增强葡萄糖脑苷脂水解的作用。大部分戈谢病患者为葡萄糖脑苷脂酶缺陷所致，当少数患者葡萄糖脑苷脂酶活性正常时，则应考虑可能为激活蛋白缺陷。

2. 临床特征　由于 β－葡萄糖脑苷脂酶缺乏的程度不同，临床表现有较大差异。临床上可分三型：①Ⅰ型（慢性型），又称成人型，最常见，任何年龄均可发病，进展可快可慢。脾和肝先后肿大，骨骼损害较广泛，暴露部位及下肢皮肤可有褐色色素沉着，角膜两侧结膜上常出现黄色的楔形斑，其中可找到戈谢细胞。晚期患者可有骨痛甚而病理性骨折。小儿患者身高及体重常受影响。②Ⅱ型（急性型），又称婴儿型，多在一岁以内起病，贫血，肝、脾、淋巴结肿大，常有吮吸、吞咽困难及生长发育落后等表现。神经系统症状突出。病情进展迅速，病程短，多于婴儿期死亡。③Ⅲ型（亚急性型），又称幼年型，常于 2 岁至青少年期发病，病情进展缓慢，进行性肝脾肿大伴轻至中度贫血，逐渐出现中枢神经系统症状。

3. 实验室检查

（1）血象　可以正常，但多数因骨髓病变及脾功能亢进而有血细胞减少，三系均可降低，血涂片中偶见戈谢细胞，可有网织红细胞增多。在脾已切除的病例，红细胞常显示明显的大小不均和异形，可见许多靶形红细胞、少数有核红细胞和 Howell－Jolly 小体；白细胞和血小板计数可高于正常。

（2）骨髓象　可有两种不同性质的变化，主要是戈谢细胞的浸润，其次是脾功能亢进的表现。骨髓中的戈谢细胞（可达 10% 以上）实际就是含有葡萄糖脑苷脂的巨噬细胞，此类细胞体积大，直径 20～80μm，胞体卵圆形或多边不规则形。胞核 1～3 个（或更多），呈

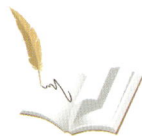

偏心位、圆或卵圆形，染色质粗糙，副染色质明显；胞质量多，无空泡，呈淡蓝色，充满交织成网状或洋葱皮样的条纹结构。糖原染色、酸性磷酸酶染色及苏丹 B 染色都呈阳性或强阳性反应，髓过氧化物酶和碱性磷酸酶染色阴性。电镜观察可见这些纤维样物质呈纺锤状或棒状与膜结合的包涵体，系葡萄糖脑苷脂。此外，淋巴结、脾、肝穿刺或印片镜检也可检出戈谢细胞。找到戈谢细胞是诊断的主要依据（图 9 – 39）。

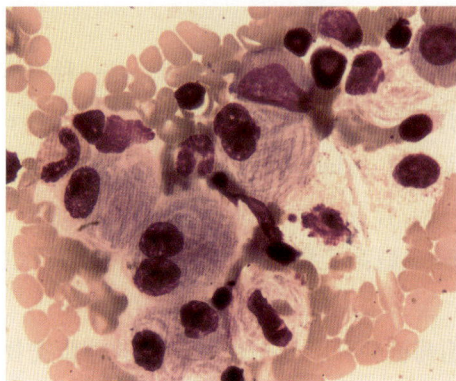

图 9 – 39　骨髓中的戈谢细胞（瑞 – 吉染色 ×1000）

（3）生化检查　患者血浆、红细胞及肝活检标本的葡萄糖脑苷脂含量明显增高。血清 β – 葡萄糖脑苷脂酶活性显著减低，其中 Ⅰ 型酶活力相当于正常人的 12%～45%；Ⅱ 型酶活力极低，几乎测不出；Ⅲ 型则相当于正常人的 13%～20%。血清酸性磷酸酶活性常增高，部分患者一种或多种免疫球蛋白增高。肝功能基本正常。

（4）X 射线检查　广泛性骨质疏松影响股骨、肱骨、胫骨、腓骨等，表现为海绵样多孔透明区改变、虫蚀样骨质破坏、骨干扩宽或在股骨下端可见扩宽的"三角烧瓶样"畸形。肺部可见浸润性病变。

4. 诊断及鉴别诊断　凡临床有贫血伴肝脾肿大者，骨髓涂片或肝、脾或淋巴结活检中找到较多戈谢细胞可做出本病的诊断。如果戈谢细胞很少或其诊断不能确定，测定白细胞或成纤维细胞中的 β – 葡萄糖苷脂酶活性是最可靠、有力的诊断证据。血清酸性磷酸酶升高可协助诊断。

本病主要与可引起假戈谢细胞的疾病相鉴别，包括慢性粒细胞白血病、多发性骨髓瘤、珠蛋白生成障碍性贫血、地中海贫血、先天性细胞发育不良贫血和获得性免疫缺陷综合征等。

（二）尼曼 – 匹克病

尼曼 – 匹克病（Niemann – Pick disease，NPD）又称鞘磷脂沉积病（Sphingomyelin lipidosis），属先天糖脂代谢性疾病，是一组有高度表型异质的疾病，为常染色体隐性遗传。系由于组织中鞘磷脂酶（sphingomyelinase）缺乏，致单核 – 吞噬细胞系统和其他组织中的细胞鞘磷脂和胆固醇积聚。本病于 1914 年由 Niemann 最先报道，1922 年由 Pick 详细描述了病理变化并与戈谢病明确区分。此病最多见于犹太人，以年幼儿童多发，患者的肝、脾、肺、骨髓及淋巴结中存在着大量的含有神经鞘磷脂的泡沫细胞，故有肝脾肿大、眼底黄斑部樱桃红色斑及骨髓涂片中泡沫样细胞等主要特征。

1. 病因与发病机制　本病可分为 A、B、C 三型。A 型及 B 型为酸性鞘磷脂酶缺乏所致，C 型则为细胞内低密度脂蛋白胆固醇的转运缺陷，是两种病因完全不同的疾病。

2. 临床特征　根据发病年龄、临床表现及酶学检查可将本病分为五型：①A 型（急性神经型），为最常见，生后 3～4 个月起即可发病，除肝、脾及淋巴结肿大外，智力进行性减退，呈白痴样肌张力低下，运动功能逐渐丧失，皮肤有棕色色素沉着，50% 患儿眼底检查黄斑部可见樱桃红斑点，严重时听力、视力均受影响；②B 型（慢性非神经型），与 A 型相似，但无或仅有轻微神经系统表现，内脏广泛受累，肝脾肿大明显，幼儿或儿童期发病，进展缓慢，可带病长期生存；③C 型（慢性神经型），症状同 A 型，但多见幼儿或少年发病，神经系统症状出现较迟；④D 型，2～4 岁发病，有明显黄疸、肝脾肿大和神经症状，多于学龄前期死亡；⑤E 型（成人非神经型），病例甚少，成人发病，智力正常，可见不同程度肝脾肿大，眼底有樱桃红斑，但无神经症状，可长期生存。

3. 实验室检查

（1）血象　可有中度贫血（正色素性），血小板减少，其程度取决于骨髓累及程度，白细胞一般正常，可减少甚至稍增多，淋巴细胞及单核细胞常显示胞质特征性空泡。

（2）骨髓象　骨髓增生程度及各种细胞比例正常，骨髓涂片中可找到典型的尼曼–匹克细胞，是诊断本病的主要依据。这种细胞体积大，直径 20～100μm，圆形、椭圆形或三角形，胞核较小，1～2 个，呈偏心位，染色质疏松，胞质中充满泡沫状神经鞘磷脂颗粒，似桑葚状脂肪滴，这种结构使细胞质呈泡沫状，故又称泡沫细胞（图 9–40）。脂类染色阳性，糖原染色（PAS）空泡壁为阳性，空泡中心为阴性，酸性磷酸酶及髓过氧化物酶染色阴性。此外，此类细胞在肝、脾和淋巴结中也可找到。尼曼–匹克细胞与戈谢细胞的鉴别见表9–43。

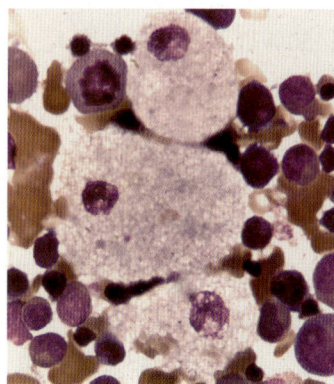

图 9–40　骨髓中的尼曼–匹克细胞（瑞–吉染色×1000）

表 9–43　尼曼–匹克细胞与戈谢细胞的鉴别

	尼曼–匹克细胞	戈谢细胞
胞体	大，直径 20～90 μm	大，直径 20～80 μm
胞核	常为一个，染色质较疏松	可为多个，染色质较浓密
胞质	丰富，瑞特染色呈空泡状或泡沫状	丰富，瑞特染色呈紫蓝色
含神经鞘磷脂	有洋葱皮样或蜘蛛网状结构，含葡萄糖脑苷脂	
吞噬	不明显	有吞噬
PAS 染色	泡壁弱阳性，空泡中心阴性	强阳性
酸性磷酸酶	阴性	强阳性

（3）生化检查　患者组织器官中神经磷脂含量明显增高，其中 A 型可达正常的 20～60 倍、B 型可达正常的 3～20 倍、C 型为 8 倍、E 型为 4～6 倍。肝、脾、外周血白细胞、羊水细胞及体外培养的成纤维细胞中神经鞘磷脂酶活性明显降低，其中 A 型为正常的 5%～10%、B 型为 5%～20%、C 型为 50% 或接近正常、D 型与 E 型正常。血清脂质含量大多正常，但部分患者胆固醇及磷脂浓度增高。绝大多数患者的血清酸性磷酸酶正常。

4. 诊断及鉴别诊断　凡临床上有肝脾肿大，伴有贫血，骨髓、肝、脾和淋巴组织中有成堆泡沫细胞，可诊断本病。有条件者可检测神经鞘磷脂酶活性，其对诊断有决定性意义。

本病主要与骨髓涂片及组织活检可发现泡沫细胞的其他疾病相鉴别，包括慢性粒细胞

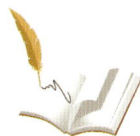

白血病、特发性血小板减少性紫癜、珠蛋白生成障碍性贫血、先天性红细胞增殖异常性贫血及其他一些脂质代谢性疾病等。

（三）海蓝组织细胞增生症

海蓝组织细胞增生症（sea – blue – histiocytosis syndrome）又称海蓝组织细胞综合征，是一种不典型的脂质贮积症，以骨髓、肝、脾等组织器官的海蓝组织细胞浸润为主要特征。

1. 病因与发病机制　本病异常组织细胞的出现可能与脂类代谢紊乱有关，临床上一般将本病分为原发性（遗传性）和继发性（获得性）两种类型。原发性患者系常染色体隐性遗传性疾病。由于神经鞘磷脂酶活性降低，受累组织中神经鞘磷脂和神经糖脂积累，经组织化学染色呈海蓝色颗粒。有人认为此症可能是尼曼 – 匹克病的一种变异型。

2. 临床特征　其临床特点为受累家庭中可有多人发病。发病年龄自幼儿到老年人不等，但多数患者在 40 岁前明确诊断。肝脾肿大是最常见的就诊症状。脾大见于 90% 以上的患者，50% 以上伴有肝脏肿大，可有血小板减少及紫癜，甚至逐渐出现肝硬化和肝衰竭。1/3 患者有肺浸润，少数有皮疹，色素沉着及神经系统症状，婴儿多伴黄疸。

3. 实验室检查

（1）血象　血红蛋白、白细胞计数正常，血小板减少。

（2）骨髓检查和病理检查　骨髓或脾脏穿刺标本中发现多数海蓝组织细胞（图 9 – 41）。在瑞特染色的标本上，此种组织细胞的胞质内可见数量不等的海蓝色或蓝绿色颗粒，海蓝细胞的胞体较大，直径为 20~60μm，具有一个偏位的细胞核，核染色质块状，可见单个核仁。颗粒对 PAS、苏丹黑 B、油红 O 及抗酸染色呈阳性反应，酸性磷酸酶染色不定，碱性磷酸酶染色阴性，自发荧光阳性。电镜观察颗粒结构，可见类脂分子呈规则的板层排列。

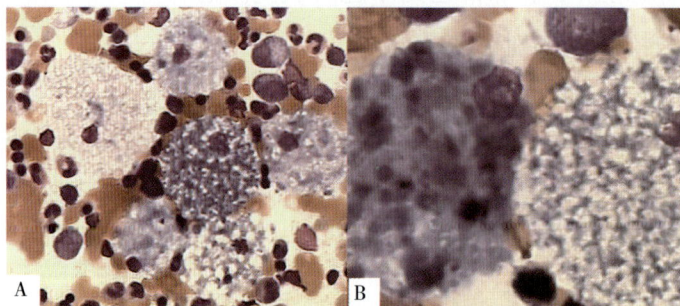

图 9 –41　骨髓中的海蓝组织细胞（瑞 – 吉染色 A ×400，B ×1000）

（3）生化检查　脾脏和骨髓的磷脂、神经磷脂和总脂量增加；少数患者尿中黏多糖排泄增多。

4. 诊断　应与继发性海蓝组织细胞增生相鉴别；继发性海蓝组织细胞增生症可继发于多种疾病，如原发性血小板减少性紫癜、地中海贫血、镰状细胞贫血、真性红细胞增多症、慢性粒细胞性白血病、慢性肉芽肿性疾病、结节病、系统性红斑狼疮、戈谢病、尼曼 – 匹克病、多发性骨髓瘤等。这些病多在脾内见到海蓝组织细胞，并有原发病的特征。

六、脾功能亢进

脾功能亢进（hyperspleenism）简称脾亢，是指各种不同的疾病或原因导致脾脏肿大，

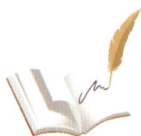

引起周围血象一种或多种血细胞减少的综合征。临床表现为脾大、外周血一系或多系血细胞减少而骨髓造血相应增生。脾切除后，血象可基本恢复正常，症状缓解。

（一）病因与发病机制

脾亢可分为原发性和继发性两大类，原发性脾亢病因不明，继发性脾亢系指在原发疾病的基础上并发脾功能亢进，可见于多种不同类型的疾病，主要包括：①感染性疾病，如亚急性感染性心内膜炎、传染性单核细胞增多症、结核病、病毒性肝炎以及疟疾等原虫病；②充血性脾肿大，即门静脉高压，肝内阻塞如各种原因所致的肝硬化，肝外阻塞如门静脉或脾静脉血栓形成、肝静脉血栓形成；③血液系统疾病，如遗传性球形红细胞增多症、地中海贫血、镰形红细胞贫血、自身免疫性溶血性贫血、重型珠蛋白生成障碍性贫血、白血病、淋巴瘤、骨髓病及恶性组织细胞病；④类脂质沉积病，如戈谢病、尼曼-匹克病；⑤结缔组织病，如系统性红斑狼疮、Felty 综合征；⑥脾脏疾病，如脾囊肿或假性囊肿、脾淋巴瘤及脾动脉瘤等。临床上以继发性脾功能亢进居多，原发性脾功能亢进甚为少见。

关于脾亢引起血细胞减少的机制，目前有以下学说。①过分滞留吞噬学说：当各种不同原因引起脾大时，血细胞通过脾脏的时间延长，滞留的数量增加，从而脾对血细胞的破坏功能增强；②体液学说：脾可能产生某些体液因子，抑制骨髓的造血功能及成熟血细胞的释放；③免疫学说：脾可产生大量免疫球蛋白，又可破坏黏附抗体的血细胞，脾亢时，上述作用增强，即造成外周血细胞的减少，并使骨髓代偿性增生；④稀释学说：当脾大时，全身血浆总容量也明显增加，造成血液稀释，而表现为血细胞减少。

（二）临床特征

脾功能亢进患者的共同临床表现是脾大以及外周血细胞减少引起的相应临床症状与体征，血细胞减少导致贫血、感染和出血，粒细胞减少者常有乏力、衰弱，有的患者白细胞及血小板数量很低，但感染与出血并不显著。

（三）实验室检查

1. 血象　红细胞、白细胞或血小板可以一系、两系乃至三系同时减少，血细胞减少与脾大程度不一定成比例，贫血程度不一，为正细胞正色素性贫血。网织红细胞增多。脾切除后可使血细胞接近或恢复正常，术后血小板及粒细胞即刻上升，并能超过正常数值，随后又逐步下降至正常或接近正常。

2. 骨髓象　骨髓造血代偿性增生，若外周血全血细胞减少，则骨髓所有系统细胞均增生，若仅某一系统细胞减少，则骨髓内与其相应系统的细胞增生。部分病例有成熟障碍表现（因外周血细胞大量破坏、骨髓未成熟细胞释放，造成类似成熟障碍现象）。

3. 血细胞寿命测定　对脾功能亢进患者用放射性核素 ^{51}Cr 标记测定红细胞平均寿命，检测结果显示红细胞寿命明显缩短，可小于 15 天。用氟磷酸二异丙酯（DF^{32}P）示踪法检测白细胞、血小板生存时间，也有明显缩短。

4. 脾容积测定　以 ^{51}Cr 标记红细胞，静脉注入血循环后定时测定红细胞在血循环中清除率，并测定脾脏中红细胞阻留指数。不同脾肿大患者对红细胞阻留能力不同。

（四）诊断及鉴别诊断

1. 脾大　脾功能亢进都有不同程度的脾大，能在腹部体检时触知脾脏大小的程度。脾

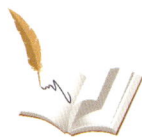

大程度除依赖查体外，必要时，特别是对轻度肿大的肋缘下未触及的脾脏，还可以进行 B 型超声波、放射线核素显像或电子计算机断层扫描等检查。

2. 外周血细胞减少　红细胞、白细胞或血小板可一种或多种同时减少，但红细胞减少是肯定的。

3. 骨髓造血细胞增生　骨髓增生活跃或明显活跃，部分病例可出现轻度成熟障碍表现。

4. 脾切除治疗有效　脾切除后可使外周血象接近或恢复正常。

5. 脾滞留血细胞增加　^{51}Cr 标记红细胞或血小板注入体内后，做体表放射性测定，可发现脾区体表放射性活性比率大于肝脏 2～3 倍，提示血小板或红细胞在脾内过度破坏或阻留。

在考虑脾功能亢进诊断时，以前 4 条最为重要。脾切除后应做相应的细胞病理学及免疫组化检查加以证实。对脾亢原发病的进一步诊断更为重要，宜根据临床及其他实验室结果情况做相应检查。如果认为无任何可以引起脾大的病因或疾病存在时即为原发性脾亢。

脾功能亢进主要表现为全血细胞减少，伴脾大。临床上要排除其他引起脾大的原发病，其主要有各种急性感染、慢性感染（包括结核、布氏菌感染、疟疾、黑热病和阿米巴性脓肿）、血吸虫病、结节病、类风湿性关节炎（Felty 综合征）、淤血性脾肿大、甲状腺功能亢进、类脂质沉积症（特别是戈谢病）、血管瘤、错构瘤、淋巴瘤和白血病，较少见的还有脾肿瘤和脾疝。脾功能亢进的最后诊断是脾切除术后，血象恢复正常。对切除的脾进行详细的组织病理学检查可能发现原发性疾病。在没有发现特异性病变（如肿瘤、肉芽肿等）的情况下，脾的组织学变化的解释对诊断脾功能亢进也颇为重要，在免疫性血小板减少症切除的脾，其淋巴滤泡往往有明显的生发中心，表示脾免疫功能亢进；脾窦扩张、巨噬细胞增生则表示脾的过滤功能亢进。

（黄峥兰）

第七节　造血干细胞移植

造血系统肿瘤的干细胞移植治疗已经很常见，而且还会越来越普遍。其中的实验室检查工作既是做出能否进行干细胞治疗的关键，也是对干细胞移植全过程进行评价的重要方式。在实验技术快速发展和综合分析能力不断提出新要求的时代，临床血液检验有必要利用免疫学、细胞生物学、分子生物学和临床医学的整合，通过对干细胞分类、造血肿瘤治疗的选择、干细胞采集及其相关实验来了解造血干细胞移植对临床血液检验的要求。

一、造血干细胞来源与干细胞移植的分类

1. 干细胞来源与移植类型　移植中可利用包括骨髓、外周血以及在分娩时采集的脐带血来作为干细胞的来源，并完成同基因造血干细胞移植（syngeneic hematopoietic stem cell transplantation，Syn – HSCT）、异基因造血干细胞移植（Allo – HSCT）和自体造血干细胞移植（Auto – HSCT）（表 9 – 44）。

扫码"学一学"

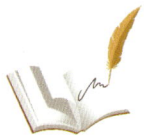

表 9 – 44 造血肿瘤干细胞移植分类表

移植类型	干细胞来源	适应证
Allo – HSCT	骨髓，外周血，脐带血	急性白血病，慢性粒细胞白血病，再生障碍性贫血，阵发性睡眠性血红蛋白尿症，珠蛋白生成障碍性贫血，镰刀形贫血，范可尼综合征，先天性纯红细胞再生障碍性贫血，免疫性和先天性疾病
Auto – HSCT	外周血，骨髓	霍奇金病，非霍奇金淋巴瘤，多发性骨髓瘤，实体肿瘤
Syn – HSCT	外周血，骨髓	除遗传性疾病外，任何一种异基因和自体干细胞移植可治疗的疾病

2. 干细胞移植的入选标准与禁忌 目前认为，若处于表 9 – 44 中所述的适应证患者，年龄处于 3 ~ 55 岁（55 ~ 65 岁需另外制订干细胞移植方案，其他年龄段也可以进行个例讨论），患者知情同意，并且不存在严重的心、肾、肝、肺及中枢神经系统疾病（相关系统本身疾病的干细胞移植治疗除外），均可认定为符合入选干细胞移植标准。而对存在严重的精神病；有严重的心、肝、肾、肺功能不全（指造血肿瘤干细胞移植治疗时有不能控制的严重感染或合并其他有致命危险的疾病），公认为干细胞移植的禁忌证。对于 65 岁以上患者，一般认为都在相对禁忌之列。

3. 干细胞供者的选择 除脐带血移植外，合适的供者应符合以下条件：①年龄在 8 ~ 65 岁；②不存在明显的造血与免疫功能异常，无恶性疾病，无心、肾功能衰竭；③不存在败血症或活动的病毒血症；④实际治疗中的异基因供者，血缘供体经 HLA Ⅰ 类与 Ⅱ 类抗原检测应达到表 9 – 45 中所列要求。

表 9 – 45 异基因造血干细胞移植血缘供者的选择顺序

顺序	HLA 配型	供者
1	相合	兄弟姐妹
2.1	相合	非血缘
2.2	相合	脐血
2.3	1/6 相合	亲属
3	1/6 相合	脐血
4.1	2/6 相合	脐血
4.2	半相合	子女与母亲之间，不同抗原来自母亲
4.3	半相合	子女与父亲之间，不同抗原来自父亲
5	半相合	父亲

由于组织相溶性 HLA 系统的Ⅰ-Ⅳ类以Ⅰ、Ⅱ类对器官移植意义重大。其中编码 HLA – A、HLA – B、HLA – C 表达的基因是最重要的，同属 HLA Ⅰ 类；HLA Ⅱ 类中有 15 种以上不同的基因被鉴定，尤以 D 区基因的 *HLA – DR*、*HLA – DQ*、*HLA – DP* 最为重要，特别 *HLA – DR* 被认为与骨髓移植关系最密切。这两类六个编码基因的表达，被表述在表 9 – 45 中，列入供者的选择要求。

二、造血干细胞的采集

造血干细胞采集需要专业的临床医师与优秀的实验技术人员的密切配合才能完成。通

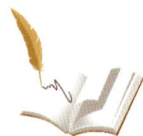

常以全麻或局麻在手术室中完成对髂骨的骨髓来源干细胞的采集，通过用大孔径穿刺针反复从髂后上棘抽吸获取，一般在同侧抽取 50～100 次。获取长期稳定移植所需的最低细胞数量级尚未确定，但一般的采集标准是 2×10^8 骨髓有核细胞（受者）。其采集量相当于 1 升骨髓液中的单个核细胞，而骨髓液中会混合有红细胞、白细胞、血小板、血浆和脂类成分。考虑到外周血中干细胞水平很低（≤0.01%），故在自体干细胞移植采集时会以细胞毒化疗药物，如 Cytoxan 和造血刺激因子，如 G－CSF 进行动员；在异基因移植时，常用 G－CSF 或 GM－CSF 动员。脐血干细胞采集，更需注意母亲的知情同意以及供体病史、家族史和遗传学的调查。一般来说，若脐血少于 40ml，胎龄不足 36 周，孕妇体温超过 38℃，胎膜早破，孕妇有先天性疾病病史，婴儿有先天性异常等，不考虑采集脐血。与骨髓干细胞供体比较，脐血具有一定的特点（表 9－46）。在此，以异基因移植的外周血干细胞采集为例，说明其大致步骤。

表 9－46　脐血干细胞相对骨髓干细胞供体的优缺点

优点	缺点
来源广，容易接受	干细胞量较少，难以保证成人患者移植所需
干细胞采集对孕妇和婴儿不构成危险	可能降低移植物抗白血病作用（GVL）
采集保存可以做到随时待用	对每个移植而言，只有一次植入机会
干细胞潜在 CMV、EBV 等病毒感染风险低	
不含成熟 T 细胞，降低了 GVHD	

1. 造血干细胞的动员和采集　采外周血干细胞前须注射 G－CSF 或 GM－CSF，二者不能同时应用。每天 G－CSF 剂量为 5～10μg/kg，或 150μg/m² 体表面积。连续用药第五天时采集外周血干祖细胞，或者于开始动员起每天连续检测 CD34⁺ 细胞，当 CD34⁺ 细胞浓度达峰值时，开始采集工作。目前常用两个流式细胞仪连续采集，单次采集量可达到健康供者血容量的 2～3 倍。当处理全血超过 15 升后，集落刺激因子的量可以加倍。采集物中的 CD34⁺ 细胞大于 10～30 个/μl 的低限时，就可以得到满意数量的干细胞。而 CD34⁺ 细胞采集量至少达到 2×10^6/kg 受者体重，最好为 $>3.5\times10^6$/kg 受者体重。

2. 造血干细胞的剂量和计数　在骨髓中，大约 1.5% 的单个核细胞表达 CD34⁺，在外周血大约不到 0.01%。在这个群落中包括能在短期恢复造血的 CFU－GM、BFU－E 和 CFU－GEMM，也具有自我更新能力的多能干细胞。对于多能干细胞，目前认为应符合 CD34⁺、thy－1ᵈⁱᵐ、CD38⁻、HLA－DR 和系特异性标记阴性。有研究表明，注入较多的 CD34⁺ 细胞，不仅对造血重建有利，也有利于促进血小板植活。如输入的 CD34⁺ 细胞分别为受体体重的 10×10^6/kg、5×10^6/kg、2×10^6/kg 或 1×10^6/kg，则移植后 14 天血小板计数超过 20×10^9/L 的机率分别为 95%、85%、65% 或 50%。

现在对干细胞的计数有多种方法，但没有一种可以进行不同实验室间的比对。若用 CD34 标记，则同一实验室内流式细胞仪计数或带 HSC 计数的全自动血液分析仪是可行的；若要尝试各实验中心间比较，则加用标准小球检测的 CD34 标记流式细胞术是可推荐的；若要获得更多的多能造血干细胞信息，则需要利用 CD34、CD90、CD38 和 HLA－DR 多参数流式细胞术来确定（图 9－41，图 9－42）。

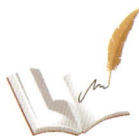

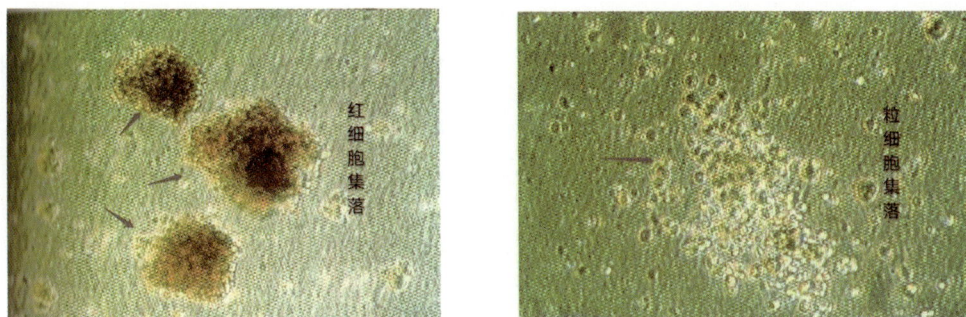

图9-41　干细胞采集后细胞培养显示有足够数量的红细胞和粒细胞集落形成

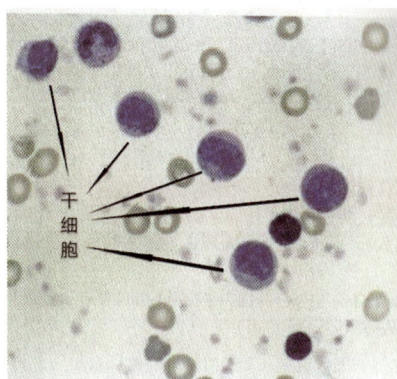

图9-42　外周血干细胞采集物制片（瑞特染色×1000）

三、造血干细胞移植中临床实验工作的作用

干细胞移植计划的制定和执行，从一开始就离不开实验工作的支持，其中，对执行干细胞移植的相关因素分析见图9-43。

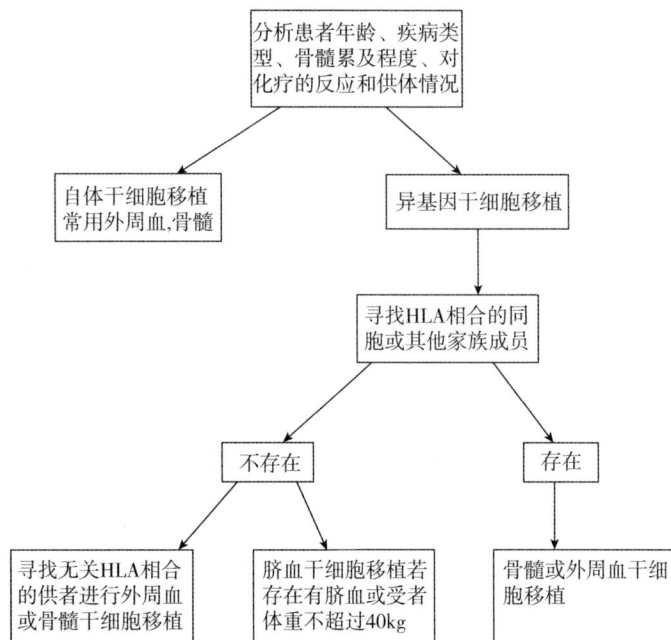

图9-43　干细胞移植准备过程

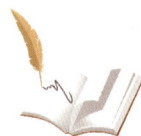

按照图 9-43 显示的流程，从移植开始起，实验工作中的血液细胞形态检查、血液分离技术、血库、微生物检验、流式细胞术、分子生物学和细胞遗传学实验就会伴随开展，其流程可用图 9-44 表示。

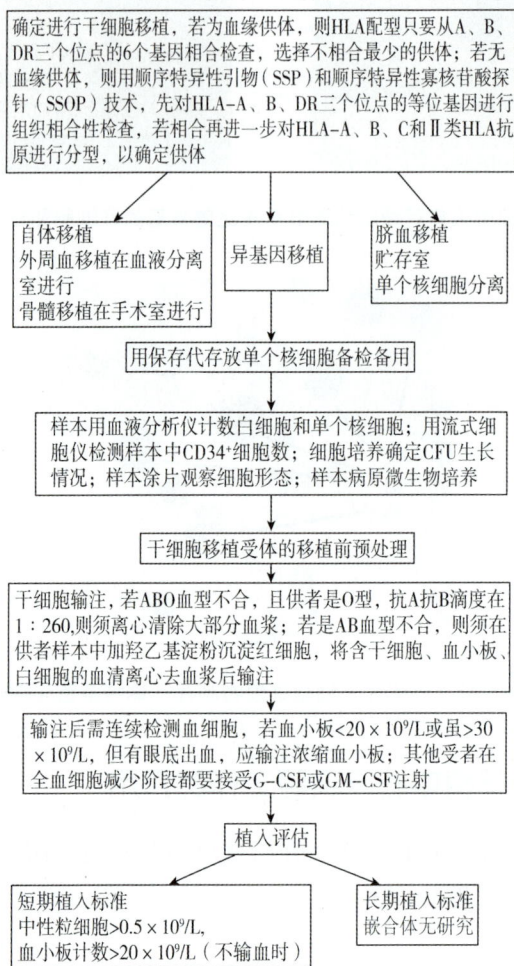

图 9-44 造血干细胞移植过程中的实验工作流程

四、造血干细胞移植的相关并发症

细胞移植并发症可分为早期或晚期两类，早期并发症通常指发生在移植后 100 天内，晚期并发症一般在移植五个月后到几年间发生的与移植有关的病变，或者是早期并发症的延续。

1. 排斥（rejection） 就是植入的失败，原发性植入失败是指移植后 28 天时中性粒细胞绝对值不能达到 0.5×10^9/L；继发性植入失败是指造血重建的丧失，是植入后发生的全血细胞减少。排斥主要发生在异基因干细胞移植，主要原因有干细胞数量不足、受供体间 HLA 相合性差、T 细胞消耗和免疫耐受性降低等。

2. 移植物抗宿主病（graft - versus - host disease，GVHD） 与排斥都属于供者与受者之间免疫不完全相同所致的排斥反应。急性 GVHD 属于早期并发症，受影响的组织与内脏主要为皮肤、胃肠道、肝脏等。其中皮疹的发病率较常见，典型者为手掌皮疹，类似麻疹，严重者有皮肤大疱；肝脏 GVHD 可导致肝衰竭；胃肠道 GVHD 轻者恶心，重者腹疼、

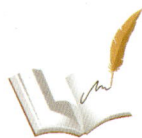

腹泻、便血。GVHD 的全身症状多以乏力、发热和不适感为主，其严重分级可见表 9 - 47。

表 9 - 47　急性 GVHD 器官受损程度分级

严重度	皮肤（体表%）	肝（胆红素/dl）	肠（腹泻量）
+	皮疹 < 25%	2 ~ 3μg	> 10ml/kg. d
+ +	皮疹 25% - 50%	3 ~ 6μg	> 20ml/kg. d
+ + +	> 50%	6 ~ 15μg	> 30ml/kg. d
+ + + +	全身，大疱及大片脱屑	> 15μg	严重腹泻，腹痛伴肠梗阻

与 GVHD 类似的一个 T 细胞相关免疫作用，体现在移植物抗白血病作用（graft - versus - leukemia，GVL）。这种作用同样与 HLA 相合性有关，但这种作用可以帮助受者体内白血病细胞的消除，而重建骨髓缓解的造血环境。

3. 围移植期感染　从移植前预处理到移植后造血重建，顺利时也需要 1 个月以上，若存在免疫耐受、持续低的中性粒细胞等情况，各种条件致病微生物都可引起以肺炎、胃肠炎为主的感染。细菌、真菌、结核菌、寄生虫以及单纯疱疹病毒、EB 病毒、巨细胞病毒等都是常见的病原体。感染性发热与 GVHD 相鉴别，要注意病原体的检出以及胸部、脑部影像学检查。

4. 恶性肿瘤的复发　造血系统恶性肿瘤经各类干细胞移植后的总体复发率有 5% ~ 70% 不等，这种情况在自体干细胞移植中尤为明显。复发的细胞大多数为患者体内残留的自身恶性细胞，个别供者细胞可以恶变，这可能与药物等因素导致的继发性肿瘤有关。以复发病例分析，不合并 GVHD 者较合并 GVHD 有较高复发率，GVHD 中尤其是慢性 GVHD 不容易复发；同基因干细胞移植复发率高于异基因干细胞移植；供者淋巴细胞在体内完全代替受者淋巴细胞的完全嵌合体复发率低，混合嵌合体中特别受者细胞比例进行增多的混合性嵌合体复发率较高。

移植后复发的确定依据实验室检查结果，仅有敏感分子生物学检测结果的为分子水平复发；染色体异常再现的为细胞遗传学复发；血片或骨髓涂片中原始细胞比例达到白血病诊断标准，或出现类似 Auer 小体等特殊细胞形态改变，以及髓外发生白血病症状的，如中枢神经系统或睾丸等，视为临床复发。

5. 其他并发症　移植后的相关治疗毒性反应可导致多种内脏并发症，以黄疸、肝肿大、腹腔积液、水肿为主的是肝内静脉栓塞症（veno - occlusive disease，VOD），虽然这种栓塞非传统意义的混合性血栓，但也与肝内小静脉内皮细胞损伤有关。化疗和放疗常引起肺部损伤，在 GVHD 影响下还夹杂有病毒感染。在确定无感染合并但有肺部损伤下，可诊断原发性肺炎综合征（idiopathic pneumonia syndrome，IPS）。同样药物损伤还可引起肾功能障碍和以微血管病变为主的血栓性微血管病性溶血尿毒症综合征（thrombotic micro - angiopathy and hemolytic uremic syndrome），类似血栓性血小板减少性紫癜（thrombotic thrombocytopenic purpura，TTP）。

并发症中的晚期合并症往往是移植前预处理或放、化疗的毒性反应，也可能与移植后免疫耐受引起的感染，或持续的急性 GVHD 有关，通常以甲减、性功能减退、白内障、儿童发育迟缓、神经系统疾病和继发性肿瘤多见。

扫码"练一练"

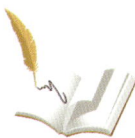

（葛晓军）

扫码"学一学"

第十章　出血性疾病与血栓性疾病

👉 **本章要点**

　　通过本章学习，掌握各种常见原发性出血病的临床特征和实验诊断流程，熟悉这些疾病的诊断与鉴别诊断；能概述肝病所致凝血障碍的病因与发病机制，依赖维生素 K 因子缺乏症的临床与实验特征，了解外周血液循环中常见的病理性抗凝物质；掌握 DIC 的病因与发病机制，熟悉 DIC 的临床特征，DIC 和 Pre－DIC 的国内实验室诊断标准，正确进行 DIC、TTP、原发性纤溶的鉴别诊断；掌握易栓症的概念及病因与发病机制，了解易栓症的临床特征，概述易栓症的实验室诊断标准；掌握抗栓治疗的实验监测对于临床安全有效治疗的重要意义；熟悉不同的抗栓治疗药物所应用的实验监测指标；了解各种指标在不同药物使用时的应用价值。

第一节　原发性出血性疾病

　　原发性出血性疾病，临床上相当多见，多为先天发病，患者大部分有遗传病的家族史。虽同为出血表现，但出血的部位、严重程度、治疗的方法有明显的不同。仅凭临床表现，尚无法精准诊断，实验室检查在该类疾病的诊治中起到决定作用。本节主要介绍常见的原发性出血性疾病。

一、血小板无力症

　　血小板无力症（Glanzmann′s thrombasthenia，GT）是临床较为常见的遗传性血小板功能缺陷性疾病，是由于血小板膜糖蛋白 GPⅡb（αⅡb、CD41）或（和）GPⅢa（β_3、CD61）的数量或（和）质量异常而引起血小板对多种生理激动剂的诱聚反应缺乏或明显降低所致。

（一）病因与发病机制

　　GPⅡb/Ⅲa 是血小板膜上最多的一种糖蛋白，GPⅡb/Ⅲa 复合物由以非共价键相连的 1 个 GPⅡb 分子和 1 个 GPⅢa 分子组成，其中 GPⅡb 由以二硫键相连的 1 条重链和 1 条轻链构成；GPⅢa 是 1 条肽链。激动剂（如 ADP、肾上腺素、凝血酶、胶原和血栓素 A_2）通过正常的血小板 GPⅡb/Ⅲa 受体才能引起血小板聚集。所以当 GPⅡb/Ⅲa 有缺陷时，血小板不能在血管损伤处形成血小板栓子，从而引起出血症状。GPⅡb 或 GPⅢa 中的任何一个发生缺陷均会引起复合物功能缺陷。血小板 GPⅡb 和 GPⅢa 基因均定位于 17q21～23 共 260kb 的区域并紧密连锁。大部分基因异常累及 GPⅡb 或（和）GPⅢa 而引起 GPⅡb/GPⅢa 复合物的膜表达量缺乏或减少。有少数基因异常可能只引起该复合物功能下降而表达量基本正常。基因突变可以引起转录水平异常（提前终止）、转录后剪切异常、前体蛋白转变为成熟蛋白过程异常、糖基化和由合成部位向修饰部位及膜上转运异常，成熟蛋白结构异常（氨

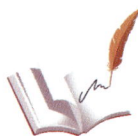

基酸缺失或插入或置换），导致 GPⅡb 异常进而使 GPⅡb/GPⅢa 复合物的数量或质量的异常。部分患者的双亲是近亲结婚，患者表现为纯合子。双亲为非近亲结婚的患者多表现为复合杂合子，1 个异常基因来自父亲，另外 1 个来自母亲。

（二）临床特征

月经增多是女性患者最常见的症状。面部紫癜、黏膜下出血和啼哭可能是新生儿及婴儿的首发表现。鼻出血较为常见，一般青少年期后可以自行减轻。长期慢性牙龈出血可以引起缺铁性贫血。也可有间断性胃肠道出血。患者出血程度差异很大，与血小板功能缺陷程度不成比例。即使基因缺陷类型相同，出血情况也不同。

（三）实验室检查

（1）血小板计数正常，血涂片上血小板散在分布、不聚集，这点常可作为本病的重要诊筛选依据。

（2）出血时间明显延长。

（3）血小板功能检查 血小板聚集试验，对 ADP、肾上腺素、胶原、凝血酶、花生四烯酸诱聚无反应或反应减低；对瑞斯托霉素试的凝聚反应正常或减低。

（4）血块收缩试验 绝大部分表现为收缩不良。

（5）血小板释放反应 对肾上腺素和低浓度 ADP 反应减低（引起的释放反应需要血小板聚集）；对高浓度的凝血酶和胶原反应正常。

（6）GPⅡb/Ⅲa 含量检测 使用流式细胞术可以检测血小板表面膜糖蛋白，GPⅡb/Ⅲa（CD41/CD61）的含量，本症其含量减少或缺乏，变异型可正常。

（四）诊断及鉴别诊断

1. 诊断

（1）临床表现 呈常染色体隐性遗传；自幼有出血症状，表现为中或重度皮肤、黏膜出血，可有月经过多、外伤和手术后出血难止。

（2）实验室检查 血小板计数正常，血涂片上血小板散在分布不聚集成堆；出血时间延长；血块收缩不良或正常；ADP、肾上腺素、胶原、凝血酶、花生四烯酸均不引起血小板聚集，瑞斯托霉素凝聚试验正常或减低；血小板玻珠滞留试验减低；血小板膜 GPⅡb/Ⅲa（CD41/CD61）有量或质缺陷。

2. 鉴别诊断 本症患者呈常染色体隐性遗传，凝血因子正常，黏膜出血为主而无关节、肌肉出血可以与血友病类出血性疾病进行鉴别；血涂片见血小板散在无聚集，血小板聚集功能低下，CD41/CD61 减少，可以与血小板减少导致出血鉴别；患者 vWF、FⅧ：C 均正常可以与 vWD 相鉴别。

二、血友病

血友病 A（Hemophilia A，HA）和血友病 B（Hemophilia B，HB）是临床上较为常见的遗传性出血性疾病。分别为凝血因子Ⅷ（factor Ⅷ，FⅧ）和凝血因子Ⅸ（factor Ⅸ，FⅨ）基因突变所导致。临床上表现为严重程度不等的关节、肌肉和内脏器官出血倾向。据国家血友病信息中心的统计，截至 2016 年 12 月，中国各地共报告血友病 A 12533 例，血友病 B 1857 例。

（一）病因与发病机制

1. 血友病 A FⅧ是血浆中的大分子糖蛋白，分子量约为 300000D，现有的研究结果提示

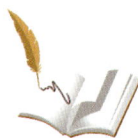

其合成的部位可能在肝脏、肾脏及脾脏，血浆含量为 0.2mg/L。FⅧ基因位于 X 染色体长臂末端（Xq28），为 186kb 的大基因，含有 26 个外显子和 25 个内含子，FⅧ的 mRNA 长度是9029bp。FⅧ在循环中与血管性血友病因子（von Willebrand factor，vWF）以 1:1 复合物的形式存在，后者起载体作用，能防止 FⅧ过早地被降解。

随着分子生物学和分子遗传学的发展，对 FⅧ基因结构异常的遗传机制有了更深入的了解。研究表明，HA 的发病机制实质上是由于 FⅧ基因缺陷所致，其分子缺陷的类型主要表现在以下几个方面。

（1）内含子 22 倒位（intron 22 inversion） FⅧ内含子 22 中的一个 FⅧ相关基因 A 与其上游 500bp 处的 2 个具有高度同源性的 FⅧA 之一发生了染色体内的同源重组，即所谓内含子 22 倒位。于是导致 FⅧ基因断裂，DNA 的转录受阻，FⅧ的蛋白质不能合成。这是迄今为止发现的导致血友病 A 的一个重要发病机制（图 10-1）。

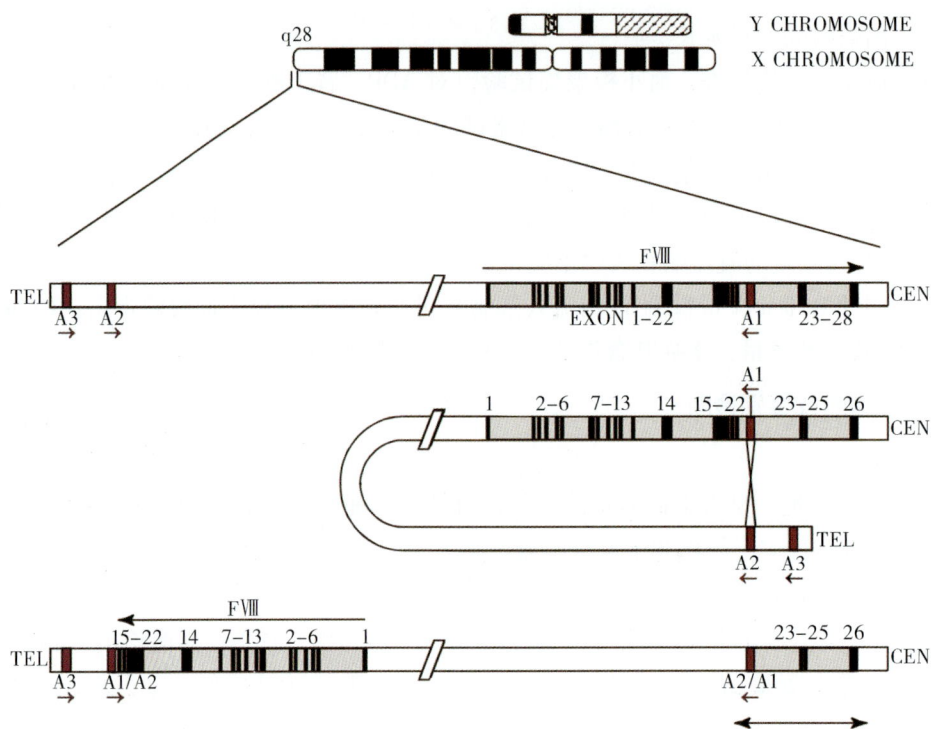

图 10-1 内含子 22 倒位示意图

（2）内含子 1 倒位 FⅧ基因内含子 1 倒位（intron 1 inversion）是另一热点突变，2%～5% 的重型血友病 A 是由该突变所致。

（3）FⅧ基因点突变（point mutation） 包括形成终止密码子的无义突变及改变蛋白质结构的错义突变，前者可引起 FⅧ的加工终止，后者可使 FⅧ功能降低或丧失。

（4）FⅧ基因缺失及插入（deletions/insertions） 包括 FⅧ基因的小缺失/插入及大片段缺失/插入。小缺失及插入为小于 50bp 的片段，若缺失/插入发生在移码处，会导致翻译无法进行，结果产生无活性的蛋白；若缺失/插入发生在翻译的阅读框架内，则仅仅是缺失部分不被翻译，最后产生活性低下的蛋白。FⅧ基因中大于 50bp 的缺失/插入为大片段缺失/插入，可通过 FⅧ基因拷贝数变异方法进行检测。FⅧ基因大片段缺失/插入常可导致重型血友病 A 且使抑制物发生率升高。

（5）异常基因的插入（insertion） 外来的 LINE 成分有两个开放的阅读框架，其中之

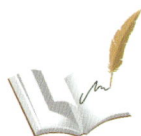

一能编码产生具有反转录活性的同类蛋白，可将 LINE 序列中的某一部分插入人类基因组。已发现重型血友病 A 患者，其 FⅧ外显子不同部位插入了 LINE 序列。

（6）基因片段重排（duplications）　两条染色单体的不等交换可导致基因重排。由于不能产生正常的 mRNA，使合成的 FⅧ蛋白无活性。

（7）影响 mRNA 剪接的突变（mutations affecting mRNA splicing）　某些 FⅧ基因中碱基置换的结果可能影响 mRNA 的正确剪接，导致不同程度 HA。

2. 血友病 B　FⅨ在肝脏合成，分子量 55000D，是一种维生素 K 依赖的凝血因子。FⅨ被 FⅪa/FⅦ – 组织因子复合物激活后，FⅨa 与 FⅧa 形成复合物，在 Ca^{2+} 存在的条件下，激活 FX。$FⅨ$基因位于 Xq26.3 – 27.2，全长 34kb，由 8 个外显子和 7 个内含子以及侧翼顺序中调控区域构成。$FⅨ$mRNA 全长 2.8kb。由于 $FⅨ$基因较小，血友病 B 的基因缺陷较为简单，主要是$FⅨ$基因突变包括缺失、插入和点突变。

3. 遗传特点　血友病 A/B 均是性联隐性遗传性疾病，其遗传基因均位于 X 染色体上。男性患者（X^0Y）具有一条含突变基因的 X 染色体（X^0），一条正常的 Y 染色体（Y）；女性如含有一条含突变基因的 X 染色体（X^0），因其尚有另一条正常的 X 染色体（X），故其本身多无出血的临床表现，但其所携带的致病基因可以传给下一代，即为女性携带者（X^0X）。①血友病患者（X^0Y）与正常女性（XX）婚配，其儿子均为正常人，但其女儿 100% 为血友病携带者（X^0X）；②正常男子（XY）与血友病 A 携带者（X^0X）婚配，其儿子中发生血友病（X^0Y）的可能性为 50%，其女儿携带血友病（X^0X）的可能性也有 50%；③血友病男患者（X^0Y）与血友病女携带者（X^0X）婚配，则其子女中可能出现血友病男患者（X^0Y）、血友病女患者（X^0X^0）、血友病女携带者（X^0X）及正常的男性儿子（XY）；④血友病男患者（X^0Y）与血友病女患者（X^0X^0）婚配，其子女均为血友病患者，这种可能性极少（图 10 – 2）。

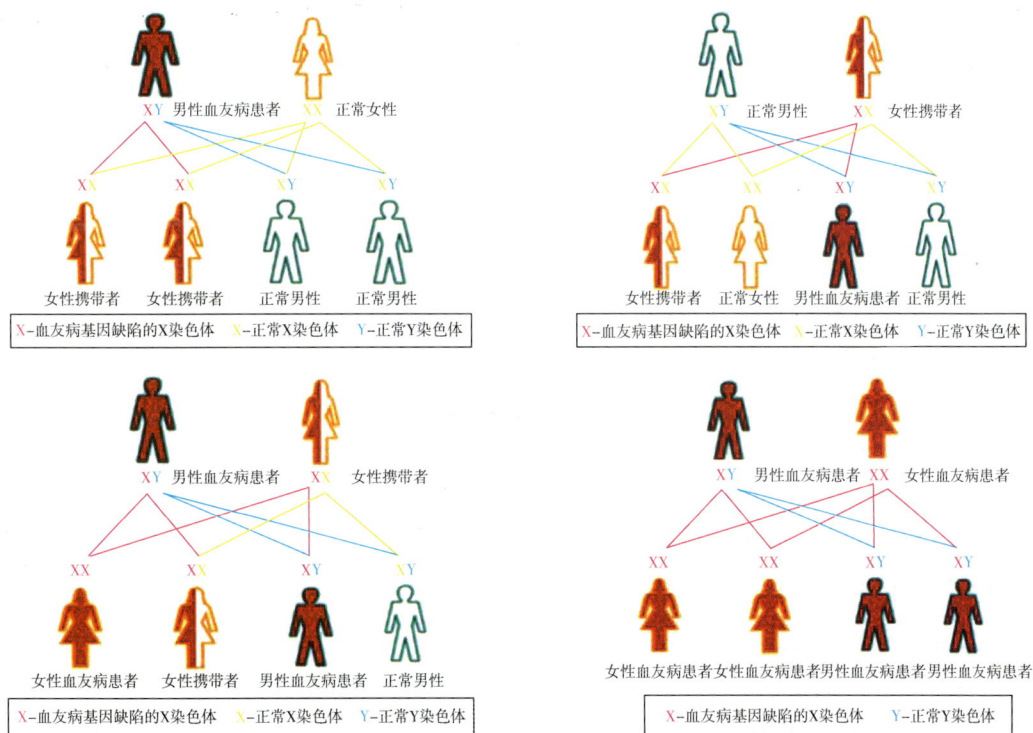

图 10 – 2　血友病遗传示意图

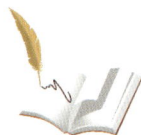

4. 凝血因子抑制物　即指体内存在中和 FⅧ或 FⅨ的抗体，20%～30% 的重型血友病 A 患者会产生 FⅧ抑制物。在重型血友病患者中，抑制物不改变出血部位、频率或严重程度。而在中型/轻型血友病患者中，抑制物会中和患者自身合成的 FⅧ，从而使患者的出血表现转变为重型。出血部位更多发生在黏膜与皮肤、泌尿生殖器官和胃肠道。因此，在这些患者中，由出血引起的严重并发症甚至死亡的风险高。低反应性抑制物是指抑制物水平持续低于 5BU/ml，而抑制物水平 ≥ 5BU/ml 即为高反应性抑制物。高反应性抑制物趋于持续存在。如果很长时间没有接受凝血因子治疗，滴度水平可能回落甚至检测不到，但再次输注特殊因子制品时，3～5 天内可出现反复记忆性反应。血友病 B 患者因子的补充治疗发生 FⅨ的抑制物的发生率为 2.4%～4%，多发生在重型 HB 接受 FⅨ浓缩物治疗后。自发性抑制物少见，抗体多为 IgG 型。多数患者产生抑制物是由于大片段的基因缺失所导致。

（二）临床特征

出血症状是本病的主要临床表现，患者终身有自发的或轻微损伤或手术后长时间的出血难止倾向，重型可在出生后即发病，轻者发病轻晚。依据凝血因子Ⅷ/Ⅸ的血浆水平，临床上将血友病分成重型（FⅧ：C/FⅨ：C＜1%），中型（FⅧ：C/FⅨ：C 1%～5%）和轻型（FⅧ：C/FⅨ：C 5%～40%）。其中，重型患者自幼有自发性出血倾向，关节畸形较早发生；轻型患者较少发生自发性出血，多为外伤后止血困难，关节畸形较少发生。

1. 关节腔积血　是血友病患者常见的临床表现，常发生在创伤/行走过久/运动之后引起关节滑膜出血，多见于膝关节，其次为踝、髋、肘、肩、腕关节等处。

2. 肌肉出血和血肿　在重型血友病常有发生，多在创伤/肌肉活动过久后发生，多见于用力肌群，如腹膜后肌群、大腿肌群、臀部肌群、腓肠肌、前臂肌群等。深部肌肉出血时可形成血肿，导致局部肿痛、活动受限；肢体肌肉血肿可引起局部缺血性损伤、纤维变性；在小腿可引起跟腱缩短，在前臂可引起手腕挛缩，腰肌痉挛可引起下腹部疼痛。

3. 皮肤、黏膜出血　由于皮下组织、齿龈、舌、口腔黏膜等部位易于受伤，故为出血多发部位。幼儿多见于额部碰撞后出血或血肿。但皮肤、黏膜出血并非是本病的特点。

4. 血尿　重型血友病患者可出现镜下血尿或肉眼血尿，多无疼痛感，亦无外伤史。但若有输尿管血块形成，则有肾绞痛的症状。

5. 假肿瘤（血友病性血囊肿）　囊肿可以发生在任何出血部位，多见于大腿、骨盆、小腿、足、手臂，有时也发生于眼。

6. 创伤或外科手术后出血　各种不同程度的创伤、小手术，如拔牙、扁桃体摘除、脓肿切开、针灸或肌内注射等，都可以引起持久而缓慢的渗血或出血，甚至形成血肿。

7. 其他部位的出血　消化道出血可表现为呕血、黑粪、血便或腹痛，多数患者存在原发病灶如胃、十二指肠球部溃疡；咯血多与肺结核、支气管扩张等原发病灶有关；鼻出血、舌下血肿通常是血友病患者口腔内损伤所致；舌下血肿可致舌移位，若血肿向颈部发展，常致呼吸困难；突出多为自发性或在颅脑损伤后发生，是最常见的血友病患者致死的原因。

8. 由出血引起的压迫症状及其并发症　血肿压迫神经，可导致受压神经支配区域麻木、感觉丧失、剧痛、肌肉萎缩等；舌、口腔底部、扁桃体、咽后壁、前颈部出血，则可引起上呼吸道梗阻，导致呼吸困难，甚至窒息而死；局部血管受压迫，可引起组织坏死。

临床上一般血友病 A 的出血表现要较血友病 B 严重，同是重型患者，血友病 B 表现的临床出血次数及出血严重程度也较轻。

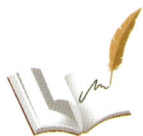

（三）实验室检查

1. 筛选实验　表现为 APTT 延长，PT 正常；少数轻型患者因 FⅧ：C/FⅨ：C 的活性接近正常，其 APTT 和 PT 均可以表现为正常。

2. 排除试验　血小板计数，出血时间及血管性血友病因子抗原和活性检测均在正常范围。

3. 纠正试验　若无抑制物存在，延长的 APTT 可以被等量的正常人血浆所纠正。若血友病患者形成了针对凝血因子的自身抗体，则等量的正常人血浆无法将延长的 APTT 纠正。

4. 凝血因子Ⅷ/Ⅸ测定　由于 FⅧ/FⅨ在血浆中的含量极低，在血友病诊断中很少应用抗原检测方法进行诊断。临床常规使用的是活性测定（一期法）方法，后者是在筛检试验 APTT 延长、PT 正常的基础上，实施凝血因子活性的测定，是世界范围内最常用的凝血因子活性缺乏的检测方法：即根据受稀释的患者血浆加入检测体系后是否能纠正或缩短缺乏 FⅧ/FⅨ血浆导致的凝固时间延长来判断受检者 FⅧ/FⅨ：C 的缺乏与否。

5. 抑制物的检测　推荐患者在开始接受凝血因子治疗后的前 50 个暴露日定期检测抑制物。此外，患者接受手术前必须检测抑制物。

（1）抑制物筛选　采用 APTT 纠正试验，即正常血浆和患者血浆按 1∶1 混合，即刻及 37℃孵育 2 小时后分别测定 APTT，并与正常人和患者本身的 APTT 进行比较，若不能纠正至正常应考虑可能存在抑制物。

（2）抑制物的滴度　确诊抑制物必须测定抑制物滴度。将不同稀释度的患者血浆与正常血浆等量混合，孵育 2 小时，测定残余 FⅧ活性。能使正常血浆 FⅧ：C 减少 50% 时，则定义为 FⅧ抑制物的含量为 1 个 Bethesda 单位（BU），此时患者血浆稀释度的倒数即为抑制物滴度，以 BU/ml 血浆表示。

6. 基因检测　血友病患者的基因检测，可以鉴别患者家系中具有生育可能的女性是否是致病基因的携带者。若特定女排除了携带致病基因，其可以正常结婚生育；若经检测相关女性为致病基因的携带者，在妊娠的中期可以通过羊水脱落细胞 FⅧ/FⅨ相关基因缺陷的检测，排除或确定胎儿是否是血友病患者或致病基因的携带者。若是前者，在家属的同意下可以及时终止妊娠，避免缺陷胎儿的出生。具体的诊断策略包括直接基因缺陷诊断与间接基因缺陷诊断。直接基因检测系通过各种分子检测方法直接确定基因异常的本身，如血友病 A 的内含子 22 和 1 倒位，各种点突变，缺失、插入或移码突变，基因拷贝数的变异等；血友病 B 的 FⅨ的各种缺失、插入和点突变。而间接基因诊断系选择 FⅧ/FⅨ基因内外系列多态性位点进行 PCR 扩增，然后进行遗传连锁分析，判断携带致病基因的染色体有无遗传给被检者。间接基因诊断是对直接基因诊断结果的确认。在二者不相符合的情况下，应该仔细分析原因，以确保结果的准确。

（四）诊断及鉴别诊断

1. 诊断依据　关节和肌肉为主的出血表现，重型患者出生后和婴幼儿期即可起病，可以伴有皮肤、黏膜和内脏的出血症状。血小板计数正常，APTT 延长而 PT 正常，FⅧ：C/FⅨ：C明显降低，其他凝血因子活性正常；APTT 延长可以被等量正常血浆所纠正。

2. 鉴别诊断　血友病 A/B 本身需要鉴别外，血友病 A 需与血管性血友病、FⅪ缺乏症和获得性 FⅧ缺乏相鉴别。

（1）血友病 B　遗传特征、临床表现、筛检试验与血友病 A 相同，但它由 FⅨ缺陷引

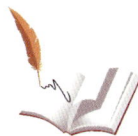

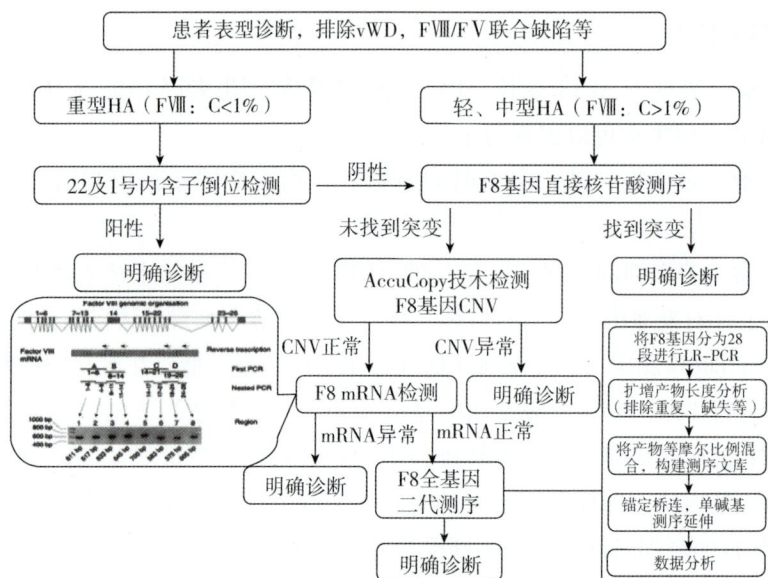

图 10 - 3　血友病基因诊断流程图

起，故 FIX：C 水平低下而 FⅧ：C 水平正常可鉴别。

（2）血管性血友病（vWD）　系常染色体显性或隐性遗传，两性均可发病，出血以鼻、齿龈、子宫、胃肠道及泌尿道为主，很少累及关节及肌肉。患者出血时间（BT）延长，血浆中 FⅧ：C 水平降低或正常，vWF：Ag 降低，vWF 辅因子活性（vWF：cof）降低，血浆和血小板 vWF 多聚体结构缺失或正常，瑞斯托霉素诱导的血小板聚集试验（RIPA）减低。而血友病 A 除 FⅧ：C 减低外，其他检测均正常。2N 型 vWD 表现与血友病 A 极其相似，只有通过 FⅧ - vWF 结合试验才能鉴别。

（3）FXI缺乏症　本病呈常染色体隐性遗传，两性均可发病，杂合子可无出血症状，自发性出血少见，患者 FXI：C 水平降低。

（4）获得性 FⅧ缺乏　患者多为身体健康的老年男性，亦可由其他免疫性疾病所致，无遗传性家族史。患者出血的临床表现与血友病 A 基本相同，但出血程度常常较重，且常为软组织出血。APTT 交叉实验可以作为获得性 FⅧ缺乏的筛检试验，FⅧ：C 水平降低，FⅧ：C 抗体滴度增高。

三、血管性血友病

血管性血友病（von Willebrand disease，vWD）是临床最常见的遗传性出血性疾病。其发病机制是由于 vWF 基因突变导致血浆中 vWF 数量减少或质量异常所致。

（1）病因与发病机制　vWF 基因定位于 12 号染色体的短臂末端，长 178kb，包括 52 个外显子和 51 个内含子，转录 9kb 的 mRNA。vWF 蛋白由内皮细胞和巨核细胞合成。vWF 基因编码 2813 个氨基酸的前体蛋白，包括 22 个氨基酸组成的信号肽、741 个氨基酸的前肽和 2050 个氨基酸的成熟亚单位。vWF 前体蛋白合成后转运至内质网进行加工，在高尔基体中组装成多聚体再分泌至血浆中。vWF 蛋白的正常生理功能包括：①通过与血小板膜受体糖蛋白 GPⅠb 和 GPⅡb/Ⅲa 以及内皮细胞胶原蛋白的结合，在止血过程中起中间桥作用，协助血小板黏附并聚集于损伤血管处。这种功能需要高分子量 vWF 多聚体的存在。②作为凝血因子Ⅷ的保护性载体，结合后能使因子Ⅷ在血浆中保持稳定。按照其发病机制可分为 1

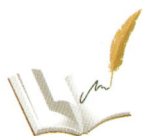

型、2 型和 3 型，其中 2 型又包括 2A、2B、2M 和 2N 型。多为常染色体显性遗传，男女均可发病，其中 3 型和 2N 型 vWD 呈常染色体隐性遗传，患者为纯合子或复合杂合子。

（二）临床特征

vWF 异常导致血浆 FⅧ：C 减低、血小板黏附功能障碍。患者有皮肤、黏膜、内脏出血或月经过多，创伤、手术时出血增多，极少数患者可有关节腔、肌肉或其他部位出血。

（三）实验室检查

1. 筛选试验　全血细胞计数正常，依患者病情的不同，BT 和 APTT 可延长或正常，Fg、PT、TT 正常。对筛选结果正常或仅有 APTT 延长且可被正常血浆纠正者，应做诊断实验。

2. 诊断试验　主要包括血浆 vWF 抗原测定（vWF：Ag）、血浆 vWF 瑞斯托霉素辅因子活性（vWF：RCo、vWF：A）和血浆因子Ⅷ凝血活性（FⅧ：C）等（表 10 – 1），可以用于 VWD 的初步诊断。

3. 分型试验　包括血浆 vWF 多聚体分析、瑞斯托霉素诱导的血小板聚集、血浆 vWF 胶原结合试验（vWF：CB）、血浆 vWF 与因子Ⅷ结合试验（vWF：FⅧB）以及 vWF 前肽水平检测（vWFpp）等，各型特征见表 10 – 2。1 型 vWD 患者确诊常较为困难，实验检查结果在同一患者有时可变化不一，需多次重复检测。

表 10 – 1　VWD 的诊断试验

类型	vWF：RCo	vWF：Ag	vWF：RCo/vWF：Ag	FⅧ：C	FⅧ：C/vWF：Ag
1	减低	减低	> 0.6	低到正常	> 0.6
2A	显著减低	稍低到正常	< 0.6	低到正常	> 0.6
2B	减低	稍低到正常	< 0.6	低到正常	> 0.6
2M	减低	稍低到正常	< 0.6	低到正常	> 0.6
2N	稍低到正常	稍低到正常	> 0.76	低	< 0.6
3	显著低近于零	显著低近于零	不能检测	非常低	不能检测

表 10 – 2　vWD 的分型试验

vWD 类型	RIPA	vWF：RCo	vWF：CB	vWF：FⅧB	多聚体分析
1	↓	↓	↓	N	多聚体分布正常，但量减少
2A	↓↓	↓↓	↓↓	N	高和中分子量多聚体减少
2B	↑	↓/N	↓↓	N	高分子量多聚体减少
2M	↓	↓	↓/N	N	多聚体基本正常，卫星条带可异常
2N	N	N	N	↓	多聚体正常
3	↓↓	↓↓	↓↓	N	无可见条带

注：↓ = 减低，↑ = 增高，N = 正常。

4. 基因诊断　血管性血友病患者实施基因诊断，是表型诊断的补充和验证。部分患者可能合并几种亚型，基因诊断有利于疾病的精确诊治；同时，还可依据基因诊断的结果开展产前咨询，实现优生优育。值得注意的是，部分 1 型 vWD 患者未检测到 *vWF* 基因的异常，其可能与患者血型或其他与 vWF 转运相关的蛋白异常有关。

（四）诊断及鉴别诊断

1. 诊断　血管性血友病的诊断高度依赖实验室检测，患者有明显的以皮肤黏膜为主要

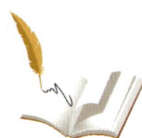

表现的出血，诊断步骤见图 10 - 4。血小板计数正常，血小板聚集功能异常，二期止血的筛选试验如 APTT 正常或者轻度延长，就要考虑 vWD 的诊断。具体步骤由筛选试验、进而分型最后确证，辅之以基因检测，往往可以得出准确的诊断。

2. 鉴别诊断 本病主要与血友病鉴别。血友病患者绝大多数男性，本病男女均可发病；前者以关节、肌肉、内脏出血为主要临床表现，本病以皮肤、黏膜出血为主；实验室检查前者 FⅧ：C/FⅨ：C 可以不同程度减低，出血时间正常，后者除可有 FⅧ：C 外，vWF：Ag 呈现不同程度降低，出血时间可以延长。瑞斯托霉素诱导的血小板聚集试验，前者正常，本病降低。疑难病例需要进行 vWD 的系列表型检测甚至基因诊断方可鉴别。

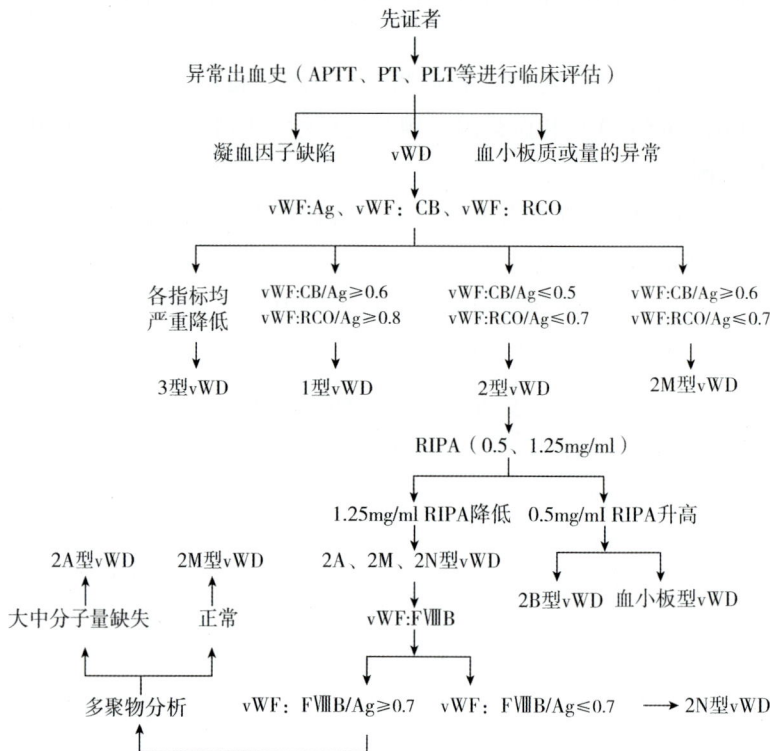

图 10 - 4 血管性血友病的诊断步骤

四、遗传性纤维蛋白原缺陷症

遗传性纤维蛋白原缺陷症包括遗传性低（无）纤维蛋白原血症和异常纤维蛋白原血症。该类疾病患者临床出血并不多见，后者患者部分尚可有血栓形成。由于凝血筛选试验的普及，确诊患者呈日益增多的趋势。

（一）病因与发病机制

纤维蛋白原（fibrinogen，Fg）由 2 个亚单位通过二硫键相连。每个亚单位又由三条多肽链（Aα、Bβ和γ链）组成，分别由 610 个、461 个和 411 个氨基酸残基组成。Aα、Bβ和γ链分别由三个独立的基因 FGA、FGB、FGG 编码，位于染色体 4q28～4q31。FGA 基因全长 5.4kb，含 5 个（或 6 个）外显子；FGB 基因全长 8.2kb，含 8 个外显子；FGG 基因全长 8.4kb，含 10 个外显子。纤维蛋白原主要由肝实质细胞合成和分泌。构建过程在多肽链合成后很快于粗面内质网中完成，并经过修饰加工如糖基化、部分磷酸化等过程后才向外分泌。

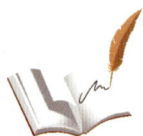

遗传性低（无）纤维蛋白原血症多数呈常染色体隐性遗传，个别低纤维蛋白原血症呈常染色体显性遗传，其中半数病例有近亲婚配史。致病机制：①纤维蛋白原的合成不足或完全缺如。②纤维蛋白原的合成过程正常，但是由肝脏向外分泌发生障碍，此时合成的纤维蛋白原在肝细胞中过多积聚，亦导致低（无）纤维蛋白原血症。③极少数是由于纤维蛋白原的代谢过程发生缺陷。

遗传性异常纤维蛋白原血症（hereditary dysfibrinogenemia）多数以常染色体显性或共显性的方式遗传；少数为常染色体隐性遗传，多发生于近亲婚配的家系。纤维蛋白原结构基因内的多种异常导致了纤维蛋白原的分子结构及功能缺陷，而血浆纤维蛋白原的含量正常。纤维蛋白原的功能缺陷包括纤维蛋白肽（FPA/FPB）释放受损、纤维蛋白单体（FM）聚合不良以及纤维蛋白多聚体交联障碍等。纤维蛋白原是体内凝血系统和纤溶系统的关键组分，因而纤维蛋白原功能的缺陷将引起凝血和纤溶功能障碍，导致出血和（或）血栓形成。

（二）临床特征

低（无）纤维蛋白原血症的患者有轻重不等的创伤术后过多出血的倾向出生时可以有脐带出血难止，以后常有皮肤瘀斑、皮下血肿、鼻出血、牙龈出血、血尿和消化道出血等，关节腔出血出血较少见，颅内出血严重是致死的主要原因之一。成年女性患者月经可以增多。患者常见伤口愈合延迟和不佳。出血的严重程度与纤维蛋白原的水平并不完全相关，有的患者前者可以接近于0，但出血症状并不显著。

遗传性异常纤维蛋白原血症的临床表现：①无症状，约占55%的患者，仅有实验室指标（如TT延长）的异常。②出血，大约有25%的患者有出血症状。③血栓形成，大约有20%的患者有血栓形成。④创口愈合延迟和瘢痕挛缩。⑤联合表现。有些遗传性异常纤维蛋白原血症患者同时伴有低纤维蛋白原血症，即为遗传性低异常纤维蛋白原血症。

（三）实验室检查

1. 常规凝血试验　①遗传性低（无）纤维蛋白原血症患者，全血凝固时间（CT）、活化部分凝血活酶时间（APTT）、凝血酶原时间（PT）、凝血酶时间（TT）、蕲蛇酶时间和爬虫酶时间均呈不同程度延长，但是上述延长的各项指标均可被正常血浆或纤维蛋白原所纠正。②异常纤维蛋白原血症患者TT和爬虫酶时间延长，但延长的TT或爬虫酶时间不被甲苯胺蓝或鱼精蛋白所纠正，但部分患者的上述指标可以被正常纤维蛋白原或血浆所纠正。

2. 血小板功能试验　遗传性无纤维蛋白原血症患者的血小板计数正常或稍低，50%患者的BT延长。血小板聚集率降低，加入正常血浆或纤维蛋白原，此种异常聚集可被全部或部分纠正。

3. 血浆纤维蛋白原含量测定　血浆纤维蛋白原引起出血的临界水平约为0.6g/L。无纤维蛋白原血症患者的血浆纤维蛋白原含量为0~0.4g/L；低纤维蛋白原血症患者的纤维蛋白原含量常为0.5~0.8g/L。正常纤维蛋白原的活性与抗原水平的比率是1:1，如果纤维蛋白原活性与抗原的比率<0.7，要考虑异常纤维蛋白原血症的诊断。

4. 纤维蛋白原电泳　遗传性异常纤维蛋白原血症患者都有纤维蛋白原基因的异常，而基因异常会改变纤维蛋白原 A α、B β或 γ 链的分子量或等电点。纤维蛋白原1-维和纤维蛋白原2-维的凝胶电泳即是根据纤维蛋白原的分子量和（或）等电点来诊断遗传性异常纤维蛋白原血症的。1-维电泳是根据分子量的不同分离纤维蛋白原多肽，2-维电泳是结合分子量（第1维）和等电点（第2维）来分离纤维蛋白原多肽。无论是纯化的纤维蛋白

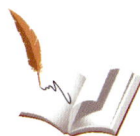

原还是血浆纤维蛋白原,电泳后再用纤维蛋白原特异性抗体进行免疫印迹,就能进一步确诊缺陷的纤维蛋白原分子。

5. 分子生物学检测 遗传性纤维蛋白原缺陷症的患者,通常都有纤维蛋白原基因的缺失、插入及突变等异常。应用限制性片段长度多态性(restriction fragment length polymorphism,RFLP)结合家系分析以及 PCR 扩增基因片段结合 DNA 序列测定等手段可确定所存在的基因缺陷。

(四)诊断及鉴别诊断

1. 遗传性低(无)纤维蛋白原血症诊断与鉴别诊断

(1)诊断 ①有阳性的遗传家族史;②自幼有出血倾向;③血浆纤维蛋白原降低或缺如;④凝血试验(如凝血酶时间)延长和血小板聚集率降低;⑤基因诊断可以确定分子缺陷所在;⑥出血时输注血浆或纤维蛋白原制剂有特殊的止血效果。⑦排除获得性纤维蛋白原缺乏症和异常纤维蛋白原血症。

(2)鉴别诊断 应与获得性纤维蛋白原缺乏症相鉴别,后者远较遗传性者为多见,继发于某些原发性疾病,如肝脏疾病(肝细胞严重损害或坏死)、原发性和继发性(DIC)纤溶活性增强、抗凝物质(如肝素和纤维蛋白原降解产物)的存在以及药物(如 L-精氨酸酶、抗淋巴细胞球蛋白和高剂量皮质激素等)都可导致纤维蛋白原含量减少。获得性纤维蛋白原缺乏症除血浆纤维蛋白原含量减少外,尚有原发疾病的表现,对纤维蛋白原的结构基因及表达情况进行检测以及解除纠正原发病后重复实验室检查显示纤维蛋白原含量恢复正常,可与遗传性低(无)纤维蛋白原血症鉴别。

2. 遗传性异常纤维蛋白原血症的诊断与鉴别诊断

(1)诊断 ①有阳性的遗传家族史(新发病例除外)。②临床上常表现为出血倾向、血栓形成和伤口裂开等,也可无相应的症状。③实验室检查对本症的诊断和鉴别诊断具有重要价值。④基因诊断检测出纤维蛋白原基因存在缺陷。⑤排除获得性异常纤维蛋白原血症和遗传性纤维蛋白原缺乏症等。

(2)鉴别诊断 遗传性异常纤维蛋白原血症需要与获得性纤维蛋白原缺陷症和胎儿纤维蛋白原血症鉴别。

1)获得性异常纤维蛋白原血症 ①患者往往伴有肝细胞功能或者胆汁淤积功能(如天冬氨酸氨基转移酶、丙氨酸氨基转移酶、碱性磷酸酶、γ-谷氨酰胺转肽酶、直接胆红素等)的实验室检查异常。②家族成员的凝血酶时间和(或)爬虫酶时间正常。③患者病情恢复之后重复实验室检查显示纤维蛋白原功能恢复正常。

2)胎儿纤维蛋白原血症 胎儿纤维蛋白原是一种 A α链与成人纤维蛋白原不同的纤维蛋白原。其唾液酸含量较成人纤维蛋白原为高,影响了纤维蛋白单体的聚合,表现为凝血酶时间和蝰蛇酶时间延长。一般正常新生儿血中的胎儿纤维蛋白原在出生后一周内便自行消失。由于同时存在正常成人纤维蛋白原,故胎儿纤维蛋白原血症无出血和血栓形成倾向,也无伤口裂开等,有助于与遗传性异常纤维蛋白原血症的鉴别。

(王学锋)

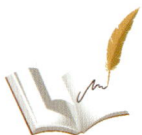

第二节　获得性出血性疾病

获得性血液凝固缺陷是指由非遗传因素所致的凝血障碍，其发生率远远高于先天性或遗传性凝血因子缺陷。本症常见的病因有获得性凝血因子缺乏和循环血液中出现病理性的抗凝物质，前者通常由肝病引起的凝血因子产生不足、合成凝血因子的成分缺乏以及 DIC 导致的凝血因子消耗过多引起。获得性血液凝固缺陷在临床上常以复合凝血因子的缺乏或多种类病因共存多见。因此，其临床表现往往呈复杂性和多样性。本节就临床上常见的肝病所致的凝血障碍、依赖维生素 K 凝血因子缺乏症、获得性抗凝物质增多及 DIC 进行简要阐述。

一、过敏性紫癜

过敏性紫癜（allergic purpura）好发于儿童和青年人，20 岁以前的发病率占 80% 以上，男性多于女性，春、秋季节发病较多。发生在 10 岁以内儿童时，也称为许兰 – 亨诺综合征（Schonlein – Henoch purpura，SHP）。患者起病前 1～3 周常有上呼吸道感染史，可有倦怠、乏力、低热、食欲减退等前驱症状。

（一）病因与发病机制

本病是一种血管变态反应性出血性疾病，主要是由于机体对某些致敏物质（过敏源）发生变态反应而引起全身性毛细血管壁的通透性和（或）脆性增加，导致以皮肤和黏膜出血为主要表现的临床综合征。发病机制和病因尚不明确，但相关的过敏源有：①感染，细菌、病毒和寄生虫等；②食物，如鱼、虾、蟹、蛋、奶等；③药物，如某些抗生素、镇痛解热药和抗结核药等；④其他，如花粉、昆虫叮咬、预防接种和寒冷性气候等。这些过敏源可能通过以下两种变态反应引起血管病变：①速发型变态反应，由肥大细胞所释放的组胺和白三烯等生物活性物质使毛细血管扩张或通透性增加；②抗原抗体复合物，主要是含 IgA 的免疫复合物沉积在毛细血管壁上从而激活了补体引起血管炎症性反应。由于 IgA 介导的免疫异常在疾病发生中的重要作用，2012 International Chapel Hill Consensus Conference（CHCC – 2012）新的血管炎分类标准中将 SHP 改名为 IgA 血管炎。

（二）临床特征

根据体征本病分为单纯紫癜型（皮肤型）、腹型（Schonlein 型）、关节型（Henoch 型）型、肾型以及混合型。

1. 单纯紫癜型（皮肤型）　首起症状以皮肤紫癜最常见。多在前驱症状 2～3 天后出现，常对称性分布，以下肢伸侧及臀部多见，分批出现，紫癜大小不等，呈紫红色，略高出皮肤，可互相融合，常伴荨麻疹、多形性红斑及局限性或弥漫性水肿，偶有痒感。严重的紫癜可融合成大疱，发生中心出血性坏死。皮肤紫癜通常经过约 2 周而逐渐消退。

2. 腹型　约 50% 病例有腹痛，常发生在出疹后的 1～7 天，位于脐周或下腹部，呈阵发性绞痛，可有压痛但无肌紧张，呈症状与体征分离现象。严重者可合并呕吐及消化道出血（呕血、便血等）。由于肠蠕动紊乱，可诱发肠套叠，在小儿多见。

3. 关节型　以关节肿胀、疼痛为主要表现，多见于膝、踝等大关节，呈游走性，并有明显的红、肿、痛及活动障碍，反复发作，但不遗留关节畸形，易误诊为风湿性关节炎。

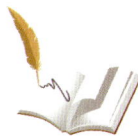

4. 肾型 又称为紫癜性肾炎。多见于儿童，一般于紫癜出现后 1~8 周内发生，可持续数月或数年，主要表现为血尿、蛋白尿、管型尿，有时伴有水肿。一般在数周内恢复，也有反复发作，少数发展为慢性肾炎或肾病综合征，个别严重病例死于尿毒症。

5. 混合型 若有两种以上并存时称为混合型。

6. 其他类型 病变累及呼吸道时，可出现咯血、胸膜炎症状，临床少见。也有并发心肌梗死、肝肿大及睾丸出血的报道。当病变累及脑和脑膜血管时，可出现各种神经系统症状，如头痛、头晕、呕吐、目眩、神志恍惚、烦躁、谵妄、癫痫、偏瘫、意识模糊、昏迷等，但极少见。

（三）实验室检查

1. 一般检验 白细胞计数正常或轻度升高，有感染时可增高。合并寄生虫感染者嗜酸性粒细胞可增高。红细胞和血红蛋白一般正常或轻度降低。合并内脏出血者可呈中度失血性贫血，血小板计数多数正常。尿常规结果取决于肾脏受累程度，若伴发肾炎时，血尿和蛋白尿极为常见，偶尔可见管型尿。胃肠受累时大便隐血阳性。

约 2/3 病例血沉增高，血清抗链球菌溶血素"O"、血清循环免疫复合物（CIC）增高。在严重肾型病例，血清尿素氮及肌酐增高。患者的骨髓象检查均正常。

2. 止血与血栓检测 30%~50% 病例束臂试验阳性。血小板数量和功能均正常，出血时间和血块收缩等均正常，凝血功能检查均正常。

3. 免疫学检验 约 50% 病例的血清 IgG 和 IgA 增高。有些病例 IgE 增高，但以 IgA 增高为明显，临床无特异性。

4. 其他检验 血管免疫荧光检验可见 IgA 或 C3 在真皮层血管壁沉积，对确诊本病有诊断价值。

（四）诊断及鉴别诊断

1. 诊断标准

（1）国内诊断标准

1）临床表现 发病前 1~3 周常有低热、咽痛、上呼吸道感染及全身乏力等症状；四肢、躯干皮肤紫癜，好发于下肢，对称分布；可伴有腹痛、关节痛和（或）血尿、蛋白尿。

2）实验室检查 血小板计数正常，血小板功能和凝血功能正常。

3）组织学检查 受累部位皮肤真皮层的小血管周围中性粒细胞聚集，血管壁可有灶性纤维样坏死，上皮细胞增生和红细胞渗出血管外。免疫荧光检查显示血管炎病灶部位的真皮层血管壁有 IgA 和补体 C3 沉着。

4）除外其他疾病引起的血管炎，如冷球蛋白血症、良性高球蛋白性紫癜、环形毛细血管扩张性紫癜、色素沉着性紫癜性苔藓样皮炎等。

2. 鉴别诊断

（1）遗传性出血性毛细血管扩张症 主要表现为：①上半身皮肤、颜面、唇、舌、口腔、牙龈、鼻腔等黏膜毛细血管扩张，呈红色或暗红色，压之褪色。②常有同一部位的反复出血。病情随年龄增加加重，幼年时多见鼻出血及牙龈出血，成年后有消化道、泌尿道或呼吸道出血。③有常染色体显性遗传的家族史。

（2）药疹 患者有一定的服药史，皮疹常分布于全身，停药后药疹即可消失。血小板减少性紫癜患者瘀点和瘀斑呈不规则分布，皮疹不隆起，无丘疹、荨麻疹等，血小板计数

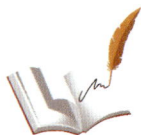

减低，出血时间延长，骨髓象可见巨核细胞成熟障碍。

（3）肾小球肾炎、狼疮性肾炎　肾小球肾炎患者无皮肤紫癜、腹部及关节症状。狼疮性肾炎有多脏器损害、白细胞减少、血沉增快，狼疮细胞阳性及其他免疫指标异常。

（4）其他疾病　关节型过敏性紫癜需要与风湿性关节炎相鉴别，后者主要表现为急性游走性、不对称性多关节炎，呈红、肿、热、痛及运动受限，血清抗链球菌溶血素"O"明显升高，血沉增快。腹型过敏性紫癜需要与外科急腹症鉴别，后者包括急性阑尾炎、肠套叠、肠梗阻、肠穿孔等。本症腹痛部位不固定，腹痛虽明显，但局部体征较轻，且多有腹肌紧张，呈主诉与体征分离状态。

二、原发免疫性血小板减少症

原发免疫性血小板减少症（immune thrombocytopenic purpura，ITP）是一种因免疫性血小板破坏过多造成的获得性自身免疫性出血性疾病。约占出血性疾病总数的1/3，成人发病率为5/10万~10/10万。临床以皮肤黏膜出血为主，严重者可有内脏甚至颅内出血，出血风险随年龄增高而增加。部分患者仅有血小板减少，没有出血症状。患者可有明显的乏力症状。

（一）发病机制

目前该病主要发病机制：①体液和细胞免疫介导的血小板过度破坏；②体液和细胞免疫介导的巨核细胞数量和质量异常，导致血小板生成不足。因此，阻止血小板过度破坏和促血小板生成已成为ITP现代治疗不可或缺的重要方面。

（二）临床特征

根据临床特征，ITP分为急性和慢性两型：①急性型，典型病例见于3~7岁儿童，紫癜出现前1~3周常有上呼吸道感染史。起病急骤，常伴发热、皮肤紫癜、黏膜出血和内脏（胃肠道、泌尿道）出血等，少数病例可发生颅内出血。病程呈自限性，多数病例在半年内自愈。②慢性型，多数见于青壮年。常无诱发因素，起病缓慢，出血以皮肤、黏膜和经量过多为主，脾不大或稍大，病程长至1~数年，且有反复发作的倾向。急性和慢性ITP的鉴别点见表10-3。

表 10-3　急性 ITP 和慢性 ITP 的鉴别点

	急性型	慢性型
主要发病年龄	3~7岁小儿	成人，20~40岁
发病前感染史	1~3周前常有感染史	常无
起病	急	缓慢
口腔与舌黏膜出血	严重时有	一般无
血小板计数	常 $<20\times10^9$/L	$(30~80)\times10^9$/L
嗜酸性粒细胞计数增多	常见	少见
淋巴细胞增多	常见	少见
骨髓中巨核细胞	正常或增多，不成熟型	正常或明显增多，但产板巨减少或缺如
病程	2~6周，最长6个月	
自发性缓解	80%	数月至数年，少见，常反复发作

（三）实验室检查

（1）血象　血小板计数明显减少，慢性者一般较急性为高。由于血小板减少，故 BT 延长，血块收缩不良，束臂试验（＋）。除大量出血外，一般无明显贫血及白细胞减少。ITP 诊断中血涂片检查与血细胞计数同样重要，有助于排除假性血小板减少、遗传性血小板

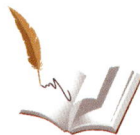

病、血栓性血小板减少性紫癜症（TTP）、DIC、MDS 或恶性肿瘤相关的血小板减少。

（2）血小板形态及功能 外周血小板形态可有改变，如体积增大、形态特殊、颗粒减少、染色过深等。这些血小板对 ADP、胶原、凝血酶或肾上腺素的聚集反应增强或减弱。血小板第 3 因子活性减低，血小板黏附功能减低。

（3）骨髓检查 骨髓中巨核细胞增多，以幼稚型巨核细胞增多明显，细胞胞质中颗粒减少，嗜碱性较强，产生血小板的巨核细胞明显减少或缺乏，胞质中出现空泡、变性。在少数病程较长的难治性 ITP 患者，骨髓中巨核细胞数可减少。

（4）血小板抗体 目前推荐的血小板抗体的检测方法为血小板抗原单克隆抗体固定试验（monoclonal antibody immobilization of platelet antigens，MAIPA），其对 ITP 诊断的敏感性和特异性较高，直接用于检测抗血小板 GPⅡb/Ⅲa、GPⅠb/Ⅸ的特异性抗体，并能区分免疫和非免疫性血小板减少，有助于 ITP 诊断。

（5）其他指标 包括网织血小板（RP）、TPO、血小板微颗粒（PMP）、幽门螺杆菌（Hp）的检测等。RP 代表新生血小板，同时检测 RP 和 TPO 可鉴别血小板减少的原因。ITP 患者因血小板破坏增多，巨核细胞代偿性增多，TPO 水平无明显升高，而 RP 百分率明显增高；再障患者，巨核细胞和血小板均减少，血清 TPO 水平升高，RP 显著降低。有学者研究发现，血清 TPO 水平高的 ITP 患者治疗反应不佳，因为 TPO 水平升高，提示该患者巨核细胞也存在受抑制现象。PMP 增高伴有大血小板的患者，止血功能较好，出血倾向减少。Hp 的检测简便易行、无创，阳性患者应根除 Hp。自身免疫性系列抗体检测（风湿系列、抗磷脂抗体、抗甲状腺抗体等）应作为常规筛选项目。

（四）诊断及鉴别诊断

1. 诊断 ITP 的诊断是临床排除性诊断。2016 年版成人原发免疫性血小板减少性症的专家共识的诊断要点如下。

（1）至少 2 次实验室检查血小板计数减少，血细胞形态无异常。

（2）脾脏一般不增大。

（3）骨髓检查显示巨核细胞数量增多或正常、有成熟障碍。

（4）必须排除其他继发性血小板减少症，如自身免疫性疾病、甲状腺疾病、药物反应、同种免疫反应、淋巴系统增殖性疾病、骨髓增生异常（如 AA、MDS 等）、恶性血液病、慢性肝病、脾功能亢进、常见变异性免疫缺陷病（CVID）以及感染等所致的继发性血小板减少，血小板消耗性减少，药物诱导的血小板减少，同种免疫性血小板减少，妊娠血小板减少，假性血小板减少以及先天性血小板减少等。

（5）诊断 ITP 的特殊实验室检查 ①血小板抗体的检测：MAIPA 法和流式微球分析技术检测抗原特异性自身抗体的特异性较高，可以鉴别免疫性与非免疫性血小板减少，有助于 ITP 的诊断，主要应用于骨髓衰竭合并免疫性血小板减少、一线及二线治疗无效的 ITP 患者、药物性血小板减少及罕见的复杂疾病（如单克隆丙种球蛋白血症和获得性自身抗体介导的血小板无力症）。血小板抗体的检测不能鉴别原发与继发性免疫性血小板减少症。②TPO 水平检测：TPO 不作为 ITP 的常规检测。可以鉴别血小板生成减少（TPO 水平升高）和血小板破坏增加（TPO 正常），有助于 ITP 与不典型 AA 或低增生性 MDS 的鉴别。

2. 鉴别诊断 主要与继发性血小板减少性紫癜进行鉴别，具体见继发性血小板减少性紫癜章节。

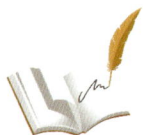

三、继发性血小板减少性紫癜

继发性血小板减少性紫癜（secondary thrombocytopenic purpura，STP）是指有明确病因或在某些原发病的基础上发生的血小板减少伴随临床出血的一组病变。它不是一种独立性疾病而是原发病的一种临床表现。该组病变的临床特点包括引起血小板减少的原发性疾病的临床表现，有类似 ITP 的皮肤、黏膜和内脏的出血倾向，有时还能引起血栓。

（一）实验室检查

除束臂试验阳性、PLT 减少和 BT 延长外，可有血块收缩和凝血酶原消耗试验不佳。骨髓象随病因不同而异：再生障碍者，巨核细胞减少；破坏加速和分布异常者，巨核细胞增多；与免疫因素相关者（如 SLE 等），血小板寿命缩短；若血栓性因素导致血小板减少，往往伴有贫血、微血管性溶血、血小板活化和血管内皮受损的检验指标改变；慢性肝、肾衰竭引起的血小板减少性出血，都会有相关生化指标的改变。

（二）诊断及鉴别诊断

这些血小板减少性紫癜临床并不少见，而且病情严重，需及早诊治，否则会发生严重的出血，病死率较高。依据上述检验已能大致诊断有关原发病。对其中较特殊的疾病可做如下分析。

1. Evan 综合征　亦称原发性血小板减少性紫癜伴自身免疫性溶血性贫血。它主要是通过自身免疫机制同时破坏了血小板和红细胞，引起血小板减少和溶血性贫血的一种病征。检验除有 ITP 的阳性结果外，尚有抗球蛋白试验阳性和溶血性贫血的检测异常，如血红蛋白减低、网织红细胞增高，血涂片上出现有核红细胞，骨髓红系增生，间接胆红素、游离血红蛋白和尿含铁血黄素增高等。

2. 血栓性血小板减少性紫癜（thrombotic thrombocytopenic purpura，TTP）　TTP 是一组微血管血栓出血综合征，其主要临床特征包括微血管病性溶血性贫血、血小板减少、神经精神症状、发热和肾脏受累等。主要发病机制涉及血管性血友病因子裂解酶（vWF - CP/ADAMTS13）活性缺乏、血管内皮细胞 vWF 异常释放、血小板异常活化等方面。TTP 分为遗传性和获得性两种，后者根据有无原发病分为特发性和继发性。遗传性 TTP 系 ADAMTS13 基因突变导致酶活性降低或缺乏所致，常在感染、应激或妊娠等诱发因素作用下发病。特发性 TTP 多因患者体内存在抗 ADAMTS13 自身抗体（抑制物），导致 ADAMTS13 活性降低或缺乏，是主要的临床类型。继发性 TTP 系因感染、药物、肿瘤、自身免疫性疾病、造血干细胞移植等因素引发，发病机制复杂，预后不佳。

本病多见于 10～40 岁青壮年女性，起病急骤。临床特征有发热（占 98%）、出血（96%）和溶血（96%）组成的"三联症"；若另有神经症状（92%）和肾损害（84%），构成了本症典型的"五联症"。

（1）实验室检查

1）血常规检查　不同程度贫血，多为正细胞正色素性贫血。外周血涂片可见异形红细胞及碎片（>1%），网织红细胞计数大多增高；常有白细胞增高，伴中性粒细胞左移；血小板计数显著降低，半数以上患者 PLT $< 20 \times 10^9$/L。骨髓红系细胞增生明显活跃、巨核细胞增生或正常，常伴成熟障碍。

2）血液生化检查　血清游离血红蛋白和间接胆红素升高，血清结合珠蛋白下降，血清

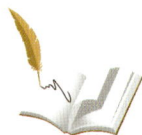

乳酸脱氢酶明显升高，尿胆原阳性。血尿素氮及肌酐不同程度升高。肌钙蛋白 T 水平升高者见于心肌受损。

3）凝血检查　BT 多数延长，CRT 不佳，CFT 阳性。PT 和 APTT 多数正常，TT 半数延长，FDP 增高。TXB_2 增高，6－酮－PGF I 减低。

4）血浆 ADAMTS13 活性及 ADAMTS13 抑制物检查　采用残余胶原结合试验或 vWF 荧光底物试验方法检测。遗传性 TTP 患者 ADAMTS13 活性缺乏（活性 <5%）；原发性 TTP 患者 ADAMTS13 活性多缺乏且抑制物阳性；继发性 TTP 患者 ADAMTS13 活性多无明显变化。

5）Coombs 试验阴性，50% 的病例抗核抗体阳性。病变部位组织活检有特异的血管内血栓形成。

（2）诊断　TTP 的诊断需具备以下各点：①具备 TTP 临床表现，如微血管病性溶血性贫血、血小板减少、神经精神症状"三联征"，或具备"五联征"。临床上需仔细分析病情，力争早期发现与治疗。②典型的血细胞计数变化和血生化改变。贫血、血小板计数显著降低，尤其是外周血涂片中红细胞碎片明显增高；血清游离血红蛋白增高，血清乳酸脱氢酶明显升高。凝血功能检查基本正常。③血浆 ADAMTS13 活性显著降低，在原发性 TTP 患者中常检出 ADAMTS13 抑制物，部分患者此项检查正常；④排除溶血尿毒症综合征（HUS）、DIC、HELLP 综合征、Evans 综合征、子痫等疾病。

3. 溶血尿毒症综合征（hemolytic uremic syndrome，HUS）　本综合征的病因和发病机制未明，也有人认为是 TTP 的一部分。有些病例与革兰阴性菌感染、产生内毒素、激发 DIC、导致纤维蛋白在肾小球毛细血管内沉积、并发急性肾衰竭有关。90% 以上的病例见于 4 岁以下的婴儿和儿童，少数见于孕妇和产妇。临床上常经过 7～10 天的前驱期后急速进入严重的无尿性急性肾衰竭，并伴有明显的出血、溶血、黄疸、心力衰竭和神经系统等症状。

四、肝病所致的凝血障碍

人体内绝大多数的凝血因子、抗凝蛋白及纤溶成分都是在肝内合成，同时部分凝血因子也可被肝脏灭活，严重肝病患者常出现复杂的止凝血异常，出血也是其常见的临床表现，是患者死亡的重要原因之一。

（一）病因与发病机制

肝病出血的原因和机制甚为复杂，主要有以下几个方面。

1. 凝血因子和抗凝蛋白合成减少　当肝细胞受损或坏死时，肝细胞合成凝血因子（除 Ca^{2+} 和组织因子外的其他凝血因子）和抗凝蛋白（抗凝血酶、肝素辅因子 II、蛋白 C、蛋白 S 等）的能力减低，这些因子或蛋白的血浆水平降低，导致凝血和抗凝机制紊乱。

2. 凝血因子和抗凝蛋白消耗增多　肝病常并发原发性纤溶或 DIC，此时血浆中纤溶酶水平增高，纤溶酶不仅可以水解纤维蛋白（原），而且可以水解多个凝血因子（因子 VII、IX、X、XI、XIII），同时也消耗大量抗凝蛋白。因此，这些因子或蛋白的血浆水平进一步降低。

3. 异常抗凝物质和血浆 FDP 增多　肝病时，肝细胞合成肝素酶的能力减低，使类肝素抗凝物质不能及时被灭活而在循环血液中积累。此外，高纤溶酶血症致使纤维蛋白（原）降解，产生大量 FDP。FDP 具有抗凝血作用。

4. 血小板异常　在肝炎病毒损伤骨髓造血干/祖细胞、脾功能亢进和免疫复合物等因素的作用下，抑制了血小板的生成和血小板黏附、聚集和释放等功能，致使患者血小板数减

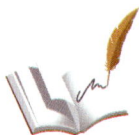

少，寿命缩短及功能低下。

（二）临床特征

肝病患者常出现多项止凝血试验异常，但只有少数病例有出血的临床表现，其出血一般为皮肤瘀斑、鼻出血、牙龈出血、月经过多，严重者可因食管和胃底静脉曲张破裂而出现呕血、黑便等，部分患者可出现血尿。

（三）实验室检查

肝病时血栓与止血的检测及结果列于表 10 - 4。

表 10 - 4　主要肝病的血栓与止血检验结果

凝血试验	急性肝炎	慢性肝炎	重症肝炎	肝硬化	原发性肝癌	肝叶切除
APTT	N/↑	↑	↑↑	↑/N	↑	↑
PT	N/↑	↑	↑↑	↑/N	↑	↑
TT	N/↑	↑	↑↑	↑/N	↑↑	↑
HPT	N/↓	↓	↓↓	↓	↓	↓
凝血因子						
依 VitK 因子活性	N	↓/↓↓	↓↓	↓↓	↓/不定	↓
Fg 和 FV：C	N/↑	N/↓	↓	↓/↓↓	↓/不定	↓
FⅧ：C	N/↑	↑/N	↑↑	↑↑	↑	↑
vWF：Ag	↑	↑	↑↑	↑↑	↑	↑↑
抗凝试验						
AT	N/↓	↓	↓↓	↓	↑/N	↓
PC 和 PS	N/↓	↓	↓↓	↓↓	↓/N	
类肝素物质	N	N/↓	↑↑	↑	↑	N/↑
HC - Ⅱ	N/↓	↓	↓↓	↓	↓	↓
纤溶试验						
ELT	N	N/↓	不定	↓	不定	↓
t - PA	↑	↑	↑↑	↑↑	↑	
PAI	↓	↓	↓↓	↑↑	↓	↓
PLG	N		↓↓	↓	↓	
α₂ - PI	N	↓	↓	↓	↓	↓
FDP	N/↑	N/↑	↑↑	↑↑	↑	
D - D	N/↑	N/↑	↑	↑	↑	↑/N
血小板试验						
PLT	N	N/↓	↓	↓	不定	↓
血小板功能	N/↓	↓/N	↓	↓/N	↓/N	N
膜糖蛋白	N	↓	↓	↓		
BT	N	N	↑	N	N	N

注：↑，增高或延长；↑↑，明显增高或延长；↓，减低或缩短；↓↓，明显减低或缩短；N，正常；HPT，肝促凝血酶原激酶试验；HC - Ⅱ，肝素辅因子Ⅱ。

（四）诊断

肝病的凝血障碍主要表现为实验室诊断。一般说来，观察肝病病情和判断预后有价值

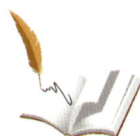

的指标是：① FⅦ：C 和 FⅡ：C 减低，先于肝功能异常，可作为肝病早期诊断的指标之一；② Fg 和 FV：C 减低，反映肝病严重，或进入肝硬化；③ 异常凝血酶原增高是诊断原发性肝癌的参考指标之一；④ FⅧ：C 和 vWF 水平越增高，反映肝病越严重，FⅧ：C 降低预示并发 DIC；⑤ FⅧa：Ag、AT 的水平低于 35% 或 PLG 水平低于 20% 时提示预后不佳；⑥ 肝病时常呈多个因子的联合变化，故需综合分析。但上述指标的异常并不说明一定会发生临床出血。

五、依赖维生素 K 凝血因子缺乏症

人体内的凝血因子Ⅱ、Ⅶ、Ⅸ、Ⅹ以及抗凝蛋白的 PC、PS 等，在肝内的生物合成过程中需要维生素 K 的参与，故称之为维生素 K 依赖性凝血因子。维生素 K 可使依 K 因子前体分子 N 端的谷氨酸再羧基化转变为 γ 羧基谷氨酸（γ－Glu），后者是唯一可以与钙离子结合的氨基酸，结合 γ－Glu 后的钙离子再与磷脂表面结合，使这些凝血因子激活，最终生成凝血酶。在缺乏维生素 K 的情况下，凝血过程受阻，从而出现凝血障碍。依来维生素 K 因子缺乏症是一种获得性、复合性出血性疾病，常有明确的病因，且呈多个因子联合缺乏，故临床上除有原发病的表现外，尚有出血表现。

（一）病因与发病机制

1. 吸收不良　在肠道内吸收不良的原因有：① 完全阻塞性黄疸和胆汁丧失过多所致的肠内胆盐缺乏；② 肠瘘、结肠炎和肿瘤引起肠道吸收功能不良；③ 长期口服液体石蜡类润滑剂，使肠道内脂溶性维生素 K 随之排泄过多等。

2. 合成不足　肠道正常菌群可以合成维生素 K_2，被肝脏吸收。经常服用广谱抗生素可致肠道菌群失调，引起维生素 K_2 缺乏。

3. 新生儿出血症　出生 3~7 天的新生儿由于从母体获得的维生素 K 已耗尽，又缺乏肠道正常菌群，自身合成维生素 K 的量不足，加之肝功能尚未完善，不能及时合成依 K 因子补充体内的需求。

4. 口服抗凝剂　香豆素类衍生物（法华林、新抗凝等），通过抑制羧基化酶的活性使依赖维生素 K 因子不能形成 γ－Glu，从而影响此类因子的合成及功能。

（二）临床特征

除原发病的症状、体征外，本症主要表现为皮肤瘀斑、鼻出血、牙龈出血、月经过多、血尿、黑便等。外伤或手术后伤口渗血或出血，严重者可有颅内出血。新生儿出血多在出生后 2~3 天，以脐带残端、胃肠道出血多见，出血较轻，少有肌肉、关节及深部组织的出血。

（三）实验室检查

1. 筛选试验　APTT 延长，PT 延长，依赖维生素 K 因子活性须下降到正常人的 30%~35% 以下。

2. 确诊试验　因子Ⅱ、Ⅶ、Ⅸ、Ⅹ的抗原及活性减低，或直接检测血浆维生素 K 浓度，本症患者成人 <100ng/L，脐血 <50ng/L。

（四）诊断

（1）存在引起维生素 K 缺乏的基础疾病或有口服抑制维生素 K 作用的药物史（如华法

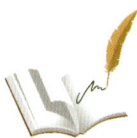

林）。

（2）有皮肤、黏膜及内脏的轻、中度出血。

（3）PT、APTT 延长，FⅦ：C、FⅨ：C、FⅩ：C 和 FⅡ：C 减低。

（4）维生素 K 治疗有效。

六、获得性抗凝物质增多

正常人体内可以含有一定量的循环抗凝物质（或抑制物），但不会引起出血。如果循环抗凝物质增多则可使凝血发生障碍引起出血。循环抗凝物质主要有两大类：①一类是直接抗某个凝血因子的抗体，如 FⅧ、FⅨ、FⅤ、FⅦ、FⅪ、纤维蛋白原及 vWF 等抑制物；②另一类是非特异性凝血因子抑制物，有狼疮样抗凝物质和肝素样抗凝物质等，这些抗凝物质多数是内生的多克隆抗体，主要是 IgG，少数是 IgM 或其混合型。

（一）FⅧ抑制物

FⅧ抑制物是获得性凝血因子抑制物中最常见的一种。它是一种抑制或灭活 FⅧ：C 的抗体，致使 FⅧ：C 水平重度降低，因此临床出血症状酷似血友病 A，且对常规抗血友病球蛋白制剂的效果不佳。

1. 病因与发病机制　部分重型血友病 A 患者体内基本无 FⅧ蛋白的合成与分泌，反复输注含 FⅧ的血液制品后，FⅧ 则成为异体抗原，诱导免疫反应，刺激机体产生同种抗体。妊娠、自身免疫性疾病、恶性肿瘤、药物以及 DIC 等也可产生 FⅧ抑制物，其发病机制未明。近年发现抑制物产生与基因突变有关，血友病 A 患者常有基因大片段缺失、点突变、插入等异常改变，临床呈重型表现者发生抑制物的概率较高，而轻、中型者概率较低，但具体机制尚待进一步探讨。

2. 临床特征　血友病 A 伴发 FⅧ抑制物者，临床出血症状往往突然加重且替代治疗不易奏效。非血友病者伴发 FⅧ抑制物时，可出现类似血友病的出血症状，甚至有颅内出血等严重症状，但关节无畸形。

3. 实验室检查

（1）筛选试验　PT，TT 正常，APTT 延长且不能被正常血浆纠正，FⅧ：C 随孵育时间呈进行性下降。

（2）FⅧ抑制物定量（Bethesda 法）　将患者血浆与正常血浆按一定比例混合，37℃孵育 2 小时后，测定正常血浆中剩余的 FⅧ：C。规定能使正常血浆中 FⅧ：C 降低 50% 的抑制活性为一个 Bethesda 单位（BU），患者血浆稀释倍数的倒数为患者血浆抗体滴度的 BU。但由于该实验并不能完全中和自身抗体，因此测定的抗体滴度往往比实际低。

4. 诊断　以 Bethesda 方法证实抗 FⅧ抗体存在，大于 0.6BU/ml 可明确诊断。

（二）肝素样抗凝物质

肝素是一种酸性黏多糖，是高度硫酸化的葡胺聚糖，由肥大细胞产生，广泛存在于人体组织中。肝素样抗凝物质增多大多为获得性的，除肝素治疗剂量过大外，常见于 AT 缺乏症、严重肝疾病、DIC、SLE、肾病综合征、出血热、急性白血病、恶性肿瘤、放射病和器官移植等。

1. 病因与发病机制　肝素的抗凝作用主要表现在以下几个方面：①作为 AT 的辅因子，可加速 AT 对凝血酶的灭活；②抑制多种以丝氨酸为酶活性中心的凝血因子（FⅨ、FⅩ、

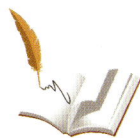

FXI、FXII等）；③增强血管内皮细胞的抗栓能力；④促进纤溶，与血小板结合，抑制血小板表面凝血酶的生成。肝素样抗凝物质同样具有葡胺聚糖的理化性质，具有与肝素相同的抗凝作用。

2. 临床表现　除原发病的症状和体征外，主要表现为皮肤瘀斑、鼻出血、牙龈出血、胃肠道、泌尿道出血，月经量过多以及创伤、手术异常出血等。

3. 实验室检查　TT延长，可被甲苯胺蓝或鱼精蛋白纠正而不被正常血浆纠正。APTT延长但不能被正常血浆纠正。蝰蛇毒时间正常。血浆肝素定量增高。血小板计数正常或减少。

4. 诊断　根据实验室检查、类肝素物质产生的原因和临床特征进行诊断。

（三）狼疮样抗凝物质

该抗凝物质因最初见于SLE患者的血清中，因此称之为"狼疮抗凝物质"（lupus anticoagulant，LA）。以后又发现LA也见于其他免疫性疾病、恶性肿瘤、感染、药物反应患者，甚至健康人，故称之为"狼疮样抗凝物质"（lupus like anticoagulant，LA）。LA是一种对多种凝血因子活性和凝血不同阶段反应具有干扰作用的抗凝物质，系抗磷脂抗体。

1. 病因与发病机制　在体外，LA主要通过结合磷脂复合物及抑制磷脂表面发生的凝血反应来干扰依赖磷脂的凝血过程而使凝血时间延长。然而，在体内，LA由于干扰了凝血过程，促进血栓发生。LA与磷脂蛋白的复合物可以干扰血栓调节蛋白与凝血酶的结合，抑制PC活性，并与APC/PS复合物竞争磷脂表面，使APC灭活FVa、FVIIIa发生障碍，导致高凝状态；此外，LA还能增强血小板聚集、抑制纤溶活性。因此，LA在体内会促进血栓形成。

2. 临床特征　以多部位血栓形成为临床特征，育龄妇女可反复发生流产，也有部分患者无症状，仅在偶然情况下发现APTT延长。

3. 实验室检查

（1）筛选试验　依赖磷脂的凝血筛选试验延长（稀释的蛇毒凝固时间、APTT、SCT、稀释的凝血酶原时间），加入等量正常的乏血小板混合血浆不能纠正。由于抗体的异质性，且针对不同的抗原，应选用多种试验证实。

（2）确诊试验　如筛选试验延长，且不能被正常纠正，此时，加入高浓度的磷脂补充磷脂，使延长的筛选试验缩短或恢复到正常，证实血浆中存在LA。注意要排除其他抗凝物质存在，如FV和FVIII的抑制物、肝素等。

4. 诊断　至少2次以上狼疮样抗凝物质确诊试验阳性，且检测时间间隔12周以上。

七、弥散性血管内凝血

弥散性血管内凝血（disseminated intravascular coagulation，DIC）是在多种严重疾病基础上，由特种诱因引发凝血及纤溶系统激活，导致全身微血栓形成，在这个过程中大量凝血因子被消耗并激发了纤溶亢进，引起全身出血及微循环衰竭的临床综合征。临床上以出血、栓塞、微循环障碍及微血管病性溶血为突出表现。大多数DIC起病急骤、病情复杂、进展迅速，如不及时治疗常危及患者生命。

（一）病因与发病机制

引发DIC的病因很多，其中以感染性疾病最常见，占发病总数的31%～43%；其次为恶性肿瘤，占24%～34%；病理产科占4%～12%；手术及创伤占1%～5%；其他常见的

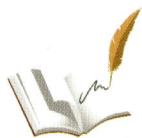

疾病还有血液病、血管和心肺疾病以及肝、肾疾病等。近年来，医源性DIC的发病率日趋增高，占DIC发病总数的4%~8%，主要与药物、手术、放化疗及不正常的医疗操作有关。

DIC的发病机制非常复杂，且因基础疾病不同而异，但主要是由于凝血酶及纤溶酶的生成，在体内产生许多促进凝血和纤溶的活性物质所致，归纳如下。

1. 凝血过程的启动 严重感染、恶性肿瘤、严重或广泛创伤、产科意外、缺氧、酸中毒及某些白血病细胞均可引起组织和内皮细胞的损伤，导致TF或组织因子类物质释放入血，激活外源凝血途径触发凝血反应，形成大量微血栓，这在DIC的发病过程中具有极其重要的作用；当血管内皮细胞损伤，或在细菌、病毒、内毒素、抗原抗体复合物以及病毒转化的激肽释放酶等因素的作用下，因子Ⅻ被激活，启动内源性凝血系统，也是DIC发生的重要环节。另外，血管内溶血所释放的大量磷脂和ADP，白细胞接受刺激后所产生的促凝物质也是启动凝血并引起超强凝血反应的因素之一。

2. 血小板损伤 多种DIC的致病因素均可引起血小板损伤，在血管内皮破损处发生黏附、聚集和释放反应，通过多种途径加速凝血。

3. 纤溶系统的激活 引发DIC的许多致病因素可以同时直接或间接地激活纤溶系统，产生大量纤维蛋白（原）降解产物（FDP、D-二聚体等），加重凝血紊乱。

（二）临床特征

DIC的临床特征与其基础病变、临床类型及所处阶段有密切关系，除原发病的临床表现外，主要临床特征如下。

1. 出血倾向 出血是DIC最常见的症状之一，发生率为84%~95%。DIC的出血多为自发性、持续性渗血。出血部位可遍及全身，多见于皮肤、黏膜、牙龈、外科手术创面及穿刺部位。其次为内脏出血，表现为咯血、呕血、尿血、便血、阴道出血，严重者可发生颅内出血。

2. 休克/循环衰竭 也是DIC最常见的临床表现之一，发生率为30%~80%。DIC所致的休克或循环衰竭往往表现为发生突然，临床上不能找到最常见的休克原因。休克常与出血、栓塞等症状同时出现，但休克与出血的量不成比例。休克早期即可出现肾、肺、大脑等多种器官功能不全的症状与体征，顽固性休克是DIC病情严重、预后不良的征兆。

3. 微血管栓塞 DIC的栓塞为微血管栓塞，分布广泛。①体表浅层栓塞：表现为皮肤、黏膜发绀，进而发生灶性坏死、斑块状坏死或溃疡形成。②栓塞也常发生于体腔深部：如肾、肺、脑等生命重要器官，可表现为急性肾衰竭、呼吸衰竭、意识障碍及原因不明的颅内高压综合征等。

4. 微血管病性溶血 大约25%的患者可发生微血管病性溶血，可表现为进行性贫血，贫血程度与出血量不成比例，偶见皮肤、巩膜黄染。

（三）实验室检查

1. 血涂片检查 外周血涂片可发现畸形红细胞或红细胞碎片，通常>3%。

2. 血小板计数 血小板$<100\times10^9$/L或进行性下降。

3. 血浆纤维蛋白原测定 血浆纤维蛋白原<1.5g/L，或呈进行性下降，或>4g/L。

4. 血浆PT、APTT测定 二者均呈进行性延长，但DIC早期可在正常范围。

5. 血浆FDP、D-二聚体测定 定量试验结果增高，且呈进行性增高。

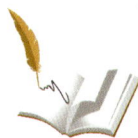

6. 3P 试验 38%~78% DIC 患者阳性。

7. 其他 DIC 的实验诊断指标还很多，如血小板活化指标：血浆 β-TG、P 选择素增高；凝血指标：F$_{Ⅷ}$:C 降低，F$_{1+2}$、FPA 增高；抗凝指标：AT 降低，TAT 增高；纤溶指标：SFM、PAP 增高等。这些分子标志物的检测，如有条件开展，通常也只用于疑难病例的诊断。

（四）诊断及鉴别诊断

1. 诊断 DIC 诊断中，基础疾病和临床表现是两个很重要的部分，不可或缺，同时还需要结合实验室指标来综合评估，任何单一的常规实验诊断指标用于诊断 DIC 的价值十分有限。2017 年 DIC 中国专家共识提出了中国弥散性血管内凝血诊断积分系统（Chinese DIC scoring system，CDSS），详见表 10-5。此外，DIC 是一个动态的病理过程，检测结果只反映这一过程的某一瞬间，利用该积分系统动态评分将更有利于 DIC 的诊断。

表 10-5 中国弥散性血管内凝血诊断积分系统（CDSS）

积分项	分数
存在导致 DIC 的原发病	2
临床表现	
不能用原发病解释的严重或多发出血倾向	1
不能用原发病解释的微循环障碍或休克	1
广泛性皮肤、黏膜栓塞，灶性缺血性坏死、脱落及溃疡形成， 　不明原因的肺、肾、脑等脏器功能衰竭	1
实验室指标	
血小板计数	
非恶性血液病	
$\geqslant 100 \times 10^9/L$	0
$80 \sim <100 \times 10^9/L$	1
$<80 \times 10^9/L$	2
24 小时下降 $\geqslant 50\%$	1
恶性血液病	
$<50 \times 10^9/L$	1
24 小时下降 $\geqslant 50\%$	1
D-二聚体	
< 5 mg/L	0
$5 \sim 9$ mg/L	2
$\geqslant 9$ mg/L	3
PT 及 APTT 延长	
PT 延长 <3 秒且 APTT 延长 <10 秒	0
PT 延长/$\geqslant 3$ 秒或 APTT 延长/$\geqslant 10$ 秒	1
PT 延长/$\geqslant 6$ 秒	2
纤维蛋白原	
$\geqslant 1.0$ g/L	0
<1.0 g/L	1

注：非恶性血液病：每日计分 1 次，>7 分时可诊断为 DIC；恶性血液病：临床表现第一项不参与评分，每日计分 1 次，>6 分时可诊断为 DIC。PT：凝血酶原时间；APTT：部分激活的凝血活酶时间 。

2. 鉴别诊断 本病需与原发性纤溶亢进相鉴别。严重肝病、恶性肿瘤、感染、中暑、冻伤可引起纤溶酶原激活物抑制物（PAI）活性减低，导致纤溶活性亢进、纤维蛋白原减少、其降解产物 FDP 明显增加，引起临床广泛、严重出血，但无血栓栓塞和微循环衰竭表现。原发性纤溶亢进时无血管内凝血存在，无血小板消耗与激活。故血小板计数正常、D-二聚体正常或轻度增高，详见表 10-6。

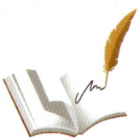

表 10 – 6　DIC 与原发性纤溶的实验鉴别要点

项目	DIC	原发性纤溶
PLT	减低	正常
PT	延长	正常/轻度延长
APTT	延长	正常/轻度延长
D – 二聚体	升高	正常
FDP	升高	正常
FⅧ：C	减低	正常
SFM	升高	正常

（屈晨雪）

第三节　易栓症

易栓症（thrombophilia）于 1965 年由 Egeberg 在报道首例遗传性抗凝血酶缺乏症伴血栓栓塞时提出。近年来，该词的含义已扩大到其他有血栓栓塞的凝血因子异常，血液凝固调节蛋白缺陷和纤溶成分缺陷或代谢障碍等疾病。易栓症本身并非一种疾病而是症状。多数有易栓倾向者并不发生血栓。而其如发生血栓，则临床可表现为一种或多种血栓症状，主要临床表现为静脉血栓栓塞（Venous Thromboembolism，VTE）。血栓形成是环境、遗传等多因素共同作用的结果。

如基因突变等因素造成抗凝血相关因子的异常，称为遗传性易栓症。常见的遗传性易栓症有蛋白 C（PC）缺陷症、蛋白 S（PS）缺陷症、抗凝血酶（AT）缺陷症、因子 V Leiden（FV Leiden）和凝血酶原 20210A 突变等，均是由于基因缺陷导致相应蛋白减少和（或）质量异常所致，可通过基因分析和（或）蛋白活性水平测定发现。如因为存在容易引发血栓的疾病，如抗磷脂综合征、恶性肿瘤，以及易发生血栓的危险状态，如肥胖制动、创伤、手术等因素造成血栓易发状态，称为获得性易栓症，通常获得性易栓症都有其独立的原发疾病的。

一、病因与发病机制

血栓形成指在心血管系统管腔中形成的血凝块。血管壁（内皮）损伤、血液流动形式（血流动力学）变化和血液成分（血小板、凝血因子、抗凝因子、和抗纤溶因子）的改变是血栓形成的基本因素。血管内皮损伤和血小板活化与动脉血栓形成的关系更为密切，而血流淤滞和血浆凝血相关因子的变化在静脉血栓形成中的意义更为突出。常见的遗传性易栓症中尤以抗凝血相关因子缺陷为主（表 10 – 7）。

表 10 – 7　主要遗传性易栓症的遗传方式和流行病特点*

	遗传方式	人群发病率（%）	首次 VTE 患者中比例（%）	易栓家族中比例（%）
Factor V Leiden	常染色体显性遗传	3 ~ 7	20	50
凝血酶原 G20210A	常染色体显性遗传	1 ~ 3	6	18
蛋白 C 缺陷症	常染色体显性遗传	0.2 ~ 0.4	3	6 ~ 8
蛋白 S 缺陷症	常染色体显性遗传	N/A	1 ~ 2	3 ~ 13
抗凝血酶缺陷症	常染色体显性遗传	0.02	1	4 ~ 8

注：* 数据来源欧美白人资料，N/A 无数据（引自 Greer John P. Wintrobe's Clinical Hematology, 11th Ed 2003）。

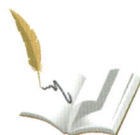

1. 遗传性抗凝血酶（AT）缺陷症 AT是体内主要的凝血酶抑制物，对其他丝氨酸蛋白酶（FⅨa、FⅩa、FⅪa、FⅫa）也有抑制作用。AT由肝脏合成，其基因位于染色体1q23~25，有5个内含子和6个外显子，基因长15000bp。本病的发病机制是由于AT基因突变所致。近年来对AT基因缺陷的研究发现，AT基因有多个点突变，引起抗凝血酶的分子缺陷，一方面是由于与凝血因子活性中心结合的反应位点缺失，另一方面可能是催化AT功能的肝素结合值点缺陷。根据AT的抗凝活性和肝素结合能力的缺陷，将本症分成二型：Ⅰ型，由于AT蛋白质合成障碍所致，多数是因为小片段基因的缺失、插入、无义突变，或因剪切部位的突变，使Ⅰ型AT的功能与含量水平均下降；Ⅱ型，由于AT结构和功能异常所致。按其抗凝活性与肝素结合能力Ⅱ型又可分为三种亚型：①ⅡRS（反应部位）型，指反应位点的功能异常；②ⅡHRS（肝素结合部位）型，指肝素结合位点的功能异常；③ⅡPE（多种分于功能缺陷）型，指AT对凝血酶、FⅤa的灭活能力降低，对肝素亲和力下降，或出现异常巨大分子等。

2. 遗传性蛋白C缺陷症 蛋白C由肝脏合成，依赖于维生素K，作为丝氨酸蛋白酶原存在于血浆中，凝血酶和血栓调节蛋白（TM）结合后可水解并活化蛋白C，内皮细胞蛋白C受体（EPCR）可加速活化过程。APC通过水解和不可逆灭活FⅤa和FⅧa，下调凝血活性。蛋白C浓度降低有利于凝血酶生成，导致高凝状态。PC缺陷症的发病机制是基因突变，其中错义突变为多见，其次为无义突变，其他还有碱基缺失、插入等。根据蛋白C的功能与水平，分为两型：①Ⅰ型，蛋白C活性及含量均下降型，由于蛋白C合成减少或具有正常功能的蛋白C分子减少，故活性/含量比率>0.75；②Ⅱ型，血浆蛋白C含量正常，活性明显下降。由于肝脏合成的异常蛋白C分子存在功能缺陷，所以活性/含量比率<0.75。

3. 遗传性蛋白S缺陷症 蛋白S是种单链糖蛋白，依赖于维生素K，在肝脏内合成。PS在血浆中以两种形式存在，60%与血浆补体蛋白C4b以1:1的非共价键结合（结合型），无抗凝活性；40%以游离形式（游离型）存在，有抗凝活性，作为活化的蛋白C（APC）的辅因子灭活FⅤa和FⅧa的功能。PS缺陷症的发病机制主要是PS的点突变。导致游离型蛋白S含量和活性降低。在蛋白S缺陷症中，已发现某些基因缺陷包括片段缺失或插入、终止密码移位、错义或无义突变。该症根据蛋白S的活性与抗原分为三型：①Ⅰ型，是总蛋白S（TPS）水平和游离的蛋白S（FPS）水平都低于正常；②Ⅱ型，指蛋白S抗原正常，抗凝活性下降；③Ⅲ型，指血浆中蛋白S抗原水平和抗凝活性平行下降。

4. 遗传性抗活化蛋白C症 活化的蛋白C抵抗（Activated Protein C Resistance，APCR）指和体外测定的正常人APC反应相比，患者血浆APC的抗凝作用明显降低。基因分析表明，白人产生APCR的主要原因是FⅤ基因序列的1691位的核苷酸G突变为A，造成其蛋白产物506位Arg变成Gln，称为FⅤ Leiden。APC作用于FⅤ的Arg_{506}，使其断裂，导致因子Ⅴa失去凝固活性。而APC对FⅤ的Gln_{506}位点不敏感。降低了APC的灭活FⅤ的功能。但APCR阳性并非都是FⅤ Leiden，其他缺陷如纯合子型FⅤ缺乏症，FⅤ Cambridge（Arg_{306}Thr），FⅤ Hong Kong（Arg_{306}Gly）等均有APCR阳性。

5. 凝血酶原G20210A基因多态性 凝血酶原基因3′非翻译区具有多态性，20210位核酸碱基由G变成A，虽然对基因转录没有影响，功能没有变化，但可增加转录产物的翻译，导致肝脏合成和分泌凝血酶原增加，继而引起凝血酶增加，加大血栓形成风险。

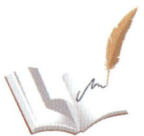

二、临床特征

遗传性易栓症中，主要临床特点是有血栓形成倾向，多为静脉血栓栓塞性疾病，部分疾病也伴有动脉血栓形成。不同易栓症发生 VTE 的危险程度不同，从终生无血栓形成到反复出现 VTE 不等。其临床表现和血栓形成特点存在差异（表 10-8）。一般而言，纯合子发生血栓的机会高于杂合子，症状较杂合子严重。单一因素引起的血栓可能性较低，而同时存在多个遗传性或（和）获得性危险因素时出现血栓的危险性明显增高。

表 10-8 几种易栓症临床表现

项目	AT 缺陷症	PC 缺陷症	PS 缺陷症	FV Leiden
静脉血栓栓塞症（>90% 患者）				
下肢深静脉血栓形成	常见	常见	常见	常见
肺栓塞	常见	常见	常见	常见
浅表血栓性静脉炎	少见	多见	多见	多见
肠系膜静脉血栓形成。	多见	多见	多见	少见
脑静脉血栓形成。	多见	多见	多见	少见
动脉血栓形成	少见	少见	多见	
血栓形成家族史	50%~60%	50%~60%	50%~60%	23%~31%
40~45 岁首次发生血栓形成	80%	80%	80%	30%
反复发作	是	是	是	是
新生儿暴发型紫癜	可见	可见	可见	未见
获得性因素诱发血栓形成				
妊娠	37%~44%	12%	19%	28%
避孕药	可见	少见	少见	可见

（引自沈悌，赵永强《血液病诊断及疗效标准》第 4 版，2018 年）

三、实验室检查

对可疑患者的血浆蛋白应当先测定活性，然后用免疫分析法检测抗原水平，进行分型。有些疾病的血浆蛋白并无异常，则需要通过分子生物学方法进行基因分析（表 10-9）。

表 10-9 易栓症实验诊断方法

易栓症	分型			项目	
AT 缺陷		AT：Ag	AT：A	肝素结合活性	交叉免疫电泳
	I	降低	降低	降低	正常
	II RS	正常	降低	降低	正常
	II HBS	正常	正常	降低	异常
	II PE	降低	降低	降低	异常
蛋白 C 缺陷		AT：Ag	抗凝活性	蛋白酶活性	
	I	降低	降低	降低	
	II a	正常	降低	降低	
	II b	正常	降低	正常	

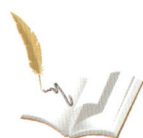

续表

易栓症	分型			项目
蛋白 S 缺陷		TPS：Ag	FPS：Ag	PS：A
	I	降低	降低	降低
	II	正常	正常	降低
	III	正常	降低	降低
APCR FV Leiden		APC – SR	参考值	
	纯合子	1.2	2.6 ± 0.3	
	杂合子	1.7 ± 0.2	2.6 ± 0.3	
F II G20210A		基因分析		
		G20210A		

易栓症实验室检测中的几点注意事项。

（1）易栓症急性期或抗栓治疗时，不宜实施表型检测。

（2）在疑为 AT、PC 或 PS 缺陷症中，应选用筛选试验，分别为肝素结合活性、凝固法 PC 活性和游离型 PS 活性。

（3）易栓症患者实施相关凝血、抗凝、纤溶等蛋白基因检测，不受疾病急性期和抗栓治疗的影响。

四、诊断

易栓症中无症状者较多，实验室检查为其诊断主要依据。根据患者临床上静脉血栓形成、遗传方式、发病机制、检验结果等对其进行诊断分型（表 10 – 9）。

（屈晨雪）

第四节　抗栓治疗的实验监测

血栓性疾病的抗栓治疗，包括抗凝、溶栓和抗血小板治疗。在有效抵抗血栓栓塞的基础上，多数患者可以得到较好的疗效。但若治疗强度过人，则可以造成出血的危险；反之，由于各种情况造成的抗栓效果降低，患者不能很好获益。实验室检测可以对抗栓治疗的效果进行监测，发现异常及时进行治疗计划的调整，使治疗尽可能地规避风险，发挥更佳的效果。

一、抗凝治疗的监测

抗凝治疗经历了八十余年漫长的历史时期，逐步由多靶点拮抗剂（肝素和华法林等）向单靶点抑制剂（利伐沙班和达比加群等）转化，进入 21 世纪后，新型口服抗凝药的问世，给血栓病患者带来极大的福音。

1. 口服华法林用药的监测　华法林是最常用的香豆素类依赖维生素 K 凝血因子抑制剂，后者抑制凝血因子 II、VII、IX 和 X 的凝血活性。这些凝血因子需要在 γ 位进行羧基化后才具有凝血活性，维生素 K 是羧基化酶的辅酶，而维生素 K 自还原状态向环氧化状态转化的过程中，需要有维生素 K 环氧化物还原酶复合物 1（VKORC1）的催化，华法林通过抑

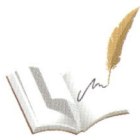

制后者的活性，使维生素 K 两种形式间的转化受阻，从而使上述 4 个凝血因子的羧基化不能有效实现，以达到抗凝效果。华法林是典型的治疗窗窄药物，有效剂量和中毒剂量接近，其非线性动力学/药效学导致个体间变异大，影响药效的因素众多包括年龄、环境、合并用药、食物、种族、遗传等。因此，临床上必需进行实验室监测，以保证用药安全。目前，国际通用的方法是监测 PT 的国际标准化比值（international normalized ratio，INR），建议抗凝治疗的强度应该维持在 INR 在 2.0~3.0 之间（国人以 2.0~2.5 为宜）。华法林代谢过程中，VKORC1 和 CYP2C9 的活性直接影响其对凝血因子的抑制效果，而其活性直接受二者的基因位点的多态性影响。由于人种的差异，国人华法林代谢相关位点的基因多态性与白种人有明显的差异，这直接导致了中国人使用华法林的剂量与白种人不同。若华法林的疗效与期待情况差异较大，应该直接对有关基因进行检测，以排除相关基因多态性对药物代谢的影响，但不作为常规推荐。

2. 普通肝素的监测　普通肝素（unfraction heparin，UFH）是最常用的肠道外抗凝剂，其作用机制是加速合形成 1:1 灭复物，该复合物灭活以丝氨酸蛋白酶为活性中心的凝血因子（F Ⅱ、Ⅸ、Ⅹ、Ⅺ、Ⅻ）主要以抗 F Ⅱa。肝素与抗凝血酶结 UFH 的分子量的为 8000~10000Da，皮下注射半衰期为 1.0~1.5 小时。由于肝素存在抗凝效果延缓导致血栓形成，抗凝过度中可导致严重出血及少数患者发生肝素诱导血小板减少（heparin induced thrombocytophilia，HIT）甚至血栓形成的副作用，因此，临床接受肝素抗凝治疗的患者必须进行监测。

（1）肝素活性　一般认为，预防血栓形成，肝素活性应该控制在 0.1~0.15U/ml；治疗用药时则控制在 0.3~0.7U/ml。

（2）抗凝血酶活性（AT：A）　高于 90% 时，肝素的抗凝效果较好，若低于 70% 则抗凝效果下降，低于 50% 则肝素丧失抗凝效果。

（3）血小板计数　肝素治疗时，血小板计数进行性降低会发生在少数患者，接受肝素治疗前应该进行血小板数量的检测，应用肝素 5 天后，若发现血小板计数逐步下降至治疗前的 50% 以下，需要考虑是否存在 HIT，经过临床评估后及时进行血小板 4 因子（platelet factor 4，PF4）肝素复合物（PF4-Heparin complex）抗体的检测。

（4）肝素治疗的采血时间　对结果的合理解释非常重要。若肝素制剂由输液泵 24 小时缓慢维持，则采血时间无固定要求；若是皮下注射，则一般设定于 2 次注射的中点或下次治疗前采血。这样，可以比较客观地反映药物的峰浓度及谷浓度值。

3. 低分子肝素的监测　低分子肝素（low molecular weight heparin，LMWH）由普通肝素经过特定工艺降解制得其分子量为 4000~6000Da，半衰期为 1.5~2.0 小时。LMWH 的抗凝活性仍然依赖抗凝血酶，但主要以抗 F Ⅹa 为主，其次是抗 F Ⅱa。使用时仅在以下特殊情况时需要实验室监测：剂量调整、超重患者、孕妇、新生儿以及治疗过程中出现出血或血栓症状患者。

（1）抗凝活性　预防用药，一般控制在 0.1~0.15AXaU/ml；治疗用药：①每 12 小时用药一次，0.6~1.0AXaU/ml；②每 24 小时用药一次，抗凝活性控制在 0.85~1.3AXaU/ml。

（2）抗凝血酶活性（AT：A）　LMWH 的抗凝效果，同样依赖于 AT 活性。若用药后发现抗凝效果不佳，需要及时监测 AT 活性，后者明显降低者，需要及时补充血浆以提高 AT 水平。

（3）血小板计数　LMWH 治疗时，血小板计数下降者较 UFH 少，但并不能完全排除

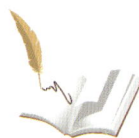

HIT 发生的可能性。所以抗凝治疗前应进行血小板数量的检测，发现血小板计数逐步下降至治疗前的 50% 以下，需要考虑是否存在 HIT，及时进行 PF4 – 肝素复合物抗体的检测。

（4）LMWH 治疗的采血时间　皮下注射，一般在用药 4 小时采血。

4. 新型口服抗凝治疗的监测　新型口服抗凝药分为"直接因子 Xa 拮抗剂和直接因子 Ⅱa 拮抗剂"，代表性的药物分别是利伐沙班和达比加群。该类药物是单个因子直接拮抗剂，不依赖抗凝血酶，具有可预期的药代动力学和药效学，口服生物利用度高，双通道代谢，发挥作用迅速，不受饮食限制，所以一般情况下不用进行监测。但是，用药过量、急诊手术、妊娠、极端体重、儿童以及肾功能不全患者需要进行药物含量的检测。FXa 拮抗剂利伐沙班可以检测抗 FXa 试验；而 FⅡa 拮抗剂达比加群浓度可以通过凝血酶时间、稀释的凝血酶时间（dTT）和蝰蛇毒凝血时间（ecarinclotting time，ECT）来反映，各实验室应自行探索和建立相应界值。

二、溶栓治疗的监测

溶栓治疗的目的是通过溶栓药物（rt – PA、UK 等）促进机体内部纤溶酶的生成，使血栓成分中的纤维蛋白原溶解以达到使血管再通，缺血部位恢复再灌注。但纤溶系统的激活，在水解纤维蛋白的同时，也使纤维蛋白原和其他凝血因子被水解造成出血。为避免血液的过渡低凝，推荐溶栓治疗过程中维持 Fg 在 1.0g/L 以上，TT 为正常对照值的 1.5 ~ 2.5 倍，FDP 在 300 ~ 400μg/L 较为适宜。

三、抗血小板治疗的监测

由于血小板功能的多样性及检测手段的不甚完善，抗血小板治疗（常用药物有阿司匹林、氯吡格雷、替格雷洛等）的监测一直存在争议。为保证治疗的获益，对抗血小板治疗的有效性进行检测，以排除常见的阿司匹林和氯吡格雷抵抗十分必要；此外，抗血小板合并抗凝治疗若有出血并发症需要鉴别出血原因时，实验室检测也非常必要。抗血小板治疗常用的方法学有不同诱导剂（阿司匹林用花生四烯酶为诱导剂，P12Y12 受体抑制剂用 ADP 为诱导剂）的血小板聚集功能检测，流式细胞术检测血小板表面 P – 选择素（CD41/CD61）、血栓弹力图的血小板图检测血小板的抑制率，血管扩张刺激磷酸蛋白（Vasodilator Stimulated Phosphoprotein，VASP）的血小板反应指数检测等。

扫码"练一练"

（王学锋）

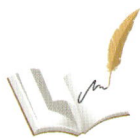

附　录

PBL 教案

案例一

第一部分（1 学时）

患者，男，57 岁，以"胸肋部、腰部疼痛半个月"为主诉入院。入院前半个月余无明显诱因出现胸肋部、腰部疼痛，呈持续性，程度中等，未向他处放射，活动无明显受限，无关节肿胀、强直、破溃，无颜面红斑、环形红斑、皮疹，无口腔溃疡、光过敏、脱发，无头晕、头痛、胸闷，无咽痛、咳嗽、咳痰，无腹痛、腹泻，无颜面、四肢水肿等，就诊省立医院，查血常规示"WBC：7.1×10^9/L，Hb：103g/L，Plt：243×10^9/L"，胸部 CT 示"双肺下叶及左肺上叶舌段感染性病变"，查胸片示"右第 6、左第 3 肋陈旧性骨折"，胸、颈椎 MR 示"胸椎退行性变 T_7、L_1 椎体压缩性骨折，颈椎退行性变，$C_{4/5}$、$C_{5/6}$、$C_{6/7}$ 椎间盘突出症"，骨髓象示"异常浆细胞占 45.5%"。予头孢哌酮、舒巴坦、左氧氟沙星抗感染及对症治疗，上述症状未见明显好转，今为进一步治疗，就诊我院。

【讨论要点】

1. 引起浆细胞增高的疾病有哪些？

2. 浆细胞增高与骨痛、骨折是否有关？如何解释？

3. 根据现有的信息，你的最初诊断是什么？

4. 患者肺部感染和本次病情有关联吗？为何对患者常规抗感染及对症治疗，症状未见明显好转。

5. 你打算进一步做什么检查以明确诊断？

第二部分（2 学时）

患者以"胸肋部、腰部疼痛半个月"为主诉入院。

入院体检：T 36.5℃，P 80 次/分，R 20 次/分，BP 130/70mmHg。神志清楚，全身皮肤黏膜无皮疹、黄染，浅表淋巴结未触及肿大。胸骨中下段压痛，双侧胸肋部压痛，双肺呼吸音清，未闻及干湿性啰音。心律齐，未闻及杂音。腹软，无压痛，全腹未触及包块，肝脾肋下未触及，肠鸣音 4 次/分，无振水音，讨贝氏区存在，移动性浊音阴性。脊柱无畸形，各棘突明显压痛。四肢关节无红肿压痛。双下肢无水肿。

实验室检查：血常规示"WBC 5.43×10^9/L，Hb 87g/L，PLT 174×10^9/L"。血涂片检查示"红细胞呈缗钱状排列，可见浆细胞"。骨髓象示"骨髓增生明显活跃，粒：红 = 1.8：1，异常浆细胞占 47%，该类细胞体积在 10~30μm，核为长圆形、偏心，核染色质排列细致，有核仁 1~2 个大而清楚。粒系增生欠活跃，各阶段比例均减低，形态无殊。成

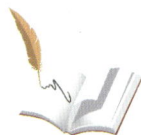

熟淋巴细胞形态比例无殊。巨核细胞数量中等，全片共 28 个，其中颗粒巨 26 个，产板巨 2 个，产血小板功能差（附图 1）。"生化检查示"总蛋白（TP）93.2g/L，白蛋白（ALB）20.7g/L，球蛋白（GLB）72.5g/L，尿素氮（BUN）8.2mmol/L，肌酐（CREA）270μmol/L，Ca^{2+} 2.8mmol/L。"

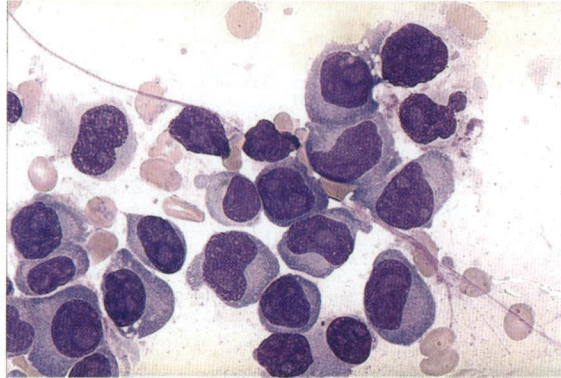

附图 1　该患者的骨髓象（×1000）

血清免疫学检查：血 β_2 微球蛋白 6.09μg/ml，尿 β_2 微球蛋白 >2.5μg/ml；IgG 87.30 g/L，免疫球蛋白 IgM 0.26 g/L，IgA 0.47 g/L，轻链 κ 2.28 g/L，轻链 λ 42.80 g/L；血 Ig 单克隆带检出，λ 单克隆带检出；尿 λ 单克隆带检出。

尿、粪常规大致正常。尿本周蛋白阴性。

心电图：大致正常。

胸、颈椎 MR 示"胸椎退行性变 T_7、L_1 椎体压缩性骨折，颈椎退行性变，$C_{4/5}$、$C_{5/6}$、$C_{6/7}$ 椎间盘突出症。"

【讨论要点】

1. 这些实验室检查、辅助检查有何意义，哪些检查是必须的，哪些检查是不需要的？

2. 免疫球蛋白异常增高的病因有哪些？主要机制是什么？

3. 免疫球蛋白异常增高可能会引起哪些症状？

4. 单克隆性免疫球蛋白增高有什么临床意义？

5. 尿本周蛋白检查对诊断有意义吗？

6. β_2 微球蛋白检查的意义何在？

7. 该患者骨髓涂片中有何异常？如果患者拒绝行骨髓检查，应该如何与之进行沟通？

8. 放射性核素显像检查是否有必要？

9. 初步诊断是什么？

10. 排除继发性球蛋白增高的疾病：SLE、肝硬化、类风湿性关节炎、肺部疾病，过敏性疾病、寄生虫感染、慢性感染如肺结核。

第三部分（2 学时）

患者骨髓检查报"骨髓增生明显活跃，粒：红 =1.8：1，异常浆细胞占 47%"。血清免疫固定电泳示"IgG 阳性，λ 链阳性"。血、尿 β_2 微球蛋白升高。

我国 MM 的诊断标准：

骨髓中浆细胞 >15% 并有异常浆细胞（骨髓瘤细胞）或组织活检证实为浆细胞瘤。

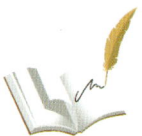

血清中出现大量单克隆免疫球蛋白（M 成分）：IgG >35g/L，IgA >20g/L，IgD >2.0g/L，IgE >2.0g/L，IgM >15g/L；或尿中单克隆免疫球蛋白轻链（本周蛋白）>1.0/24h。

结合患者的临床表现、实验室检查以及影像学等结果，根据国际骨髓瘤基金会提出的 2005 年最新 MM 国际分期标准，本例患者可诊断为多发性骨髓瘤Ⅲ期。完善相关检查、排除禁忌后予 PCD 方案化疗（万珂 2.4mg biw×4 次 + CTX 0.4 biw×4 次 + 地塞米松 40mg biw×4 次），配合止呕、护肝、水化、碱化治疗，并予以天晴依泰缓解患者疼痛。治疗完成后，患者一般情况稳定，予以出院。

【讨论要点】

1. 还需进一步做何检查进行评价其严重程度？

2. 患者对治疗有何期望，你如何评价其治疗前景？

3. 如何评估其症状程度，有无改善的可能，如何减轻患者的骨痛？

4. 血清免疫固定电泳检查在诊断多发性骨髓瘤中的价值是什么？

5. 多发性骨髓瘤分期标准如何？

6. 多发性骨髓瘤治疗方案如何选择？如何评价疗效？

7. 本例化疗方案涉及的各种药物作用机制是什么？

8. 多发性骨髓瘤的并发症处理，如贫血、腰痛、肾功能不全？

9. 骨骼破坏辅助检查的方法有 X 线，CT、MRI，各有何优势？

10. 如何预防进一步发展骨折？防止骨骼破坏的药物如何应用？

第四部分（1 学时）

本案例小结

本病例中心议题是：免疫球蛋白异常升高的原因、机制、相关的实验室检查、诊断。以及如何根据循证医学合理选择实验室检查。

本教案在血液导流的基础和临床方面主要讨论点如下。

1. 免疫球蛋白增高的临床意义是什么？

2. 免疫球蛋白生理机制是什么？

3. 浆细胞疾病诊断及鉴别诊断。

4. 多发性骨髓瘤的临床表现和实验室检查有哪些？

5. 多发性骨髓瘤诊断及分期标准如何？

6. 血清免疫固定电泳检查在诊断多发性骨髓瘤中的价值是什么？

7. 多发性骨髓瘤治疗方案如何选择？

8. 多发性骨髓瘤的并发症有哪些？如何处理？

9. 检查骨骼破坏的辅助检查方法 X 线、CT、MRI 等在多发性骨髓瘤诊疗中的应用有哪些？

10. 如何预防进一步发展骨折？防止骨骼破坏的药物如何应用？

11. 在疾病诊治过程中医患之间的沟通技能有哪些？

多发性骨髓瘤的诊断思路见附图 2。

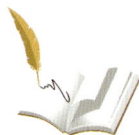

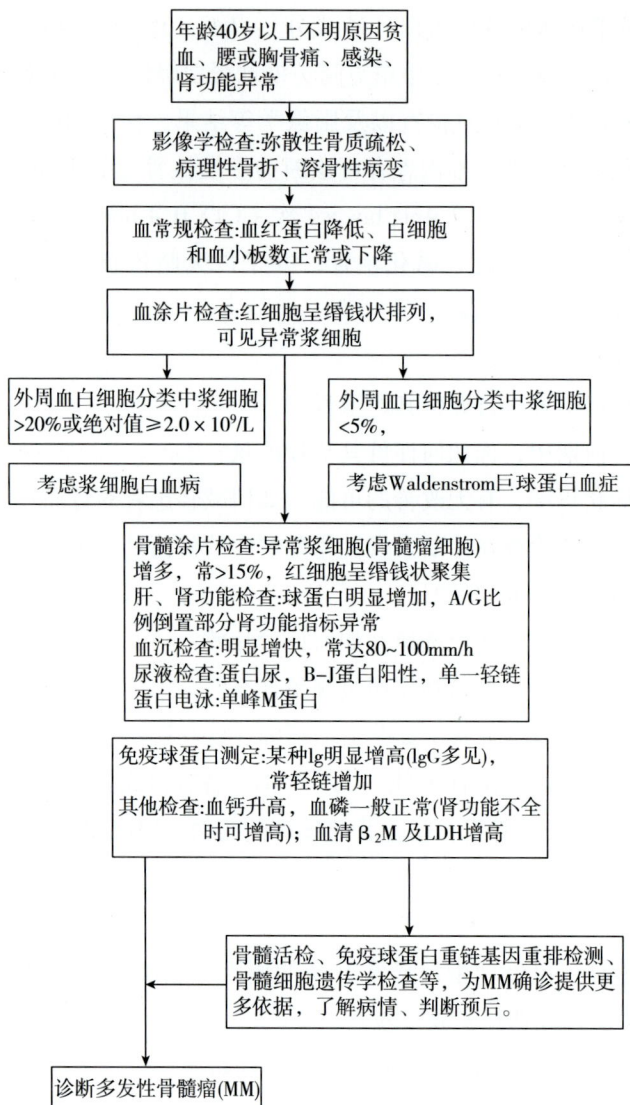

附图2　多发性骨髓瘤的诊断思路

案例二

第一部分（1 学时）

周六下午的急诊室，来了一位年轻的女性患者（26 岁），鼻中塞有消毒棉以止血。患者自诉从昨晚开始流鼻血，牙龈也有出血。她告诉你，她的小腿皮肤上有许多散在的红色斑点，非常困扰她，已有一个月。

患者无发热、寒战、恶心、呕吐、腹部疼痛或关节痛。患者自诉来就诊前 2 周有过上呼吸道感染，服用过阿莫仙，没有明显的药物反应，目前已经痊愈。月经正常，最后一次月经大概是 2 周前。既往无鼻出血、瘀点或关节积血等出血过多的情况。无家族异常出血史，无特殊服药史。

【讨论要点】

1. 何为出血性疾病？引起出血的原因有哪些？

2. 试述止凝血机制。

3. 出血的时间和类型对临床诊断有价值吗？

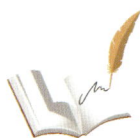

4. 出血性疾病的问诊应包括哪些方面，其对诊断有何价值？

5. 根据现有的信息，你的初步诊断是什么？

6. 你打算进一步做什么检查以明确诊断？

7. 该患者上呼吸道感染和本次病情有关联吗？

8. 哪些药物会引起出血？

第二部分（2 学时）

患者具体检查情况如下。

体格检查：T 36.8℃ P 86 次/分，R 20 次/分，BP 110/70mmHg，其他无明显阳性体征。无热度，神志清楚，定位感好，神经系统检查无异常，表现有一些焦虑。无明显黄疸和苍白。鼻鼻出血和齿龈有少量渗血。双下肢皮肤可见分布大量鲜红色或暗红色的淤点、紫癜（附图 3）。关节无肿胀及畸形。浅表淋巴结未触及，无肝脾肿大。

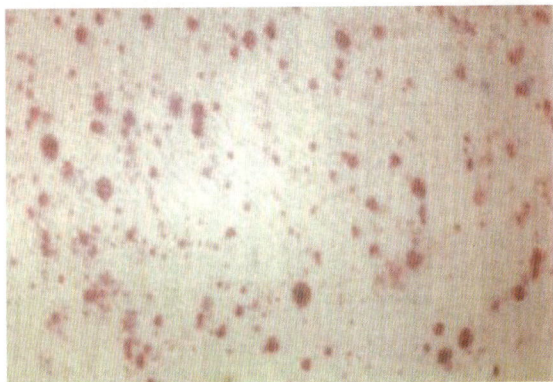

附图 3　患者体检下肢所见的紫癜

血常规：Hb 130g/L，RBC 4.14×10^{12}/L；WBC 8×10^9/L；PBL 16×10^9/L

出凝血检查：PT 12 秒（正常对照 13 秒），APTT 36 秒（正常对照 34 秒），TT 16 秒（正常对照 17 秒），血浆鱼精蛋白副凝固（3P）试验阴性，血浆 D - 二聚体 0.5mg/L，纤维蛋白原 3.5g/L，束臂试验阳性，出血时间 8 分钟，血块收缩试验：24 小时未完全收缩。

尿血红蛋白定性试验为阴性。

肝、肾功能正常，总胆红素 13.2μmol/L，直接胆红素 4.8μmol/L，间接胆红素 8.4μmol/L，白蛋白 22g/L，球蛋白 22g/L；

抗血小板 GPⅡb/Ⅲa、GPⅠb/Ⅸ特异性抗体均增高。

抗球蛋白试验阴性，抗核抗体（ANA）阴性，抗线粒体抗体阴性，抗双链 DNA（抗 ds - DNA）抗体阴性，抗 Sm 抗体阴性，类风湿因子（RF）阴性。

其他检查：胸部 X 线、心电图检查正常；腹部 B 超示肝脾不大。

【讨论要点】

1. 试述 PT、APTT 检查的临床意义。

2. 如果血常规显示血小板减少，则患者是否真的一定是血小板减少？

3. 血小板减少的原因有哪些？主要机制是什么？

4. 如何利用出凝血的相关实验室检查来诊断出凝血疾病？

5. 上述所做的检查对于该患者是否都是必须的？

6. 目前你的初步诊断是什么？

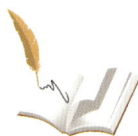

7. 进一步你将选择做什么检查？

8. 患者为什么会表现出焦虑？你将如何处理？

第三部分（2 学时）

（一）

患者的骨髓检查报告显示（附图 4、5）：骨髓增生活跃，G：E = 1.81：1；粒系增生，占有核细胞的 56%，各阶段比例形态大致正常；红系增生，占有核细胞的 31%，中、晚幼红为主，成熟红细胞大致正常，淋巴细胞占 10%；全片见巨核细胞 183 个，其中幼稚巨核细胞占 18%，颗粒巨核细胞占 72%，巨核细胞裸核 10%，未见产板型巨核细胞，血小板少见呈大小不一、可见巨大血小板、内容物颗粒少。

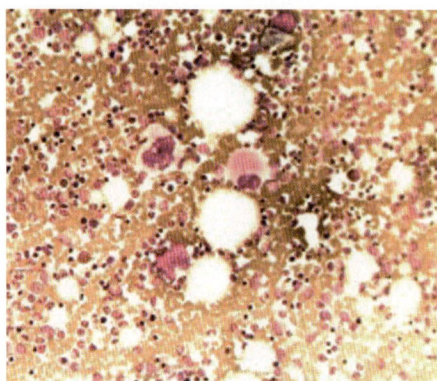
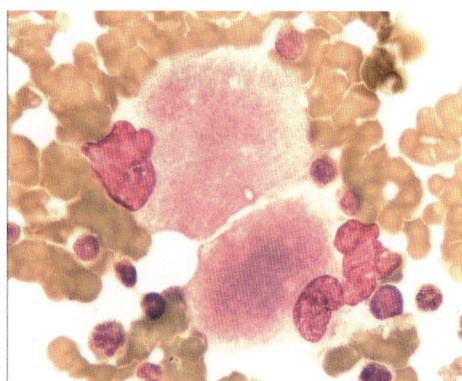

附图 4　该患者的骨髓象（×200）　　　　附图 5　该患者的骨髓象（×1000）

【讨论要点】

1. 试述骨髓检查的临床意义。

2. 骨髓检查报告单中包含的要素有哪些？

3. 该患者是否需要做骨髓检查？从该患者的骨髓报告结果中你可以得出什么结论？

4. 目前你是否可以排除继发性血小板减少性紫癜，如 SLE、AA、急性白血病、Evans 综合征、TTP、DIC 等。

（二）

该患者就诊当天即于输注浓缩血小板 5U，泼尼松 60mg/d［1mg/（kg·d）］，丹那唑 0.2g，每日 3 次；第二天复查 PLT 40×10^9/L，患者皮肤无新鲜瘀点。但第 4 天，皮肤又出现新的瘀点，PLT 20×10^9/L，再次输注浓缩血小板 5U；第六天复查 PLT 19×10^9/L，即予大剂量静脉输注免疫球蛋白，共 5 天，疗程后血小板计数逐渐恢复，一个月后患者 PLT 110 $\times 10^9$/L。泼尼松逐减，随访观察。

【讨论要点】

1. 试述 ITP 的治疗原则。

1. 该患者自行缓解的可能性大吗？

2. 该患者输注血小板有否有效？

3. 如果该患者缓解后又复发，你考虑下一步的治疗措施是什么？

4. 如果切脾治疗患者难以接受，如何向患者解释沟通并保持良好医患关系？

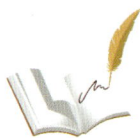

第四部分（1 学时）

本病例小结

本病例中心议题是：出凝血的机制，出血性疾病（血小板减少）的实验室检查和诊断。以及如何从减轻患者经济负担角度出发，根据循证医学合理选择实验室检查。

1. 引起血小板减少的原因 ①血小板生成减少；②血小板生存时间缩短（破坏增多、消耗增多）；③分布异常（多见于脾大、脾功能亢进）；④血液稀释（如大出血后反复输血、输入大量库存血等）。

2. 骨髓异常浸润 例如恶性肿瘤、骨髓纤维化，因化学、药物或射线病毒所致的骨髓增生低下可引起血小板生成减少。在这些病例中，血小板减少通常伴有白细胞和红细胞的异常造血。血小板生存时间缩短是另一个引起血小板减少的原因，生存时间缩短可以是血小板破坏增加，如 ITP（抗血小板 IgG 抗体引起）、药物引起的血小板减少性紫癜、继发性免疫性紫癜（如淋巴瘤、狼疮、感染 HIV 1）以及输血后紫癜；也可以是血小板消耗过多，如 DIC、HUS、TTP。

3. 免疫性血小板减少症 因抗体黏附于血小板后在脾脏破坏增加，也可以影响骨髓生成血小板。急性 ITP 常见于幼儿，通常是上呼吸道感染后，并且往往是自限性的。儿童 ITP 病程常 3～6 个月。成人往往是隐匿性或亚急性，常见于 20～40 岁的女性，持续数月到数年，少有自发缓解。患者临床特征是血小板减少，瘀点或黏膜出血，没有系统性中毒，没有淋巴结或肝脾肿大，除了血小板外周血细胞计数和血涂片正常。ITP 检测抗血小板抗体谨慎使用，因为常见假阳性，骨髓象显示巨核细胞增加但其他正常。

4. PT、APTT、TT 联合应用

（1）PT、APTT、TT 均正常　除正常人外，可见于遗传性与获得性因子 XIII 缺陷、α_2 抗纤溶酶缺陷、血小板质与量异常、血管壁异常所致的出血和凝血因子的亚临床轻度缺陷。

（2）PT 延长，APTT、TT 正常　多为遗传性或获得性因子 VII 缺乏。

（3）APTT 延长，PT、TT 正常　常见于内源凝血因子缺陷，如血友病、血管性血友病、因子 XI 缺陷症、因子 XII 缺陷症和狼疮抗凝物等。

（4）PT、APTT 延长，TT 正常　见于遗传性或获得性因子 I、II、V、X 缺陷症。

（5）PT、APTT 和 TT 均延长　见于异常抗凝物，如肝素和 FDP 增多、纤维蛋白原缺乏或分子结构异常、多发性骨髓瘤、巨球蛋白血症等。

5. 血小板减少治疗 明确血小板减少的病因给以正确的治疗。如果明确诊断为 ITP，应采取以下治疗措施：①PLT ≥ 30×10^9/L、无出血表现且不从事增加出血危险工作（或活动）的成年 ITP 患者发生出血的危险性比较小，可予观察和随访；若患者有出血症状，无论血小板减少程度如何，都应积极治疗。②当 PLT ＜ 10×10^9/L，发生胃肠道、泌尿生殖道、中枢神经系统或其他部位的活动性出血或需要急诊手术时，应迅速提高 PLT 至 50×10^9/L 以上。对于病情十分危急，需要立即提升血小板水平的患者应给予随机供者的血小板输注，还可选用静脉输注丙种球蛋白（IVIg）（1000 mg/（kg·d）×（1～2）天和（或）甲泼尼龙（1000mg/d×3 天）和（或）促血小板生成药物。

血小板减少疾病的诊断思路见附图 6。

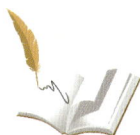

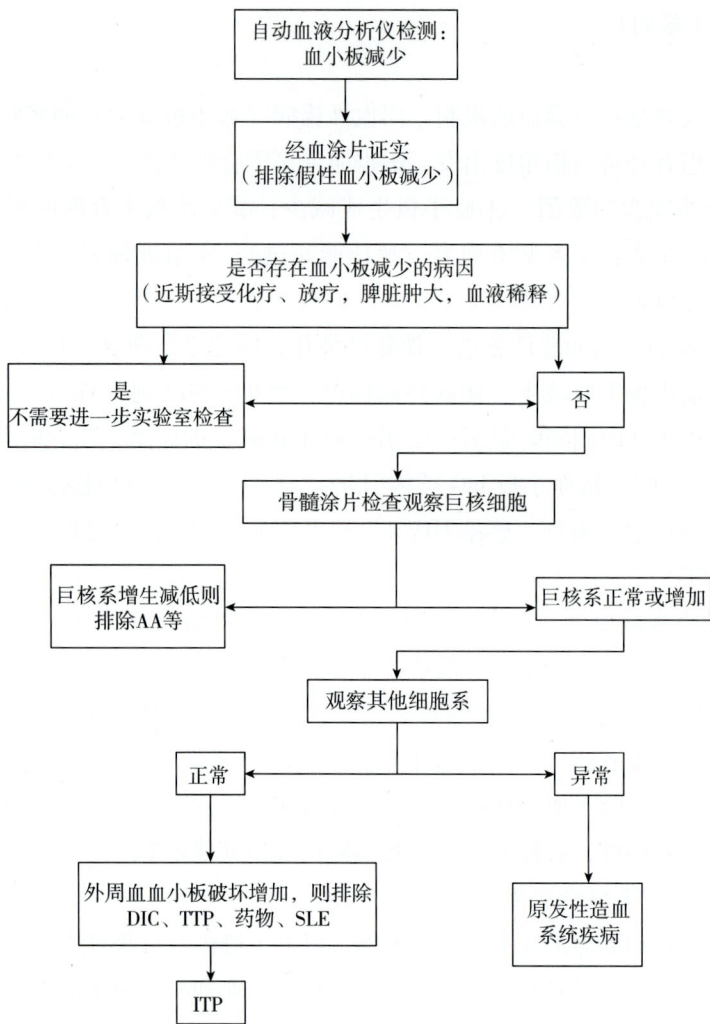

附图6 血小板减少疾病的诊断思路

（王也飞）

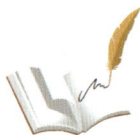

参考文献

1. 尚红，王兰兰．实验诊断学［M］．3 版．北京：人民卫生出版社，2015．

2. 中华医学会血液学分会红细胞疾病（贫血）学组．铁缺乏症和缺铁性贫血诊治和预防多学科专家共识［J］．中华医学杂志．2018；98（28）：2233－2237．

3. 彭明婷．临床血液与体液检验［M］．北京：人民卫生出版社，2017．

4. 沈悌，赵永强．血液病诊断及疗效标准［M］．4 版．北京：科学出版社．2018

5. 王兰兰．医学检验项目选择与临床应用［M］．2 版．北京：人民卫生出版社，2013．

6. 胡翊群，胡建达．临床血液学检验［M］．2 版．北京：中国医药科技出版社，2010．

7. 夏薇，陈婷梅．临床血液学检验技术［M］．6 版．北京：人民卫生出版社，2015．

8. 再生障碍性贫血诊断与治疗中国专家共识（2017 年版）［J］．中国实验血液学杂志．2017 年 1 月第 38（1）．

9. 卢兴国．骨髓细胞学和病理学［M］．北京：科学技术出版社．2008．

10. 葛均波，徐永健，王辰．内科学［M］．9 版．北京：人民卫生出版社，2018．

11. 张之南，单渊东，等．协和血液病学［M］．北京：中国协和医科大学出版社，2004．

12. 威廉姆斯血液学［M］．9 版．北京：人民卫生出版社，2018．

13. WHO 2016 急性髓系白血病分型诊断标准．

14. 尚红，王毓三，申子瑜．全国临床检验操作规程［M］．4 版．北京：人民卫生出版社，2014．

15. Emmanuel J. Favaloro, Giuseppe Lippi, et al. Hemostasis and Thrombosis Methods and Protocols［M］. Springer Science, 2017.

16. Steve Kitchen, AngusMcCraw. Diagnosis of haemophilia and other bleeding disorders. A laboraotory manual［M］. World Federation of Hemophilia, 2000.

17. Victor J. Marder, William C. Aird, Joel S. Bennett, et al. Haemostasis and thrombosis：Basic principles and Clinical practice［M］. Lippincott Williams&Wilkins, Sixth edition, 2012.

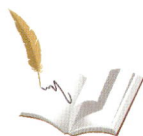